Saake

Traudi Steub
Gudrun Straub

Ernährungslehre

in Praxissituationen

winklers verlag

1. Auflage, 2002

im Westermann Schulbuchverlag GmbH
Postfach 11 15 52, 64230 Darmstadt
http://www.winklers.de
Projektleitung und Redaktion: Medienwerk Hanne Lier, Stuttgart
Gestaltung und Satz: **beluga**design, Stuttgart
Illustrationen: Sven Palmowski, Stuttgart
Grafiken: Dieter Gebhardt, Asperg
Druck: westermann druck GmbH, Braunschweig
ISBN 3-8045-5800-3

Wie Sie dieses Buch benutzen können

Mit dem Farbleitsystem der „Ernährungslehre in Praxissituationen“ navigiert man durch das Buch:

Alle Lernfelder haben eine eigene Farbe; dies ist der obere durchgehende Balken auf den Seiten.	Die Lernfelder entsprechen den Praxissituationen, die man während der Ausbildung erleben kann: Lebensmittel müssen eingekauft und gelagert werden, verschiedene Personengruppen mit teils sehr unterschiedlichen Bedürfnissen wollen verpflegt werden, ein Fest soll ausgerichtet werden ... und zum Schluss muss man saubermachen.
Die Unterteilung der Lernfelder erfolgt durch drei verschiedene Grüntöne; sie stehen jeweils auf den rechten Seiten.	Die drei Grüntöne entsprechen den klassischen Überschriften 1., 2. und 3. Grades ... wir finden Farben aber viel einfacher.
Alle wichtigen Inhaltsstoffe von Lebensmitteln stehen auf ganzseitig gelb unterlegten Seiten.	Die wichtigsten Inhaltsstoffe sind Kohlenhydrate, Eiweiß und Fett; außerdem gibt es noch Vitamine, Mineralstoffe, sekundäre Pflanzenstoffe, Ballaststoffe und Wasser ... ohne geht es nicht. Wir haben diese Inhaltsstoffe den einzelnen Lebensmitteln zugeordnet.
Exkurse sind ganzseitig blau unterlegt.	Es gibt Inhalte von übergeordneter Bedeutung: Wie wird Brot hergestellt? Was ist BSE? Warum schmecken wir etwas? – Diese Fragen (und andere) werden in den Exkursen beantwortet.
Querverweise haben immer die Farbe des Ziel-Lernfeldes.	Querverweise enthalten wichtige Begriffe oder Inhalte, die an anderer Stelle im Buch ausführlich erklärt werden.
Aufgaben und Arbeitsaufträge stehen in einem Kasten in der Farbe des Lernfeldes.	Es gibt Wiederholungsfragen, mit denen man die Inhalte aus diesem Buch erarbeiten kann und weiterreichende und umfassende Arbeitsaufträge.

Einen ersten Überblick kann man sich mit dem Inhaltsverzeichnis auf der folgenden Doppelseite verschaffen. Eine ausführliche Gliederung steht vor jedem Lernfeld. Für die weitere Suche nach Stichworten gibt es das Sachwortverzeichnis am Ende des Buches.

Die Tabellen im Anhang geben einen Überblick über die Nährstoffe wichtiger Lebensmittel. Man braucht diese Werte zur Beantwortung einiger Aufgaben in diesem Buch.

Nun haben wir hoffentlich etwas neugierig auf unsere „Ernährungslehre in Praxissituationen“ gemacht ... wir wünschen viel Freude und Erfolg beim Lernen und im Beruf.

Die Autorinnen, der Verlag und alle anderen Beteiligten, die dieses Buch geschaffen haben.

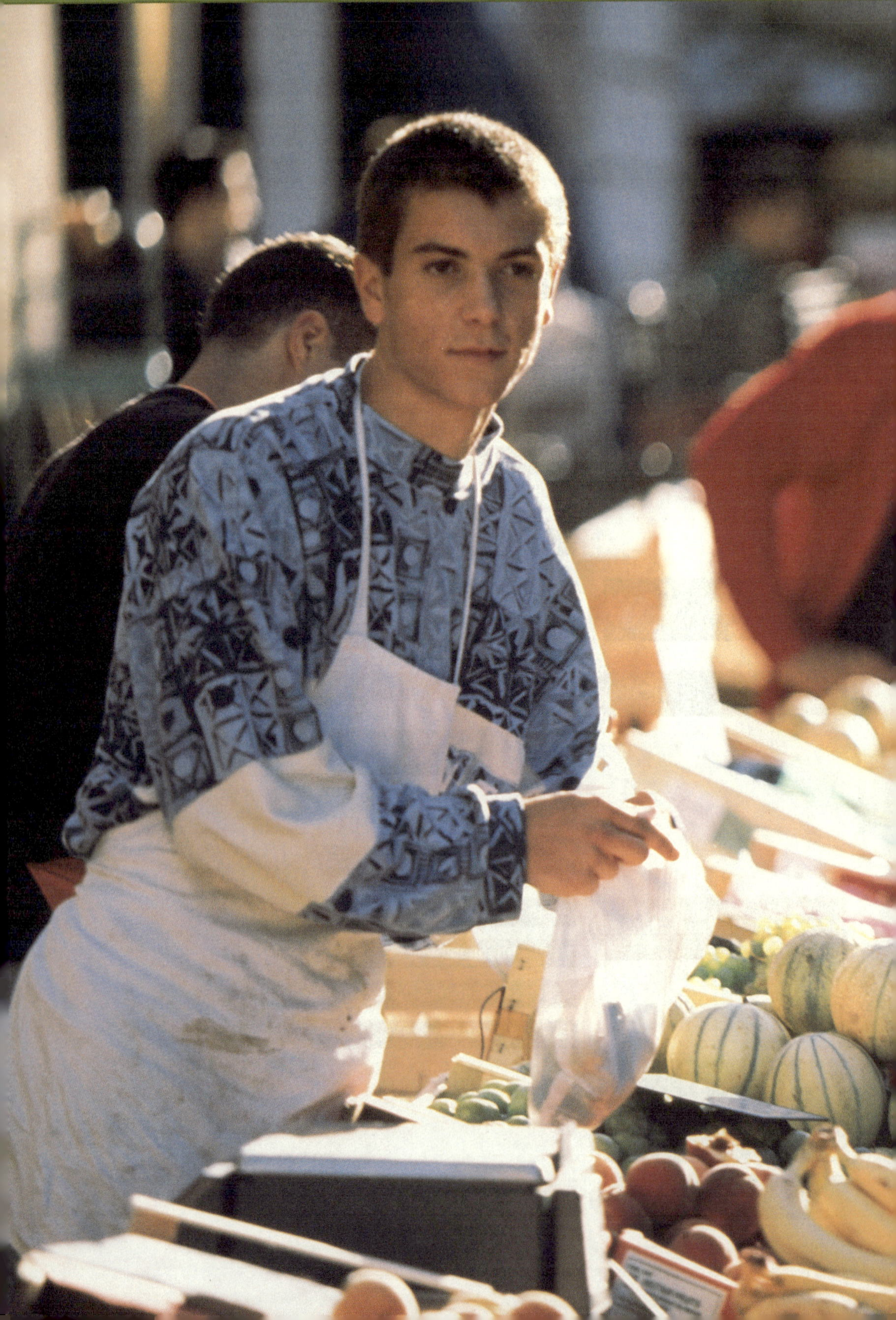

Lebensmittel einkaufen

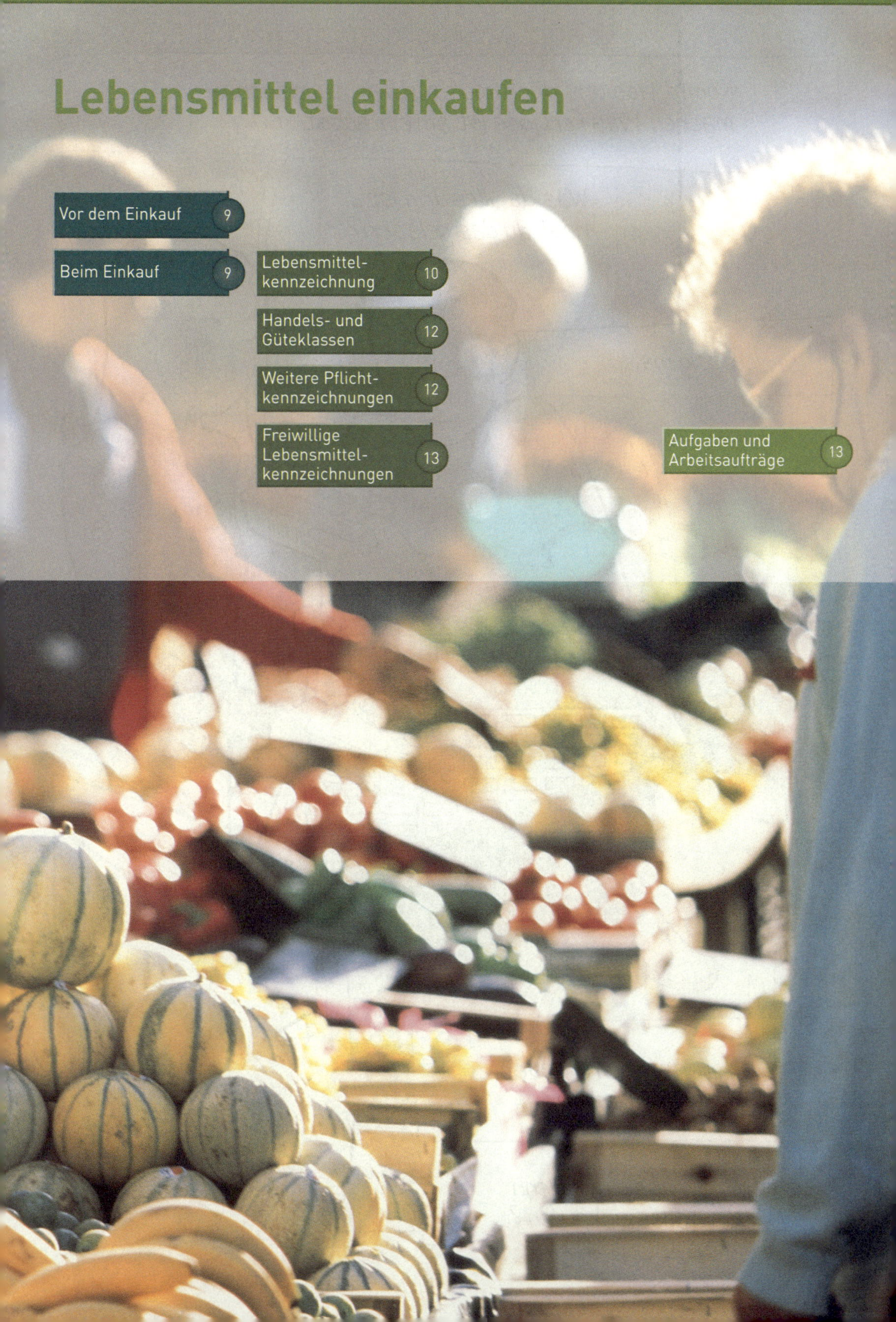

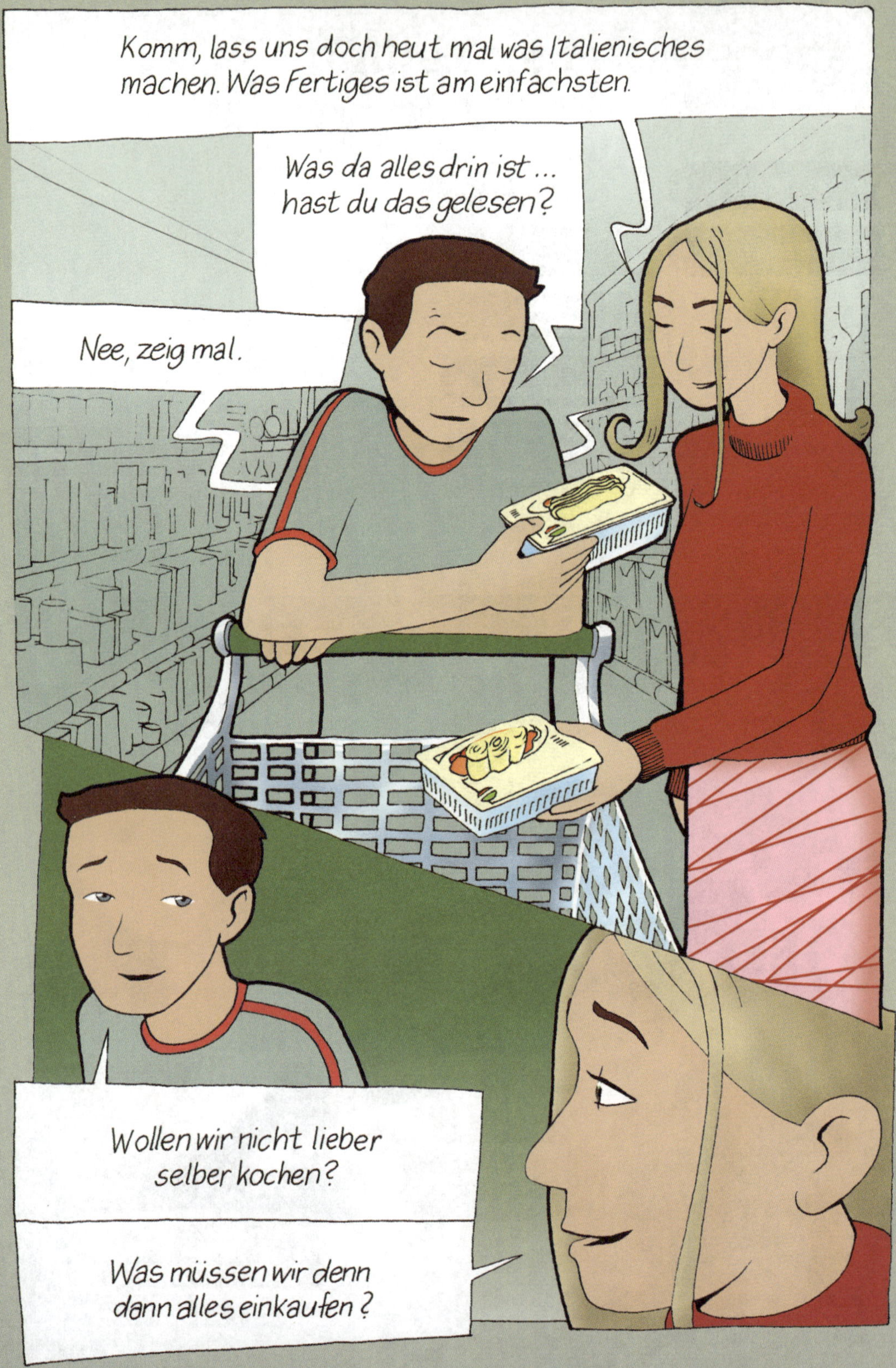
Komm, lass uns doch heut mal was Italienisches machen. Was Fertiges ist am einfachsten.
Was da alles drin ist ... hast du das gelesen?
Nee, zeig mal.
Wollen wir nicht lieber selber kochen?
Was müssen wir denn dann alles einkaufen?

Vor dem Einkauf

... sollte immer eine Bestandsaufnahme der noch vorhandenen Lebensmittel (Lager, Vorratskammer, Kühlschrank) gemacht werden. Dann weiß man, welche Lebensmittel noch fehlen, um die Speisen wie geplant zuzubereiten.

Zuerst verschafft man sich einen allgemeinen Überblick über das Marktangebot:

Der Küchenchef der Großküche informiert sich
- aus Prospekten und Katalogen,
- durch Vertreter der Lebensmittelbranche,
- über das Internet.

Der Privathaushalt erhält Auskünfte
- aus Anzeigen in der Tagespresse,
- auf Märkten,
- durch Direktvermarktung (Ab-Hof-Verkauf).

Bei der Bestellung der Ware muss man berücksichtigen, wann das Lebensmittel eingesetzt werden soll.

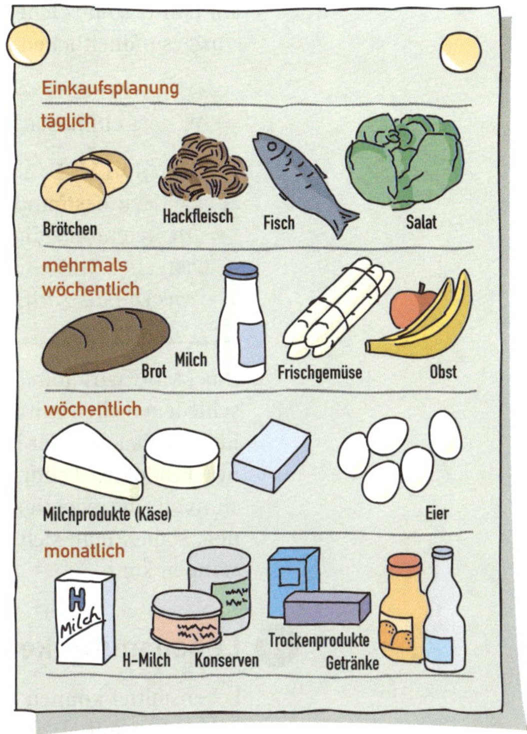

Einkaufsplanung
täglich
Brötchen
Hackfleisch
Fisch
Salat
mehrmals wöchentlich
Brot
Milch
Frischgemüse
Obst
wöchentlich
Milchprodukte (Käse)
Eier
monatlich
H Milch
H-Milch
Konserven
Trockenprodukte
Getränke

Einkaufsplaner.

Beim Einkauf

Seit Waren hergestellt und gehandelt werden, versuchen die Verkäufer ihre Produkte zu einem angemessenen Preis zu verkaufen. Neben rechtschaffenen Händlern gab es auch solche, die schlechte Ware für viel Geld verkaufen wollten. Damit die Menschen gute Ware erhielten, wurden schon vor 4000 Jahren Gesetze geschaffen.

Codex Hammurabi: älteste Gesetzessammlung im 2. Jahrtausend vor Chr.

Im Mittelalter kontrollierten die Gilden und die Ratsherren die Handwerker. Wurde z.B. einem Bäcker dreimal eine Abweichung vom vorgeschriebenen Gewicht seiner Backwaren nachgewiesen, bestrafte man ihn mit dem „Bäckerschupfen“: Man sperrte den Bäcker in einen Korb und tauchte ihn unter dem Gespött der Bürger ins Wasser.

Über viele Jahrhunderte blieben Märkte und kleine Lebensmittelgeschäfte die einzige Bezugsquelle für Lebensmittel. Als die Selbstbedienungsgeschäfte im 20. Jahrhundert zunahmen, wurden Lebensmittel und andere Waren immer häufiger verpackt angeboten.

LMBG = Gesetz über den Verkehr mit Lebensmitteln, Tabakerzeugnissen, kosmetischen Mitteln und sonstigen Bedarfsgegenständen

1974 wurde wegen dieser Entwicklung das Lebensmittel- und Bedarfsgegenständegesetz (LMBG) erlassen. Es stellt die allgemeine Rechtsgrundlage der Lebensmittelgesetzgebung dar.

Im LMBG sind solche Gebote und Verbote enthalten, die den Verbraucher vor gesundheitlichen Schäden und vor Täuschung schützen sollen.

Was ist ein Lebensmittel?

Dazu § 1 LMBG: „Lebensmittel im Sinne dieses Gesetzes sind Stoffe, die dazu bestimmt sind, in unverändertem, zubereitetem oder verarbeitetem Zustand von Menschen verzehrt zu werden; ausgenommen sind Stoffe, die überwiegend dazu bestimmt sind, zu anderen Zwecken als zur Ernährung oder zum Genuss verzehrt zu werden."

Das LMBG wird durch das Eichgesetz und Verordnungen ergänzt, die verschiedene Lebensmittel und Lebensmittelgruppen betreffen.
Ein Verbraucher, der Herstellung, Beschaffenheit und Angebotsformen eines Produktes kennt, hat Vorteile beim Einkauf. Darüber hinaus ist es sinnvoll, die wichtigsten Bestimmungen des Lebensmittelrechts zu kennen, sodass man sich vor Übervorteilung schützen und Missstände beanstanden kann.

Lebensmittelkennzeichnung

Lebensmittel können verpackt oder unverpackt (lose) angeboten werden. Alle Lebensmittel, die in Fertigpackungen angeboten werden, unterliegen allgemeinen Kennzeichnungsvorschriften, die in folgenden Verordnungen festgelegt sind:

- Lebensmittel-Kennzeichnungsverordnung,
- Fertigpackungsverordnung,
- Zusatzstoff-Zulassungsverordnung,
- Nährwert-Kennzeichnungsverordnung,
- Preisangabenverordnung.

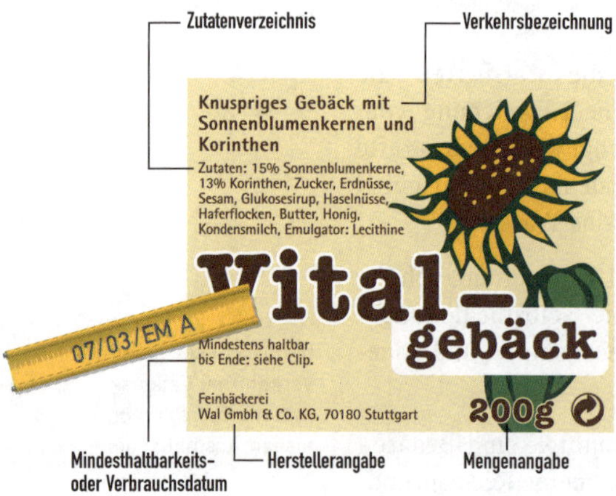
Zutatenverzeichnis
Verkehrsbezeichnung
Knuspriges Gebäck mit Sonnenblumenkernen und Korinthen
Zutaten: 15% Sonnenblumenkerne, 13% Korinthen, Zucker, Erdnüsse, Sesam, Glukosesirup, Haselnüsse, Haferflocken, Butter, Honig, Kondensmilch, Emulgator: Lecithine
Vital-gebäck
07/03/EM A
Mindestens haltbar bis Ende: siehe Clip.
Feinbäckerei Wal Gmbh & Co. KG, 70180 Stuttgart
200g
Mindesthaltbarkeits- oder Verbrauchsdatum
Herstellerangabe
Mengenangabe

Gebäcktüte mit Etikett und Verschlussclip.

Auf jeder Fertigpackung muss ein Etikett vorhanden sein, auf dem folgende Angaben zu finden sind:

- Verkehrsbezeichnung,
- Füllmenge nach Gewicht (Mengenangabe),
- Mindesthaltbarkeitsdatum,
- Name oder Firma oder Anschrift des Herstellers, Verpackers oder Verkäufers,
- Zutatenverzeichnis.

Die **Verkehrsbezeichnung** ist der Name des Lebensmittels. Dadurch kann der Verbraucher die Art des Lebensmittels erkennen und es von anderen, verwechselbaren Produkten unterscheiden.

Ein Bäcker kann sein Brot „Jogging-Brot" nennen, muss aber neben diesem Fantasienamen auch die verkehrsübliche Bezeichnung (z.B. Weizenbrot, Roggenbrot) oder eine in speziellen Vorschriften festgelegte Bezeichnung angeben.

Füllmenge. Über das Gewicht, das Volumen oder die Stückzahl gibt die Füllmenge Auskunft.
Bei festen Lebensmitteln wie Brot oder Fleisch wird das Gewicht in Gramm oder Kilogramm angegeben. Flüssige Lebensmittel werden mit dem Volumen (Liter oder Milliliter) gekennzeichnet. Die Füllmenge kann auch in Stückzahlen angegeben werden, wie bei Obst, Backoblaten oder Süßstofftabletten.
Das Gewicht von unverpackter Ware muss auf oder neben dem Lebensmittel (auf einem Schild) angegeben werden.

Das **Mindesthaltbarkeitsdatum** (MHD) gibt den Zeitpunkt an, bis zu dem das Lebensmittel bei richtiger Aufbewahrung seine typischen Eigenschaften mindestens behält. Das MHD entspricht nicht dem Verfallsdatum. Es muss sich – zusammen mit einem Hinweis auf die Aufbewahrungstemperatur oder Lagerbedingungen – auf der Verpackung befinden.
Das Mindesthaltbarkeitsdatum wird je nach Haltbarkeitsspanne des Lebensmittels angegeben.
Bei einer Haltbarkeit bis zu drei Monaten müssen Tag und Monat angegeben werden. Beträgt die Haltbarkeit länger als drei Monate, stehen Monat und Jahr auf der Verpackung. Hält das Lebensmittel länger als 18 Monate, braucht nur das Jahr genannt werden.

Das **Verbrauchsdatum** gibt an, bis wann ein leicht verderbliches Lebensmittel spätestens verbraucht werden sollte. Dazu gehören neben Vorzugsmilch auch Hackfleisch, geschnetzeltes Fleisch und daraus hergestellte Produkte (z.B. rohe Bratwurst).
Nach dem Verbrauchsdatum darf das Lebensmittel nicht mehr verkauft werden und es sollte auch nicht mehr gegessen werden, weil die Ware verdorben sein könnte.

Zutatenverzeichnis. Wenn ein Lebensmittel aus mehr als einer Zutat besteht, ist ein Zutatenverzeichnis erforderlich.
Nach der Kennzeichnungsverordnung ist eine Zutat jeder Stoff, einschließlich der Zusatzstoffe, der bei der Herstellung des Lebensmittels verwendet wird und der unverändert oder verändert im Enderzeugnis vorhanden ist.
Die Bestandteile eines Lebensmittels, z.B. eines Müslis, werden im Zutatenverzeichnis in absteigender Reihenfolge ihres Mengenanteils angegeben. Wird in der Verkehrsbezeichnung eine Zutat genannt, z.B. „Trauben", muss diese genau „in Gewichtshundertteilen" (%) angegeben werden.

§

▶ Zusatzstoffe S. 321

Die rechtliche Grundlage ist die „QUID"-Richtlinie der EU.
Bei sehr kleinen Lebensmittelverpackungen ist ein Zutatenverzeichnis nicht erforderlich, z.B. bei Osterhasen oder Portionskonfitüren.

EU = Europäische Union
QUID = Quantitative Ingredient Declarations

Hersteller. Der Name oder die Firma und die Anschrift des Herstellers, Verpackers oder Verkäufers müssen auf der Verpackung oder dem Etikett verpackter Ware angegeben werden.

Der **Preis** muss entweder auf der Verpackung oder in der Nähe auf einem Schild stehen. Damit ein Preisvergleich möglich ist, muss zusätzlich immer der Grundpreis angegeben werden. Der Grundpreis ist der Preis pro Kilogramm, Liter oder bei kleinen Mengen pro 100 Gramm bzw. Milliliter.

Handels- und Güteklassen

§

„EG-Vermarktungsnormen"

In den Handels- und Güteklassen sind bestimmte Mindestanforderungen an die Lebensmittel festgelegt. Sie ermöglichen dem Käufer einen Qualitätsvergleich. Über „innere" Werte wie Vitamin- oder Mineralstoffgehalte sagen sie nichts aus.

Die „EG-Verordnung über die gemeinsame Marktorganisation für Obst und Gemüse", abgekürzt auch „EG-Vermarktungsnormen" genannt, setzt mit ihren Güteklassen einheitliche Maßstäbe zur Erleichterung des Handels innerhalb Europas.

In dieser Verordnung werden für die meisten Obst- und Gemüsearten EG-Güteklassen beschrieben, wie „Extra", „I" und „II". Es gibt nicht für jede Obst- und Gemüseart die beste Güteklasse „Extra". Die EG-Güteklassen sind bindend.

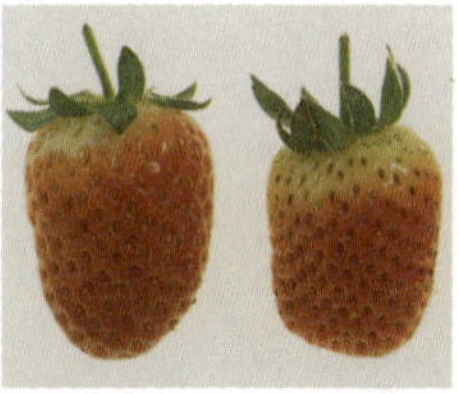

Erdbeeren: Güteklassen I und II nach Reifegrad.

Daneben gibt es die freiwillige Einstufung in deutsche Handelsklassen („Extra", „I", „II") für weitere Obst- und Gemüsearten.

Gemüse und Obst müssen sauber, ganz, gesund, von frischem Aussehen, frei von fremdem Geschmack und Geruch, frei von übermäßiger äußerer Feuchtigkeit und genügend entwickelt (reif) sein.

Weitere Pflichtkennzeichnungen

Diätetische Lebensmittel. Die Diätverordnung schreibt für diätetische Lebensmittel zusätzliche Kennzeichnungen vor. Auf der Verpackung muss stehen, für welche Krankheit (z.B. Diabetes mellitus, Leber- und Nierenerkrankungen) oder welche besondere Lebenssituation (z.B. Säuglingsalter) das Produkt geeignet ist.

▶ BSE S. 262

Rindfleischetikettierung. Aufgrund der BSE-Krise muss Rindfleisch nach genauen Vorschriften gekennzeichnet werden.

Freiwillige Lebensmittelkennzeichnungen

Verschiedene Warenzeichen heben die Qualität der Lebensmittel hervor und können deshalb auch als Qualitätszeichen angesehen werden.

Öko-Lebensmittel. Ökologisch arbeitende landwirtschaftliche Betriebe können ihre Produkte mit Verbandszeichen versehen.

Fair gehandelte Waren. Ausländische Produkte dürfen das TransFair-Zeichen tragen, wenn sie benachteiligte Erzeuger finanziell unterstützen.

▶ Fairer Handel S.97

Weinsiegel. Das Deutsche Weinsiegel wird für Qualitätsweine vergeben.

▶ Weinsiegel S. 293

Aufgaben und Arbeitsaufträge

1. Informieren Sie sich über das aktuelle Gemüseangebot bei verschiedenen Anbietern und vergleichen Sie die Preise von
   - Gurken,
   - Tomaten,
   - Kartoffeln.

   Woher könnten die Preisunterschiede kommen? – Welchen Zusammenhang gibt es zwischen Qualität und Preis?
2. Welche Lebensmittel müssen täglich frisch eingekauft werden?
3. Der § 1 LMBG erklärt den Begriff Lebensmittel. Nennen Sie Beispiele für unveränderte, zubereitete und verarbeitete Lebensmittel.
4. Schreiben Sie die nach der Kennzeichnungsverordnung vorgeschriebenen Angaben von einer Tiefkühlpizza ab.
5. Erklären Sie den Unterschied zwischen
   - Mindesthaltbarkeitsdatum und
   - Verbrauchsdatum.
6. Welche Bedeutung hat die Reihenfolge der Zutaten im Zutatenverzeichnis?
7. Unterscheiden Sie Handels- und Güteklassen anhand von Beispielen.

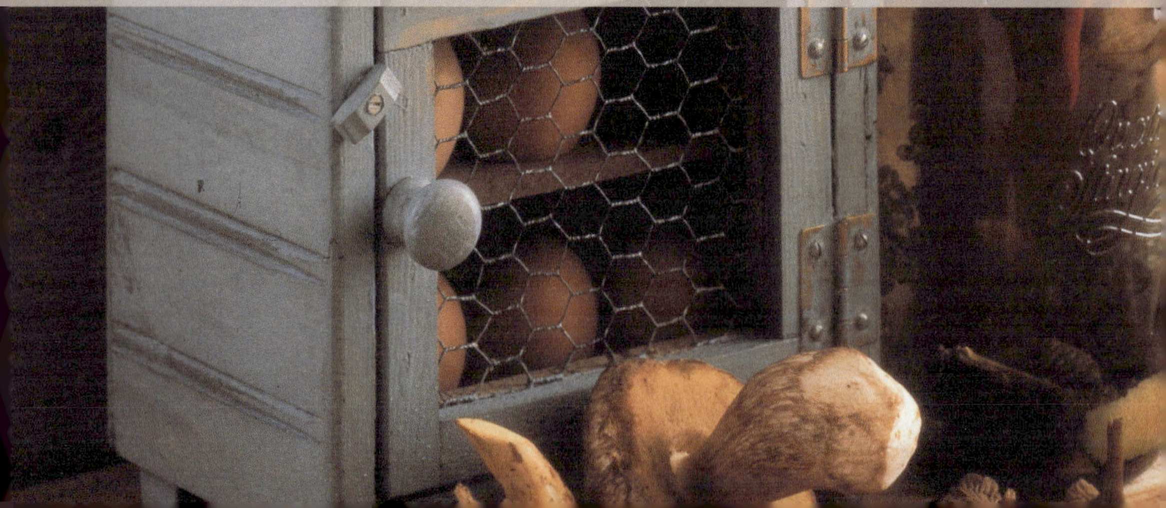

Lebensmittel lagern

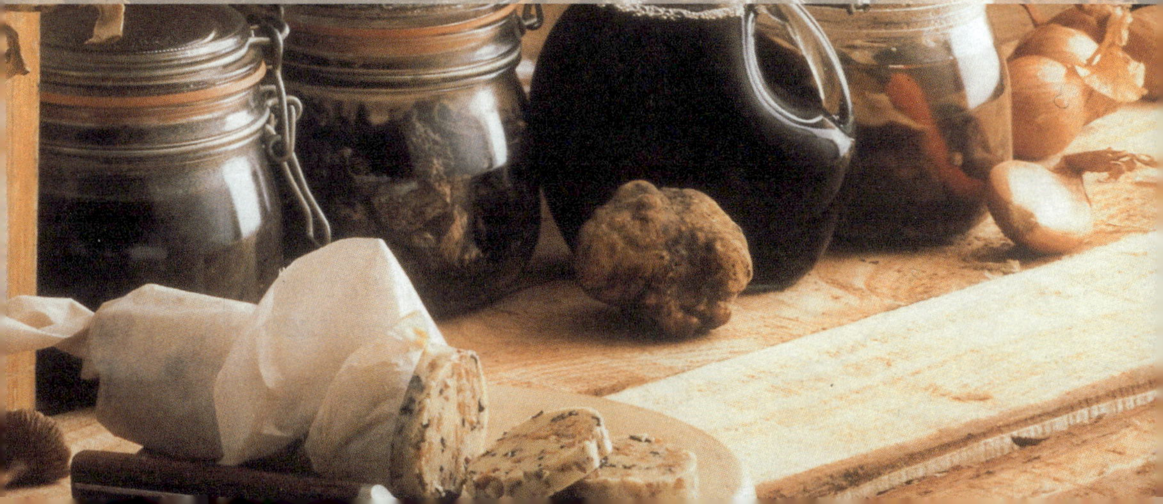

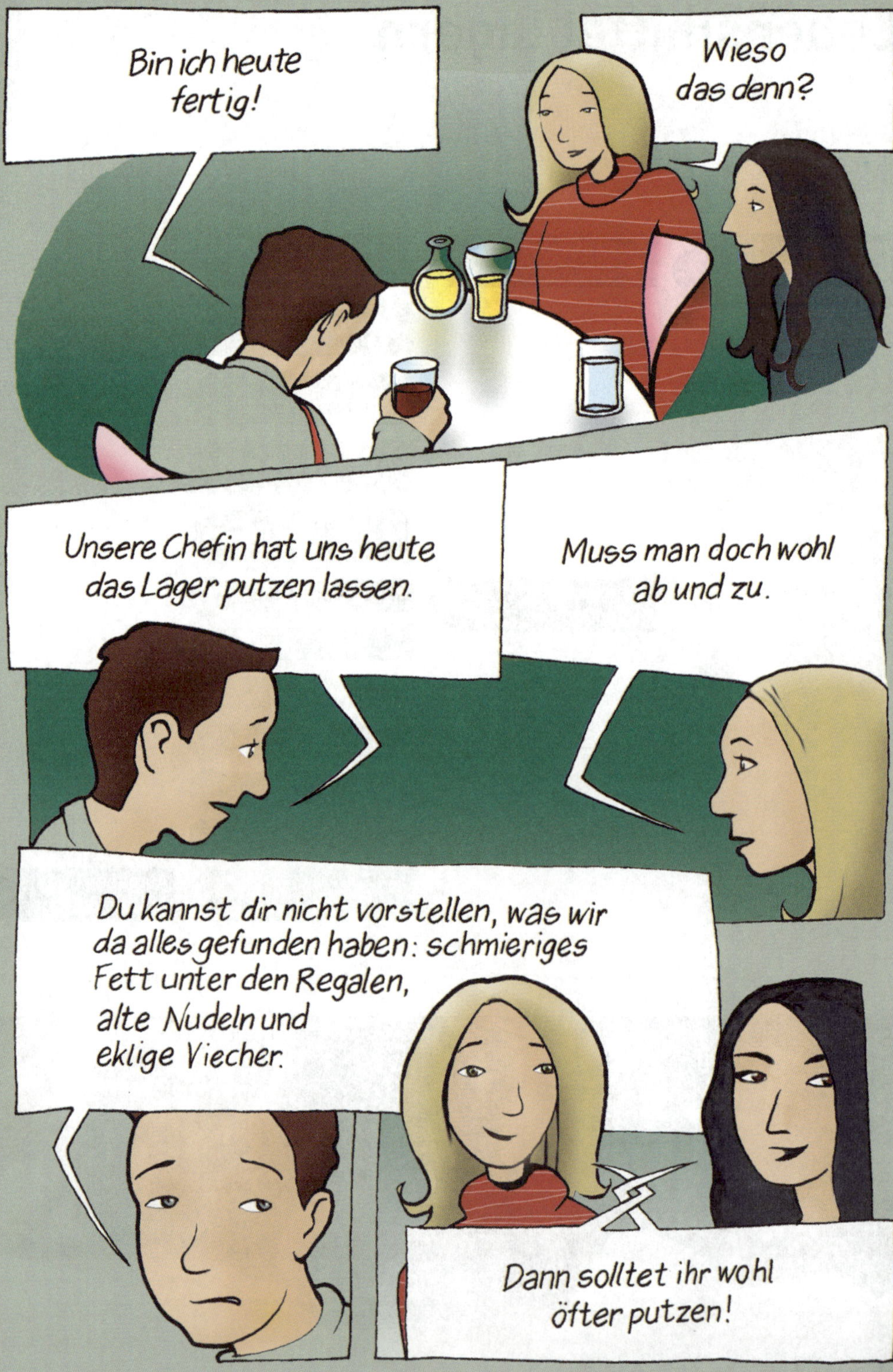
Bin ich heute fertig!
Wieso das denn?
Unsere Chefin hat uns heute das Lager putzen lassen.
Muss man doch wohl ab und zu.
Du kannst dir nicht vorstellen, was wir da alles gefunden haben: schmieriges Fett unter den Regalen, alte Nudeln und eklige Viecher.
Dann solltet ihr wohl öfter putzen!

Gründe für die Vorratshaltung

Viele Gründe sprechen sowohl im Großhaushalt als auch im Familienhaushalt für eine angemessene Vorratshaltung.

- Durch überlegten Einkauf von haltbaren Lebensmitteln kann viel Zeit und Kraft gespart werden, da nicht alle Lebensmittel täglich neu eingekauft werden müssen.
- Wer Großpackungen kauft und saisonale Sonderangebote nutzt, kann günstig einkaufen und Geld sparen.
- Unabhängig von Ladenöffnungszeiten und Lieferengpässen stehen Lebensmittel aus dem Vorrat immer zur Verfügung.
- Unvorhergesehene Situationen (z.B. unerwartete Gäste) bekommt man durch einen gewissen Vorrat an Lebensmitteln in den Griff.
- Bei möglichen Umweltkatastrophen oder Krisenfällen geben Vorräte Sicherheit.

Empfohlener Notvorrat

Wir sind es gewohnt, immer Lebensmittel zur Verfügung zu haben. Dennoch kann es durch unvorhergesehene Umstände wie Stromausfall, Wasserverseuchung oder Naturkatastrophen zu einem Versorgungsengpass kommen. Deshalb sollten immer Lebensmittel für zwei Wochen Versorgung vorhanden sein.

Der Notvorrat für eine vierköpfige Familie ist in Tabelle 2.1 auf Seite 18 zusammengestellt (nach einer Empfehlung des aid).

aid = Auswertungs- und Informationsdienst für Ernährung, Landwirtschaft und Forsten, Bonn

Aufgaben und Arbeitsaufträge

1. Welche Lebensmittel eignen sich für den Notvorrat?
2. Stellen Sie eine Einkaufsliste zusammen, um unerwartete Gäste bewirten zu können.

Lagermöglichkeiten

Für Vorräte gibt es in der Gemeinschaftsverpflegung andere Lagermöglichkeiten als im Familienhaushalt. In Großküchen stehen Kühlräume und Tiefkühlräume zur Verfügung, im Privathaushalt Kühlschrank, Gefriergerät, Speisekammer und Keller.

Getreideprodukte, Brot, Kartoffeln	Fisch, Fleisch, Eier
2,0 kg Vollkornbrot	8 Dosen Thunfisch
0,9 kg Zwieback	4 Dosen Makrelen-Filet
2,0 kg Knäckebrot	4 Dosen Ölsardinen
1,0 kg Nudeln	4 Dosen Hering in Soße
2,0 kg Reis	8 Dosen Bockwürstchen
2,0 kg Hafer-/Getreideflocken	4 Dosen Cornedbeef
4,0 kg Mehl	4 Dosen Kalbsleberwurst
1,0 kg Hartkekse	24 Baby-Salami
0,5 kg Salzstangen	24 Eier
4,0 kg Kartoffeln oder	
0,8 kg Kartoffeltrockenprodukte	
Obst	**Getränke**
4 Gläser Kirschen	4 Kasten Mineralwasser
0,8 kg Rosinen	0,8 l Zitronensaft
0,8 kg Haselnusskerne	1,0 kg Kaffee
1,0 kg Trockenpflaumen	0,5 kg Schwarzer Tee
4,0 kg Frischobst	
Gemüse und Hülsenfrüchte	**Milch, Milchprodukte**
4 kleine Dosen Bohnen	16 l H-Milch
4 kleine Dosen Erbsen oder Möhren	2 kg Hartkäse
4 kleine Dosen Mais	
4 kleine Dosen Pilze	
4 kleine Gläser Saure Gurken	**Fette, Öle**
4 kleine Gläser Rote Bete	2 l Maiskeimöl
1 kg Zwiebeln	1 kg Butterschmalz
0,2 kg Knoblauch	1 kg Streichfett
Sonstiges	
Zucker, Süßstoff, Honig, Konfitüre, Schokolade, Essig, Senf, Jodsalz, Gewürze, getrocknete Kräuter, Backpulver, Trockenhefe, Tomatenmark, Fertiggerichte, getrocknete Tortellini, Fertigsuppen, Instantbrühe, Kräutertee, Kakaopulver, Puddingpulver, Ketchup, Majonäse	

Tabelle 2.1 Notvorrat für vier Personen.

Kühlaggregate

Kühlraum. In der Gemeinschaftsverpflegung werden die Lebensmittel in verschiedenen Kühlräumen mit unterschiedlichen Temperaturen gelagert (Tabelle 2.2).

Kühlschrank. Hier werden Lebensmittel bei Temperaturen zwischen 0 °C und 8 °C gelagert.

Im Kühlschrank herrschen unterschiedliche Temperaturen. Im Innenraum und auf der unteren Glasplatte ist die Temperatur am niedrigsten (die Kälte sinkt nach unten), dagegen liegt die Temperatur in der Innenseite der Tür und in den Gemüse- und Obstfächern um 2 °C bis 3 °C höher

Lagerraum	Temperatur
Kühlraum für Fisch	0 °C bis 2 °C
Kühlraum für Fleisch	1 °C bis 3 °C
Kühlraum für Geflügel	1 °C bis 3 °C
Kühlraum für Molkereiprodukte	4 °C bis 8 °C
Kühlraum für Getränke, Konserven und Eier	4 °C bis 10 °C
Kühlraum für Gemüse	7 °C bis 8 °C
Tageskühlraum für Speisen, die zur Ausgabe bestimmt sind	4 °C bis 8 °C

Tabelle 2.2 Temperaturen in verschiedenen Kühlräumen.

Deshalb sollen die Lebensmittel an den geeigneten Plätzen untergebracht werden:

- Fleisch, Fisch und Wurst im unteren Bereich,
- Milch und Milchprodukte im mittleren Bereich,
- Käse und Salate im oberen Bereich,
- Butter und Getränke in den Türfächern,
- Obst und Gemüse in den unteren Schüben.

Die Lebensmittel sollen im Kühlschrank verpackt sein, da eine geeignete Verpackung oder Abdeckungen die Waren vor Austrocknen, Geruchsübertragungen, gegenseitiger Keimübertragung und Veränderungen in Farbe, Aroma und Geschmack schützen.

Viele Kühlschränke enthalten ein Gefrierfach, welches durch eine Klappe verschlossen ist und Temperaturen unter 0 °C erreicht.
Die mögliche Lagerzeit ist durch die Anzahl der Sterne auf der Klappe gekennzeichnet (Tabelle 2.3).

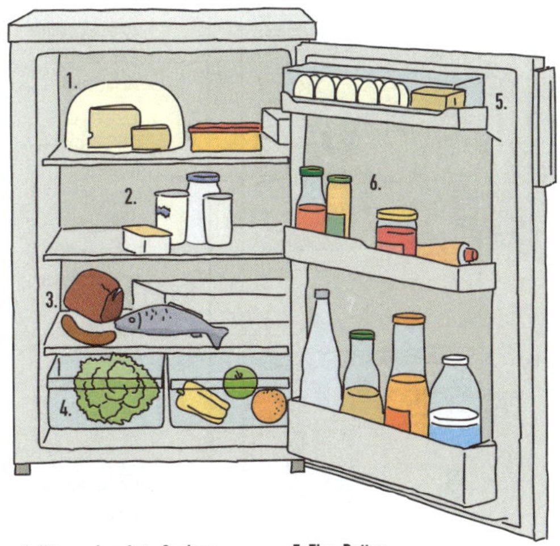

1. Käse, zubereitete Speisen (abgedeckt)
2. Milchprodukte
3. Fleisch, Fleischwaren, Fisch
4. Obst und Gemüse
5. Eier, Butter
6. Dressing, Saucen, Marmelade, Tuben
7. Getränke

Beispiel für einen richtig eingeräumten Kühlschrank.

Tiefkühlraum und Gefriergerät. Im Tiefkühlraum und im Gefriergerät kann Tiefkühlware 3 – 12 Monate gelagert werden. Haltbarmachung ist im Privathaushalt bei –18 °C, in der Gemeinschaftsverpflegung nur durch Schockgefrieren bei –35 °C möglich.

Anzahl der Sterne	Temperatur	Lagerdauer
*	mindestens -6 °C	1-3 Tage
**	mindestens -12 °C	3-14 Tage
***	mindestens -18 °C	2-3 Monate
****	mindestens -18 °C	mehr als 3 Monate, auch zum Einfrieren kleiner Mengen geeignet

Tabelle 2.3 Lagerzeiten im Gefrierfach des Kühlschranks.

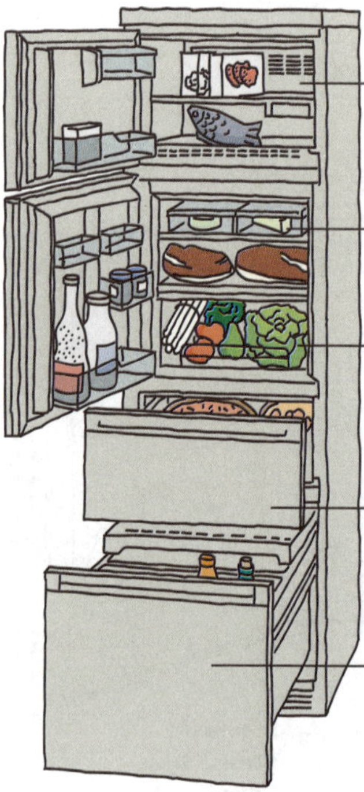
Gefrierfach
0 °C-Zone – trocken
50 % Luftfeuchte
(Lebensmittel abdecken!)
0 °C-Zone – feucht
bis zu 90 %
Luftfeuchte
(Lebensmittel nicht abdecken!)
Kühlzone
4–8 °C
(Lebensmittel abdecken!)
Kellerzone
8–12 °C

Mehrzonenkühlgerät.

Durch ein Gefriergerät ist ein Haushalt unabhängiger vom saisonellen Warenangebot und die Speisenzubereitung wird durch vorbereitete Waren vereinfacht.
Gefriergeräte gibt es als Gefrierschrank und als Gefriertruhe.

Kühlkombinationen. Werden Kühlschrank und Gefrierschrank übereinander angeordnet, spricht man von einer Kühl-Gefrierkombination. Die Nutzung entspricht den Einzelgeräten.

In **Mehrzonenkühlgeräten** werden fünf verschiedene Temperaturbereiche angeboten. Neben einem Gefrierfach (-18 °C) gibt es zwei 0 °C-Bereiche (trocken und feucht), eine Kühlzone mit 4 °C bis 8 °C und eine Kellerzone von 8 °C bis 12 °C.

Speisekammer und Keller

Speisekammer. Eine Speisekammer bzw. ein Vorratsraum sollte sich in der Nähe der Küche befinden, möglichst nach Norden ausgerichtet (kühl und ohne Sonneneinstrahlung). Ein kleines zu öffnendes Fenster, das mit einem Fliegengitter versehen ist, lässt nur wenig Licht in die Kammer. Die Lebensmittel können so kühl und dunkel gelagert werden. Bei einer Temperatur zwischen 15 °C und 20 °C und einer relativen Luftfeuchte von 70 % können lange haltbare Lebensmittel, wie Trockenvorräte, Vollkonserven und Eingemachtes lagern.

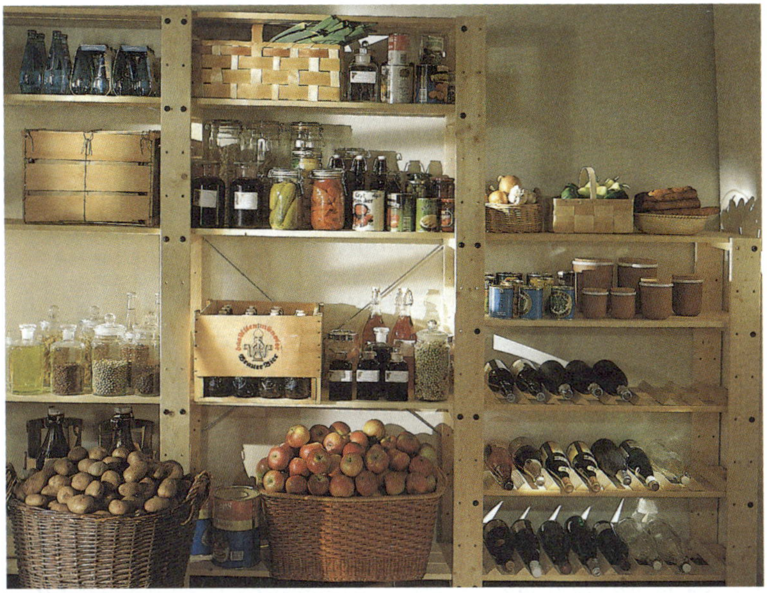

Vorratsregal.

Keller. Im Familienhaushalt ist ein Keller nur dann als Vorratskeller nutzbar, wenn er kühl (4 °C – 10 °C) und belüftbar ist und eine relative Luftfeuchte von 85 % – 90 % aufweist. Beheizte Räume sind nicht geeignet.

Der Vorratskeller sollte nach Norden oder Osten liegen. Fenster und Schlitze oder Gitter an der Eingangstür sorgen für eine ausreichende Belüftung. Ein Ventilator kann unterstützend wirken. Ein Boden aus Lehm erhöht die Lagerdauer gegenüber einem betonierten Boden.

Ein Gitter vor dem Fenster schützt vor Ungeziefer und verdunkelt den Raum. Zu hohe Luftfeuchte kann die Bildung von Schimmelpilzen und Fäulnis fördern, zu niedrige Luftfeuchte lässt die Lebensmittel austrocknen und schrumpfen.

Lagerobst. Früchte reifen während der Lagerung nach. Sie müssen kühl und mit hoher relativer Luftfeuchte gelagert werden. Äpfel behalten lange ihre Qualität bei Temperaturen zwischen 1 °C und 4 °C, Birnen und andere Früchte bei 0 °C.

Späte Apfel- und Birnensorten sind in Flachsteigen, Kisten oder Horden bis zu fünf Monate lagerfähig. Verpackt man die Früchte in gelochten Plastikbeuteln aus Polyethylen, sind sie besonders lange haltbar.

Nüsse sind lange lagerbar; durch feuchte Aufbewahrung verschimmelte Nüsse können das krebserregende Schimmelpilzgift Aflatoxin enthalten und dürfen deshalb nicht mehr gegessen werden.

Lagergemüse. Möhren, Knollensellerie und Rote Bete lassen sich am besten schichtweise in feuchtem Sand im Keller lagern. Kohl kann auf Borden, in Kisten oder in Regalen aufbewahrt werden.

Zwiebeln werden in trockener Umgebung mit dem Laub aufgehängt oder in Kisten gelagert.

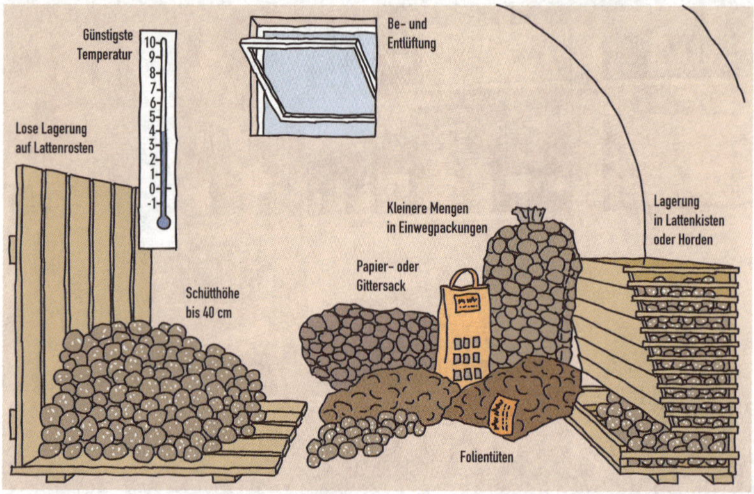

Kartoffellagerung in Keller- und Vorratsräumen.

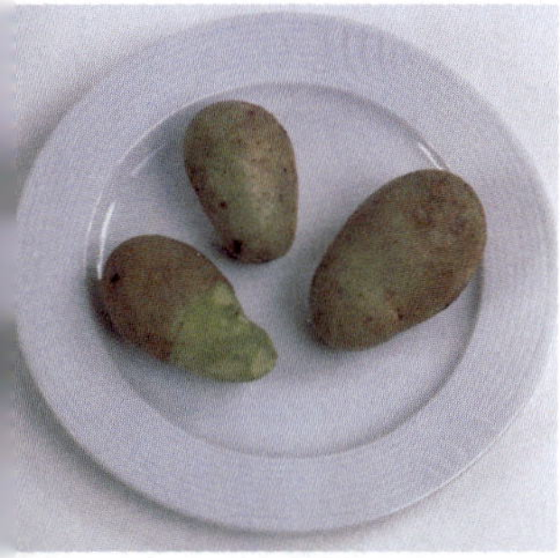

Grüne Kartoffel.

Kartoffeln. Unbeschädigte, trockene und saubere Lagerkartoffeln ohne grüne Stellen werden in Kartoffelhorden oder Kisten 6–8 Monate gelagert. Die ideale Temperatur liegt zwischen 5 °C und 10 °C. Bei höheren Temperaturen keimen und schrumpfen die Kartoffeln. Die Keime müssen vor dem Verbrauch entfernt werden.

Temperaturen unter 0 °C bewirken eine Umwandlung der Stärke in Zucker, sodass die Kartoffeln süßlich schmecken.

Kartoffeln müssen dunkel gelagert werden, weil sich die Knollen unter Lichteinfall grün färben und dabei Solanin entsteht. Die grünen Stellen müssen vor dem Verzehr weggeschnitten werden, da Solanin gesundheitsschädlich ist.

Wechselwirkungen. Manche Gemüse und Früchte scheiden bei ihrer Reifung das Gas Ethylen aus, andere sind empfindlich gegen Ethylen und reifen und verderben schneller.

Zu den Ethylenausscheidern gehören bestimmte Sorten Äpfel, Birnen und Pflaumen. Dagegen sind Kiwis, Mangos, Blumen-, Kopf-, und Rosenkohl sowie Tomaten, Brokkoli und Kartoffeln ethylenempfindlich.

Ethylenausscheider sollten deshalb nicht mit ethylenempfindlichen Früchten gelagert werden.

Lagerbedingungen

Damit die Lebensmittel möglichst lange ihre Eigenschaften behalten, müssen sie unter bestimmten Bedingungen gelagert werden.

Lagergut	Lagerbedingungen	Lagerdauer
Gemüse		
• Blattgemüse (Salat, Spinat)	• Kühlschrank, Obst- und Gemüsefach	• wenige Tage
• Fruchtgemüse (Paprika, Tomate, Aubergine, Gurke) und Samengemüse (Erbsen, Bohnen)	• Kühlschrank, Obst- und Gemüsefach	• wenige Tage
• Wurzelgemüse (Sellerie, Möhren, Kohlrabi)	• Kühlschrank, Obst- und Gemüsefach	• 8 Tage
• Wurzel- und Kohlgemüse (Kohl, Porree, Rote Bete, Möhren)	• Sandeinschlag oder Keller, 1 °C bis 4 °C, 90%–95% relative Luftfeuchte	• 3 bis 4 Monate
Obst		
• Beerenobst	• Kühlschrank, Obst- und Gemüsefach	• 2 bis 3 Tage
• Südfrüchte, unreife Zitrusfrüchte	• kühl, aber nicht im Kühlschrank	
• Äpfel und Birnen	• möglichst nicht über 5 °C, dunkel, luftig, mindestens 85% relative Luftfeuchte	• Äpfel 3 bis 5 Monate • Birnen 1 bis 3 Monate
Konserven		
• Gemüsekonserven	• trocken, luftig, möglichst unter 20 °C, Gläser dunkel	• 1 bis 2 Jahre, bei gekauften das MHD[1] beachten
• Obstkonserven, Marmelade, Konfitüre, Gelee	• trocken, luftig, möglichst unter 20 °C, Gläser dunkel	• 1 Jahr, bei gekauften das MHD beachten
• Fisch- und Fleischkonserven		
– Vollkonserven[2]	• trocken, luftig, möglichst unter 20 °C	• mehrere Jahre, MHD beachten
– Halbkonserven[3]	• kühl, Hinweise zur Lagerung auf der Packung beachten	• MHD beachten
Tiefkühlkost[4]	• Mindestens –18 °C, Lagerbedingungen sind auf der Packung angegeben	• MHD beachten

1 MHD: Mindesthaltbarkeitsdatum.
2 Vollkonserven sind sterilisierte Produkte. Sie sind ohne Kühlung ein Jahr haltbar.
3 Halbkonserven sind pasteurisierte Produkte. Sie sind ohne Kühlung nicht haltbar.
4 Tiefkühlkost: Bezeichnung für industriell hergestellte, tiefgefrorene Lebensmittel.

Lagergut	Lagerbedingungen	Lagerdauer
Gefrierkost[5]	Mindestens –18 °C	
• Obst		• 8 bis 12 Monate
• Gemüse		• 6 bis 12 Monate
• Brot/Brötchen		• 1 bis 3 Monate
• Fleisch		• 3 bis 12 Monate je nach Fettgehalt
• Käse		• 2 bis 4 Monate
Trockenprodukte		
• Obst und Gemüse	• trocken, dunkel, luftig, in Gläsern oder Blechdosen, möglichst unter 20 °C	• 1 Jahr, MHD beachten
• Kartoffeltrockenprodukte	• trocken, mögl. unter 20 °C	• 1 bis 2 Jahre
• Grieß, Grütze, Graupen, Haferflocken, Maisflocken (Cornflakes), Grünkern, Reis, Stärke, Teigwaren (Nudeln)	• fest verschließbare Gläser oder Dosen, trocken	• 1 Jahr
• Getreide, ganz	• trocken, regelmäßig durchlüften	• 2 Jahre
Brot		
• Brot frisch	• Brotkasten, Steintopf, Schnittkante nach unten	• Weizenbrot: 1 bis 2 Tage • Vollkornbrot: 10 bis 12 Tage
• Knäckebrot, Zwieback	• trocken	• 1 Jahr, MHD beachten
Milch, Milchprodukte		
• Milch, pasteurisiert	• Kühlschrank	• MHD beachten, 2 bis 5 Tage
• Sahne, Joghurt u. a., ungeöffnet	• Kühlschrank	• MHD beachten, 2 Wochen
• Weich- und Frischkäse	• Kühlschrank	• 3 bis 4 Tage
• Schnitt- und Hartkäse	• Kühlschrank (Käsefach in der Tür), Kunststoffgefäße, Frischhaltefolie	• 8 bis 10 Tage
Fette und Öle		
• Butter, Margarine	• Kühlschrank	• 4 bis 6 Wochen, MHD beachten
• Plattenfette	• dunkel, bis 20 °C	• viele Monate
• Speiseöle	• dunkel, bis 20 °C, – originalverschlossen – angebrochen	 • 6 bis 12 Monate • 4 bis 8 Wochen

5 Gefrierkost: Im Haushalt durch Einfrieren haltbar gemachte Lebensmittel.

Lagergut	Lagerbedingungen	Lagerdauer
Kartoffeln		
● kleine Mengen	● Korb oder Holzkiste, trocken, kühl, luftig, dunkel	● wenige Wochen
● große Mengen	● Kartoffelhorde, Lattenrost, dunkel, luftig, 5 °C bis 10 °C, 80 % bis 90 % relative Luftfeuchte	● 6 bis 8 Monate
●		
Fisch, frisch	● Kühlschrank, kälteste Stelle 0 °C bis 4 °C	● bis 1 Tag
Fleisch und Wurst		
● Fleisch, roh	● Kühlschrank, kälteste Stelle 0 °C bis 4 °C	● 1 bis 2 Tage
● Brühwurst, roh	● Kühlschrank, kälteste Stelle 0 °C bis 4 °C	● bis 1 Tag
● Hackfleisch, roh	● Kühlschrank, kälteste Stelle 0 °C bis 4 °C	● max. 8 Stunden
● Rohwürste und -schinken	● kühl und trocken, bis 15 °C	● mehrere Wochen
● Kochwurst, geräuchert	● Kühlschrank, kälteste Stelle	● 2 bis 4 Tage
● Hähnchen, roh	● Kühlschrank, kälteste Stelle	● 1 bis 2 Tage
Zucker, Salz, Tee	● trocken	● nahezu unbegrenzt
Kaffee vakuumverpackt, Kakao, Schokolade	● trocken, 15 bis 20 °C	● MHD beachten

Tabelle 2.4 Lagerbedingungen für verschiedene Lebensmittel (nach aid).

Verpackte Lebensmittel sind oft mit Hinweisen zur Lagerung versehen.

Tiefgefrierlagerung	Lagerung im Gefriergerät bei Temperaturen von mindestens −18 °C
Gekühlt lagern	Lagerung im Kühlraum oder Kühlschrank bei Temperaturen von 0 °C bis 8 °C
Kühl lagern	Lagerung bis 18 °C, jedoch nicht im Kühlschrank
Bei Zimmertemperatur lagern	Lagerung bei Temperaturen von 18 °C 22 °C (ohne weitere Bedingungen zu berücksichtigen)
Vor Wärme schützen	Ware vor unmittelbarer Nähe einer Wärmequelle schützen (direkte Sonneneinstrahlung oder Heizung)
Trocken lagern	Lagerung an einem trockenen Ort (maximal 70 % Luftfeuchte)
Lichtgeschützt lagern	Lagerung ohne direkten Lichteinfall

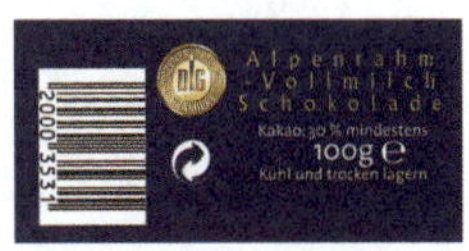

Lagerungshinweis.

Aufgaben und Arbeitsaufträge

1. Warum soll man Lebensmittel nicht unverpackt in den Kühlschrank stellen?
2. Welche Eigenschaften muss ein Keller haben, der als Vorratsraum genutzt wird?
3. Warum sollen Äpfel nicht neben Kartoffeln oder anderen Gemüsen oder Obst gelagert werden?
4. Vergleichen Sie die Haltbarkeit verschiedener Fleisch- und Wurstwaren und begründen Sie die unterschiedliche Haltbarkeitsdauer.

Lebensmittelverderb

Durch ungünstige Lagerung oder Aufbewahrung können Lebensmittel verderben.
Die Ursachen des Verderbs können

- mikrobiologischer
- physikalischer oder
- biochemischer Art sein.

Mikrobiologische Ursachen

Ursachen	Folgen	Vorkommen
Hefen	alkoholische Gärung	Fruchtsäfte, Kompotte
Schimmelpilze	Bildung von Schimmel und giftigen Mykotoxinen	Brot, Nüsse
Bakterien	Fäulnis	Fleisch, Fisch

Tabelle 2.5 Mikrobiologische Ursachen.

Mikroorganismen spielen beim Verderb eine wesentliche Rolle. Sie bewirken meistens sichtbare Veränderungen der Lebensmittel.
Mikroorganismen sind Kleinlebewesen, die mit dem bloßen Auge nicht erkennbar sind. Sie kommen überall vor und sind für die Natur wichtig, um abgestorbenes Material abzubauen und dem Naturkreislauf wieder zuzuführen.
Bei der Verarbeitung und Lagerung von Lebensmitteln müssen die Lebensbedingungen der Mikroorganismen bekannt sein, um unnötigen Lebensmittelverderb zu vermeiden.

Wachstumsfaktoren

Hygienemaßnahmen S. 310

Folgende Wachstumsfaktoren sind bei Mikroorganismen entscheidend:

- Nährstoffangebot,
- Temperatur,
- Zeit,
- Wasser,
- Atmosphäre,
- Säurewert.

Nährstoffangebot. Die in Lebensmitteln enthaltenen Nährstoffe (Eiweiß, Fett, Kohlenhydrate, Mineralstoffe) sind die Nahrungsgrundlage der Mikroorganismen.

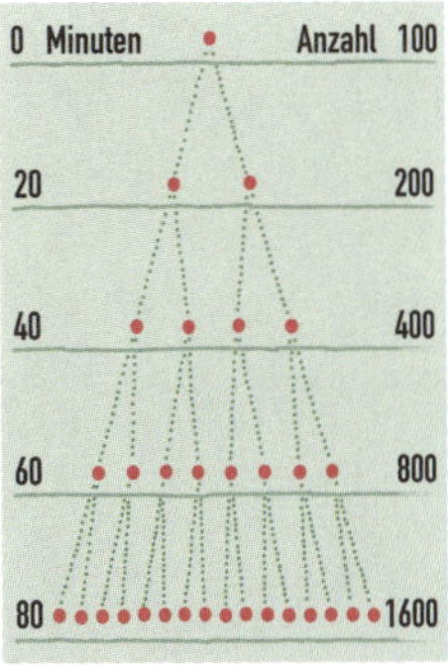

Keimvermehrung.

Temperatur. Es gibt kälteliebende (−5 °C bis +20 °C), wärmeliebende (10 °C bis 40 °C) und hitzeliebende (30 °C bis 60 °C) Mikroorganismen. Im Temperaturbereich 10 °C bis 60 °C vermehren sich Mikroorganismen besonders gut. Bei Temperaturen unter −5 °C und über +65 °C gibt es kein mikrobiologisches Wachstum.

Zeit. Mikroorganismen brauchen Zeit zur Entwicklung. Bei ausreichendem Nährstoffangebot, ausreichender Feuchte und günstiger Temperatur können sich Bakterien alle 20 Minuten verdoppeln.
Aus 100 Keimen werden so in einer Stunde 800 Keime, in zwei Stunden 6400 Keime.

Wasser. Mikroorganismen brauchen zum Leben Feuchte. Trockene Lebensmittel sind länger haltbar als feuchte, trockene Lagerung verhindert den Verderb. Lebensmittel enthalten immer eine gewisse Menge Wasser, Gurken enthalten z. B. 96 % Wasser und Knäckebrot nur 7 %. Ein Teil dieses Wassers ist im Lebensmittel an die anderen Inhaltsstoffe gebunden (Salz, Eiweiß). Nur das frei verfügbare Wasser können die Mikroorganismen für ihr Wachstum nutzen.
Für die frei verfügbare Wassermenge wurde der Ausdruck „Wasseraktivität" geprägt, der abgekürzt a_W-Wert heißt.

a_W-Wert: activity of water

Atmosphäre. Der Sauerstoffgehalt der Umgebung beeinflusst die Haltbarkeit von Lebensmitteln. Es gibt Keime, die Sauerstoff zur Vermehrung brauchen (Aerobier), Keime, die keinen Sauerstoff benötigen (Anaerobier) und Keime, die mit und ohne Sauerstoff leben können.

Säurewert. Der Säurewert wird in der Messgröße pH-Wert angegeben. Viele Lebensmittel haben einen pH-Wert von 6–8, der für die meisten Mikroorganismen eine günstige Lebensbedingung darstellt.

pH-Wert: Skala von pH 0 (sauer) über pH 7 (neutral) bis pH 14 (alkalisch oder basisch)

Hefen

Hefen sind 10 µm lange Mikroorganismen, die überall vorkommen und sich durch Sprossung vermehren. Hefen rufen unerwünschte Gärung bei Fruchtsäften, Kompotten oder Marmeladen hervor.

1 µm = 1/1000 mm

An der Oberfläche des Lebensmittels entstehen aus Zucker, Hefen und Sauerstoff die Stoffwechselprodukte Wasser und Kohlendioxid. Sind sehr viele Hefen entstanden, sinken sie in das Lebensmittel ab und aus dem Zucker und den Hefen entstehen ohne Sauerstoff Alkohol und Kohlendioxid (alkoholische Gärung).

Zucker + Hefe → Alkohol + Kohlendioxid

Hefen vertragen keine Hitze, sie sterben bei 60 °C ab und können deshalb durch Erhitzen eingedämmt werden.

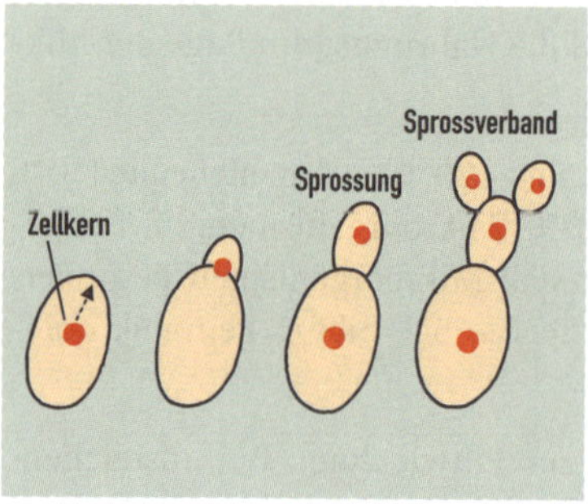

Hefevermehrung.

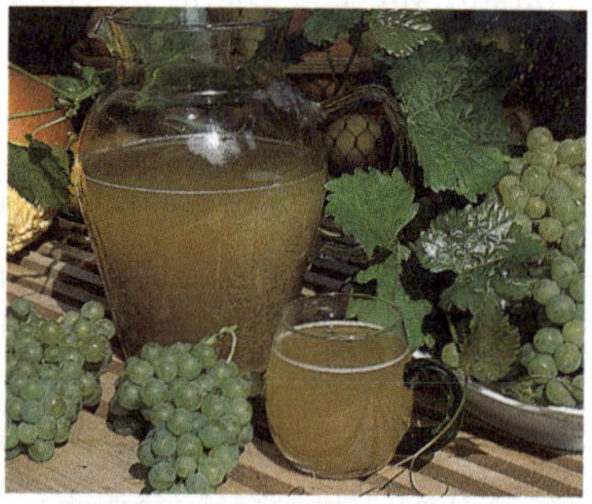

Gärender Saft.

Schimmelpilze

Schimmelpilze sind unsere häufigsten Lebensmittelverderber. Diese anspruchslosen Mikroorganismen kommen überall vor. Sie dienen zusammen mit Bakterien und Kleintieren im Erdboden der Verrottung.
Die Fruchtkörper sind unterschiedlich geformt und gefärbt. Sie sind Träger von Sporen, die durch Luftbewegungen fortgetragen werden. Die Sporen wachsen im Lebensmittel zu einem Fadengeflecht (Mycel) heran, woraus wieder Fruchtkörper mit Sporen entstehen.

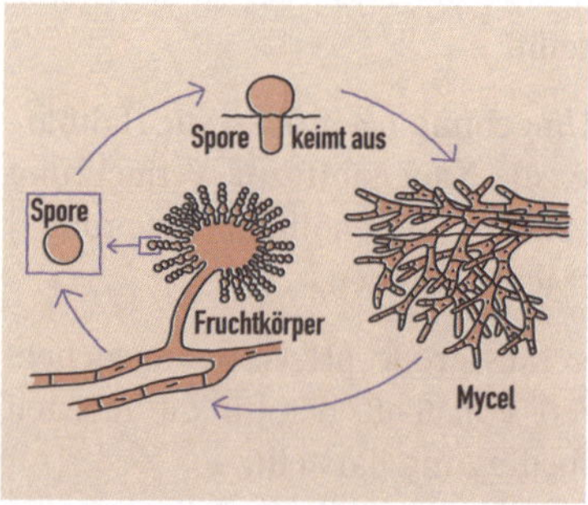

Schimmelpilzvermehrung.

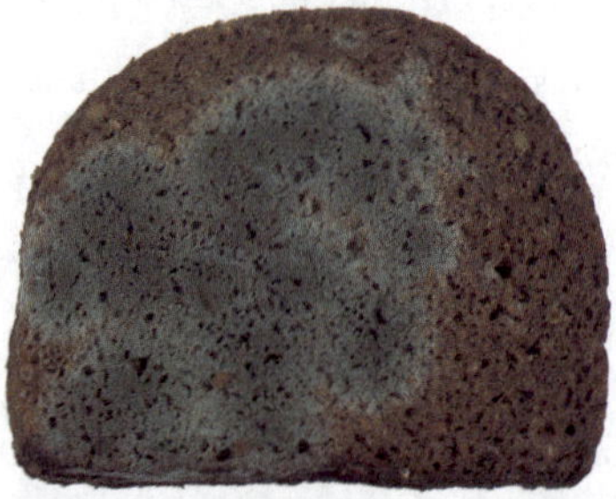

Verschimmeltes Brot.

Schimmelpilze wachsen besonders günstig bei Temperaturen zwischen 20 °C und 25 °C, bei 40 °C sterben sie mit den Sporen ab. Die meisten Schimmel vertragen keine Säure.
Brot ist besonders gefährdet, da es häufig zu für Schimmelpilzen günstigen Bedingungen gelagert wird.

Dunkle Flecken an Wänden oder Ecken werden durch Schimmelpilze hervorgerufen. Oft ist die Ursache Feuchtigkeitsansammlung aufgrund mangelnder Lüftung.
Einige Schimmelarten bilden giftige Stoffe (Mykotoxine), die durch Hitze nicht zerstört werden können. Das krebserregende Aflatoxin lässt sich häufig in Nüssen und Getreide nachweisen.
Eine kühle, trockene Umgebung hilft Schimmelbildung vermeiden. Der Brotkasten kann mit Essigsäure ausgewaschen werden.

Umgang mit verschimmelten Lebensmitteln:
- Verschimmeltes Brot wegwerfen, da das Mycel das Brot unsichtbar durchdringt.
- Bei Lebensmitteln mit hohem Zuckergehalt (Konfitüre über 50%) kann der Schimmel großzügig entfernt werden.

Bakterien

Bakterien sind weit verbreitete, sehr unterschiedliche Mikroorganismen. Sie bestehen aus einer einzigen Zelle und vermehren sich durch Zellteilung. Sie helfen beim Abbau abgestorbener Stoffe.
Unerwünschte Wirkungen der Bakterien spielen beim Lebensmittelverderb und bei Lebensmittelvergiftungen eine große Rolle.
Fäulniserreger befallen bevorzugt eiweißhaltige Lebensmittel, wie Fleisch, Wurst, Fisch und Eier. Diese Bakterien zählen zu den kälteliebenden Mikroorganismen und können sich deshalb auch bei Kühlung vermehren. Die Lebensmittel verfärben sich und riechen nach Fäulnis. Es entstehen giftige Abbauprodukte.

Physikalische Ursachen

Ursachen	Folgen	Vorkommen
geringe Luftfeuchte	Austrocknen	Brot, Gemüse, Fleisch
Frost	Zellwände werden zerstört	Kartoffeln, Obst
hohe Luftfeuchte	Wasseranziehung	Salz, Zucker
Fremdgeruch	Gerüche werden angenommen	Milch
Licht	Giftstoffe werden gebildet	Kartoffeln

Tabelle 2.6 Physikalische Ursachen.

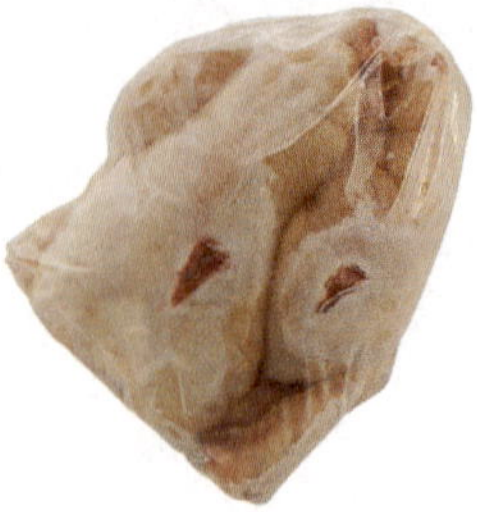

Gefrierbrand.

Während der Lagerung geben die Lebensmittel Wasserdampf an die Umgebung ab, Äpfel und Kartoffeln schrumpfen und verändern ihren Geschmack.
Wenn die Verpackung eines tiefgefrorenen Lebensmittels, z.B. Fleisch oder Geflügel, undicht ist, kann es austrocknen, sich verfärben und zäh und geschmacklos werden. Das nennt man Gefrierbrand.

Werden Kartoffeln, Gemüse oder Obst unter dem Gefrierpunkt (Frost) gelagert, werden die Zellwände zerstört.
Lebensmittel können durch zu hohe Luftfeuchte Wasser anziehen und feucht werden (Zucker, Salz, Kakao).
Lebensmittel, die Fremdgerüche von anderen Nahrungsmitteln aufnehmen, gelten als verdorben. Offen gelagerte Milch kann im Kühlschrank Fremdgeruch annehmen.

Biochemische Ursachen

Ursachen	Folgen	Vorkommen
Enzyme der Lebensmittel	Fett wird ranzig	Fette, Öle
	Eiweiß wird verändert	Fleisch
	Farbe und Aroma verändern sich, reifen nach	Obst und Gemüse

Tabelle 2.7 Biochemische Ursachen.

▶ Enzyme S. 228

Gewebeeigene Enzyme verursachen in tierischen und pflanzlichen Lebensmitteln Stoffwechselreaktionen, auch wenn das Tier bereits geschlachtet oder der Apfel gepflückt ist.
Lange Lagerung bei Wärme fördert den Fettverderb durch enzymatische Reaktionen. Licht und Sauerstoff (Oxidation) bewirken die Spaltung von Fettsäuren. Abbauprodukte lassen das Fett ranzig oder seifig werden.

Fleisch reift nach dem Schlachten nach und wird durch Veränderung des pH-Wertes mürbe. Bei ungenügender Kühlung verdirbt das Fleisch (saurer oder stickiger Geruch).
In Obst und Gemüse wirken Enzyme nach der Ernte weiter, sodass diese weiterreifen und dadurch weich oder welk werden.

Aufgaben und Arbeitsaufträge

1. Welche Temperaturbereiche sind für das Wachstum von Mikroorganismen besonders günstig?
2. Warum soll verschimmeltes Brot weggeworfen werden?
3. Worum handelt es sich beim Gefrierbrand?
4. Stellen Sie ein Liste mit Maßnahmen zusammen, durch die Sie den Verderb von Lebensmitteln in Ihrem Privathaushalt verhindern wollen.

Lebensmittelinfektionen und -vergiftungen

Bestimmte Mikroorganismen können Krankheiten hervorrufen. Bei dem befallenen Lebensmittel sind dabei keine Veränderungen in Aussehen, Geruch oder Geschmack feststellbar.
Man spricht von einer Lebensmittelinfektion, wenn sich krankmachende Mikroorganismen im menschlichen Körper vermehren und Krankheiten hervorrufen.
Lebensmittelvergiftungen entstehen durch die Aufnahme von Giften (Toxinen). Verschiedene Ursachen können zu Vergiftungen führen:

- Gifte von Bakterien, Pilzen und Viren,
- Gifte durch chemische Substanzen (Pflanzenschutzmittel, Tierarzneimittel, Desinfektionsmittel, Schädlingsbekämpfungsmittel),
- Gifte durch Pflanzeninhaltsstoffe (z.B. Blausäure in bitteren Mandeln, Solanin in Kartoffeln)

Die in Tabelle 2.8 dargestellten Krankheiten werden alle durch Bakterien übertragen. Kleinkinder und alte Menschen sind besonders gefährdet. Die am häufigsten vorkommende Lebensmittelvergiftung ist die Salmonellose.

Aufgaben und Arbeitsaufträge

1. Warum weisen Schilder beim Ab-Hof-Verkauf darauf hin, dass Rohmilch vor dem Verbrauch erhitzt werden muss?
2. Worauf weisen aufgeblähte Konservendosen hin? – Wie gehen Sie mit diesen Konserven um?
3. Welche Lebensmittel würden Sie in einer Großküche, die Altenheime beliefert, lieber nicht verwenden?
4. Wie reagieren Sie, wenn einem Familienmitglied nach dem Genuss einer Eispeise schlecht wird?

	Salmonellen	Staphylokokken
Betroffene Lebensmittel	Geflügel, Hackfleisch, Eier, Eierspeisen	Fleisch und Fleischprodukte, Geflügel, Milch, Käse, Saucen, Dressings, Puddings
Risikoverhalten und Risikofaktoren	• Warmhalten von nicht durchgegarten und salmonellen-verseuchten Lebensmitteln	• Warmhalten von nicht durchgegarten und verseuchten Lebensmitteln • aus eitrigen Wunden
Vorsichtsmaßnahmen	• gründliches Händewaschen nach jedem Toilettengang • Trennung von reinem und unreinem Arbeitsbereich • Eier kühl aufbewahren • Auftauwasser von Geflügel sorgfältig beseitigen • Fleisch bei 70 °C Kerntemperatur durchgaren • Speisen nicht warm halten, sondern schnell abkühlen und beim erneuten Verzehr durchkochen • in der Gemeinschaftsverpflegung keine Speisen mit rohen Eiern anbieten • ausreichendes Aufwärmen in der Mikrowelle, Vermeidung von „Kaltnestern“	• Wunden mit wasserdichtem Pflaster oder Fingerling abdecken • nicht auf Speisen husten oder niesen • Speisen nicht warmhalten, sondern schnell abkühlen und beim erneuten Verzehr vollständig erhitzen
Inkubationszeit	12–36 Stunden	2–6 Stunden
Krankheitssymptome	Durchfall, Bauchschmerzen, Schüttelfrost, Fieber, Erbrechen	Übelkeit, Erbrechen, Durchfall, allgemeine Schwäche ohne Fieber
Krankheitsdauer	1–8 Tage	1–3 Tage

Tabelle 2.8 Lebensmittelvergiftungen.

Inkubationszeit: Zeitraum vom Lebensmittelverzehr bis zum Krankheitsausbruch

Krankheitssymptome: äußere Erscheinungen, an denen man die Erkrankung erkennen kann

Botulismus	EHEC	Listerien
hausgemachte Fleisch-, Wurst- und Gemüsekonserven	Milch, rohes Rindfleisch	Rohmilch, Rohmilchprodukte
• warme Aufbewahrung von Konserven oder vakuumverpackten Lebensmitteln	• Verzehr von roher Milch und rohem Rindfleisch	• Verzehr von roher Milch
• bombierte Dosen und aufgeblähte Vakuumverpackungen nicht verzehren • selbst eingemachte Konserven kühl lagern	• Milch erhitzen im Privathaushalt • Verbot der Abgabe von roher Milch in der Gemeinschaftsverpflegung • Fleisch durchgaren	• pasteurisierte Milch verwenden
12–36 Stunden	12–72 Stunden	2–8 Wochen
Übelkeit, Erbrechen, Bauch- und Kopfschmerzen, Schluckbeschwerden und eventuell Atemlähmung	Krämpfe, Durchfall, Nierenschäden	Schluckschmerzen, Stechen im Hals, Mattigkeit, Kopfschmerzen, Fieber, Hirnhautentzündung
6 Tage und länger	3–5 Tage	ca. 3–6 Wochen (30% tödlich!)

EHEC: Enterohämorrhagische Escherichia coli

Schädlinge und Schädlingsbekämpfung

Vorratsschädlinge lassen sich kaum vermeiden. Durch hygienische Bedingungen in der Küche und optimale, vorschriftsmäßige Lagerung der Vorräte können sie aber eingedämmt werden. Viele Bereiche im Kleinhaushalt und in der Großküche sind kritische Bereiche:

- Wareneingang (Verpackungen),
- Lagerräume,
- Speisenproduktion (unzugängliche Stellen),
- Speisenverteilung,
- Entsorgung (Abfallbehälter)
- Sanitärräume.

Schädling	Milben	Küchenschaben	Fliegen
	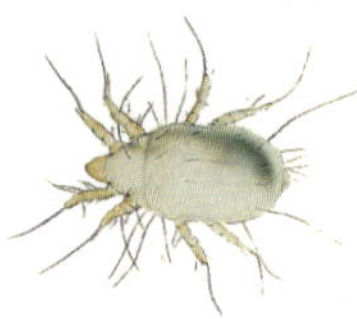	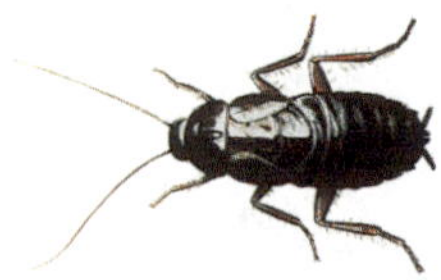	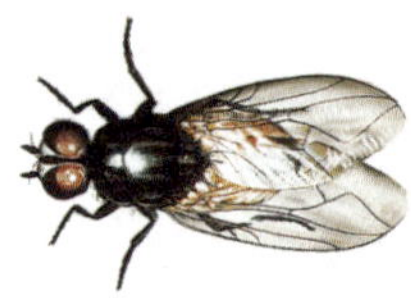
Aussehen	0,5 mm lang, grauweiß, 8 Beine	Männchen 23 mm, Weibchen 28 mm, kastanienbraun, legt Eipakete	7–8 mm, gescheckt, goldgrün oder dunkelblau
Befallene Lebensmittel	Mehl, Müsli, Getreide, zuckerhaltige Produkte	faulende Lebensmittel, weiche pflanzliche Lebensmittel, Abfälle, Fleisch	Fleisch, Fleischwaren, Fisch, Käse, Aas, tierische Exkremente
Schaden	süßlicher Geruch, bitterer Geschmack, helle Staubschicht, allergieauslösend	übler Geruch, Fraßschäden, Übertragung von Mikroorganismen	Fraßschäden, Übertragung von Keimen, Belästigung
Bekämpfung	Lebensmittel vernichten	Sachverständiger Schädlingsbekämpfer	UV-Lampen
Vorbeugung	Lagerung in verschließbaren Gefäßen, Luftfeuchte herabsetzen	Ritzen und Fugen abdichten, Entzug der Nahrungsgrundlage (keine Essensreste offen stehen lassen)	Fliegengitter an den Fenstern

Schädlinge im Überblick

Lebensmittelschädlinge sind Tiere, die Schaden an den Vorräten und Nahrungsmitteln anrichten. Neben Fraßschäden übertragen sie Mikroorganismen, verunreinigen die Vorräte durch Exkremente, Haare, Eier usw. Auch Materialschäden und technische Defekte können verursacht werden.
Schädlinge lassen sich in drei Gruppen einteilen:

- Spinnentiere (Milben),
- Insekten (Schaben, Fliegen, Hautflügler/Ameisen, Schmetterlinge, Käfer),
- Säugetiere (Nager).

Schädling	Pharaoameisen	Mehlmotten	Speckkäfer
	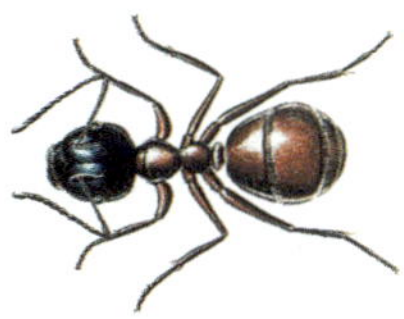	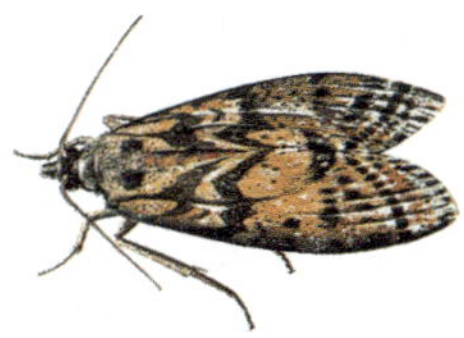	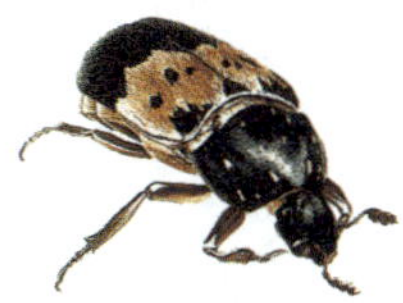
Aussehen	2 mm lang, bernsteingelb	25 mm Flügelspannweite, grau mit gezackten dunklen Querbändern	10 mm lang, braun-schwarze Grundfarbe, helle Querbinde auf den Flügeln
Befallene Lebensmittel	eiweißreiche und süße Lebensmittel, gebrauchtes Verbandsmaterial	Mehl und Getreideprodukte, Mandeln, Nüsse, Hülsenfrüchte	tierische Produkte wie Fleisch, Wurst, Speck
Schaden	Fraßschäden, Verunreinigung der Lebensmittel, Verbreitung von Krankheitskeimen	Fraßschäden, Gespinstbildung aus Fäden und Kot	Fraßschäden, gesundheitliche Schäden (Allergien, Darmerkrankungen)
Bekämpfung	Tilgung der Königin durch Sachverständigen Schädlingsbekämpfer	Lebensmittel vernichten, Sachverständiger Schädlingsbekämpfer	Lebensmittel vernichten, Sachverständiger Schädlingsbekämpfer
Vorbeugung	Ritzen und Fugen abdichten, Entzug der Nahrungsgrundlage (keine Essensreste offen stehen lassen)	Schränke gründlich reinigen und trocknen, Lagerung in verschließbaren Gefäßen	Schränke gründlich reinigen und trocknen, Lagerung in verschließbaren Gefäßen, gut lüften

Schädling	Reismehlkäfer	Speisebohnenkäfer	Ratten und Mäuse
	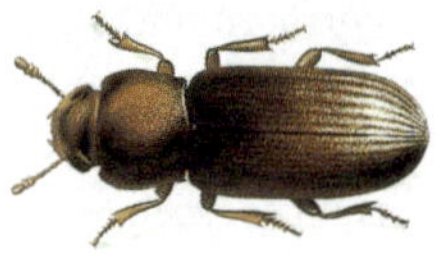	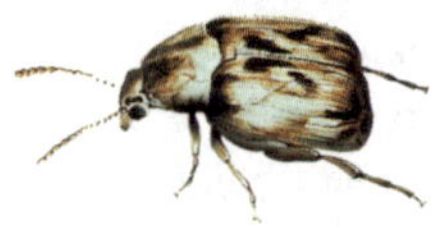	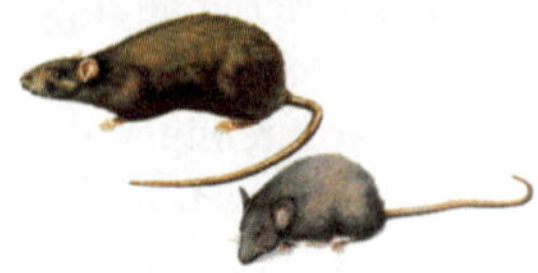
Aussehen	schmal, rotbraun, 3–4 mm	3 mm, gelbgrün, hellgraue Flecken, kurze Flügel	Wanderratte: ca. 20 cm, Schwanz ca. 20 cm, Hausmaus: ca. 10 cm, Schwanz 10 cm
Befallene Lebensmittel	Getreide und Getreideprodukte, Nüsse, Trockenobst	Bohnen, Erbsen, Sojabohnen	alle Lebensmittel
Schaden	Fraßschäden, Verunreinigung der Lebensmittel, Backfähigkeit wird beeinträchtigt	Fraßhöhlen der Larven im Samenkorn	Fraßschäden, Verunreinigung der Lebensmittel, Übertragung von Krankheitskeimen, Nageschäden
Bekämpfung	Lebensmittel vernichten, Sachverständiger Schädlingsbekämpfer	Lebensmittel vernichten Sachverständiger Schädlingsbekämpfer	Falle, Sachverständiger Schädlingsbekämpfer
Vorbeugung	Lagerung in verschließbaren Gefäßen	Lagerung in verschließbaren Gefäßen	bauliche Mängel beseitigen, Müllcontainerplatz sauber halten, keine Küchenabfälle auf den Komposthaufen

Tabelle 2.9 Lebensmittelschädlinge.

Integrierte Schädlingsbekämpfung

Zur Vermeidung von Schädlingsbefall sind von vornherein grundsätzliche Regeln zu beachten:

- guter baulicher Zustand (keine Versteckmöglichkeiten),
- funktionierende Klima- und Lüftungsmöglichkeiten,
- beste hygienische Verhältnisse (keine herumliegenden Nahrungsmittel),
- Kontrolle kritischer Punkte,
- Wareneingangskontrollen.

Integrierte Schädlingsbekämpfung bedeutet, dass verschiedene Maßnahmen ergriffen werden, um chemische Schädlingsbekämpfungsmittel möglichst selten einzusetzen. Nach der Lebensmittelhygieneverordnung müssen Betriebe betriebseigene Maßnahmen und Kontrollen durchführen. Das Eigenkontrollsystem wird hier angewendet.

▶ Betriebseigene Kontrollen S. 315

LMHV: Lebensmittel-hygiene-Verordnung

Aufgaben und Arbeitsaufträge

1. Welche Schäden werden von welchen Lebensmittelschädlingen verursacht?
2. Schluss mit dem Schädlingsbefall in der Küche! – Entwerfen Sie ein DIN-A4-Blatt für alle Kollegen und Kolleginnen, das in Ihrer Küche aufgehängt werden soll.

Verfahren zur Haltbarmachung von Lebensmitteln

Lebensmittel verderben, wenn sie nicht richtig aufbewahrt werden. Fallen im Haushalt große Mengen an frischen Lebensmitteln an oder müssen Waren längere Zeit gelagert werden, ist es wichtig, die richtige Methode des Haltbarmachens zu kennen und anzuwenden.
Lebensmittel können durch physikalische oder chemische Methoden vor dem Verderb geschützt werden. Die Haltbarkeitsverfahren werden häufig kombiniert.

Physikalische Methoden	Chemische Methoden
Kälte ● Kühlen ● Frieren ● Tiefgefrieren	● Salzen ● Zuckern ● Säuern ● (Genusssäuren, natürliche Säuren) ● Pökeln ● Räuchern ● In Alkohol einlegen ● Begasen ● Zusetzen von Konservierungsstoffen
Hitze ● Einkochen ● Pasteurisieren ● Sterilisieren	
Wasserentzug ● Trocknen ● Gefriertrocknen	
Bestrahlen	
Vakuum	

Tabelle 2.10 Methoden der Haltbarmachung.

Physikalische Methoden

Haltbarmachung durch Kälte

Durch niedrigere Temperaturen wachsen die Mikroorganismen deutlich langsamer, kälteliebende Keime wachsen jedoch auch unter kühlen Bedingungen.

Bis zum Gefrierpunkt des Zellsaftes (ca. 0 °C) kann gekühlt werden, darunter zerstören Eiskristalle die Zellstruktur.
Beim Frieren oder Frosten bei Temperaturen von –3 °C bis –12 °C können Mikroorganismen nicht mehr wachsen, sind aber nicht abgetötet. Im Küchenbereich werden Lebensmittel so eine gewisse Zeit haltbar gemacht oder tiefgefroren eingekaufte Ware befristet gelagert.
Tiefgefrieren ist die langfristige Haltbarmachung von Lebensmitteln bei –18 °C.

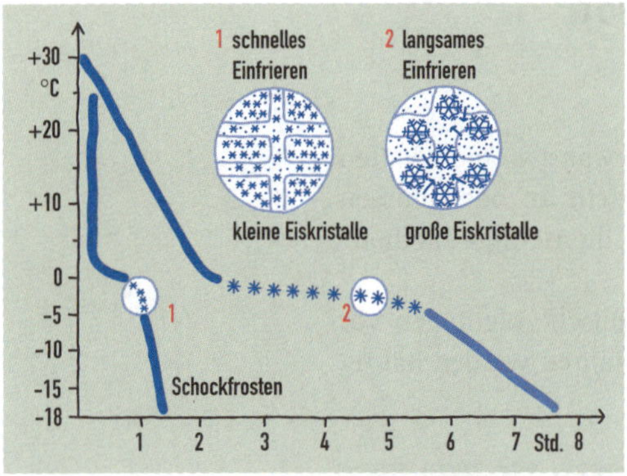

Langsames und schnelles Einfrieren.

Zwischen 0 °C und –5 °C bilden sich beim Einfrieren unerwünschte Eiskristalle. Dieser Temperaturbereich muss möglichst schnell durchschritten werden, damit keine großen Eiskristalle entstehen, die die Zellmembranen zerstören. Beim Auftauen würde sonst Zellsaft auslaufen, Obst und Gemüse wird matschig, Fleisch und Fisch trocken. Schnelles Einfrieren (Schockfrosten) bedeutet kleine Eiskristalle und weniger Zellsaftverlust beim Auftauen.

Im Haushalt sind folgende Regeln zu beachten:

- Nur einwandfreie Lebensmittel eignen sich zum Einfrieren.
- Obst und Gemüse putzen, waschen und zerkleinern.
- Gemüse blanchieren (durch kurzes Eintauchen in kochendes Wasser bleibt die Farbe erhalten, Mikroorganismen werden abgetötet und verderbnisfördernde Enzyme werden zerstört).
- Das Gefriergut luftdicht verpacken (Folienbeutel, Kunststoffdosen), um Austrocknen zu vermeiden.
- Keine zu großen Mengen auf einmal einfrieren, da andere Lebensmittel sonst antauen bzw. das Einfrieren zu lange dauert.
- Die Verpackung mit Inhalt und Einlagerdatum kennzeichnen.
- Die Lebensmittel nach dem Auftauen schnell weiterverarbeiten, da die Mikroorganismen nicht abgetötet wurden. Gemüse oder kleine Fleischportionen können im gefrorenen Zustand gegart werden, dagegen müssen große Fleischstücke, ganze Geflügel oder große Fische völlig aufgetaut werden.

Die Industrie gefriert mit drei Tiefkühlverfahren durch Schock-Frost. Dabei kommt es nicht zur Bildung großer Eiskristalle:

- Plattenfroster,
- Kaltluftfroster,
- Gefrieren mit Gasen.

Beim Plattenfroster entziehen Metallplatten mit −40 °C den Lebensmitteln im direkten Kontakt schnell die Wärme.
Im Kaltluftfroster werden die Lebensmittel mit eiskalter Luft (−30 °C bis −50 °C) unter Druck angeblasen und dabei schnell tiefgefroren.
Beim Gefrieren mit Gasen werden die Produkte mit tiefgekühlten Gasen, wie festem Kohlendioxid (CO_2-Schnee), behandelt.
Tiefgekühlt gelangen die Produkte zum Verbraucher. Die Tiefkühlkette darf nicht unterbrochen werden, d.h., die Lebensmittel dürfen keine höheren Temperaturen als −18 °C erreichen, um ein Antauen zu verhindern.

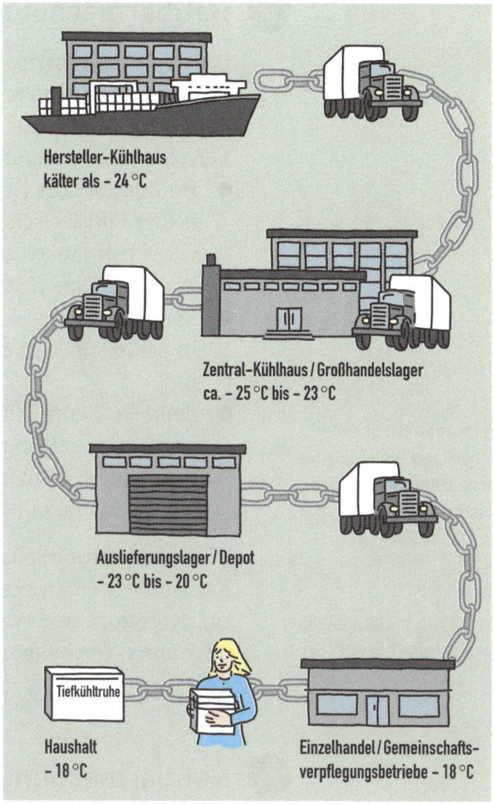

Tiefkühlkette.

Haltbarmachung durch Hitze

Das langfristige Haltbarmachen von Lebensmitteln mit feuchter Hitze bezeichnet man als Einkochen, Einwecken oder Einmachen. Die Produkte werden bei Temperaturen zwischen 75 °C und 100 °C 10 bis 120 Minuten erhitzt.
Nicht alle Mikroorganismen werden bei diesen Bedingungen abgetötet. Eiweißreiche Lebensmittel müssen deshalb nach zwei Tagen nochmals eingekocht werden, damit die inzwischen ausgekeimten Sporen des Botulismuserregers abgetötet werden.

Pasteurisieren ist ein kurzzeitiges Erhitzungsverfahren unter 100 °C, benannt nach dem Franzosen Louis Pasteur (1822 – 1895). Die Krankheitserreger werden unter weitgehender Beibehaltung des Geschmacks abgetötet. Milch, Obstsäfte, Gurken oder Würstchen (Halbkonserven) werden durch die Pasteurisierung begrenzt haltbar.

Industrielles Sterilisieren ist Erhitzen bei Temperaturen von 115 °C bis 135 °C unter Druck (im Autoklaven) über 30 Minuten. Alle krankheitserregenden und giftbildenden Mikroorganismen, auch der Botulismus-Erreger, werden dabei abgetötet. Die Produkte werden als Vollkonserven bezeichnet, weil sie langfristig lagerfähig sind.

Autoklav: Ein industrieller Druckbehälter für Temperaturen über 100 °C

Ultrahocherhitzte Milch (H-Milch) wird über 135 °C erhitzt. Vitamine und Geschmacksstoffe werden bei diesem Konservierungsverfahren geschädigt.

Haltbarmachung durch Wasserentzug

Durch Wasserentzug wird den Mikroorganismen die Grundlage des Wachstums entzogen. Es treten Nährstoffverluste und Veränderungen in Farbe und Aroma auf.
Verschiedene Trocknungsverfahren werden angewendet:

- Hordentrockner (Tunnel-, Kanaltrockner). Durch das Überleiten von heißer Luft zwischen 60 °C und 90 °C werden Obst- und Gemüseprodukte getrocknet.
- Walzentrockner. 100 °C-heiße Walzen trocknen Milch oder Molke.
- Sprühtrocknung. Eier, Milch oder Gemüsesäfte werden durch Düsen in heiße Luft vernebelt, der Luftstrom trägt das verdampfende Wasser fort.
- Beim Gefriertrocknen wird das Wasser ausgefroren: Die Lebensmittel werden im gefrorenen Zustand einem hohen Unterdruck ausgesetzt. Durch diesen Unterdruck geht das feste Eis direkt in den dampfförmigen Zustand über (Sublimation).

Sublimation: direkter Ubergang eines Stoffes vom festen in den gasförmigen Zustand

Die Lebensmittel behalten weitestgehend ihre Farbe und ihr Aroma, die Nährstoffe werden geschont.
Gefriergetrocknete Ware wird häufig unter Vakuum (Sauerstoffabschluss) oder unter Verwendung von Schutzgas (Inertgas) gelagert.

Inertgas: reaktionsträger, gasförmiger Stoff

Das Verfahren ist für Gewürzextrakte, Pilze oder Instantkaffee geeignet.

Haltbarmachung durch Bestrahlen

Als physikalisches Verfahren zur Haltbarmachung von Lebensmitteln ist das Bestrahlen mit ionisierenden Strahlen in etwa 40 Ländern der Erde zugelassen. Beim Zerfall der verwendeten radioaktiven Elemente Kobalt 60 und Caesium 137 entstehen Gammastrahlen. Durch die Schädigung der Erbinformation können sich die Zellen nicht mehr teilen.

Je nach Strahlendosis können verschiedene Wirkungen erzielt werden:

- Keime auf Kartoffeln, Zwiebeln, Knoblauch werden gehemmt,
- Vorratsschädlinge und Parasiten bei Getreide, Hülsenfrüchten, Trockenfrüchten, Fisch und Fleisch werden bekämpft,
- bei frischem Obst und Gemüse wird die Reifung gehemmt,
- die Haltbarkeit wird verlängert, z. B. bei Fisch und Erdbeeren,
- bestimmte krankheitserregende Mikroorganismen in Meeresfrüchten, Geflügel, Fleisch, Rohmilchkäse und Gewürzen werden vernichtet,
- technologische Eigenschaften von Lebensmitteln werden verbessert, z. B. eine höhere Saftausbeute bei Obst.

In Deutschland dürfen nur bestrahlte getrocknete aromatische Kräuter und Gewürze importiert werden. Sie sind durch die Aufschrift „bestrahlt“ oder „mit ionisierenden Strahlen behandelt“ zu kennzeichnen. In Deutschland selbst ist die Bestrahlung von Lebensmitteln bislang verboten.

Haltbarmachung durch Vakuum

Käse, Fleisch oder Kaffee werden in Folie verpackt und die Luft wird abgesaugt. Ohne Sauerstoff erhöht sich die Lagerfähigkeit und das Aroma bleibt länger erhalten.

Chemische Methoden

Salzen und Zuckern

Salzen. Die Lebensmittel werden mit Kochsalz eingerieben oder in eine Kochsalzlösung gelegt. Kochsalz entzieht den Lebensmitteln aufgrund seiner hygroskopischen Wirkung Wasser und nimmt den Mikroorganismen die Lebensgrundlage.

hygroskopisch: Wasser an sich ziehend

Salzen alleine garantiert jedoch keinen Schutz vor Lebensmittelverderb, da es Mikroorganismen gibt, denen Salz nichts ausmacht. Deshalb wird Salzen immer mit einer anderen Konservierungsmethode kombiniert:

- Räuchern oder Vakuumieren von Fisch,
- Räuchern von Schinken,
- Pasteurisieren von Salzgurken.

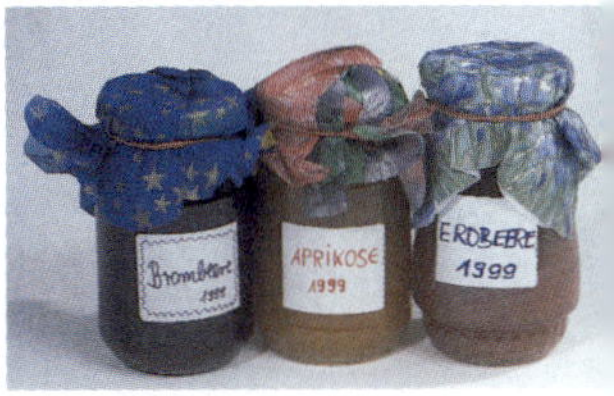

Selbstgemachte Konfitüre.

Zuckern. Durch eine hohe Zuckerkonzentration im Lebensmittel können Bakterien nicht überleben. Auch Zucker wirkt hygroskopisch, sodass Bakterien keine Lebensgrundlagen haben.
Diese Methode wird bei Konfitüren, Marmeladen und Gelees mit Hitze (Kochen) kombiniert.

Säuern

Essiggemüse oder Fisch in sauren Marinaden wird mit Säuren versetzt, die der menschliche Körper verträgt. Dies sind Essigsäure, Wein- oder Zitronensäure. Zusätzlich wird pasteurisiert oder mit Konservierungsstoffen versetzt. Die Säuren und die verwendeten Gewürze bestimmen den Geschmack.

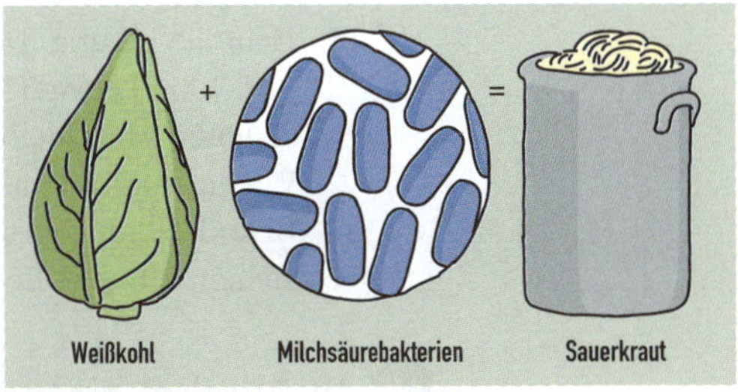

Milchsaure Gärung von Weißkohl.

Gemüse, wie zum Beispiel Bohnen, Gurken und Weißkohl, kann mithilfe der natürlichen Säuerung durch milchsaure Gärung haltbar gemacht werden. Dabei wandeln Milchsäurebakterien in sauerstoffarmer Umgebung die Kohlenhydrate in Milchsäure um. Durch diese pH-Wert-Absenkung wird das Wachstum schädlicher Keime verhindert. Die Säuerung bewirkt eine starke Veränderung der Lebensmittel; sie werden durch Lockerung der Zellen leichter verdaulich.

Pökeln

Beim Pökeln wirkt Salz wasserentziehend und Nitrit als Zellgift. Pökeln kann man durch zwei Methoden.

- Einsalzen mit Nitritpökelsalz:
  Mischung aus 99,5% Kochsalz (NaCl) und 0,5% Natriumnitrit ($NaNO_2$),
- Einsalzen mit Kochsalz und Salpeter (Kaliumsalz der Salpetersäure = Kaliumnitrat = KNO_3).
  Das Nitrat (NO_3^-) des Salpeters wird durch Enzyme zu Nitrit (NO_2^-) umgewandelt.

Das Nitrit bewirkt die Umrötung bei Fleisch und Wurst. Außerdem entsteht das typische Pökelaroma. Durch das Zellgift Nitrit sterben die Mikroorganismen, auch der lebensgefährliche Botulismuserreger.
Die Verwendung von Pökelsalz ist im Nitritgesetz genau geregelt, da zu viel Nitrit im Lebensmittel gesundheitsgefährdend ist. Pökelware wird häufig geräuchert.

Räuchern

Räuchern wird immer kombiniert mit Salzen, Pökeln, Kochen oder Trocknen.

▶ Antioxidantien S. 324

Räuchern konserviert durch Trocknen (Senkung des a_W-Wertes), Entwicklung keimtötender Stoffe und dabei entstehender Antioxidantien (Verhinderung der Fettzersetzung).

Man unterscheidet zwei Arten der Räucherung:

- Kalträucherung. Einige Tage bis mehrere Wochen wirkt der Rauch bei 18 bis 25 °C auf die Lebensmittel, wie Schinken, Salami oder Teewurst ein. Die Haltbarkeit beträgt etwa zwei Monate.
- Heißräucherung. Der Rauch wirkt bei Temperaturen zwischen 65 °C und 100 °C etwa 30 Minuten bis drei Stunden lang auf Brühwürste (Wiener, Mortadella) oder Makrelen und Sprotten. Heißgeräucherte Waren sind nur ca. eine Woche haltbar.
  Beim Heißräuchern können krebserregende (kanzerogene) Stoffe entstehen, z.B. das Benzpyren.

In Alkohol einlegen

Hochprozentiger Alkohol ist für Mikroorganismen giftig. Ab 14 Vol.-% wirken alkoholische Flüssigkeiten keimtötend.
Alkohol verändert Früchte stark im Aussehen, in der Beschaffenheit und im Geschmack. In Alkohol gelegte Früchte (Rumtopf) sind zwei Jahre lagerbar.

Begasen

Der Luft-Sauerstoff, der die Lebensmittel umgibt, wird gegen inerte (reaktionsträge) Gase wie Stickstoff oder Kohlendioxid ausgetauscht. Diese Gase werden als Schutzgase bezeichnet. Bakterien, die Sauerstoff zum Wachstum brauchen (Aerobier), sterben ab. Diese Methode kann auch mit Vakuum kombiniert werden: Zuerst wird die Luft entzogen, dann verdrängt das inerte Gas den restlichen Sauerstoff und es wird dann nochmals Vakuum erzeugt.
Fleisch, Fisch und Fischerzeugnisse werden häufig begast und sind mit „unter Schutzatmosphäre verpackt" gekennzeichnet.

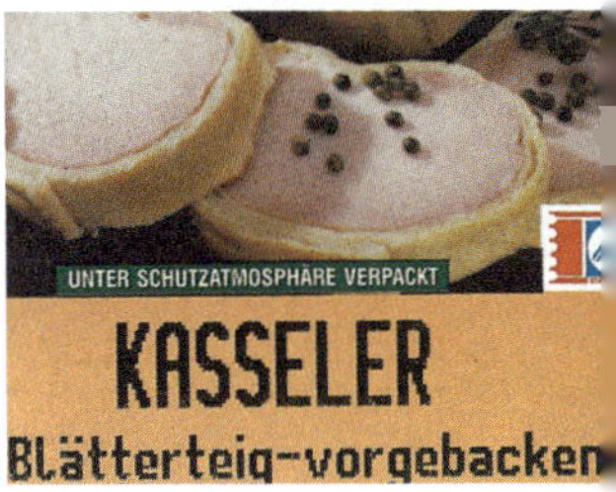

Etikett: „unter Schutzatmosphäre verpackt".

Konservierungsstoffe

Konservierungsstoffe schützen die Lebensmittel vor Verderb durch Mikroorganismen. Mit Konservierungsstoffen im Sinne der Zusatzstoffverordnung sind nicht die seit langem bekannten Konservierungsmittel Salz, Zucker und Essig gemeint. Sie erscheinen in der Zutatenliste deshalb als eigenständige Zutaten.

Zusatzstoffverordnung S. 321

Für alle Konservierungsstoffe gibt es bestimmte Anwendungsbereiche, in denen sie nur in genau festgelegter Dosierung verwendet werden dürfen (Tabelle 2.11).

Konservierungsstoff	Anwendungsbereich
Sorbinsäure und ihre Salze	verpacktes Schnittbrot, Käse, Obst, Fruchtzubereitungen für Joghurt
Benzoesäure, ihre Salze, PHB-Ester	für saure Lebensmittel, Benzoesäure allein für bestimmte Limonadengrundstoffe
Diphenyl und Orthophenylphenol	Schalenbehandlung von Zitrusfrüchten und Bananen
Dimethyldicarbonat (nicht kennzeichnungspflichtig, weil es sich zersetzt)	Kalt-Entkeimung von Limonaden, Brausen, Nektaren und entalkoholisiertem Wein

Tabelle 2.11 Konservierungsstoffe und ihre Anwendungsbereiche.

Aufgaben und Arbeitsaufträge

1. Erklären Sie den Begriff Tiefkühlkette anhand einer Skizze.
2. Unterscheiden Sie Pasteurisieren und Sterilisieren.
3. Wie wirkt das Haltbarmachen durch Zuckern?
4. Warum werden die meisten Wurstwaren gepökelt?
5. Welche Lebensmittel dürfen mit Konservierungsstoffen behandelt werden?

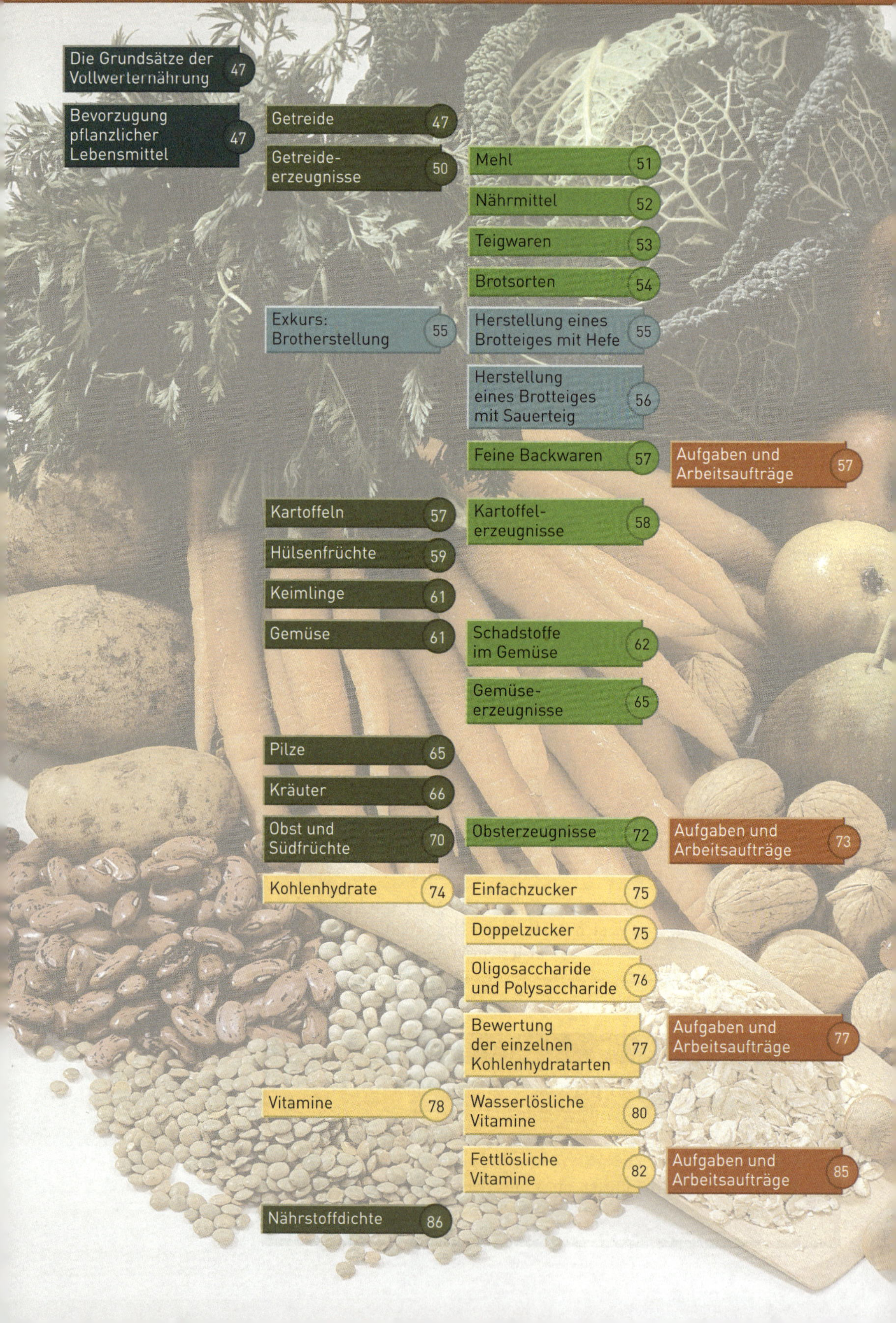

Auf vollwertige Ernährung umstellen

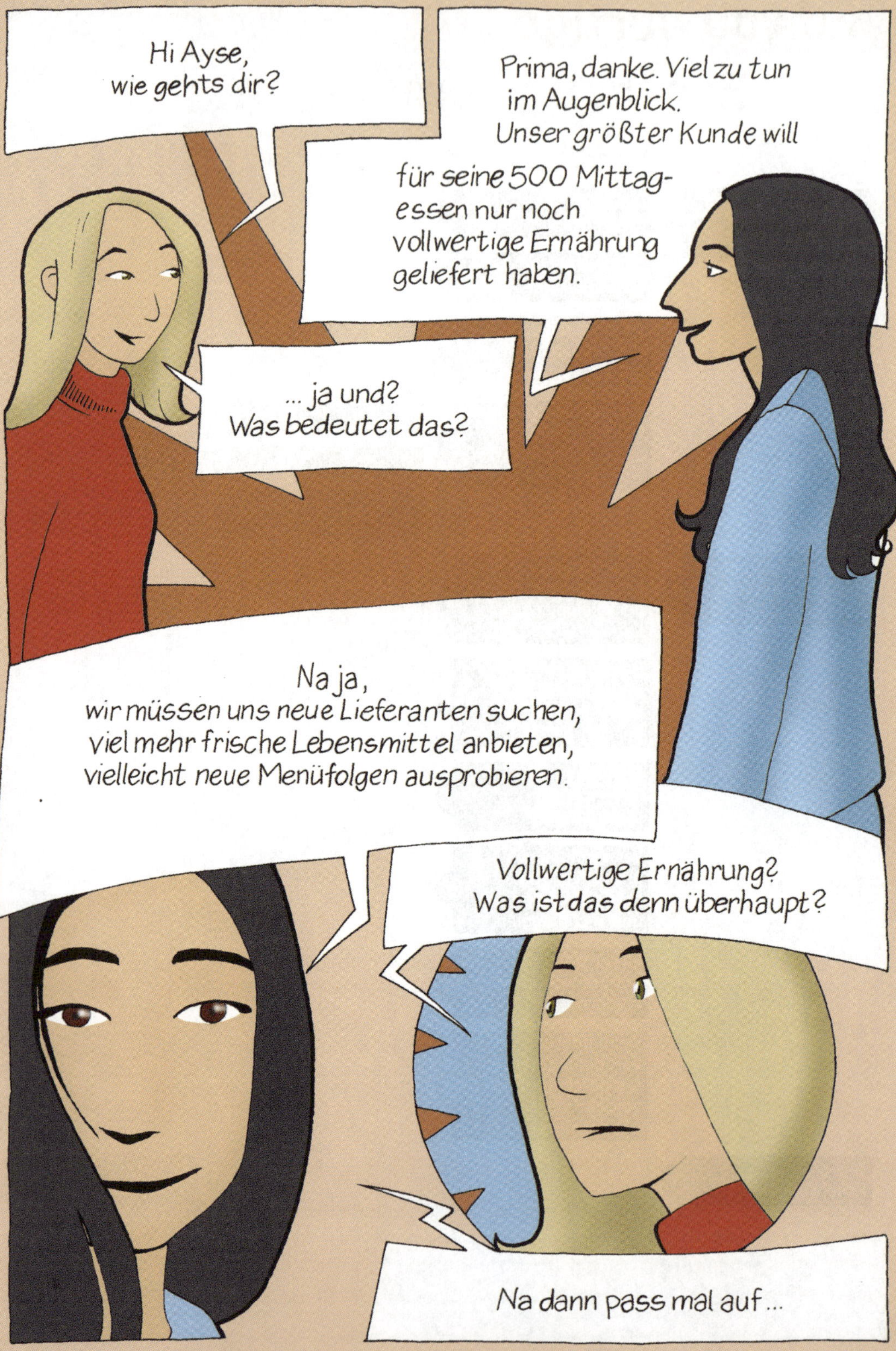
Hi Ayse,
wie gehts dir?
Prima, danke. Viel zu tun im Augenblick. Unser größter Kunde will
für seine 500 Mittagessen nur noch vollwertige Ernährung geliefert haben.
... ja und? Was bedeutet das?
Na ja, wir müssen uns neue Lieferanten suchen, viel mehr frische Lebensmittel anbieten, vielleicht neue Menüfolgen ausprobieren.
Vollwertige Ernährung? Was ist das denn überhaupt?
Na dann pass mal auf...

Die Grundsätze der Vollwert-Ernährung

Die ausführliche Konzeption einer zeitgemäßen Ernährungsweise haben von Koerber, Männle und Leitzmann etwa um 1980 in den Grundsätzen der Vollwert-Ernährung dargelegt:

1. Bevorzugung pflanzlicher Lebensmittel.
2. Bevorzugung gering verarbeiteter Lebensmittel.
3. Reichlicher Verzehr unerhitzter Frischkost.
4. Zubereitung genussvoller Speisen aus frischen Lebensmitteln, schonend und mit wenig Fett.
5. Vermeidung von Nahrungsmitteln mit Zusatzstoffen.
6. Vermeidung von Nahrungsmitteln aus bestimmten Technologien.
7. Möglichst ausschließliche Verwendung von Erzeugnissen aus anerkannt ökologischer Landwirtschaft.
8. Bevorzugung von Erzeugnissen aus regionaler Herkunft und entsprechend der Jahreszeit.
9. Bevorzugung unverpackter oder umweltschonend verpackter Lebensmittel.
10. Vermeidung bzw. Verminderung der allgemeinen Schadstoffemissionen und dadurch der Schadstoffaufnahme durch Verwendung umweltverträglicher Produkte und Technologien.
11. Verminderung von Veredelungsverlusten durch geringeren Verzehr tierischer Lebensmittel.
12. Bevorzugung landwirtschaftlicher Erzeugnisse, die unter sozialverträglichen Bedingungen erzeugt, verarbeitet und vermarktet werden.

Bevorzugung pflanzlicher Lebensmittel

Bis vor etwa 2 Millionen Jahren ernährten sich die Menschen vorwiegend von Pflanzen (Früchte, Samen, Blätter und Wurzeln) und weniger von Tieren und tierischen Produkten. Aus archäologischen Funden und Untersuchungen und Vergleichen der Verdauungsorgane und Zähne der Menschen und Tiere hat man erkannt, dass die überwiegend pflanzliche Ernährung der Urmenschen eine artgerechte Ernährungsform war und ist.

Getreide

Botanisch betrachtet gehören die Getreidearten Weizen, Roggen, Dinkel, Gerste, Hafer, Mais und Reis zur Familie der Gräser. Die Getreidekörner sind die reifen Samen der Getreidearten. Sie behalten über Jahre die Fähigkeit zu keimen.

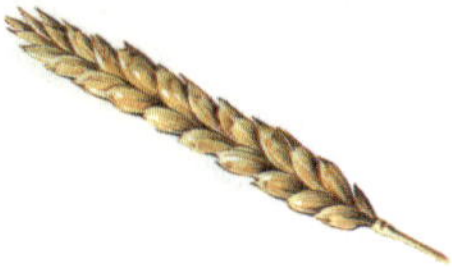

Weizenähre.

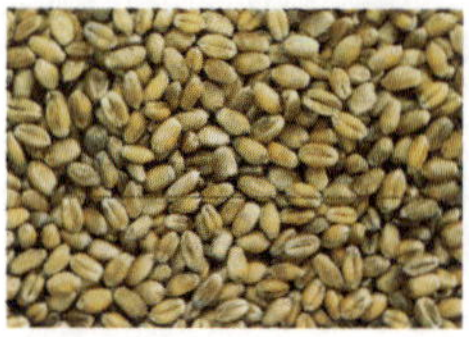

Weizenkörner.

Weizen ist das wichtigste Brotgetreide in der gemäßigten Klimazone. Das Korn hat eine länglich ovale Form und ist goldgelb.

Man unterscheidet:

- Hartweizen (Teigwarenherstellung) und
- Weichweizen (Brot, Kuchen).

Das Weizenkorn wird in der Vollwert-Ernährung für Bratlinge, Suppen und Aufläufe verwendet.

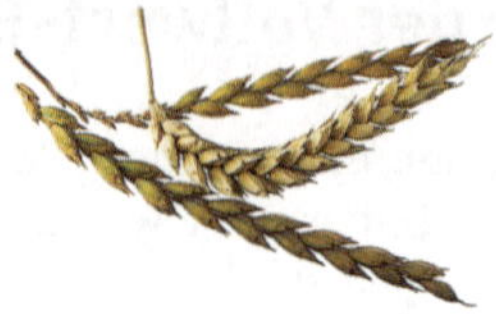

Dinkelähre.

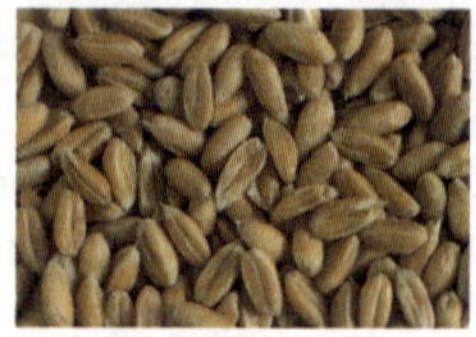

Dinkelkörner.

Dinkel ist die Urform des Weizens. Er wird heute wieder häufiger kultiviert. Dinkel wird z. B. zu Brot und Bratlingen verarbeitet.

Ortsnamen wie Dinkelsbühl zeugen von den früheren Anbaugebieten.

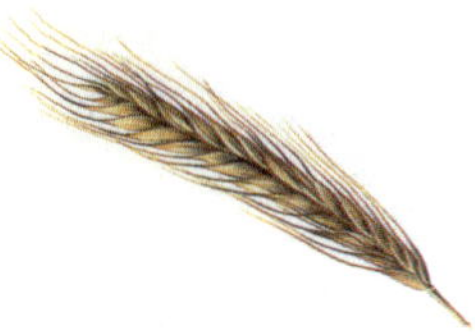

Roggenähre.

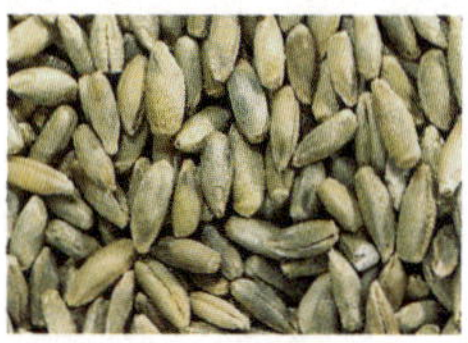

Roggenkörner.

Roggen gedeiht in gemäßigten Klimazonen. Er ist das zweitwichtigste Brotgetreide. Das Roggenkorn hat eine graugrüne Farbe und ist länglicher und schmaler als das Weizenkorn. Roggenbrote haben einen kräftigen, aromatischen Geschmack.

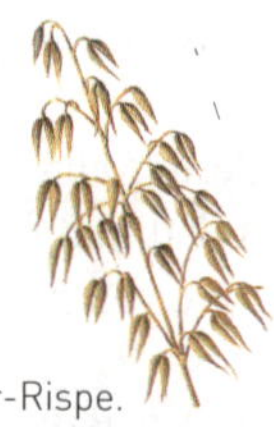

Hafer-Rispe.

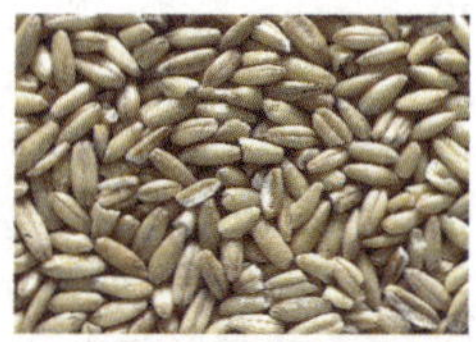

Haferkörner.

Hafer wird nachweislich seit der Bronzezeit in Nord- und Mitteleuropa angebaut. Der Hafer hat im Gegensatz zu Weizen und Roggen eine vielfach verzweigte Rispe.

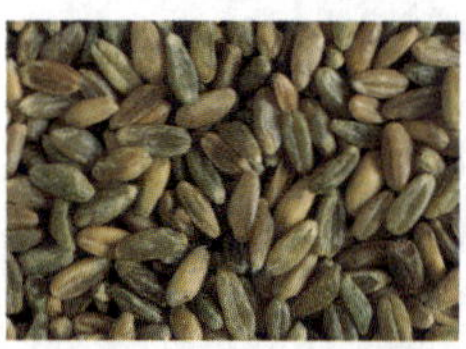

Grünkernkörner.

Grünkern ist unreif geernteter, gedarrter (gerösteter) Dinkel, der pikant nussartig schmeckt.

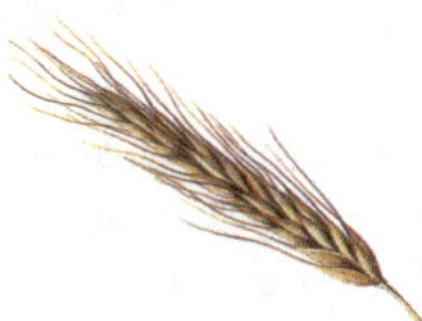

Gerstenähre.

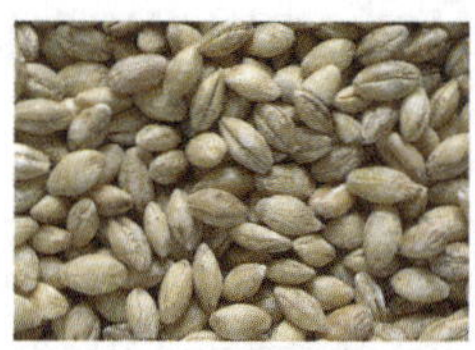

Gerstenkörner.

Gerste ist neben dem Weizen die älteste Getreideart. Die Gerstenähre besitzt besonders lange Grannen oberhalb ihrer rundlich-ovalen Körner, die das typische samtartige Bild des Gerstenfeldes hervorbringt. Gerste ist ein wichtiger Rohstoff für Bier und Malzkaffee.

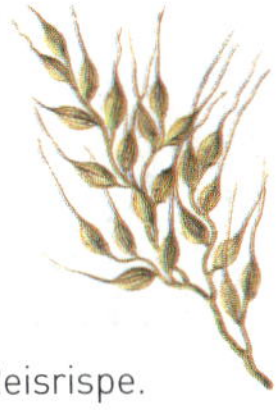
Reisrispe.

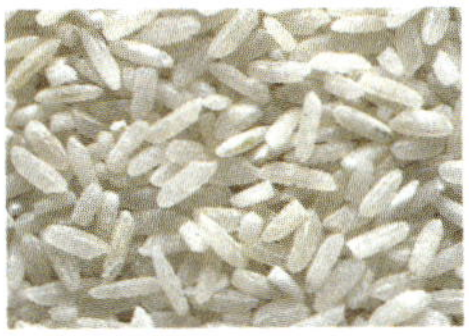
Langkornreis.

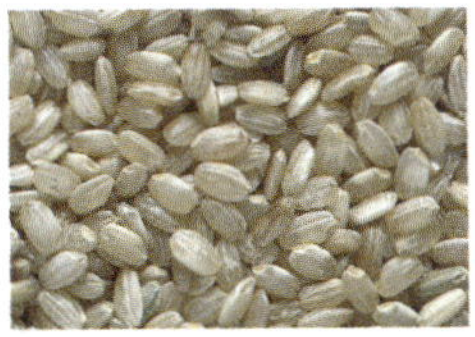
Rundkornreis (Vollkornreis).

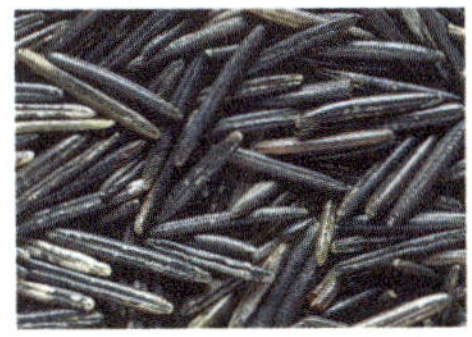
Wildreis.

Reis gedeiht in den tropischen und subtropischen Zonen in Wasserkultur. Reis ist das Hauptnahrungsmittel in Asien und ernährt mehr als die Hälfte der Menschheit. Er eignet sich besonders für Beilagen (Langkornreis) und Süßspeisen (Rundkornreis).
Wildreis ist eine dem Reis nahe verwandte Wildgetreideart.

Verarbeitungsstufen:
Vollreis wird nur enthülst, die im Silberhäutchen enthaltenen Vitamine und Mineralstoffe sowie die Ballaststoffe bleiben erhalten.
Weißreis wird geschliffen und poliert, die Vitamine und Mineralstoffe gehen verloren.

Parboiled (engl.: vorgekochter) Reis wird vor dem Schälen und Schleifen mit Druck und Dampf behandelt, wodurch Vitamine und Mineralstoffe ins Innere des Korns gelangen. Dieses Verfahren verkürzt die Garzeit.

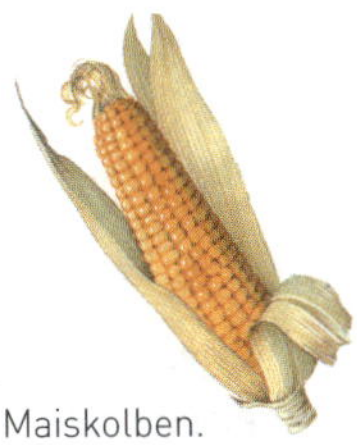
Maiskolben.

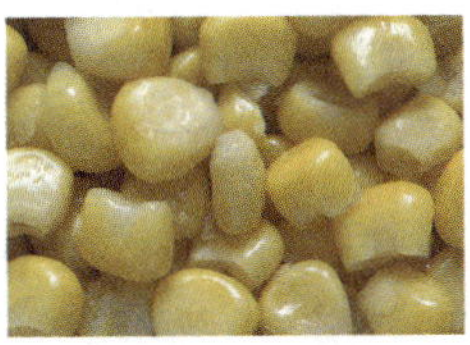
Maiskörner.

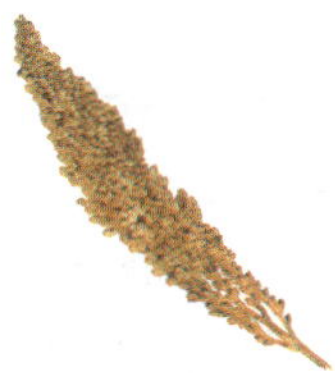
Hirserispe.

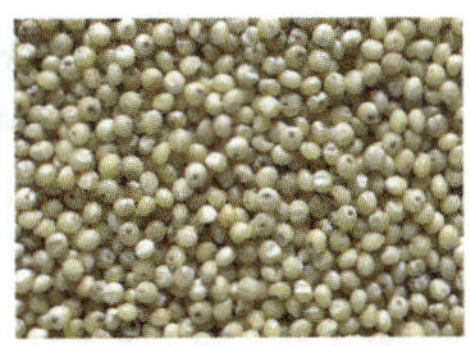
Hirsekörner.

Mais (Mahiz) stammt ursprünglich aus Süd- und Mittelamerika. Die Fruchtstände des Mais werden als Kolben bezeichnet. Mais wird z.B. zu Maisstärke, Cornflakes (engl. Corn = Mais) und Popcorn verarbeitet. Da Mais frei von Gluten, dem Eiweiß der echten Getreide, ist, wird es in der Diätetik eingesetzt, z.B. bei Zöliakie (Getreideeiweißunverträglichkeit). In Mexiko werden aus Maisgrieß Tortillas gebacken. In Italien ist die „Polenta“ beliebt.

Zöliakie S. 168

Hirse ist die älteste von Menschen kultivierte Getreideart. Ihre Heimat ist Zentralasien, sie wird neuerdings auch in Nordamerika angebaut und ist in Afrika Hauptnahrungsmittel. Hirse bildet kleine, rundliche Körner aus, die fettreicher als Weizen sind.
Hirse wird als geschältes, ganzes Korn (Goldhirse) angeboten und in dieser Form zu Aufläufen, Brei und Suppen verwendet. Hirse hat einen milden Geschmack.

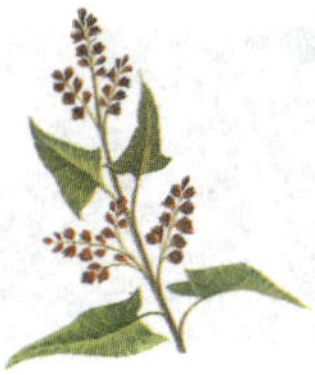
Buchweizenzweig.

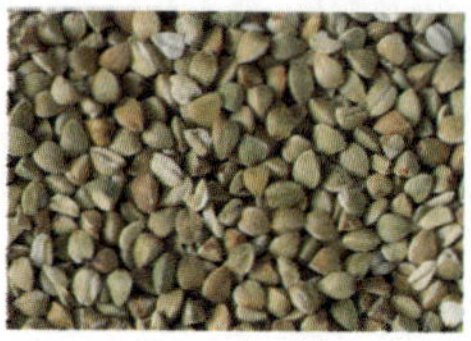
Buchweizenkörner.

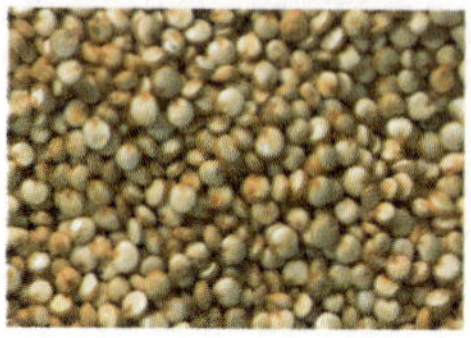
Quinoa.

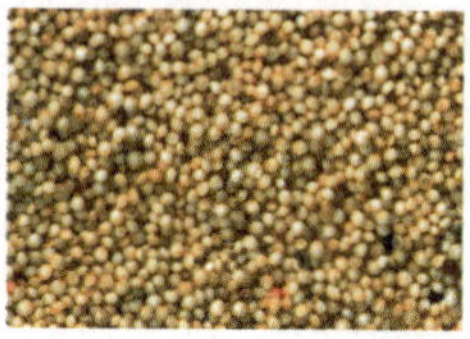
Amaranth.

Buchweizen stammt aus China, wird aber auch in Europa angebaut. Er ist ein Knöterichgewächs. Buchweizen hat Ähnlichkeit mit den dreieckigen Früchten der Bucheckern und daher seinen Namen. Er hat einen charakteristischen kräftigen, leicht bitteren Geschmack.

Buchweizen verwendet man zu Suppen, Brei und Pfannkuchen (Blinis, Crêpes).

Quinoa und **Amaranth** sind keine Getreide, sondern die Körnerfrüchte von Melden- bzw. Fuchsschwanzgewächsen. Sie werden in Südamerika (Anden) angebaut.

Eine Verwendung derart weitgereister Grundnahrungsmittel ist im Konzept der vollwertigen Ernährung nicht vorgesehen.

Dinkel, Hafer, Gerste und Hirse sind Spelzgetreide. Die Spelze, die strohige äußerste Hülle des Korns, muss vor der Weiterverarbeitung entfernt werden. Es gibt eine spelzenlose Zuchtform des Hafers, den Nackthafer.

Getreideerzeugnisse

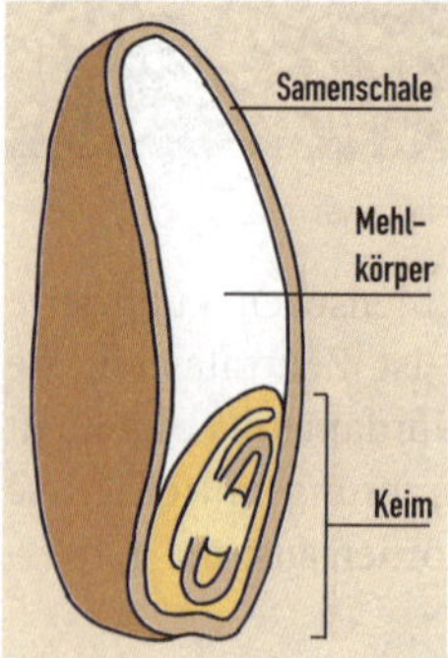

Getreidekorn.

gluten (lat.) = Kleber

Aleuron (gr.) = Weizenmehl

Ein Getreidekorn besteht aus:

- dem Mehlkörper: 83 % Stärke, Eiweißstoffe (Kleber),
- der Aleuronschicht: 9 % Eiweißstoffe, Mineralstoffe, Vitamine,
- dem Keimling: 3 % Fette, Eiweißstoffe, Mineralstoffe, Vitamine,
- der Samenschale und Fruchtschale: 5 % Ballaststoffe, Mineralstoffe, Vitamine.

Wie die Bezeichnung Mehlkörper aussagt, befindet sich im Innern des Getreidekorns hauptsächlich Mehl (die Getreidestärke), das als Vorrat für den daneben liegenden Keimling dient.
Der von der Aleuronschicht umschlossene Mehlkörper besteht aus Stärkekörnern, die in eine Eiweißsubstanz eingebettet sind. Beim Weizen wird dieses Eiweiß als Kleber bezeichnet, der für die Backeigenschaften des Weizenmehles verantwortlich ist.

Der Keimling ist wie ein schlafender Organismus, der auf günstige Umweltbedingungen wartet, um zu keimen. Die Energie zum Wachstum ist ihm in Form von Fett mitgegeben.
Keimling und Mehlkörper werden von der Samenschale und der aus mehreren Schichten zusammengesetzten Fruchtschale umhüllt.

Die Fruchtschale ist aus unverdaulichen Pflanzenfasern (Cellulose) aufgebaut und enthält Mineralstoffe und Vitamine.

Mehl

In der Mühle wird das Getreide zunächst von Unkrautsamen, Steinen und Eisenspänen gereinigt, bevor es gemahlen wird. Im Walzenstuhl wird es dann zwischen zwei verschieden schnell laufenden Mahlwalzen zerkleinert.
Je nachdem, welche Teile des Korns vermahlen werden, erhält man verschiedene Mehlarten.

Vollkornschrot/-mehl
Wird das ganze Getreidekorn mit Keimling, Mehlkörper und Schalen zu Mehl vermahlen, spricht man von Vollkornmehl oder Vollkornschrot. Es enthält neben der Getreidestärke auch wertvolle Mineralstoffe, Vitamine und Ballaststoffe. Vollkornmehl ist nicht lange lagerfähig, weil das Fett des Keimlings ranzig werden kann.

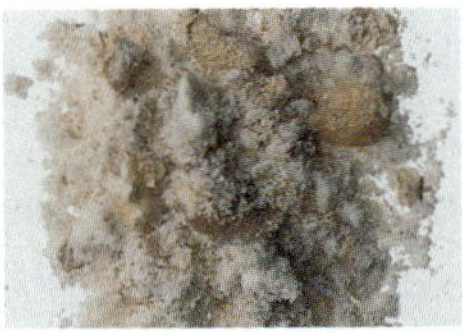
Vollkornschrot.

Backschrot
Wenn der Keimling vor dem Mahlen entfernt wurde, nennt man das Produkt „Backschrot". Es ist lagerfähig, da der fetthaltige Keimling fehlt.

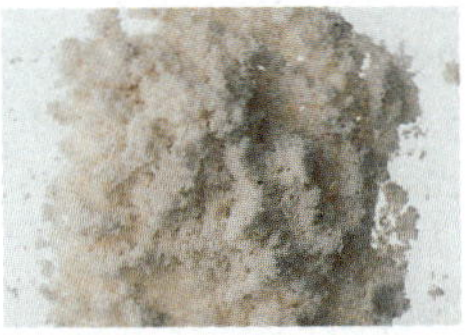
Backschrot.

Typenmehl
Wenn die Randschichten und der Keimling vor dem Mahlprozess entfernt werden, enthält das daraus gewonnene Mehl weniger wertvolle Inhaltstoffe wie z.B. Mineralstoffe, Vitamine und Ballaststoffe als ein Vollkornmehl.

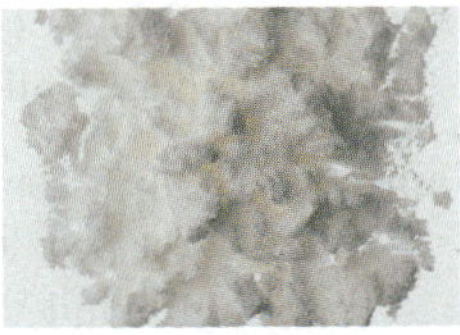
Weizenmehl Typ 405.

Wie hoch der Gehalt an Mineralstoffen und damit auch an anderen wertvollen Inhaltstoffen in einem Mehl ist, kann der Verbraucher an der Mehltypenbezeichnung auf der Verpackung ablesen.
Im ganzen Getreidekorn befinden sich organische (brennbare) und mineralische (nicht brennbare) Inhaltstoffe. Das macht man sich für die Mehltypenbestimmung zunutze, indem 100 g des zu bestimmenden Mehls bei 900 °C verbrannt wird. Die Mineralstoffe bleiben als Asche zurück.

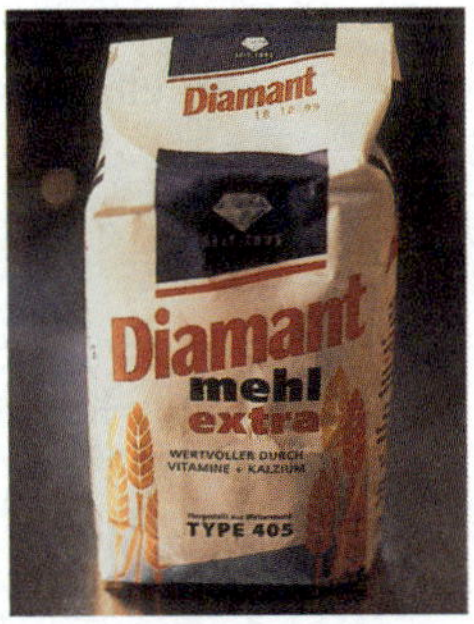

Mehltüte Typ 405.

Wenn von 100 g Weizenmehl ein Rückstand von 550 mg Asche zurückbleibt, handelt es sich um ein Mehl der Type 550. Weizen- und Roggenmehle haben unterschiedliche Mehltypenbezeichnungen.
Vollkornmehle haben keine Typenbezeichnungen, da der Aschegehalt stark schwanken kann.

Weizenmehl		Roggenmehl	
Type	**Verwendung**	**Type**	**Verwendung**
405	Haushaltsmehl und Konditoreimehl für Feine Backwaren	815	helles Brotmehl
550	Brötchen- und Weißbrotmehl	997	Mehl für Mischbrot
812	Mehl für helles Mischbrot	1150	
1050	Mehl für Mischbrot	1370	
1600	Mehl für dunkles Mischbrot	1740	Mehl für dunkles Mischbrot
1700	Weizenbackschrot für Schrotbrot	1800	Roggenbackschrot

Tabelle 3.1 Mehltypen.

Je höher die Typenzahl des Mehls ist, desto mehr mineralstoffhaltige Anteile des Korns enthält das Mehl. Dies wird auch als Ausmahlungsgrad bezeichnet. Der Ausmahlungsgrad gibt an, wie viel Prozent des Ausgangsgetreides als Mehl anfällt. Den nicht verwendeten Anteil bezeichnet man als Kleie.

Ausmahlungsgrad bei Mehl		
niedrig	helle Mehlfarbe	60 bis 70 % vom ganzen Korn niedriger Schalenanteil hoher Mehlkörperanteil = hoher Stärkeanteil
hoch	dunkle Mehlfarbe	75 bis 85 % vom ganzen Korn hoher Schalenanteil = hoher Eiweiß-, Mineralstoff-, Ballaststoff- und Vitaminanteil
		100 % vom ganzen Korn höchster Gehalt an Stärke, Eiweiß, Fett, Vitaminen, Mineralstoffen, Ballaststoffen

Tabelle 3.2 Ausmahlungsgrade von Mehlen.

Instantmehle sind speziell behandelte Mehle, die sich gut zum Binden von Soßen ohne Klumpenbildung eignen.

Nährmittel

Nährmittel sind Getreide- und Stärkeerzeugnisse, die zur Herstellung von Speisen verwendet werden.

Grieß wird aus Weizen, Mais oder Hirse gewonnen, indem die Körner von Schalen befreit und fein, mittel oder grob vermahlen werden. Er kann zu Brei, Aufläufen, Suppen und Teigwaren verarbeitet werden.

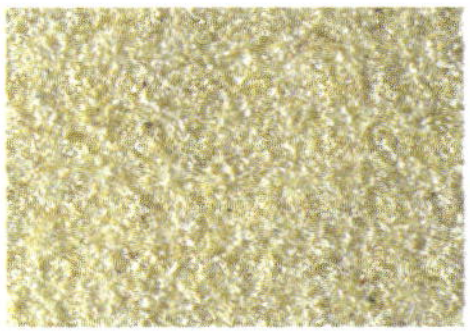

Maisgrieß.

Grütze sind geschälte und grob geschnittene Körner verschiedener Getreidearten. Sie wird für Suppen, Süßspeisen und Wurst verwendet.

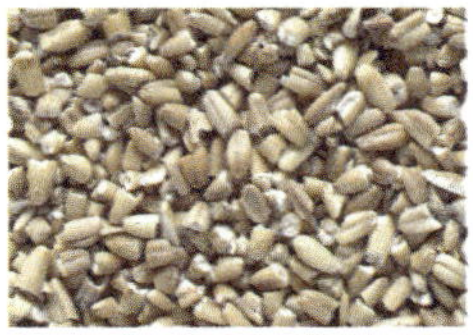

Hafergrütze.

Graupen. Hauptsächlich Gerste, seltener Weizen, wird durch Schälen, Polieren und Schleifen in die runde kugelige Form gebracht und für Suppen verwendet.

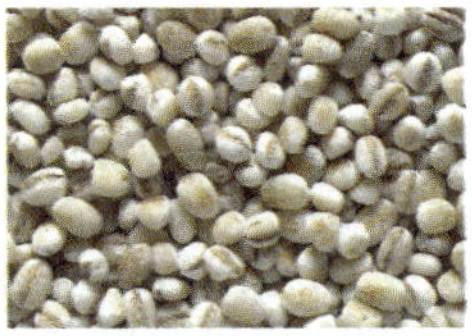

Gerstengraupen.

Flocken. Am bekanntesten sind Haferflocken. Nach dem Schälen werden die Getreidekörner gedämpft und durch Pressen, Quetschen oder Walzen in die flache Form gebracht. Man kann sie roh oder erhitzt für Müsli, Suppen, Brei oder Gebäck verwenden.

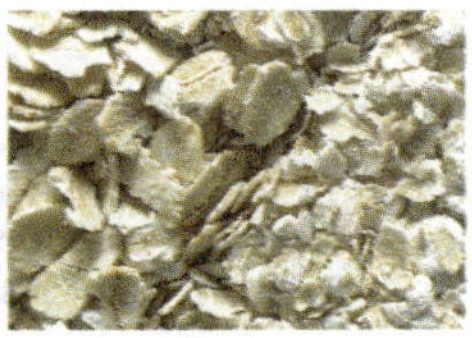

Haferflocken.

Stärke, ein Kohlenhydrat, wird aus Weizen, Mais und Kartoffeln, seltener aus Reis gewonnen. Als Speisestärke wird sie zum Binden von Soßen und Suppen und zum Kochen von Süßspeisen (Pudding) sowie zum Backen verwendet. Reisstärke wird in der Säuglings- und Krankenkost eingesetzt.

Maisstärke.

Sago wurde ursprünglich aus der Sagopalme gewonnen. Heute wird Sago aus Kartoffelstärke hergestellt und z.B. für Rote Grütze verwendet.

Teigwaren

Nudeln heißen offiziell Teigwaren. Sie werden aus Hart- oder Weichweizen, der zu Mehl oder Grieß vermahlen wird, und Wasser hergestellt. Außerdem können Nudeln Eier enthalten. Für Trockenteigwaren wird überwiegend Hartweizen verwendet, dadurch bleiben die Teigwaren koch- und bissfest.

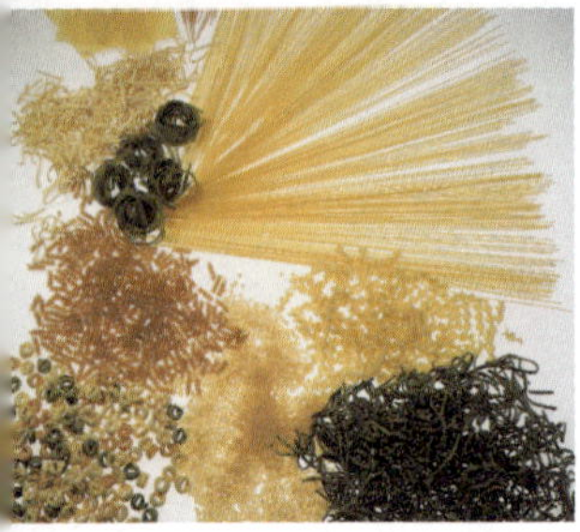

Teigwaren.

Nudeln werden in vielfältigsten Formen und Farben angeboten.

Beigefügte Lebensmittel, z.B. Spinat, Tomaten, Möhren oder Tintenfischtinte, färben Nudeln. Die Farbe kann auch vom Eigehalt stammen.

Vollkornteigwaren erhalten ihre graubraune Farbe durch den hohen Anteil von Randschichten des Korns.

Glasnudeln gehören, da sie nicht aus Weizenmehl, sondern aus Stärke von Soja-, Mungobohnen u.a. hergestellt werden, im lebensmittelrechtlichen Sinne nicht zu den Teigwaren.

Brotsorten

In Deutschland wird hauptsächlich Weizen und Roggen zu Brot verarbeitet. Es gibt in keinem anderen Land eine so große Vielfalt an Brotsorten (ca. 300).
Eine Brotsorte kann aus einer Getreideart allein (Weißbrot) oder aus einer Mischung von verschiedenen Getreiden (z.B. Weizen- und Roggenmehl) und verschiedenen Geschmackszutaten hergestellt werden.
Je höher der Vollkornmehlanteil, desto empfehlenswerter ist die Brotsorte für die vollwertige Ernährung.

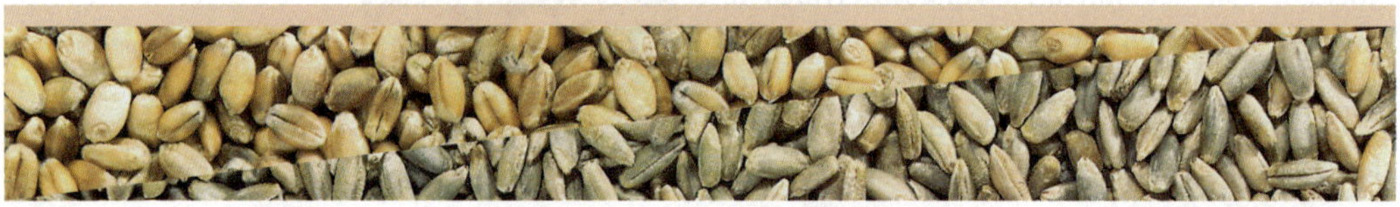

Brot mit mindestens 90% Weizenanteil	Brot mit 50 bis 89% Weizenanteil	Brot mit 50 bis 89% Roggenanteil	Brot mit mindestens 90% Roggenanteil
Weizenbrot Weizen-Toastbrot	Weizenmischbrot	Roggenmischbrot	Roggenbrot
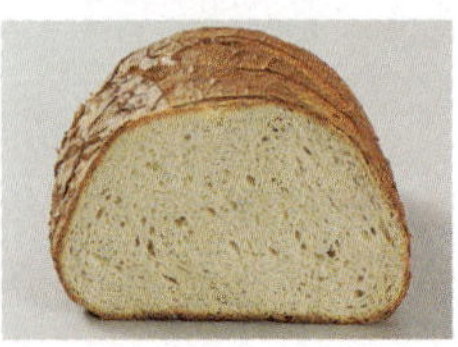	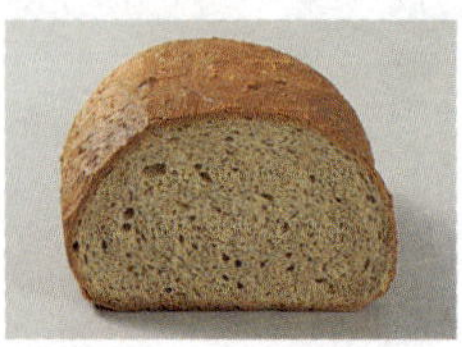	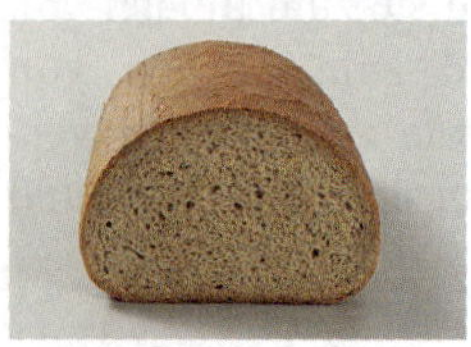	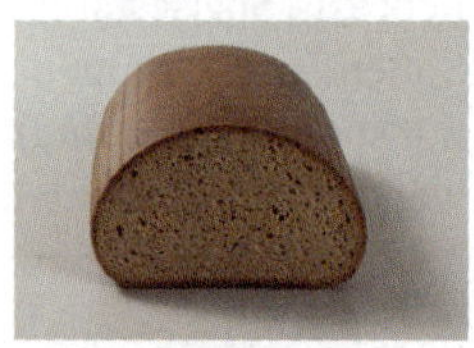
Weißbrot.	Schwäbisches Bauernbrot.	Frankenlaib.	Berliner Landbrot.
Weizenschrotbrot	Weizenmischschrotbrot	Roggenmischschrotbrot	Roggenschrotbrot
Weizenvollkornbrot	Weizen-/Roggenvollkornbrot	Roggen-/Weizenvollkornbrot	Roggenvollkornbrot
Knäckebrot	Knäckebrot	Knäckebrot	Knäckebrot
Spezialbrote	Spezialbrote	Spezialbrote	Spezialbrote

Tabelle 3.3 Brotsorten.

Exkurs: Brotherstellung

Aus der Geschichte:
Man erzählt sich, die klassische Art, einen Brotteig zuzubereiten, sei zufällig erfunden, als vor etwa 2000 Jahren ein Bäcker in Ägypten einen Teig vergaß und den schon gegorenen Teig doch noch backte. Bis dahin kannte man nur aus Getreidemehl angerührte Teige, die zu flachen harten Fladen gebacken wurden.

Weizen und Roggen benötigen zur gelungenen Brotherstellung unterschiedliche Hilfsmittel zur Teiglockerung. Die jeweilige Behandlung des Brotteiges nennt man Teigführung.
Teiglockerungsmittel sind
- Backhefe für Weizenmehl und
- Sauerteig für Roggenmehl.

Für Mehlgemische werden auch die Teiglockerungsmittel im entsprechenden Verhältnis gemischt verwendet.

Herstellung eines Brotteiges mit Hefe

Hefe benötigt zum Wachstum
- Wasser,
- Luft (Sauerstoff),
- Wärme und
- Nahrung.

Hefe findet diese Wachstumsbedingungen im mit Wasser verrührten Mehl vor, das an einen warmen Ort gestellt wird.
Backhefe vergärt die Stärke des Teiges zuerst zu Zucker und dann zum Teil zu Alkohol und gasförmigem Kohlendioxid.
Diese Gase durchsetzen den Teig mit zahlreichen Bläschen und lockern ihn. Man sagt, der Teig geht.

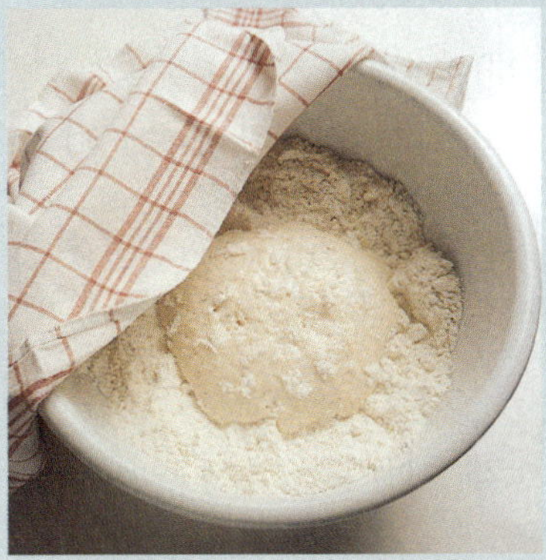
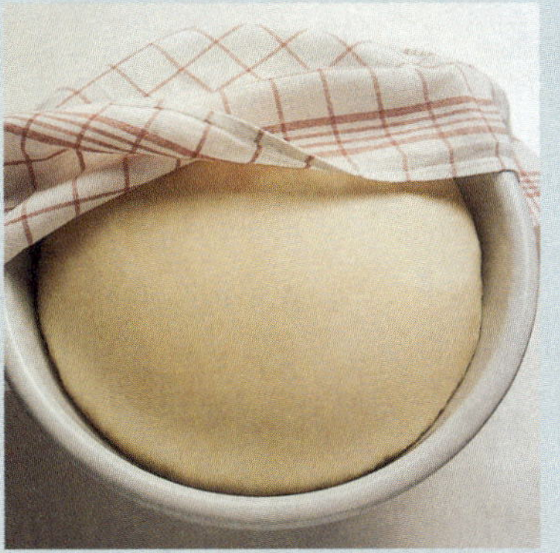
Frisch angerührte Hefe und gegangener Teig.

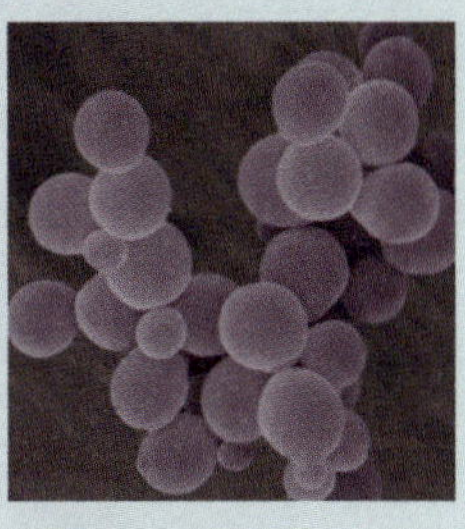
Hefe.

Temperaturen	Veränderungen im Teig
Anrühren des Teiges bei etwa 25 °C	• die Hefe sprosst und Gas entwickelt sich • aus Gluten entwickelt sich das Klebernetz
Backen bei etwa 25 °C bis 50 °C	• das Klebereiweiß quillt • die Hefe wird unwirksam
Backen bei etwa 70 °C bis 80 °C	• ein festes Klebernetz wird gebildet • die Stärke quillt und der Stärkekleister bildet sich • die Krume bildet sich
Backen bei etwa 80 °C bis 100 °C	• das Wasser verdampft
Backen bei etwa 100 °C bis 130 °C	• die Kruste bildet sich

Tabelle 3.4 Was passiert im Teig?

Herstellung eines Brotteiges mit Sauerteig

Roggenmehlteige werden mit Sauerteig gelockert. Sauerteig ist eine Mischung aus Milchsäurebakterien und Hefepilzen, die (als Nährboden) mit Mehl angesetzt werden, auch Anfrischsauer oder Anstellsauer genannt.
Die Milchsäurebakterien bilden aus der Stärke mit dem Zwischenprodukt Zucker Milchsäure und Methan (CH_4), die Hefen Kohlensäure. Diese Gase lockern den Roggenbrotteig. Der Teig wird saurer. Die für Roggen typischen Quellstoffe, die Pentosane, können Wasser aufnehmen und machen den Teig backfähig.
Anstelle von Sauerteig werden auch Teigsäuerungsmittel (verschiedene organische Säuren) verwendet, z.T. auch kombiniert mit Sauerteig.

Teigführung bei Sauerteiglockerung. Die optimale Teiglockerung wird durch eine dreistufige Sauerteigführung erreicht (Tab. 3.6).
Nach einer weiteren Teigruhezeit wird der Brotteig in Stücke portioniert und geformt bzw. in Kästen gefüllt. Während der folgenden „Stückgare" reifen die Brote nochmals, bevor sie gebacken werden.

Stufe	Zutaten	Temperatur	Dauer
Stufe 1 Anfrischsauer (Milchsäurebakterien- und Hefenvermehrung)	Mehl Wasser Sauerteig	25 °C bis 26 °C	5 h bis 8 h
Stufe 2 Grundsauer (Säurebildung der Bakterien)	Anfrischsauer + Mehl + Wasser = Vorteig	23 °C bis 28 °C	6 h bis 10 h
Stufe 3 Vollsauer (Teiggärung, Säure- und Aromabildung)	Vorteig + Mehl + Wasser und evtl. weitere Zutaten	29 °C bis 32 °C	3 h bis 4 h

Tabelle 3.5 Dreistufen-Sauerteigführung (klassische Methode).

Aufgaben und Arbeitsaufträge

1. Beschreiben Sie die verschiedenen Getreidearten
   - nach Aussehen und
   - nach Verwendung.
2. Was macht Vollkornmehl so wertvoll?
3. Erklären Sie die Typenbezeichnung 1050 bei einem Weizenmehl.
4. Worüber gibt die Farbe eines Brotes Auskunft?
5. Was muss bei der Herstellung eines Weizenbrotes beachtet werden?
6. Beschreiben Sie die Teigherstellung eines Roggenbrotes.
7. Sie möchten Crêpes backen. Welche Getreidesorten eignen sich?

Feine Backwaren

Unter dem Begriff Feine Backwaren sind
- Feinbackwaren wie Baumkuchen, Bienenstich, Blätterteig und Florentiner und
- Dauerbackwaren wie Kekse, Waffeln, Lebkuchen, Zwieback, Kräcker, Laugenbrezeln und Salzstangen zusammengefasst.

Auch Feine Backwaren sind als Vollkornprodukte erhältlich. Ein Vollkorn-Feingebäck besteht zu mindestens 90% aus vollem Korn.

Kartoffeln

Kartoffeln sind knollenförmig verdickte, unterirdische Ausläufer der Kartoffelpflanze, die zu den Nachtschattengewächsen gehört. Sie stammt ursprünglich aus Südamerika und wurde von den Spaniern nach Europa gebracht. Im 18. Jahrhundert fand sie eine weite Verbreitung als Grundnahrungsmittel.
Im Haushalt werden nur Speisekartoffeln verwendet. So genannte Wirtschaftssorten werden zu Alkohol und Stärke verarbeitet.

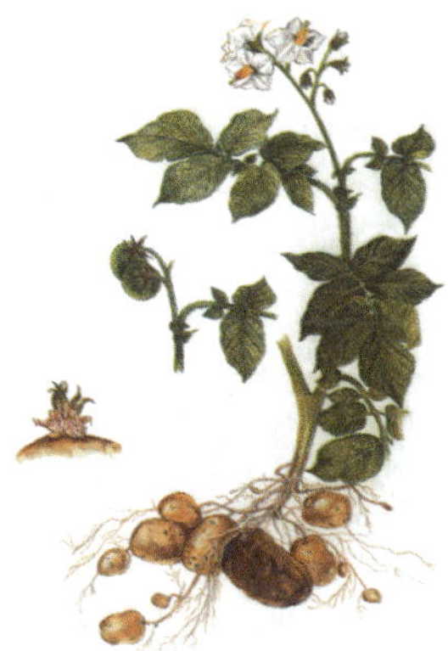

Kartoffelpflanze.

Die Kartoffel hat verschiedene wertvolle Inhaltsstoffe:
- Stärke,
- Eiweiß,
- Mineralstoffe,
- Vitamine,
- Ballaststoffe.

Pellkartoffeln werden in der Vollwert-Ernährung ausdrücklich empfohlen. Zu Unrecht wird die Kartoffel als „Dickmacher" abgewertet. Nur die fettreiche Zubereitung (Pommes frites, Rösti, Bratkartoffeln) ist Ursache für Übergewicht.

Speisekartoffeln werden in Handelsklassen und Kochtypen eingeteilt. Der Kochtyp gibt an, welche Kocheigenschaften die Kartoffeln haben und für welche Zubereitungsart sie sich dadurch eignen.

Kochtyp	Sorten	Verwendungszweck
fest kochende Sorten	Hansa, Erstling	für Kartoffelsalat, Salz-, Pell-, Bratkartoffeln
vorwiegend fest kochende Sorten	Hella, Grata, Sieglinde	für Salz-, Pell- und Bratkartoffeln
mehlig kochende Sorten	Bintje, Datura, Irmgard	für Suppen, Eintopf, Püree, Reibekuchen und Klöße

Tabelle 3.6 Kochtypen von Kartoffeln.

Kartoffellagerung S. 22

Es gibt Speisefrühkartoffeln und Speisekartoffeln.
Sehr frühe Kartoffeln sollten sofort verzehrt werden. Sie sind nicht lagerfähig. Durch die von Juni bis Oktober reifenden Kartoffelsorten kann sich der Verbraucher über längere Zeit mit frischen Kartoffeln versorgen, die mittelfrühen bis späten Sorten aber auch einlagern.

Bezeichnung	Erntezeit
sehr frühe Sorten	Anfang Juni bis Mitte Juli
frühe Sorten	Anfang Juli bis Mitte August
mittelfrühe Sorten	Ende August bis Ende September
mittelspäte bis sehr späte Sorten	Mitte September bis Ende Oktober

Tabelle 3.7 Ernte- bzw. Reifezeiten von Kartoffeln.

Kartoffelerzeugnisse

Kartoffelerzeugnisse werden als küchenfertige und als verzehrfertige Produkte angeboten.

Küchenfertige Kartoffelerzeugnisse:
- Kartoffelkonserven (z.B. geschälte und ungeschälte, vorgekochte Kartoffeln in Gläsern und Dosen),
- Kartoffeltrockenprodukte (Reibekuchen-, Kartoffelpufferpulver, Fertigpüreepulver, Trockenmischungen für Klöße,
- Frittier- und Bratprodukte,
- tiefgefrorene Kartoffelerzeugnisse.

Verzehrfertige Kartoffelerzeugnisse:
- Knabbererzeugnisse, z.B. Kartoffelchips.

Diese stark verarbeiteten Produkte werden in der Vollwerternährung abgelehnt.

Hülsenfrüchte

Hülsenfrüchte sind die reifen, luftgetrockneten Samen von Schmetterlingsblütlern wie Erbsen, Bohnen, Linsen, Kichererbsen und Sojabohnen. Sie wurden schon zwischen Steinzeit und Bronzezeit angebaut. Die Heimat der Hülsenfrüchte wird in Südostasien vermutet. Sie dienen heute der Bevölkerung Nordafrikas, Lateinamerikas und Asiens als Grundnahrungsmittel.

Erdnüsse gehören botanisch gesehen auch zu den Hülsenfrüchten, werden jedoch im Handel zu den Schalenobstsorten gerechnet. Die getrockneten Hülsenfrüchte sind lagerfähig und gut als Wintervorrat geeignet.

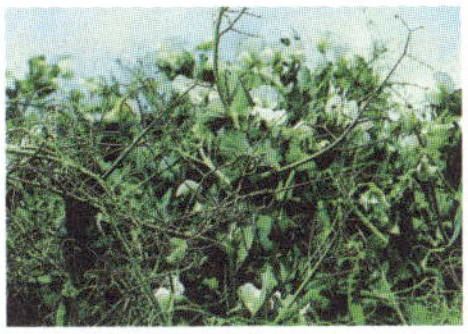
Erbsenstrauch.

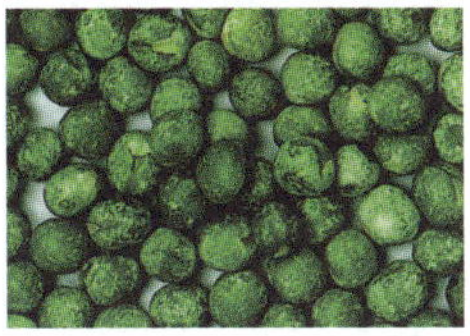
Trockenerbsen.

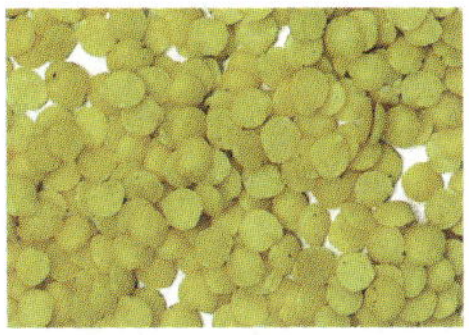
Gelbe Linsen.

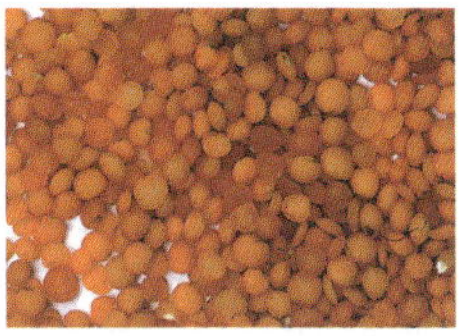
Rote Linsen.

Erbsen werden als Markerbsen, Zuckererbsen, Schalerbsen (auch Palerbsen genannt) im Handel angeboten. Schalerbsen werden als Hülsenfrüchte betrachtet, da sie getrocknet in den Handel kommen. Markerbsen und Zuckererbsen werden frisch bzw. tiefgefroren angeboten und zählen deshalb zum Gemüse.

Linsen sind kreisrunde flache Samen. Sie sind bei uns nach Erbsen und Bohnen die wichtigsten Hülsenfrüchte. Sie haben eine sehr viel kürzere Garzeit als die übrigen Hülsenfrüchte.

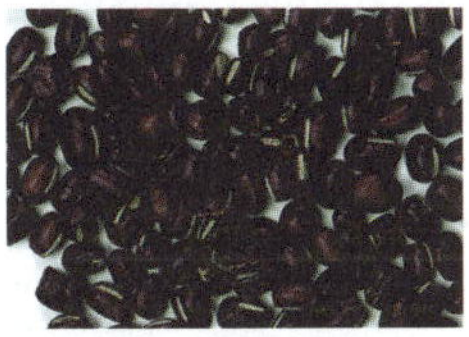
Adzukibohne.

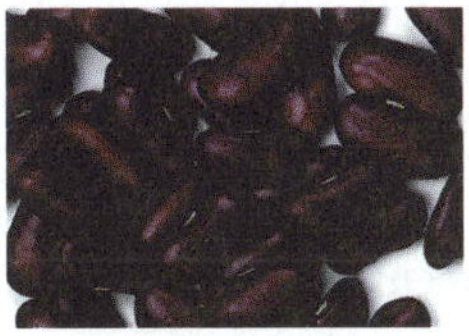
Rote Kidney-Bohne.

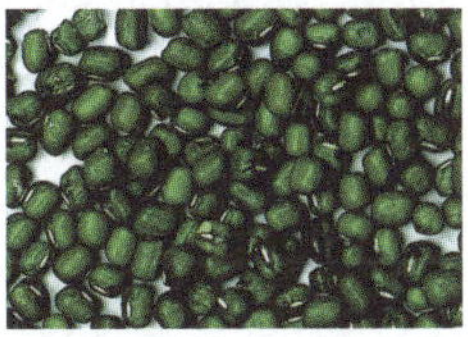
Mungobohne.

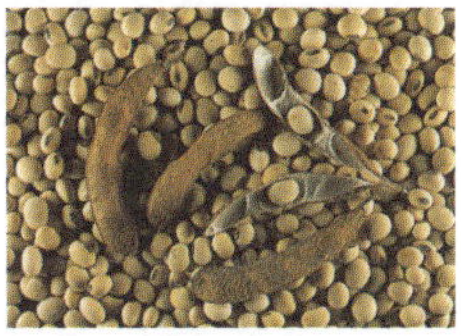
Sojabohne.

Bohnen werden in Gartenbohnen und Dicke Bohnen, Puff- oder Saubohnen eingeteilt. Gartenbohnen verwendet man als Gemüse oder Hülsenfrüchte, Dicke Bohnen häufiger als Gemüse.

Die Palette der Bohnen ist groß:

- Adzukibohne (aus Japan),
- Feuerbohne und Borlottibohne (Prunkbohne),
- Braune Bohne (aus den Niederlanden),
- Canellini-Bohne (aus Italien),
- Flageoletbohne (aus Frankreich),
- rote Kidney-Bohne (Kidney, engl. = Niere),
- Limabohne,
- Mungobohne oder „Grüne Sojabohne“.

Die **Sojabohne** unterscheidet sich von den übrigen Bohnen durch ihren höheren Fettgehalt und wird deshalb auch zu den Ölsaaten gerechnet. Sie wird selten als ganze Bohne verwendet, roh ist sie ungenießbar. In der asiatischen Küche wird die Bohne zu verschiedenen Produkten weiterverarbeitet, die auch als Fleischersatz (wegen des hohen Eiweißgehaltes) und als Würzmittel eingesetzt werden.

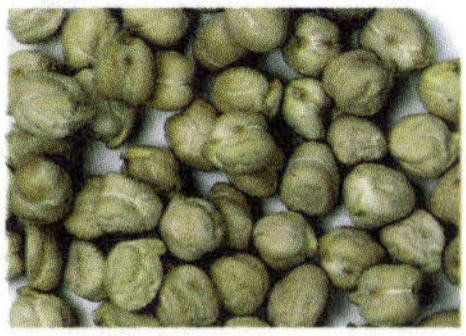

Kichererbsen.

Kichererbsen sind im Gegensatz zu Erbsen und Bohnen kantig und unregelmäßig geformt. Sie zählen in Indien, Mexiko und Ländern des Mittelmeerraumes, v. a. in Spanien zu den Grundnahrungsmitteln.

Zubereitungshinweise. Hülsenfrüchte werden zuerst verlesen, d. h., Steinchen und beschädigte, alte Samen müssen entfernt werden. Außer Linsen und geschälten Erbsen sollte man Hülsenfrüchte vor dem Kochen ca. 12 Stunden einweichen, dadurch wird die Garzeit verkürzt. Das Einweichwasser kann zum Garen mitverwendet werden außer bei Limabohnen, bei denen das Wasser ausgetauscht werden muss. Wegen der langen Garzeit empfiehlt es sich, Hülsenfrüchte im Dampfdrucktopf zu kochen, die Garzeit verkürzt sich von ca. 1,5 bis 2 Stunden auf 15 bis 20 Minuten. Salz und salzhaltige Zutaten sollten, wenn überhaupt, erst nach dem Garen zugefügt werden, da sonst die Hülsenfrüchte hart bleiben.

Sojabohnen werden überwiegend weiterverarbeitet.
Die bekanntesten Erzeugnisse sind:

- Sojaöl,
- Lecithin,
- Sojasoße,
- Tofu,
- Sojagetränk.

Bedeutung in der Vollwert-Ernährung. Hülsenfrüchte werden ausdrücklich empfohlen, weil sie von allen Lebensmitteln neben Fleisch die höchste Eiweißmenge und außerdem einen hohen Kohlenhydrat- und Ballaststoffanteil enthalten. Der Fettgehalt von Linsen, Erbsen und Bohnen ist niedrig, was wegen der allgemein zu hohen Fettzufuhr ausgleichend wirken kann.

In der traditionellen asiatischen Küche werden viele Sojaprodukte wie Soja-Getränk (darf nicht mehr „Sojamilch" genannt werden), Tofu, Sojasoße, Miso verwendet.

Bei Kuhmilch- oder Getreideallergien können Sojagetränk und andere Sojaprodukte diätetisch eingesetzt werden.
Vegetarier verwenden Soja als Fleischersatz in Bratlingen oder als Sojafleisch (TVP).

TVP: textured vegetable protein = texturiertes pflanzliches Eiweiß

Keimlinge

Keimlinge sind Jungpflanzen von z.B. Hülsenfrüchten, die nach dem Durchbrechen der Samenschale entstehen.

Sprossen oder Keimsprossen sind keine korrekten Bezeichnungen. Keimlinge werden in der europäischen Küche immer beliebter. In China ist das Züchten von Keimlingen schon seit 3000 Jahren üblich.
Man kann Keimlinge aus nicht gebeiztem Saatgut verschiedener Getreidearten, Hülsenfrüchten und Luzerne und sonstigen Saaten wie Rettich, Kresse, Senf, Radies und Buchweizen selbst ziehen.
Die Pflanzensaat befindet sich in einer Samenruhe, solange die Samen relativ trocken sind. Durch Einweichen in Wasser quellen die Samen auf, die Keimung beginnt. Durch den Keimungsvorgang werden die ursprünglichen Inhaltsstoffe verändert. Der Vitamingehalt nimmt zu. Keimlinge eignen sich gut als aufwertende Zutat zu Suppen, Salaten und Bratlingen.

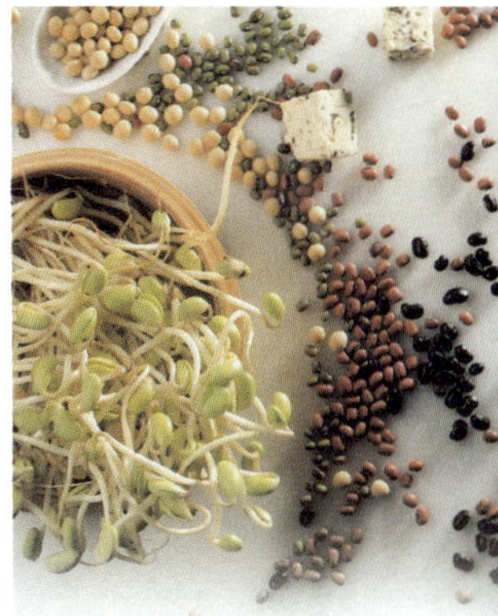

Sojakeimlinge.

Gemüse

Unter Gemüse versteht man alle frisch oder gegart essbaren Pflanzenteile (Blätter, Stängel, Wurzeln, Knollen, Früchte einjähriger Pflanzen und mehrjähriger Stängelgemüse). Da Kürbisse und Melonen auch Früchte einjähriger Pflanzen sind, werden sie zum Gemüse gezählt.

Einjährige Pflanzen: Pflanzen, die jährlich durch neue Aussaat gezogen werden

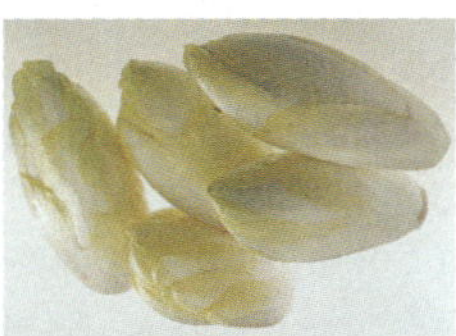

Chicoree.

Salate / Blattgemüse
Artischocke
Chicoree
Mangold
Spinat
Blattsalate wie z.B. Grüner Kopfsalat
Eissalat
Schnitt- und Pflücksalat
Bindesalat
Löwenzahn

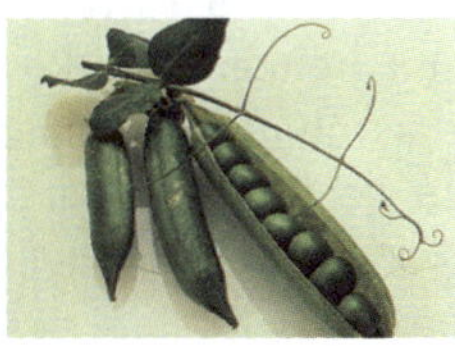

Erbsen.

Fruchtgemüse
Aubergine
Avocado
Grüne Bohnen
Dicke Bohnen
Erbsen
Zuckererbsen
Gurke
Kürbis
Melonen
Paprika
Tomaten
Zucchini
Zuckermais

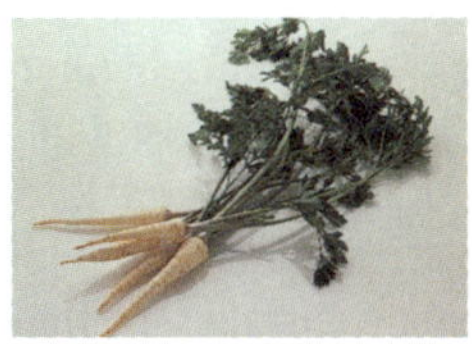

Wurzelpetersilie.

Knollen- und Wurzelgemüse
Meerrettich
Möhre
Pastinaken
Radies
Rettich
Rote Bete
Schwarzwurzeln
Sellerie
Teltower Rübchen
Süßkartoffeln
Wurzelpetersilie
Topinambur

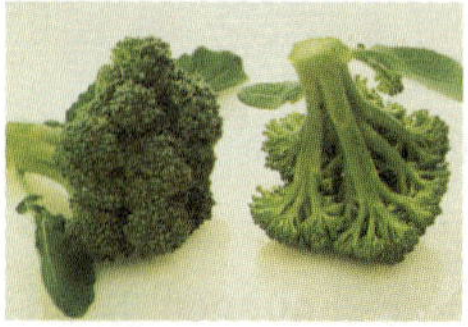

Brokkoli.

Kohlgemüse
Blumenkohl
Brokkoli
Chinakohl
Grünkohl
Kohlrabi
Rosenkohl
Rotkohl
Weißkohl
Wirsing

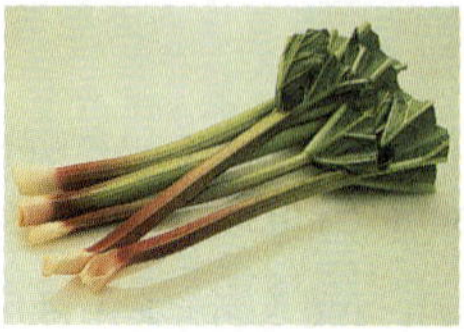

Rhabarber.

Stängelgemüse
Fenchel
Rhabarber
Stangen- und Bleichsellerie
weißer Spargel
Grünspargel
Stielmus oder Rübstiel

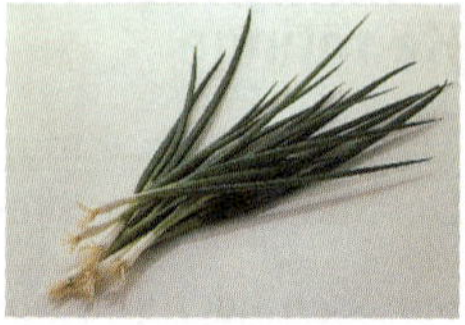

Lauchzwiebeln.

Zwiebelgemüse
Knoblauch
Porree/Lauch
Speisezwiebeln: Küchen-, Weiße, Rote, Gemüse-, Perl-, Lauch- oder Frühlings-, Winterhecken-, Luftzwiebeln, Schalotten

Gemüse enthält viel Wasser, reichlich Ballaststoffe, Vitamine und Mineralstoffe. Wegen dieser Stoffzusammensetzung und weil der größte Teil der Gemüsesorten frisch und unerhitzt verzehrt werden kann, wird Gemüse in der Vollwert-Ernährung sehr empfohlen.

Sekundäre Pflanzenstoffe S. 222

Besonderheiten verschiedener Gemüsearten. Artischocken und Auberginen, Gemüsebohnen (Grüne Bohnen) und Rosenkohl sollten immer gegart verzehrt werden, weil sie roh unbekömmlich sind. Tomaten, Paprika, Auberginen und Kartoffeln gehören zur Familie der Nachtschattengewächse (Solanaceae), daher stammt die Bezeichnung Solanin für das spezielle Gift dieser Pflanzenfamilie.
Grünkohl sollte erst nach dem ersten Frost geerntet werden. Rosenkohl ist ein Wintergemüse und verträgt Kälte. Möhren sind so bekömmlich, dass sie schon von Säuglingen unter vier Monaten vertragen werden.

Schadstoffe im Gemüse

Gemüse kommt während des Wachstums mit Pflanzenschutz-, Schädlingsbekämpfungs- und Düngemitteln in Kontakt.
Zum Schutz des Verbrauchers vor Rückständen dieser Chemikalien gibt es strenge Regelungen im LMBG und in der Rückstands-Höchstmengenverordnung (RHmV). In dieser Verordnung sind z.B. die Höchstmengen für Nitrat in Salat und Spinat festgelegt.

LMBG S. 9

Nitrat benötigt die Pflanze zum Wachsen. Durch Mikroorganismen auf dem Gemüse kann aus Nitrat Nitrit entstehen, besonders wenn das Gemüse lange gelagert, warm gehalten oder wieder aufgewärmt wird. Nitrit kann für Menschen schädlich sein. Die Sauerstoffversorgung der Organe wird beeinträchtigt, was besonders für Kleinkinder gefährlich werden kann.

Spinat	
frischer Spinat	2 500 mg Nitrat/kg Spinat
verarbeiteter Spinat (haltbargemacht, gefroren, tiefgefroren)	2 000 mg Nitrat/kg Spinat
Gewächshaussalat	
Ernte vom 01.10. bis 31.03.	4 500 mg Nitrat/kg Salat
Ernte vom 01.04. bis 30.09.	3 500 mg Nitrat/kg Salat
Freilandsalat	
Ernte vom 01.05. bis 31.08.	2 500 mg Nitrat/kg Salat

Tabelle 3.8 Höchstwerte für Nitrat.

Man kann Gemüse einteilen in Gruppen mit grundsätzlich hohem, mittlerem und niedrigem Nitratgehalt. Durch die Auswahl und entsprechende Zubereitung (Blanchieren, Dämpfen, Kochen; Stiele, große Rippen, äußere Blätter entfernen) kann die Nitrataufnahme gesenkt werden.

Hohe Nitratgehalte	Mittlere Nitratgehalte	Niedrige Nitratgehalte
Blattgemüse: Eissalat, Kopfsalat Endivien Feldsalat Spinat Stielmangold	**Wurzel- und Knollengemüse:** Frühmöhren Knollensellerie	**Fruchtgemüse:** Gurken Paprika Tomaten
Wurzelgemüse: Rote Rüben Radieschen Rettich	**Fruchtgemüse:** Auberginen Zucchini	**Kohlgemüse:** Rosenkohl Erbsen grüne Bohnen
	Kohlgemüse: Blumen-, China-, Grün-, Weiß-, Rotkohl, Kohlrabi, Wirsing	**Zwiebelgemüse:** Knoblauch Zwiebeln Porree (Lauch)
		Kartoffeln

Tabelle 3.9 Nitratgehalte in Gemüse.

Der Nitratgehalt hängt nicht nur von der Gemüseart, sondern auch von der Stärke der Düngung und der Dauer der Sonneneinstrahlung ab. Im Sommer kann die Pflanze das zur Verfügung stehende Nitrat besser in organische Masse umwandeln als in der lichtarmen Jahreszeit.
Deshalb sollte frisches Gemüse jeweils in der Jahreszeit gekauft werden, in der es von Natur aus reif ist. Es wird dann überall preiswert angeboten.

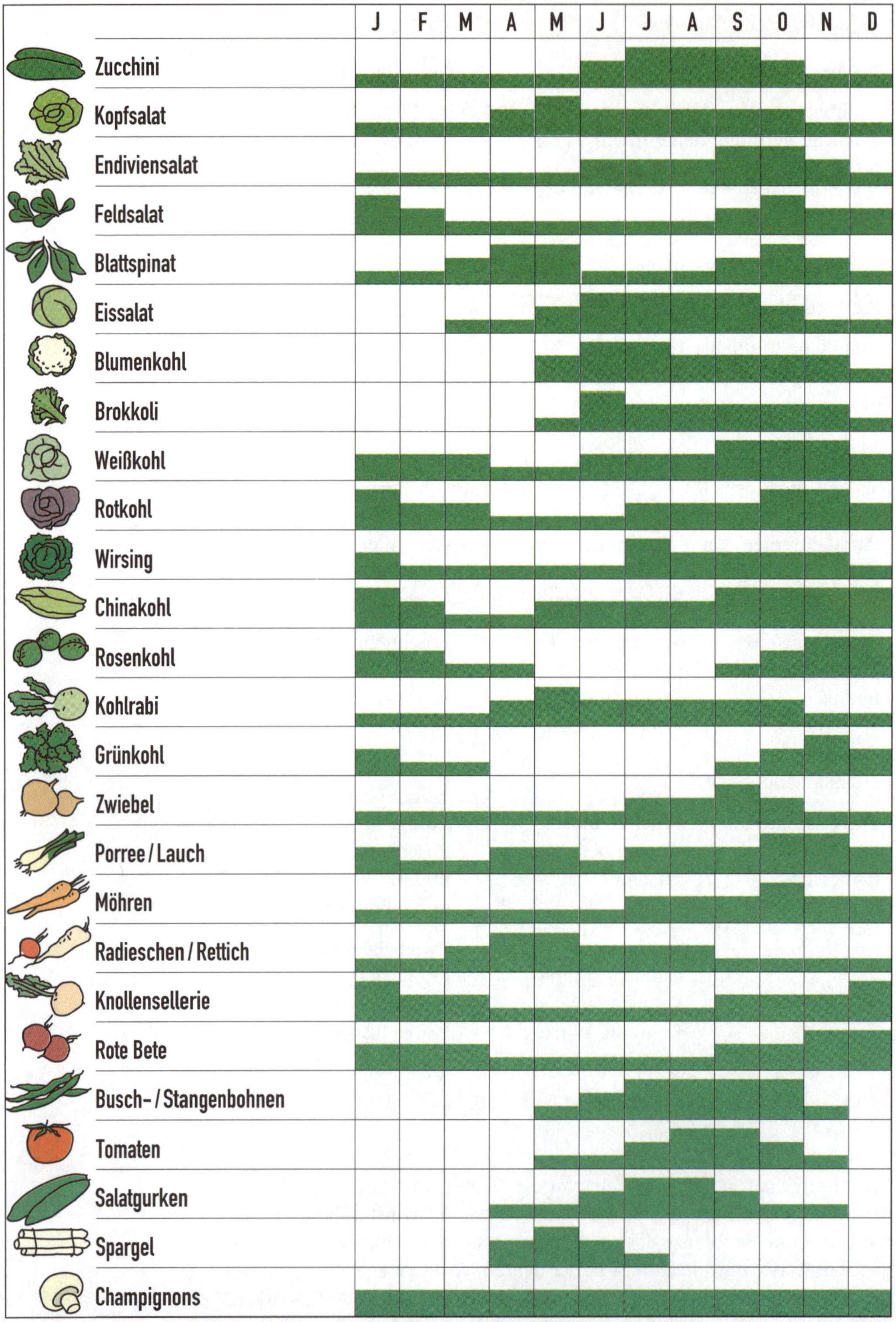

Saisonkalender der Gemüse.

Gemüseerzeugnisse

Zu den Gemüseerzeugnissen zählen durch Wärmebehandlung, Säuern, Salzen, Tiefgefrieren oder Trocknen haltbar gemachte Gemüse:

- Gemüsekonserven,
- Sauerkonserven,
- tiefgefrorenes Gemüse,
- Trockengemüse,
- Gemüsesaft, Gemüsenektar.

Die Vollwert-Ernährung empfiehlt als einzige Verarbeitungsmethode milchsauer vergorenes Gemüse, z.B. Sauerkraut.

Pilze

Pilze gehören auch zum Gemüse. Sie können aber im Gegensatz zu diesem kein Chlorophyll (Blattgrün) bilden. Die Pilze nutzen für ihr Wachstum organische Substanzen, z.B. verrottendes Material, oder sie leben in Symbiose mit Nadel- und Laubbäumen.

Symbiose: das Zusammenleben artverschiedener, aneinander angepasster Organismen zu gegenseitigem Nutzen

Waldpilze, wie Pfifferlinge und Steinpilze, werden nur in der Erntezeit zwischen Juli und Oktober angeboten. Es ist noch nicht gelungen, diese Waldpilze in Kulturen zu züchten. Austernpilze, Champignons und Shiitake dagegen werden kultiviert und sind deshalb ganzjährig im Angebot. Gegenüber wildwachsenden Pilzen sind sie weniger mit Schadstoffen belastet.
Pilze bestehen zu etwa 90% aus Wasser, besitzen wenig Eiweiß und Kohlenhydrate, kaum Fett und bis zu 7% Ballaststoffe, zudem Kalium, Phosphat, B-Vitamine und Vitamin D.

Pilze gehören also zu den energie- und fettarmen Lebensmitteln. Für die Krankenkost sind sie nicht geeignet, weil das Eiweiß schlecht verdaulich ist und nicht voll ausgenutzt werden kann. In der vollwertigen Ernährung spielen Pilze eine wichtige Rolle.

Pilze lassen sich dünsten, kochen, braten und frittieren. Nur Champignons können auch roh, z.B. als Salatzugabe, verzehrt werden.

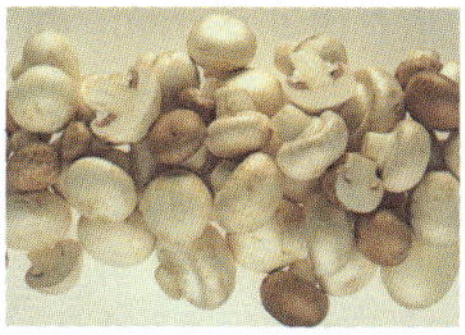
Champignons.

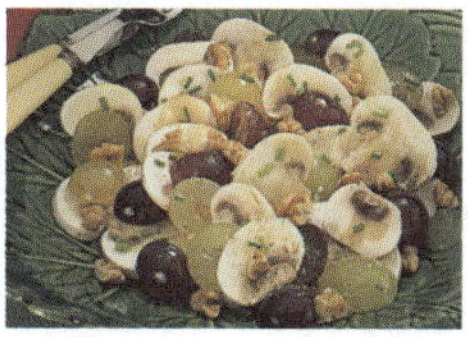
Champignonsalat.

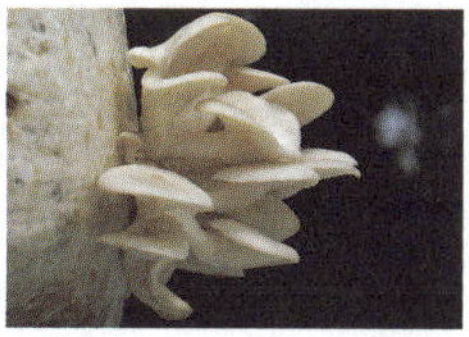
Austernseitling (Austernpilz).

Pilze lassen sich klein geschnitten gut trocknen. Außerdem werden Pilze als Tiefkühlware angeboten.

Kann man Pilze aufwärmen? Früher wurde das Aufwärmen von Pilzgerichten wegen der durch den Eiweißabbau entstehenden Giftstoffe streng abgelehnt. Heute weiß man, dass bei einer hygienischen Verarbeitung keine Gefahr besteht. Die Pilze müssen durchgegart sein, um das Eiweiß zu denaturieren und Keime abzutöten. Anschließend wird schnell und stark abgekühlt, um das Wachstum von Bakterien zu hemmen. Dann spricht nichts dagegen, das Pilzgericht am nächsten Tag aufzuwärmen.

Kräuter

Küchenkräuter und Gewürze werden schon so lange verwendet, wie es die Kochkunst gibt. Sie machen durch ihre vielfältigen Inhaltsstoffe (ätherische Öle, Bitterstoffe, organischen Säuren) das Essen schmackhafter und abwechslungsreich.
Kräuter und Gewürze können nicht genau voneinander getrennt werden. Nach allgemeinem Verständnis sind Kräuter eher die Blätter und Stängel von vorzugsweise frischen Pflanzen, während mit Gewürzen mehr die getrockneten Samen, Blüten, Rinden oder Wurzeln gemeint sind.
Gewürze werden meist sparsamer verwendet als Kräuter.

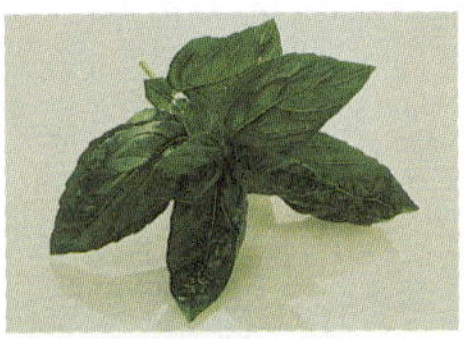

Basilikum.

Basilikum ist ein einjähriges Kraut, d.h., es wird jährlich durch neue Aussaat gezogen.
Es wird bevorzugt in der italienischen und französischen Küche verwendet; eine italienische Soßenspezialität ist „Pesto". Basilikum wird geerntet, wenn der Gehalt an ätherischen Ölen am höchsten ist, das ist während der Blüte- und Reifezeit.
Frisches Basilikum wird erst der fertigen Speise zugegeben.

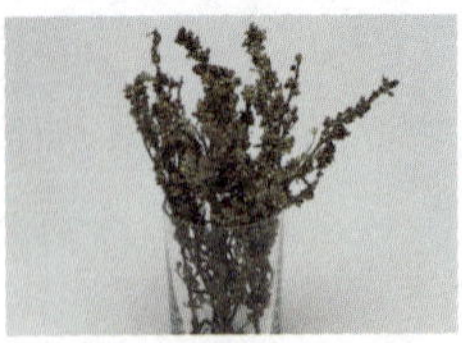

Beifuß.

Beifuß wächst wild in fast ganz Europa. Der beste Erntezeitpunkt der Rispen ist, wenn die Knospen noch geschlossen sind. Die unteren Blätter der Rispe schmecken bitter und sollten entfernt werden.
Beifuß duftet aromatisch. Er wird auch „Gänsekraut" genannt, was von der verbreiteten Verwendung für Gänsebraten herrührt.

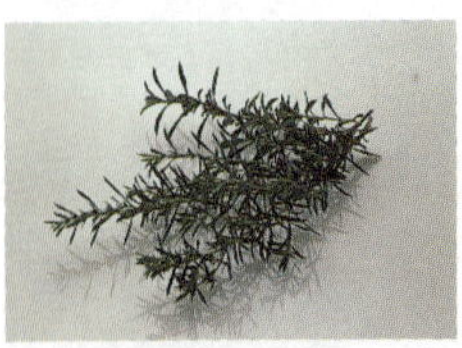

Bohnenkraut.

Bohnenkraut ist ein wohlriechendes buschiges Kraut, das längliche Blätter hat. Geerntet wird es kurz vor oder während der Blüte, wenn die Würzkraft am größten ist.
Bohnenkraut wird hauptsächlich für Bohnengerichte verwendet, passt aber auch zu anderen herzhaften Speisen.

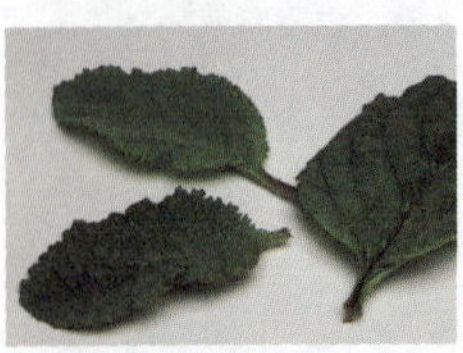

Borretsch.

Borretsch gehört zu den Raublattgewächsen. Die Blätter sind rau behaart, sie schmecken nach Gurken. Benutzt werden für Salate nur die in feine Streifen geschnittenen jungen zarten Blätter.
Borretsch sollte möglichst frisch verwendet werden.

Dill hat fiedrige Blätter und kann bis zu einem Meter hoch werden. Die Blätter würzen am stärksten bis kurz vor der Blüte, sie enthalten dann am meisten ätherische Öle.
Dill schmeckt gut in Fisch- und Gurkengerichten.

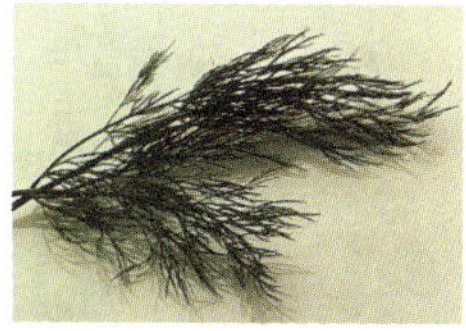
Dill.

Estragon ist eine mehrjährige Staude. Die Estragonpflanze hat länglich-schmale Blätter und unscheinbare Blüten.
Man erntet die jungen zarten Blätter kurz vor der Blütezeit. Estragon sollte frisch verwendet werden, da durch Trocknung ein Teil des Aromas verloren geht. Die bekannteste Verwendungsmöglichkeit von Estragon ist die „Sauce Vinaigrette“.

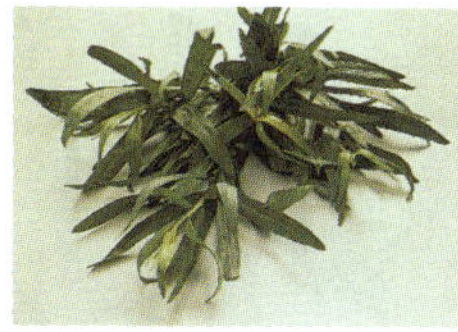
Estragon.

Vom zweijährigen **Fenchel** werden die Samen zum Würzen geerntet. Fenchel gibt es auch als Gemüse. Die zarten frischen Blätter werden feingeschnitten und Salaten zugegeben.

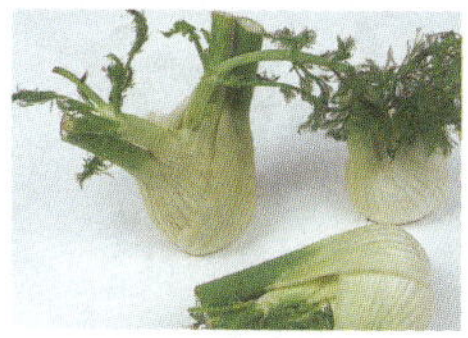
Fenchel.

Kerbel sieht Petersilie ähnlich, die Ränder der Blätter sind gefiedert.
Er hat seine beste Würzkraft als frisches Kraut, das kurz vor der Blüte geerntet wird. Geschmacklich ähnelt Kerbel Fenchel oder Anis.
Kerbel sollte, weil sich beim Kochen die Aromastoffe verflüchtigen, erst kurz vor dem Servieren zugegeben werden.

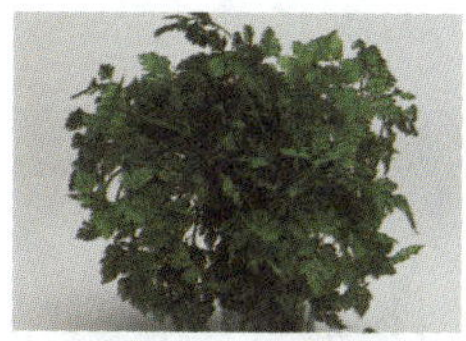
Kerbel.

Vom **Knoblauch** wird zum Würzen die Knolle verwendet. Knoblauch enthält Schwefelverbindungen (Sulfide), die keimhemmend und antioxidativ wirken.
Knoblauchgeruch bleibt noch lange nach dem Genuss erhalten. Sein Geschmack ähnelt dem des Porrees (Lauch).
Knoblauch wächst am besten in warmen Ländern, in der Mittelmeerküche ist er sehr beliebt.

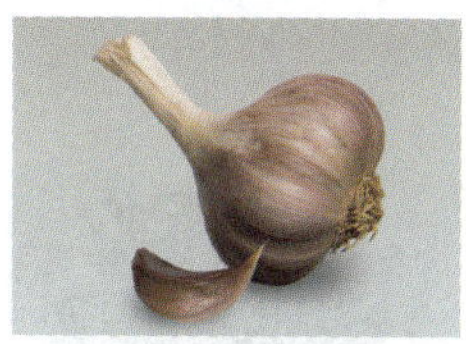
Knoblauch.

Brunnenkresse wächst wild an Bächen, Quellen und auf feuchten Wiesen.

Kapuzinerkresse wird mehr als Blume gezogen, sieht aber als essbare Garnitur von Salaten hübsch aus.

Gartenkresse gedeiht im Kräutergarten und im Winter auf feuchtem Ton oder Watte auf der Fensterbank.
Der scharfe Geschmack der Kresse entsteht durch Senföl, einem ätherischen Öl. Da Kresse durch Erhitzen bitter wird, sollte sie stets roh verwendet werden. Sie wird nur frisch eingesetzt.

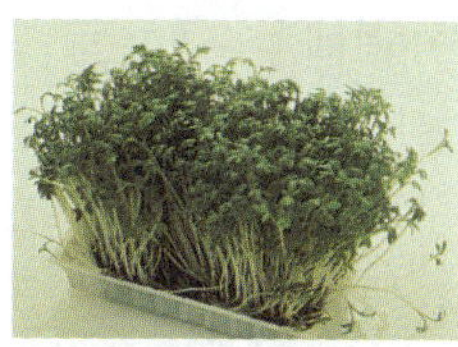
Kresse.

Nur wer sich mit Kräutern gut auskennt, sollte diese in der freien Natur sammeln!

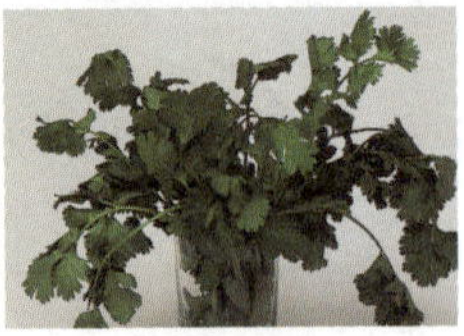
Koriander.

Koriander hat ähnliche Blätter wie Petersilie. Das frische Kraut riecht unangenehm, weshalb die Pflanze auch Wanzendill genannt wird. In der europäischen Küche werden vor allem die getrockneten und gemahlenen Samen für Weihnachtsgebäck und als Brot- und Wurstgewürz verwendet, in Indien auch die Blätter für Currymischungen.

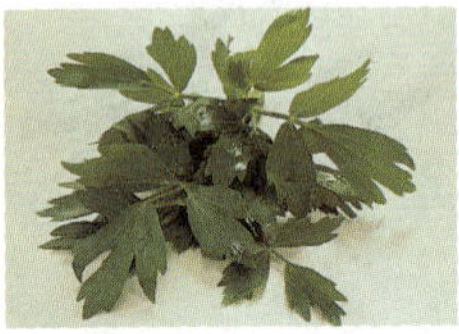
Liebstöckel.

Liebstöckel ist eine mehrjährige Staude, die bis zu 2 Meter groß werden kann. Die Blätter sehen denen des Selleries ähnlich. Hierzulande wird Liebstöckel auch als Maggikraut bezeichnet, weil er der Flüssigwürze im Geschmack ähnelt. Im Gegensatz zu den meisten Küchenkräutern bleibt beim Liebstöckel das Aroma auch in getrockneten Blättern erhalten. Man verwendet ihn sparsam zu Salaten, Suppen, Soßen, Gemüse und Braten.

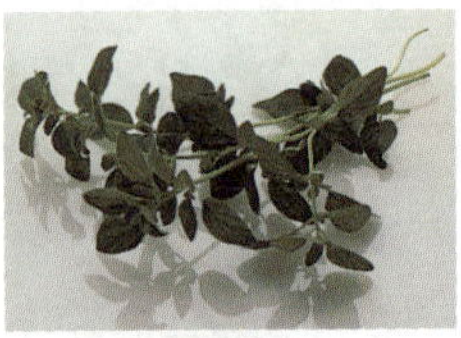
Majoran.

Majoran ist in Mitteleuropa ein einjähriges Gewächs, im wärmeren Mittelmeerraum ist er ein ausdauernder Strauch. Vom Majoran werden die länglich-eiförmigen graufilzigen Blätter, die Knospen und Sprossenden geerntet. Getrocknet kommt Majoran gerebelt (zerrieben), geschnitten oder gemahlen in den Handel.
Majoran duftet durch seine ätherischen Öle stark und aromatisch. Wegen seines würzigen und leicht brennenden Geschmacks sollte er nur sparsam verwendet werden.

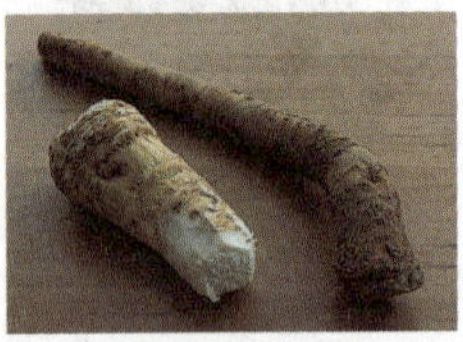
Meerrettich.

Meerrettich ist eine winterfeste mehrjährige Pflanze, deren lange Pfahlwurzel zum Würzen verwendet wird. Nach zweijährigem Wachstum werden die Wurzeln geerntet, gesäubert, geraspelt und in Essig oder durch Tiefgefrieren haltbar gemacht. Der zähe Kern der Wurzel wird nicht verwendet. Meerrettich passt zu kaltem Rindfleisch (Tafelspitz) und Fisch. Im Salat, zu Spinat, Mangold oder Grünkohl können auch die frischen Blätter verwendet werden.

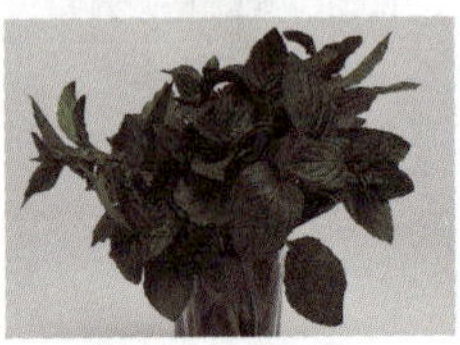
Pfefferminze.

Minze. Von dieser winterfesten, mehrjährigen Staude gibt es viele Arten mit unterschiedlichen Aromen und Düften, wie z.B. die Apfelminze, Ananasminze, Eau-de-Cologne-Minze und die Pfefferminze.
Für den Anbau im eigenen Garten ist es wichtig, beim Kauf auf die Bezeichnung „Echte Minze" zu achten.
Das Minzöl (Menthol) verleiht der Pflanze sein typisches Aroma. Der Gehalt dieses ätherischen Öls ist vor der Blüte am höchsten.
Beim Kochen sollten getrocknete Blätter verwendet werden, für Tee eignen sich frische oder getrocknete Blätter. Pfefferminzöl wird auch zur Herstellung von Kaugummi (Spearmint) und Zahnpasta verwendet.

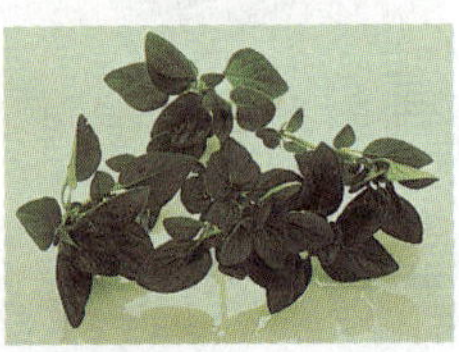
Oregano.

Oregano wird auch wilder Majoran genannt. Er wächst als buschiges Kraut mit vielen schwach behaarten Blättern, die frisch oder getrocknet verwendet werden können.
Bester Erntetermin ist die Blütezeit. Oregano ist in der italienischen Küche das beliebteste Gewürzkraut.

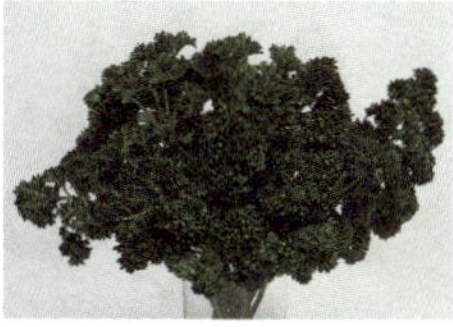
Petersilie.

Petersilie ist ein zwei- bis mehrjährig kultiviertes Kraut, das als Blattpetersilie und Wurzelpetersilie verwendet wird. Sie ist eins der am häufigsten gebrauchten Küchenkräuter. Petersilie gibt es frisch, gefriergetrocknet und tiefgefroren.
Frische Petersilie sollte man den Speisen erst nach dem Kochen zugeben, da die ätherischen Öle keine Hitze vertragen. Schonend getrocknete Blätter dürfen kurz aufgekocht werden.
Petersilie kann sehr vielseitig verwendet werden, zum Würzen ebenso wie zum Dekorieren der Speisen. Sie liefert Vitamin C, Provitamin A, Calcium und Kalium in beachtenswerten Mengen.

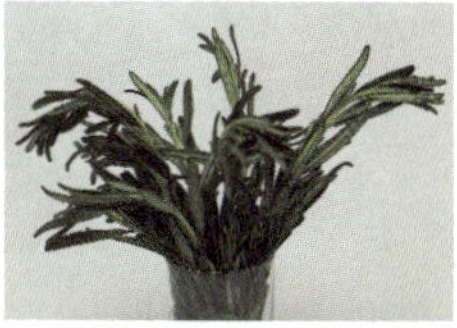
Rosmarin.

Rosmarin wächst als immergrüner Strauch bevorzugt im Mittelmeerraum. Kurz vor, während oder nach der Blüte können die jungen Triebspitzen geerntet werden, die wie Tannennadeln aussehen.
Rosmarin kann im Winter auf der Fensterbank gezogen werden, sodass man frische Blätter zur Verfügung hat. Er würzt intensiv, man sollte ihn sparsam dosieren.

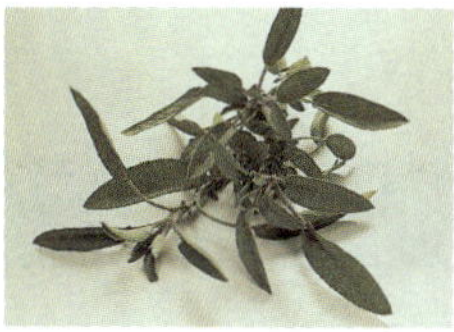
Salbei.

Salbei ist ein ausdauernder Strauch. Er hat grüngraue, behaarte, länglicheiförmige Blätter, die frisch oder getrocknet in den Handel kommen. Salbei wird wegen seines hohen Gehalts an verschiedenen ätherischen Ölen nicht nur zum Kochen, sondern auch zur Mundhygiene, für Seifen und Medikamente verwendet.
Trockene Salbeiblätter enthalten konzentriertere Mengen der Aromen als frische Blätter.

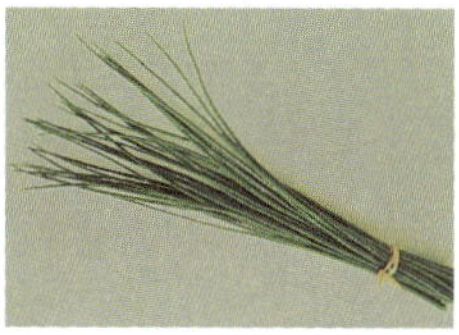
Schnittlauch.

Schnittlauch ist neben Petersilie das bekannteste Küchenkraut. Er gehört zu den Zwiebelgewächsen. Schnittlauch hat kahle, röhrenförmige Blätter, die fast das ganze Jahr geschnitten werden können. Schnittlauch passt zu allen Speisen, die auch Zwiebeln oder Lauch als Gewürz vertragen.
Es gibt ihn in Töpfen, getrocknet oder tiefgefroren im Handel. Damit er seine Aromen besser entfalten kann, sollte getrockneter Schnittlauch in kaltem Wasser eingeweicht werden, bevor er der Speise zugegeben wird.

Schnittsellerie besitzt dunkelgrüne Blätter, die denen der Gemüseselleriearten ähneln.
Er kann all den Gerichten zugegeben werden, die auch mit Petersilie und Schnittlauch verfeinert werden. Die Selleriesamen werden gemahlen als Selleriesalz angeboten.

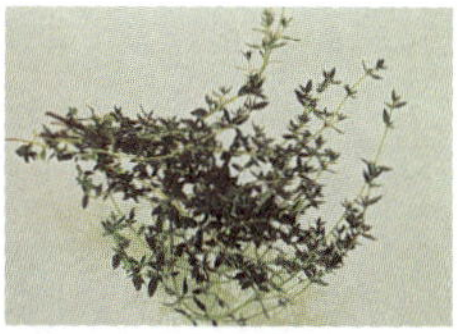
Thymian.

Thymian wächst als ausdauernder Strauch vor allem in Mittel- und Südeuropa wild an Berghängen und auf Sommerwiesen. Er kann aber auch im Hausgarten gezogen und erwerbsmäßig angebaut werden. Die kurz vor der Blüte geernteten Blätter und Sprossenden werden getrocknet, da die Trocknung das Aroma sehr lange erhält.
Thymian kann auch frisch verwendet werden. Er schmeckt herb und wird gern zu deftigen Speisen gegeben.

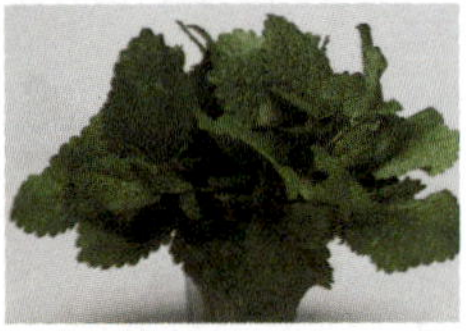

Zitronenmelisse.

Zitronenmelisse („Melissa“: griechisch „Honigbiene“) ist eine winterfeste, immergrüne Pflanze mit vierkantigem Stängel und herzförmigen krausen Blättern. Die Pflanze wird auch Bienenfang, Bienen- oder Immenkraut genannt, weil sich auf ihr im Sommer die Bienen tummeln.

Die ätherischen Öle des Melissengeistes wirken lindernd bei Verdauungsbeschwerden, leichten Krämpfen und Kopfschmerzen.
Zerrieben duften die Blätter stark nach Zitrone, weshalb sie gut für Salate (auch Obstsalat), Wild- und Pilzgerichte geeignet sind.

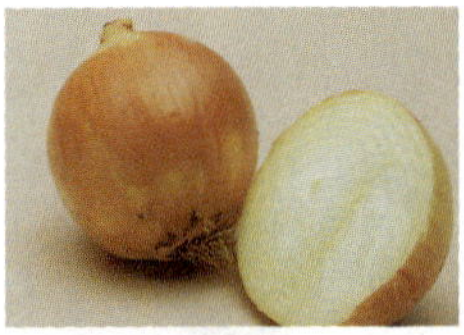

Zwiebeln.

Zwiebeln werden als Gemüse und auch zum Würzen verwendet. Es gibt zahlreiche in Form und Farbe verschiedene Arten. Zwiebeln sind zweijährige Pflanzen, deren unterirdisches Organ, die Zwiebel, als Nährstoffspeicher und damit zur Vermehrung dient. Zwiebeln werden im Hausgarten und im Erwerbsgartenbau gezogen. Da sie das ganze Jahr über frisch gekauft werden können, sollten nur ausnahmsweise getrocknete Zwiebelprodukte verwendet werden.

▶ Sekundäre Pflanzenstoffe S. 222

Der beißende, tränentreibende Saft der Zwiebel enthält Schwefelverbindungen. Diese Sulfide können bei häufigem Verzehr von Zwiebeln das Risiko, an Magenkrebs zu erkranken, senken.
Sulfide gehören zu den sekundären Pflanzenstoffen.
Zwiebeln können roh, gedünstet oder gebraten vielseitig verwendet werden.

Obst und Südfrüchte

Obst ist ein Sammelbegriff für die essbaren Früchte und Samen mehrjähriger Pflanzen.

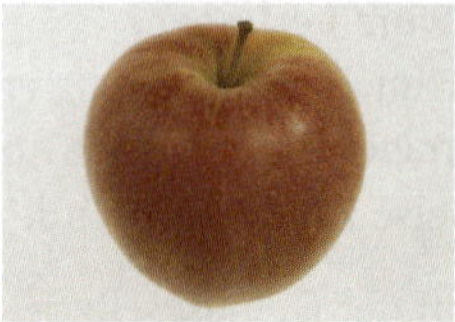

Idared.

Kernobst
Apfel
Birne
Apfelquitte
Birnenquitte
Loquat (Japanische Mispel)

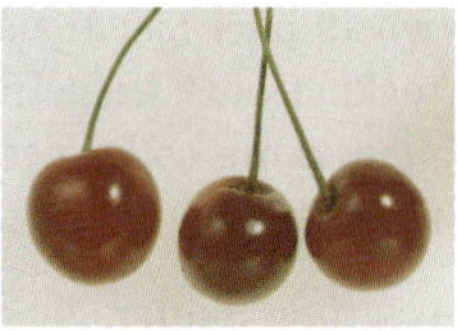

Sauerkirschen.

Steinobst
Kirsche
Pflaume (Pflaume, Zwetschge, Reneklode, Mirabelle)
Pfirsich
Nektarine
Aprikose (österr.: Marille)
Dattel
Schlehe

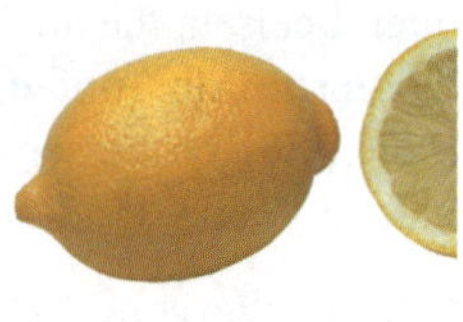

Zitrone.

Zitrusfrüchte
Apfelsine (Orange)
Grapefruit
Pampelmuse
Mandarine
Zitrone
Limette
Kumquat

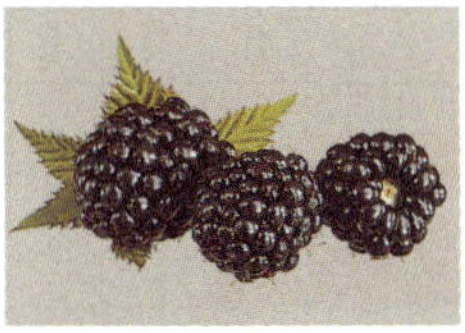

Brombeeren.

Beerenobst
Erdbeere[1]
Johannisbeere
Stachelbeere
Himbeere
Brombeere
Heidel- (Blau-, Bickbeere)
Preisel-(Krons-)beere
Tafeltraube (Weintraube)
Kap-Stachelbeere (Physalis)

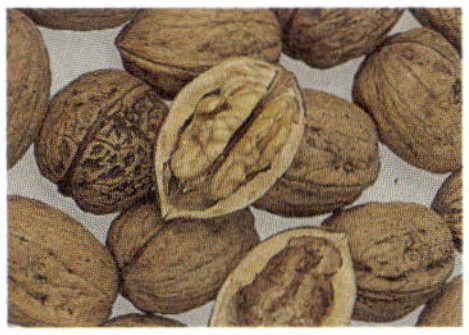

Walnuss.

Schalenobst
Haselnuss
Walnuss
Mandel
Esskastanie
Pistazie
Pekannuss
Paranuss
Kaschukern (Cashewnut)
Erdnuss
Kokosnuss
Macadamianuss

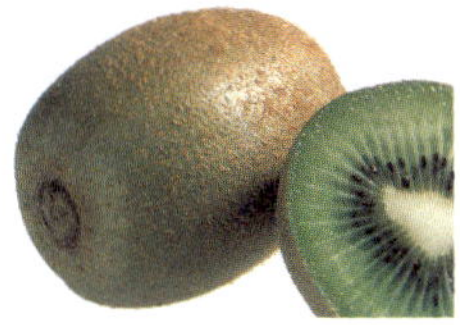

Kiwi.

Exotische Früchte
Ananas
Banane
Feige
Karambole (Sternfrucht)
Cherimoya
Baumtomate
Kaki (Sharon)
Kiwi
Litchi
Papaya
Pepino
Granatapfel
Passionsfrucht
Guave
Mango
Nashi (Sandbirne)

1 botanisch ist die Erdbeere eine Nuss

Alle Obstarten, mit Ausnahme des Schalenobstes, haben einen hohen Wassergehalt und demzufolge einen geringen Energiegehalt. Nur Nüsse enthalten viel Fett und sind deshalb sehr energiereich. Obst ist wegen seines Vitamingehalts besonders wertvoll.
Im Jahr 1998 verbrauchte der Bundesbürger ca. 120 kg Frischobst und Zitrusfrüchte.

Das Bild auf der folgenden Seite gibt einen Überblick über die Ernte- bzw. Hauptangebotszeiten von Obst.

Wachsen von Obst. Zum Schutz vor Austrocknung darf die Oberfläche von Zitrusfrüchten, Melonen, Äpfel und Birnen gewachst werden.
Bei Obst, das üblicherweise vor dem Verzehr nicht geschält wird, hat diese Behandlung Nachteile. Das Wachs verhindert, dass z.B. Schmutz oder auf der Oberfläche vorhandene Schadstoffe abgewaschen werden können.

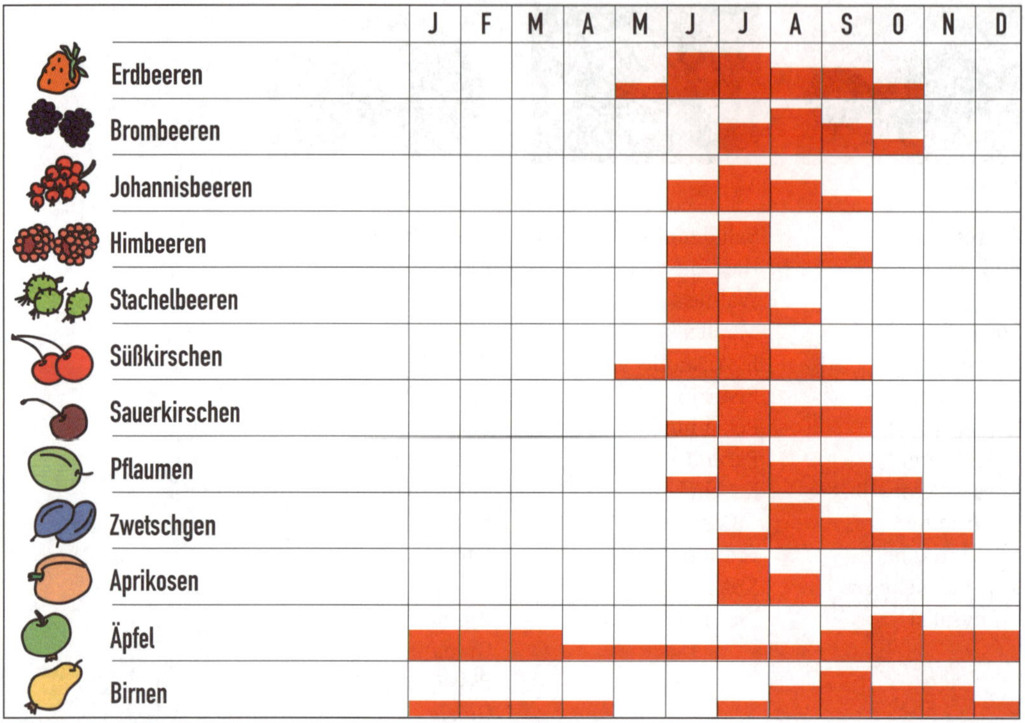

Obst-Saisonkalender.

Obsterzeugnisse

Zu den Obsterzeugnissen gehören

- Trockenfrüchte,
- Obstkonserven,
- Konfitüre, Gelees und Marmeladen,
- tiefgefrorenes Obst,
- kandierte Früchte,
- alkoholfreie Getränke aus Obst.

Trockenfrüchte sind reife, gereinigte und durch Luft oder Wärme getrocknete reife Früchte. Am geeignetsten und deshalb am häufigsten angeboten werden getrocknete Äpfel, Pflaumen, Aprikosen, Datteln, Feigen und die unter dem Sammelbegriff „Rosinen" bekannten Korinthen, Sultaninen und Traubenrosinen.
Trockenobst darf geschwefelt und konserviert werden, damit es haltbar ist. Dazu wird Schwefeldioxid verwendet, das gegen Farbveränderungen und Schädlinge wirkt. Geschwefelte Früchte müssen gekennzeichnet sein.

Obstkonserven sind Erzeugnisse, die durch Erhitzen in luftdicht verschlossenen Gläsern oder Dosen haltbar gemacht sind. Sie dürfen Zucker, aber keine Konservierungsstoffe enthalten. „Dunst-Obsterzeugnisse" enthalten keinen Zuckerzusatz.

Formulierung	Zuckergehalt pro 100 g Obstkonserve
„sehr leicht gezuckert“	9 bis 14 g
„leicht gezuckert“	14 bis 17 g
„gezuckert“	17 bis 20 g
„stark gezuckert“	mehr als 20 g

Tabelle 3.10 Zuckergehalt in Obstkonserven.

Konfitüren und Marmeladen sind Obsterzeugnisse aus Früchten, aus Fruchterzeugnissen und aus Zucker.

Es gibt zwei Qualitätsstufen:

- Enthält die Konfitüre eine bestimmte Mindestmenge an Früchten, z. B. bei Erdbeerkonfitüre 45 g Erdbeeren auf 100 g Konfitüre, darf der Zusatz „Extra“ auf dem Etikett stehen.
- Enthält die Konfitüre bei den gängigen Sorten nur 35 g Früchte oder Saft oder wässrige Auszüge einer Fruchtart, dann handelt es sich um Konfitüre „einfach“.

Als Marmelade dürfen nur Erzeugnisse aus Zitrusfrüchten bezeichnet werden. Sie enthält pro 100 Gramm mindestens 20 g Zitrusfrüchte.

Fruchtaufstrich ist ein Produkt, das mehr als 50 % oder weniger als 30 % Früchte enthält. Wird ein Obsterzeugnis nicht mit Zucker, sondern mit Honig, Fruchtzucker, Ahornsirup etc. hergestellt, heißt es ebenfalls Fruchtaufstrich.

Aufgaben und Arbeitsaufträge

1. Warum wird die Kartoffel in der Vollwert-Ernährung besonders empfohlen?
2. Erstellen Sie mithilfe der Nährwerttabelle (siehe Anhang) eine Tabelle mit den prozentualen Anteilen von Eiweiß, Fett, Kohlenhydraten und Ballaststoffen von Hülsenfrüchten, Sojabohne und Erdnuss.
3. Ordnen Sie den vier Jahreszeiten die dann hauptsächlich angebotenen Gemüsesorten zu. – Legen Sie dazu eine Tabelle an, die Sie evtl. mit Zeichnungen oder ausgeschnittenen und aufgeklebten Fotos beleben.
4. Warum darf Spinat nicht aufgewärmt werden?
5. Schreiben Sie ein interessantes Referat über die Bedeutung der Küchenkräuter für die Speisenzubereitung.
6. Ordnen Sie den vier Jahreszeiten die hauptsächlich angebotenen Obstsorten zu. – Erweitern Sie dazu ggf. die Tabelle aus Aufgabe 3.
7. Wie unterscheiden sich Konfitüre, Marmelade und Fruchtaufstrich?

Pflanzliche Lebensmittel sind deshalb für die menschliche Ernährung besonders geeignet, weil sie Inhaltsstoffe in den Mengen enthalten, die für eine gesunde Ernährung empfehlenswert sind.

Grundsätzlich unterscheidet man folgende Nährstoffe als Inhaltsstoffe von Lebensmitteln:

- Kohlenhydrate,
- Eiweiße,
- Fette.

primär = der erste
makro = groß
mikro = klein

Diese drei Nährstoffe bezeichnet man als Haupt-, Primär- oder Makronährstoffe.

Daneben gibt es die ebenso wichtigen Mikronährstoffe:

- Vitamine,
- Mincralstoffc,
- sekundäre Pflanzenstoffe.

Auch Wasser ist ein wichtiger Inhaltsstoff und notwendiges Lebensmittel:

Makronährstoffe	Mikronährstoffe
Kohlenhydrate Eiweiße Fette	Vitamine Mineralstoffe sekundäre Pflanzenstoffe
Wasser	

In diesem Buch sind alle Seiten, auf denen wichtige Inhalts- oder Nährstoffe behandelt werden, gelb hinterlegt.

Kohlenhydrate

Fotosynthese: Aufbau chemischer Verbindungen in grünen Pflanzen durch Lichteinwirkung

Pflanzen bestehen überwiegend aus Kohlenhydraten. Nur Pflanzen sind fähig, mithilfe ihres grünen Blattfarbstoffs Chlorophyll und mit Sonnenlicht aus Wasser und dem Kohlendioxid der Luft Zucker herzustellen (Fotosynthese):

$$6\,CO_2 + 6\,H_2O \xrightarrow{\text{Sonnenlicht (UV-Strahlung)}} C_6H_{12}O_6 + 6\,O_2$$

$$\text{Kohlendioxid + Wasser} \longrightarrow \text{Zucker + Sauerstoff}$$

C = Kohlenstoff
H = Wasserstoff
O = Sauerstoff
H_2O = Wasser
CO_2 = Kohlendioxid
$C_6H_{12}O_6$ = Zucker

Die beiden Ausgangsstoffe **Kohlendioxid** und Wasser (griechisch **hydor**) gaben den Kohlenhydraten den Namen.

Einfachzucker

Einen Zucker kann man sich als eine Kette von 6 Kohlenstoffatomen vorstellen, an denen Wasser (H_2O) angesetzt ist:

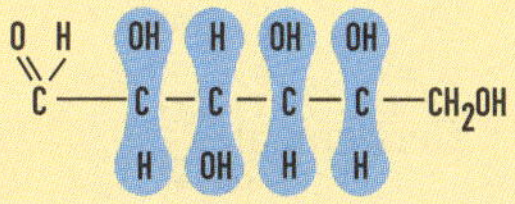

Chemische Formel eines Zuckers (Glucose).

Zucker kommt in Früchten, Gemüse und Getreide vor. In den Pflanzensäften sind die Zuckermoleküle aufgelöst. Sie haben das Bestreben, mit ihrer Kohlenstoffkette einen Ring zu bilden. Diese Entdeckung hat zu der vereinfachten Darstellung des Sechsecks als Symbol für einfache Zucker geführt.

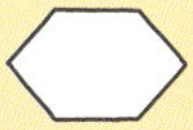

Einfachzucker.

Die allgemeine Summenformel der Einfachzucker lautet: $C_6H_{12}O_6$.

Alle Zuckernamen enden auf **-ose.**

Deutsche Bezeichnung	Fachausdruck	Vorkommen
Traubenzucker	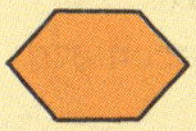 Glucose	Obst, Obstsäfte, Honig
Fruchtzucker	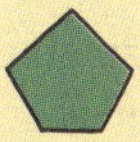 Fructose	Obst, Honig
Schleimzucker	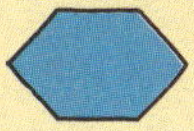 Galactose	Milch, Milchprodukte

Tabelle 3.11 Einfachzucker.

Doppelzucker

Aus Einfachzuckern können in der Natur auch Doppelzucker (Zweifachzucker) gebildet werden.

Saccharose: lat. Saccharum = Zucker

Deutsche Bezeichnung	Fachausdruck	Vorkommen
Rübenzucker, Rohrzucker; Haushaltszucker	Glucose + Fructose 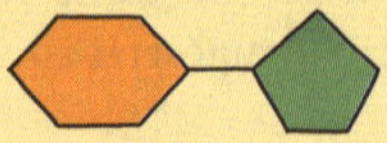 Saccharose	Zuckerrüben, Zuckerrohr
Malzzucker	Glucose + Glucose 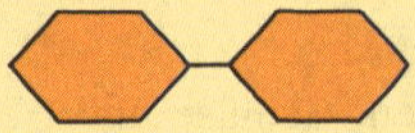 Maltose	Gerstenmalz
Milchzucker	Glucose + Galactose 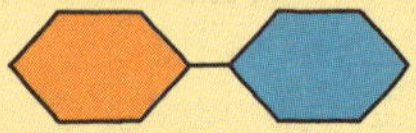 Lactose	Milch von Tieren, Muttermilch

Tabelle 3.12 Doppelzucker.

Die Kohlenhydrate werden auch Saccharide genannt.
Einfachzucker nennt man Monosaccharide, Zweifachzucker Disaccharide.

Oligosaccharide und Polysaccharide

oligo = mehr

Wenn mehr als zwei Einfachzucker zu einer Zuckerkette zusammengesetzt sind, spricht man von Oligosacchariden.

Raffinose ist z.B. ein Dreifachzucker, der in Zuckerrüben und Honig vorkommt.
Ab zehn Einfachzuckern in einer Kohlenhydratkette spricht man von Vielfachzuckern, den Polysacchariden. Dazu gehören z.B. die Stärke, das Glycogen und einige Ballaststoffarten.
Für Polysaccharide hat sich die Bezeichnung komplexe Kohlenhydrate eingebürgert.
Die Pflanzen können Energie auf engem Raum speichern, indem sie Zucker zu Stärke zusammensetzen. Diese Energievorräte liegen als Stärkekörner vor.

Stärke = Reservekohlenhydrat

Stärke kommt in Getreide, Kartoffeln, Hülsenfrüchten und Gemüse vor und in manchen Früchten wie z.B. Bananen.

Vor allem in den Teilen, die für das Wachstum einer neuen Pflanze wichtig sind, befinden sich die Stärkereserven, nämlich in den Getreidekörnern oder in den Knollen der Kartoffelpflanze. Wenn Getreide keimt, wird die Stärke zur Energiegewinnung mobilisiert.

Pflanzliche Stärke besteht aus zwei verschiedenartigen Kohlenhydraten, der Amylose und dem Amylopektin. Amylose ist aus etwa 250 bis 300 Glucosebausteinen geradlinig zusammengesetzt. Diese Kohlenhydratkette ist wie eine Spirale gedreht. Amylopektin ist aus mehreren tausend (bis zu einer Million) Glucosebausteinen zusammengesetzt. Die Ketten verzweigen sich nach etwa jeder 25. Glucoseeinheit wie Äste an einem Baum.

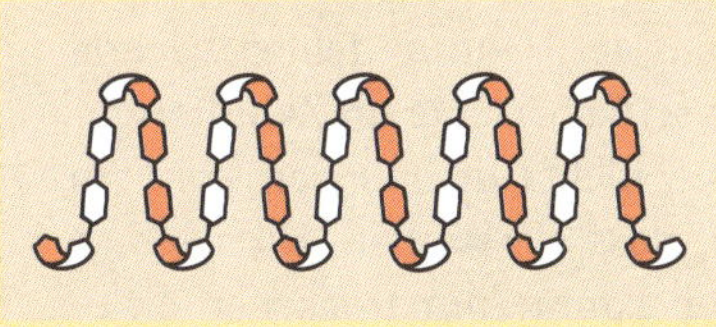

Amylose.

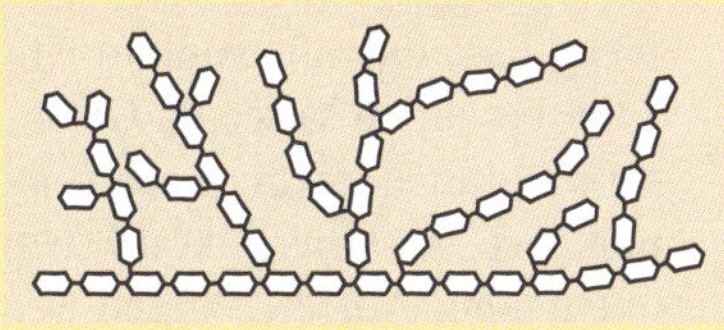

Amylopektin.

In den Stärkekörnern beträgt der Anteil der Amylose ca. 20% bis 30%, der Anteil des Amylopektins ca. 70% bis 80%.
Die Stärke der meisten pflanzlichen Nahrungsmittel ist für Menschen ohne Vorbehandlung verdaulich, außer der Kartoffelstärke. Daher sollten Kartoffeln grundsätzlich vor dem Verzehr gegart werden.

Glycogen ist ein Kohlenhydratspeicher in Muskel und Leber. Es besteht aus etwa 100000 Glucoseresten und ist stark verzweigt.

Energieumwandlung bei Kohlenhydraten S. 106

Einige **Ballaststoffarten** sind pflanzliche Gerüststoffe aus vielen tausend Glucoseresten.

Ballaststoffe S. 228

Bewertung der einzelnen Kohlenhydratarten

Nicht isolierte Zucker in Obst, Trockenfrüchten und Gemüse sind günstig zu bewerten, weil sie im Verbund mit günstigen Inhaltsstoffen verzehrt werden.
Isolierte Zucker (Haushaltszucker) und hochkonzentrierte Zuckerlieferanten wie Honig, Apfeldicksaft und Birnendicksaft in größeren Mengen sind ungünstig zu bewerten, weil dies Karies verursacht.

Karies S. 157

Stärkearten in Getreide und Getreideprodukten, Gemüse und Kartoffeln sättigen lange, deshalb sind sie als günstige Kohlenhydrate zu betrachten. Ballaststoffe unterstützen die langanhaltende Sättigung der Speisen und fördern die Verdauung.

Aufgaben und Arbeitsaufträge

Kohlenhydrate

1. Erklären Sie die Bildung der Kohlenhydrate in der Pflanze.
2. Nennen Sie die drei Arten der Kohlenhydrate und geben Sie jeweils die kleinsten Bausteine an.

Vitamine

Entdeckung der Vitamine. Unterversorgungen an bestimmten Vitaminen sind im Laufe der Jahrhunderte oft bei Seefahrern, im Krieg bei Soldaten und Bevölkerung oder nach langen, harten Wintern aufgetreten. Damals wussten die Menschen nur noch nicht, dass ihnen bestimmte Stoffe aus der Nahrung fehlten. Schon 1496 beschrieb Vasco da Gama, wie seine Seeleute an Zahnfleischschwellungen erkrankten, sodass sie nichts mehr essen konnten und viele so schwer krank wurden, dass sie starben. Nur wenige überlebten. Auf die langen Seereisen konnte nur trockener Zwieback und Trockenfleisch mitgenommen werden, frisches Obst und Gemüse fehlte. Ein englischer Arzt vermutete, dass diese Krankheit, Skorbut genannt, mit dem Essen zu tun haben müsste, und gab Soldaten täglich zwei Orangen und eine Zitrone. Die Krankheit verschwand. Erst 1928 fand ein ungarischer Forscher das Vitamin C und nannte es Ascorbinsäure, die Anti-Skorbut-Säure.

vita (lat.): das Leben; amin: stickstoffhaltige chemische Verbindung

Pflanzliche Lebensmittel versorgen uns mit einer wichtigen Stoffgruppe, den Vitaminen. Es gibt 13 für den Menschen wichtige Vitamine, die in unterschiedlichen Mengen in den verschiedenen Lebensmitteln – auch in tierischen – vorkommen.

essenziell: lebensnotwendige Stoffe, die der Körper nicht selbst produzieren kann

Vitamine sind lebensnotwendige, in kleinsten Mengen hochwirksame organische Stoffe, die der menschliche Körper nicht oder nur in unzureichender Menge selbst herstellen kann. Deshalb muss sich der Mensch diese essenziellen Wirkstoffe über Speisen und Getränke zuführen.

1 mg (Milligramm) = 1 Tausendstel Gramm, 1 µg (Mikrogramm) = 1 Tausendstel Milligramm

Einige Vitamine werden vom menschlichen Körper in Mengen von wenigen Milligramm, andere in Mengen von wenigen Mikrogramm benötigt.

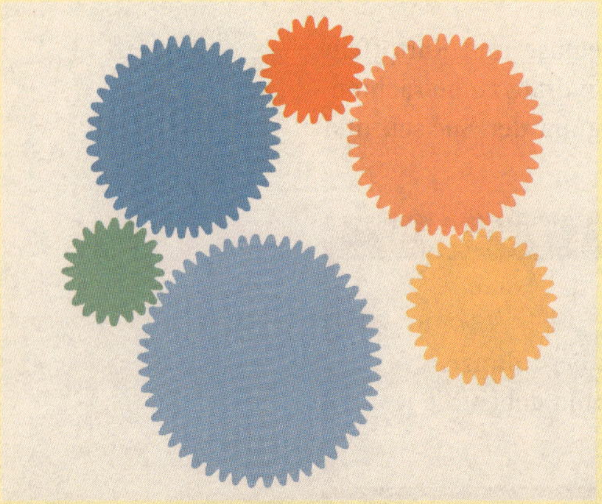

Bedeutung der Vitamine für den Stoffwechsel.

Wir können uns unseren Körperstoffwechsel wie ein Uhrwerk vorstellen, in dem die Vitamine die Zähne der Zahnräder sind. Fehlt ein Zahn, hakt das Uhrwerk, der Organismus stockt. Fehlen viele Zähne, kann das Uhrwerk nicht mehr laufen bzw. unser Stoffwechsel funktioniert nicht mehr.

Einteilung der Vitamine. Die 13 bekannten Vitamine unterscheiden sich in ihrem chemischen Aufbau stark voneinander. Aus praktischen Gründen wurden sie nach ihrer Löslichkeit eingeteilt:

Wasserlösliche Vitamine	Fettlösliche Vitamine
Vitamin B_1 = Thiamin	Vitamin A = Retinol
Vitamin B_2 = Riboflavin	Vitamin D = Calciferole
Vitamin B_6 = Pyridoxin	Vitamin E = Tocopherole
Vitamin B_{12} = Cobalamine	Vitamin K = Phyllochinon
Vitamin C = Ascorbinsäure	
Biotin (Vitamin H)	
Folsäure	
Niacin	
Pantothensäure	

Tabelle 3.13 Wasserlösliche und fettlösliche Vitamine.

Werden wasserlösliche Vitamine in größeren Mengen über die Nahrung aufgenommen, als gerade benötigt werden, wird dieses Überangebot über den Urin ausgeschieden, nur geringe Mengen werden im Körper zurückgehalten. Fettlösliche Vitamine können, wenn sie in bedarfsübersteigenden Mengen über die Lebensmittel zugeführt werden, von der Leber und anderen Organen gespeichert werden. Wird über längere Zeit zu viel von diesen Vitaminen aufgenommen, kann es zu einer krankhaften Überversorgung, der Hypervitaminose, kommen.
Andererseits ist es vorteilhaft, ein Vitamin speichern zu können, sodass bei längerer schlechterer Nahrungszusammensetzung eine Reserve vorhanden ist.
Bei wasserlöslichen Vitaminen sind Hypervitaminosen selten, eher wird der Körper nicht ausreichend mit diesen Vitaminen (v.a. B-Vitamine) versorgt. Eine Unterversorgung mit Vitaminen wird Hypovitaminose genannt.
Fehlt ein bestimmtes Vitamin ganz und gar im Körper, spricht man von einer Avitaminose.

griech. hyper = über, hypo = unter, a = ohne

Bioverfügbarkeit. Die Möglichkeit, einen im Lebensmittel vorkommenden Nährstoff tatsächlich im Darm aufzunehmen, bezeichnet man als Bioverfügbarkeit. Ist die Aufnahme aus verschiedenen Gründen gestört, spricht man von schlechter Bioverfügbarkeit.
Vitamin C z.B. verbessert die Bioverfügbarkeit des Mineralstoffs Eisen aus pflanzlichen Lebensmitteln.

Wasserlösliche Vitamine

Name des wasserlöslichen Vitamins	Vorkommen	Aufgaben, Wirkung im Körper
Vitamin C Ascorbinsäure	Obst, Zitrusfrüchte, Gemüse und daraus hergestellte Säfte, Kartoffeln	• Bestandteil von Enzymen • Antioxidans • Unterstützung der Eisenverwertung • Unterstützung der Abwehrkräfte
Vitamin B_1, Thiamin	mageres Schweine- und Geflügelfleisch, Fisch, Vollkornprodukte, Hülsenfrüchte, Kartoffeln	• Bestandteil von Enzymen des Kohlenhydrat- und Energiestoffwechsels
Vitamin B_2, Riboflavin	Milch, Milchprodukte, Fleisch, Fisch, Eier, Vollkornprodukte	• Teil von Enzymen des Eiweiß-, Fett- und Kohlenhydratstoffwechsels
Vitamin B_6, Pyridoxin	Fisch, Hühner- und Schweinefleisch, Gemüse, Hülsenfrüchte, Kartoffeln, Getreide	• Bestandteil von Enzymen des Eiweißstoffwechsels • Aufbau der roten Blutkörperchen
Vitamin B_{12}, Cobalamin	nur in tierischen Lebensmitteln wie Fleisch (v. a. Leber), Fisch, Eier, Milch und Milchprodukte, und in milchsauer vergorenen Lebensmitteln wie Sauerkraut, Kefir, Brottrunk	• Blutbildung in Verbindung mit Folsäure
Niacin	mageres Fleisch, Innereien, Fisch, Milch Eier, Vollkornprodukte, Erbsen	• Auf- und Abbau von Kohlenhydraten, Fettsäuren und Aminosäuren

Mangelerscheinungen	Störung der Aufnahme	Ursachen und Folgen von Überversorgung	Schädliche Einwirkungen
• Müdigkeit • Leistungsschwäche • schlechte Wundheilung • Moeller-Barlowsche Krankheit • Skorbut	• Antibabypille • Medikamente • Alkohol • Rauchen	• Nierensteine • Durchfall	• Sauerstoff • Hitze • Licht • lange Lagerung
• Beeinträchtigung des Nerven- und Herz-Kreislaufsystems • Konzentrationsschwäche	• Alkohol	nur bei sehr hohen Dosen (Präparate): • Hitzegefühl • Übelkeit • Herzklopfen	• Hitze • Sauerstoff
• Wachstumsstörungen • Entzündungen der Zungen- und Mundschleimhäute • Einrisse in Mundwinkeln • Blutarmut, Müdigkeit	• Erkrankungen des Verdauungstrakts • Leberschäden (durch ständigen Alkoholmissbrauch)	nicht bekannt	• Hitze • Licht
• Hautveränderungen wie bei Vitamin B_2 • Blutarmut • Nervenentzündungen • Reizbarkeit	• Antibabypille • krampflösende Medikamente	nur wenn B_6-haltige Präparate eingenommen werden: Nervenleiden	• Hitze • Licht
• Blutarmut • Störung des Eiweißaufbaus • Nervenschädigungen	• operative Entfernung des Magens • Magenschleimhautentzündung • Entzündungen des unteren Dünndarms	nicht bekannt	• Licht • Sauerstoff
• Hautveränderungen • Durchfall, Appetitlosigkeit • Pellagra (bei gleichzeitigem Eiweißmangel)	• Verdauungsstörungen • Antibiotika • Alkohol • Vitamin B_6-Mangel	nicht bekannt bei normaler Ernährung	wenig empfindlich

Name des wasserlöslichen Vitamins	Vorkommen	Aufgaben, Wirkung im Körper
Folsäure	Weizenkeime, Sojabohnen, grünes Gemüse, z.B. Spinat, Kohl, Gurke; Tomate, Orangen, Weintrauben, Kartoffeln; Fleisch, Leber, Milch, Milchprodukte, Eier	• Zellteilung • Zellneubildung
Pantothensäure	in fast allen Lebensmittel („pan"= alles)	• Abbau von Fetten, Kohlenhydraten, verschiedenen Aminosäuren • Aufbau von Fettsäuren, Cholesterin und Hormonen
Biotin (Vitamin H)	Nüsse, Haferflocken, Sojabohnen, Champignons, Linsen, Eigelb, Leber	• Enzymbestandteil • Abbau von Eiweißbausteinen (Aminosäuren) • Auf- und Abbau von Fettsäuren

Tabelle 3.14 Wasserlösliche Vitamine.

Fettlösliche Vitamine

Vitamine können auch als „halbfertige Vitamine" in unserer Nahrung vorkommen, man nennt sie dann Vorstufen oder Provitamine.
In Pflanzen kommen Vorstufen des Vitamin A vor, sie sind gleichzeitig Farbstoffe. Die bekannteste Vorstufe ist das Betacarotin (ß-Carotin), das

Name des fettlöslichen Vitamins	Vorkommen	Aufgaben, Wirkung im Körper
Vitamin A (Retinol) Vorstufe: ß-Carotin	Vitamin A: Leber, Fisch, Fischleberöle, Fette, Eier, Milch, Butter Betacarotin: Gemüse, z.B. Karotten, Brokkoli, Spinat, in Obst z.B. Aprikosen, Honigmelonen	• Baustein des Sehfarbstoffs • Förderung des Zellwachstums • Abwehr gegen Infektionen • Antioxidans

Mangelerscheinungen	Störung der Aufnahme	Ursachen und Folgen von Überversorgung	Schädliche Einwirkungen
• spezielle Form der Blutarmut • Missbildungen des Feten (Leibesfrucht) • Fehl- oder Frühgeburten	• ständig hoher Alkoholkonsum	nein	• Hitze • Licht • Wasser
keine Mangelkrankheiten bei üblicher mitteleuropäischer Ernährung	• bestimmte Medikamente	nein	• Hitze • Wasser
keine Mangelkrankheiten bei üblicher mitteleuropäischer Ernährung	• Schädigung der Darmflora durch Antibiotika • häufiger Verzehr roher Eier	nicht bekannt	keine Angaben

manchen Gemüsen die gelbe und rote Farbe gibt.
Die Provitamine kann unser Körper in die wirksamen Vitamine umwandeln.

Mangelerscheinungen	Störung der Aufnahme	Ursachen und Folgen von Überversorgung	Schädliche Einwirkungen
• Austrocknung der Tränendrüsen und Bindehaut • Nachtblindheit • in Entwicklungsländern Blindheit und hohe Kindersterblichkeit	• gestörte Fettverdauung • fettarme Ernährung • Leberschäden	nur durch Vitamin A, (nicht durch Provitamin A): • Kopfschmerzen • Hautveränderungen • Lebervergrößerung • Knochenerweichung	• Licht • Sauerstoff • längeres Kochen

Name des fettlöslichen Vitamins	Vorkommen	Aufgaben, Wirkung im Körper
Vitamin D_2 und D_3, Calciferole	Fette Fische, z. B. Makrele, Hering, Aal, Lachs, Eier, Leber, mit Vitamin D angereicherte Margarine	• Förderung der Calciumaufnahme im Darm • Einlagerung in Knochen und Zähnen
Vitamin E, Tocopherole	in fetthaltigen Lebensmitteln wie Pflanzenöle (Weizenkeim- und Sonnenblumenöl), Fette, Nüsse; Erbsen, Grünkohl	• Stabilisation der Zellen • Bildung roter Blutzellen • Schutzfunktion für ungesättigte Fettsäuren (Antioxidans)
Vitamin K_1 (Phyllochinon) und K_2 (Menachinon)	reichlich in grünem Gemüse, weniger in Milch und Milchprodukten, Fleisch, Eier, Getreide, Früchte	• Wirkstoff bei der Blutgerinnung

Tabelle 3.15 Fettlösliche Vitamine.

Mangelerscheinungen	Störung der Aufnahme	Ursachen und Folgen von Überversorgung	Schädliche Einwirkungen
schwerer Mangel: ● Rachitis (bei Kindern) ● Osteomalazie = Knochenerweichung (bei Erwachsenen) leichter Mangel: ● Osteoporose	Störung der Fettverdauung bei: ● Gallensäuremangel ● Zöliakie ● spezielle Bauchspeicheldrüsenerkrankung	normalerweise nicht; Appetitlosigkeit, Durst, Übelkeit, Erbrechen, häufiges Wasserlassen, Nierenversagen	● Licht ● Sauerstoff
● Störung des Fettstoffwechsels ● nervöse Störungen Muskelschwund	● Gallensäuremangel	● Übelkeit ● Kopfschmerzen ● Schwindelgefühl ● Muskelschwäche ● Erschöpfung	● Licht ● Sauerstoff
● Hemmung der Blutgerinnung, dadurch sichtbare und unsichtbare Blutungen	● Magen-Darm-Erkrankungen ● Antibiotika ● langkettige, mehrfach ungesättigte Fettsäuren ● Fettersatzstoffe	(nur durch Vitamin-K-Spritzen)	● Licht

Zöliakie S. 168

Aufgaben und Arbeitsaufträge

Vitamine

1. Warum muss der Mensch regelmäßig vitaminhaltige Lebensmittel zu sich nehmen?
2. Stellen Sie Regeln für den Umgang mit Obst und Gemüse auf, damit die Vitamine möglichst erhalten bleiben.
3. Welche Vitamine kommen überwiegend in tierischen Lebensmitteln vor, welches Vitamin nur in tierischen Lebensmitteln?
4. Nennen Sie das Vorkommen und die Aufgaben von drei wasser- und drei fettlöslichen Vitaminen.

Nährstoffdichte

Um sicherzustellen, dass der Mensch mit wichtigen Nährstoffen versorgt wird und gleichzeitig die individuell benötigte Energiemenge erhält, errechnet man die Nährstoffdichte.
Die Nährstoffdichte ist das Verhältnis des Nährstoffgehaltes zum Energiegehalt eines Lebensmittels.

$$\text{Nährstoffdichte} = \frac{\text{Nährstoffgehalt in 100 g}}{\text{Energiegehalt in 100 g}}$$

Beispiel:
100 g Haferflocken enthalten 0,15 mg Riboflavin (Vitamin B_2) und 1550 kJ = 1,55 MJ.
100 g Apfel enthalten 0,03 mg Riboflavin und 210 kJ = 0,21 MJ.

Berechnung der Nährstoffdichte von Riboflavin in Haferflocken:

$$\text{Nährstoffdichte} = \frac{0{,}15\ \text{mg}}{1{,}55\ \text{MJ}} \approx \mathbf{0{,}10\ mg/MJ}$$

1 MJ Haferflocken liefern 0,10 mg Riboflavin.

Berechnung der Nährstoffdichte von Riboflavin in Apfel:

$$\text{Nährstoffdichte} = \frac{0{,}03\ \text{mg}}{0{,}21\ \text{MJ}} \approx \mathbf{0{,}14\ mg/MJ}$$

1 MJ Apfel liefern 0,14 mg Riboflavin.

Obwohl Apfel fünfmal weniger Riboflavin als Haferflocken (bezogen auf 100 g) enthält, ist die Nährstoffdichte wegen des geringeren Energiegehaltes höher.

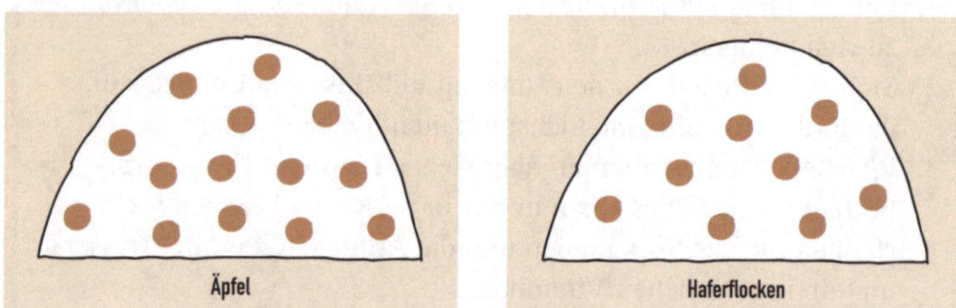

Nährstoffdichte von Riboflavin in Äpfeln und Haferflocken.

Bevorzugung gering verarbeiteter Lebensmittel

Die Wertstufen der Lebensmittel

Eine Gruppe von Wissenschaftlern erarbeitete die Orientierungstabelle für die Vollwert-Ernährung. Gesunde Erwachsene erhalten in ihr Empfehlungen für die Lebensmittelauswahl, ohne komplizierte Nährwertberechnungen anstellen zu müssen.
Die im Handel erhältlichen Lebensmittel werden nach ernährungsphysiologischen, gesundheitlichen, ökologischen und sozialen Gesichtspunkten in vier Wertstufen eingeteilt (Tabelle 3.16 auf den folgenden Seiten).

Die **Wertstufe 1** umfasst hauptsächlich pflanzliche Lebensmittel, die unerhitzt verzehrt werden können und deshalb als sehr empfehlenswert eingestuft werden.

Unerhitzte Frischkost bedeutet nicht nur frisches Obst und Gemüse. Zur unerhitzten Frischkost gehören auch

- unerhitztes Getreide,
- Keimlinge,
- Nüsse, Ölsamen und Ölfrüchte,
- kaltgepresste, nicht raffinierte Öle,
- Kräuter,
- Vorzugsmilch,
- unerhitzte Sauermilchprodukte.

Da die Vitamine und sekundären Pflanzenstoffe hitzeempfindlich sind, wird in der vollwertigen Ernährung empfohlen, die Hälfte der Nahrungsmittel in roher (unerhitzter) Form zu verzehren.

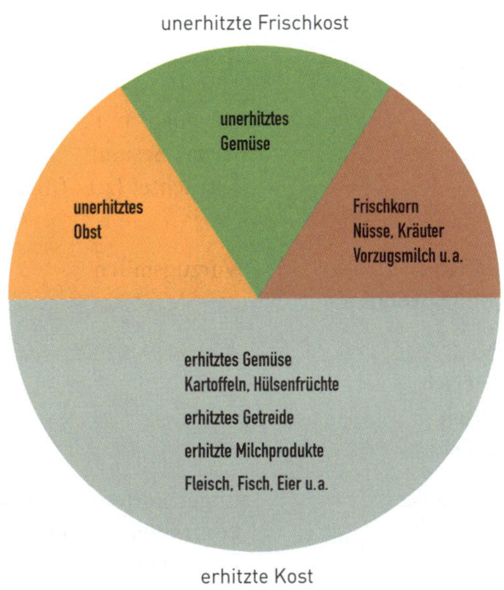

Zusammensetzung der vollwertigen Ernährung.

Wertstufen	1 Sehr empfehlenswert	2 Sehr empfehlenswert
Verarbeitungsgrad	**Nicht/gering verarbeitete Lebensmittel** (unerhitzt)	**Mäßig verarbeitete Lebensmittel** (vor allem erhitzt)
Mengenempfehlung	etwa die Hälfte der Nahrungsmenge	etwa die Hälfte der Nahrungsmenge
Die Übergänge zwischen den Spalten sind teilweise fließend.		
Gemüse und Obst	Frischgemüse, milchsaures Gemüse, Frischobst	erhitztes Gemüse (auch milchsaures), erhitztes Obst, Tiefkühlgemüse*, -obst*
Getreide	gekeimtes Getreide, Vollkornschrot (z.B. Frischkornmüsli) frisch gequetschte Flocken	Vollkornprodukte (z.B. Vollkornbrot, -nudeln, -flocken, -feinbackwaren) Vollkorngerichte
Kartoffeln		gekochte Kartoffeln (möglichst Pellkartoffeln)
Hülsenfrüchte		gekeimte, blanchierte Hülsenfrüchte, erhitzte Hülsenfrüchte
Nüsse **Fette** **Öle**	Nüsse*, Mandeln*; Ölsamen* (z.B. Sonnenblumenkerne, Sesam); Ölfrüchte* (z.B. Oliven)	geröstete Nüsse*, Mus aus Nüssen*, native, kaltgepresste Öle*; ungehärtete Pflanzenmargarinen mit hohem Anteil an nativen, kaltgepressten Ölen*; Butter*
Milch **Milchprodukte**	Vorzugsmilch	pasteurisierte Vollmilch Milchprodukte (ohne Zutaten); Käse* (ohne Zusatzstoffe)
Fleisch **Fisch** **Eier**		Fleisch* (bis 2x/Woche; Fisch* (bis 1x/Woche); Eier* (bis 2/Woche)
Getränke	ungechlortes Trinkwasser; kontrolliertes Quellwasser; natürliches Mineralwasser	Kräuter-, Früchtetees; verdünnte Fruchtsäfte; verdünnte Gemüsesäfte; Getreidekaffee*
Gewürze **Kräuter** **Salz**	ganze oder frisch gemahlene Gewürze; frische Kräuter	gemahlene Gewürze; getrocknete Kräuter; jodiertes Meer-, Kochsalz*
Süßungsmittel	frisches, süßes Obst	Honig* (nicht wärmegeschädigt, verdünnt); Trockenobst* (ungeschwefelt, eingeweicht)

Tabelle 3.16 Orientierungstabelle für die Vollwert-Ernährung – Empfehlungen für die Lebensmittelauswahl gesunder Erwachsener (Männle, v. Koerber, Leitzmann u.a.; in Anlehnung an Kollath 1960. © UGB-Beratungs- und Verlags-GmbH, Gießen; 4. Auflage 2000).

3 Weniger empfehlenswert	4 Nicht empfehlenswert
Stark verarbeitete Lebensmittel (vor allem konserviert)	**Übertrieben verarbeitete Lebensmittel** und Isolate/Präparate
nur selten verzehren	möglichst meiden
Gemüsekonserven (z.B. Tomaten in Dosen) Obstkonserven (z.B. Kirschen in Gläsern)	Nahrungsergänzungsmittel (z.B. Vitamin-, Ballaststoff-, Mineralstoffpräparate); Tiefkühlfertiggerichte
Nichtvollkornprodukte (z.B. Weißbrot, Graubrot, weiße Nudeln, Cornflakes, Auszugsmehl-Feinbackwaren); geschälter (weißer) Reis	Getreidestärke (z.B. Maisstärke)
Fertigprodukte (z.B. Chips, Knödel-, Püreemischungen); Pommes Frites	Kartoffelstärke
„Sojamilch", Tofu; Fertigprodukte (z.B. Bratlingsmischung)	„Sojafleisch" (TVP); Sojaprotein; Sojalecithin
gesalzene Nüsse; extrahierte, raffinierte Fette und Öle, ungehärtete Pflanzenmargarinen; Kokosfett; Butterschmalz	Nuss-(Nougat-)Cremes; gehärtete Fette (z.B. die meisten Margarinen, Frittierfette) Fettersatzstoffe
H-Milch(-produkte) Milchprodukte (mit Zutaten) Käse (mit Zusatzstoffen)	Sterilmilch, Kondensmilch, Milchpulver, Milchzucker; Milch-, Molkeneiweiß, Milch- und Käse-Imitate; Schmelzkäse
Fleischwaren, -konserven; Wurstwaren, -konserven; Fischwaren, -konserven	Innereien; Eipulver, Flüssigei
Tafelwasser; Fruchtnektare; Kakao; Bohnenkaffee, Schwarzer Tee; Bier, Wein	Limonaden; Cola-Getränke; Fruchtsaftgetränke; Instant-Kakao; Instant- und Sportlergetränke; Energy-Drinks; Spirituosen
Kräutersalz; Meersalz; Kochsalz	Aromastoffe (natürliche, naturidentische, künstliche); Geschmacksverstärker (Glutamat)
Honig (wärmegeschädigt); Trockenobst (geschwefelt); Dicksäfte (z.B. Apfel-); Sirup (z.B. aus Ahorn, Zuckerrüben); Vollrohrzucker, Vollrübenzucker	isolierte Zucker (z.B. Haushalts- und brauner Zucker); Süßwaren, Süßigkeiten; Süßstoffe; Zuckeraustauschstoffe (z.B. Sorbit)

* mäßig zu verwenden

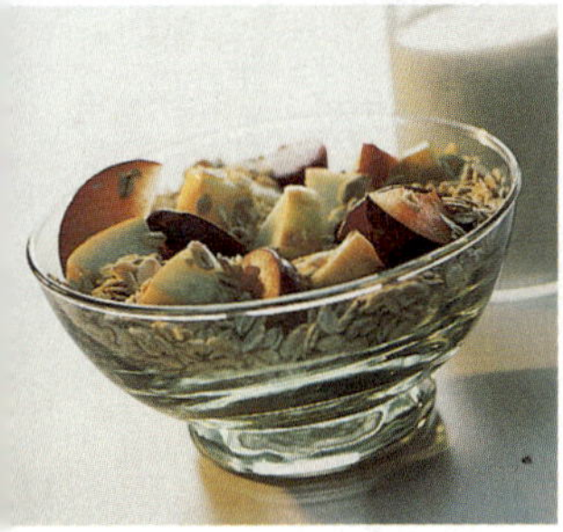

Müsli.

Frischkornmüsli. Ein Beispiel für ein Gericht der Wertstufe 1 ist das Frischkornmüsli.

Frischkornmüsli aus ganzen Getreidekörnern (für eine Person)
2–3 Esslöffel Weizen und Buchweizen Wasser zum Einweichen 100 g Milchprodukte (Joghurt oder Milch) 100 bis 150 g Obst 1 Teelöffel Honig nach Geschmack 1 Esslöffel Sonnenblumenkerne 1 Esslöffel Trockenobst (eingeweicht) einige Haselnüsse Sahne nach Geschmack
Das Getreide abends vorher einweichen und abgedeckt in den Kühlschrank stellen. Morgens alle Zutaten miteinander vermischen.

Im Frischkornmüsli wird ganzes Getreide (Weizen, Roggen oder Nacktgerste) geschrotet oder gequetscht und über Nacht in Wasser eingeweicht, damit das Getreide aufquillt und besser verdaulich wird. Wenn Hafer verwendet wird, braucht dieser nicht eingeweicht zu werden.

Die Getreidekörner sind naturgemäß mit Keimen besiedelt, die sich durch die Wasserzugabe vermehren. Weicht man das Getreide in Sauermilchprodukten ein, dann hemmt die Säure das Keimwachstum etwas.

Als Geschmackszutaten fügt man frisches klein geschnittenes Obst, Nüsse, Honig, Milch oder Sahne und Kakao oder Vanille hinzu.

Das Frischkornmüsli gleicht, weil es aus unerhitztem Getreide besteht, die Vitaminverluste aus, die bei der Zubereitung (Kochen und Backen) der sonst noch über den Tag verzehrten Getreideprodukte entstehen.

Es sättigt lange durch die Getreidestärke und die Ballaststoffe. Die Stärke wird langsam verdaut, d.h. in Zucker zerlegt, sodass der Blutzuckerspiegel nur langsam und wenig ansteigt.

Die Ballaststoffe des Getreides können Wasser binden, sie unterstützen so den geregelten Stuhlgang. Empfindliche Personen sollten mit kleinen Portionen Frischkornmüsli beginnen, weil sich die Darmflora langsam anpassen muss.

▶ Milch S. 144

Vorzugsmilch ist Rohmilch, die weder molkereimäßig behandelt noch erhitzt ist und aus amtlich besonders überwachten Viehbeständen stammt. Vorzugsmilch kann Keime übertragen. Um ein Infektionsrisiko zu vermeiden, soll in Haushalten mit Schwangeren, Säuglingen, Kleinkindern und Kranken pasteurisierte Milch statt Vorzugsmilch verwendet werden.

Wertstufe 2. Lebensmittel der Wertstufe 2 sind sehr empfehlenswert, weil sie nur mäßig verarbeitet, d.h. vor allem erhitzt sind, ansonsten aber naturbelassen bleiben.

Fleisch, Fisch und Eier werden hier erstmals aufgelistet, da sie zur Abtötung gesundheitsgefährdender Keime erhitzt werden sollten. Diese Lebensmittelgruppe sollte auch nicht täglich auf dem Speiseplan stehen. Die Wertstufen 1 und 2 ergänzen sich gut.

Wertstufe 3 fasst die stark verarbeiteten Lebensmittel als weniger empfehlenswert zusammen.
Hier findet man konservierte Lebensmittel, die aus produktionstechnischen Gründen Zusatzstoffe enthalten können und/oder mehrere Verarbeitungsstufen durchlaufen haben, in denen natürliche, wertvolle Inhaltsstoffe entfernt und unerwünschte Stoffe wie Fett und/oder Salz hinzugefügt wurden.
Solche Lebensmittel sollten nur selten verzehrt werden.

Die **Wertstufe 4** umfasst die nicht empfehlenswerten, weil übertrieben verarbeiteten Lebensmittel und Isolate. Neben Haushaltszucker, Eipulver und verschiedenen anderen Einzelnährstoffen findet man hier auch die Innereien. Innereien sind unveränderte Lebensmittel, die an sich als gute Quellen für Mineralien und Vitamine empfehlenswert wären. Sie können aber auch stark mit gesundheitsschädlichen Stoffen belastet sein.

Zubereitung genussvoller Speisen

Mit den Prinzipien vollwertiger und vielseitiger Ernährung lassen sich wohlschmeckende und genussvolle Speisen herstellen. Werden in Vergessenheit geratene Lebensmittel verwendet, wie Dinkel und Grünkern oder Kürbis, Hülsenfrüchte und Kräuter, kann das Speisenangebot sogar erweitert werden.

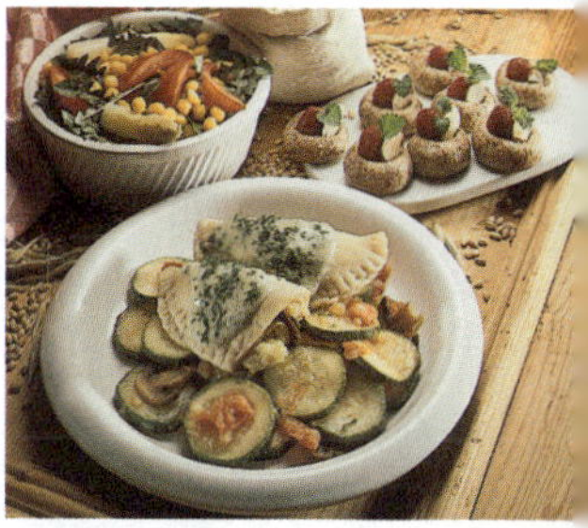
Vollwert-Menü.

▶ Tiefgefrieren S. 38

▶ Übergewicht S. 203

Als Grundlage der Speisenzubereitung dienen Obst und Gemüse entsprechend der Jahreszeit. Lagergemüse bzw. Lagerobst zählen zu den frischen Lebensmitteln, wenn sie sachgerecht aufbewahrt werden. Manche empfindliche Gemüsearten behalten durch Tiefkühlung gleich nach der Ernte ihre Vitamine besser als durch längere Lagerzeiten.

Um den Eigengeschmack zu erhalten, sollen die Lebensmittel schonend behandelt werden. Die Speisen werden mit wenig Fett zubereitet, um eine niedrige Gesamtfettaufnahme zu erreichen.
Bei der Zubereitung der Lebensmittel können wasserlösliche, sauerstoff- und wärmeempfindliche Inhaltsstoffe wie Vitamine, Ballaststoffe und sekundäre Pflanzenstoffe verloren gehen.
Die mechanische Bearbeitung (Schälen, Zerkleinern, Schroten) ohne Erhitzung ist die schonendste Bearbeitung. Deshalb sollten Lebensmittel oft frisch gegessen werden.

Verfahren	Empfehlung	Begründung
im Ganzen waschen	zügig unter fließendem kalten Wasser waschen, nicht wässern	außen haftende Schadstoffe werden entfernt, Vitamine bleiben erhalten
Schälen	möglichst ungeschält verzehren	Vitamine, Mineralstoffe, Ballaststoffe bleiben erhalten
Zerkleinern	Gemüse sofort weiterverarbeiten	Vitamin C-Verluste (durch Sauerstoff) werden vermindert
Dünsten	Garen in wenig Flüssigkeit, evtl. unter Zugabe von wenig Fett, nicht kochen	nährstoffschonende Garmethode

Tabelle 3.17 Schonende Zubereitungsverfahren.

▶ Garverfahren S. 256

Vermeidung von Nahrungsmitteln mit Zusatzstoffen

▶ Zusatzstoffe S. 321

Durch den Verarbeitungsprozess industriell hergestellter Lebensmittel gehen wertvolle Inhaltsstoffe verloren. Deshalb werden häufig Farbstoffe, Vitamine oder Geschmacksverstärker zugegeben.

In der Vollwert-Ernährung werden diese Stoffe abgelehnt.
Lebensmittel werden durch Zusatzstoffe verfremdet, sodass die Verbraucher teilweise den natürlichen Geschmack nicht mehr kennen.
Sie werden in gewisser Weise getäuscht, weil der Einsatz von Zusatzstoffen eine Qualität vorgibt, die das Produkt nicht (mehr) hat.
Gesundheitliche Risiken sind trotz gesetzlicher Zulassungsverordnungen nicht ausgeschlossen. ADI-Werte sind nur für einzelne Zusatzstoffe festgelegt. Mögliche Auswirkungen durch die Wechselwirkung mehrerer Zusatzstoffe untereinander sowie von Zusatzstoffen mit Schadstoffen sind nicht berücksichtigt.

ADI: acceptable daily intake = duldbare tägliche Aufnahme

Farbstoffe können Allergien hervorrufen, in Norwegen sind Farbstoffe deshalb grundsätzlich verboten. Der Süßstoff Cyclamat ist derzeit in Deutschland erlaubt, in den USA nicht zugelassen.

Vermeidung von Nahrungsmitteln aus bestimmten Technologien

Gentechnik

▶ Zelle S. 296

Die Gentechnik greift in die Vorgänge der Vererbung von Mikroorganismen, pflanzlichen, tierischen und menschlichen Zellen ein. Ziel ist die Herstellung gentechnisch veränderter, so genannter transgener Organismen durch Übertragung der Erbinformationen von einem Organismus auf den anderen.

Die Gentechnik ist im Agrar- und Lebensmittelsektor weit verbreitet:

- Transgene Tiere wachsen schneller, sind seltener krank, erzeugen mehr Milch.
- Transgene Pflanzen sind widerstandsfähiger gegen Unkrautvernichtungsmittel oder Viruserkrankungen.
- Transgene Mikroorganismen werden im Braugewerbe, bei der Fleisch- und Milchverarbeitung und der Brotherstellung eingesetzt.
- Einzelsubstanzen werden aus gentechnisch veränderten Organismen hergestellt (Vitamine, Enzyme, Lebensmittelzusatzstoffe).

Zusatzstoffe müssen nicht gekennzeichnet werden, wenn sie aus gentechnischer Herstellung stammen. Dagegen sind solche Lebensmittel, die aus gentechnisch veränderten Sojabohnen oder aus gentechnisch verändertem Mais hergestellt wurden, wie folgt zu kennzeichnen:
„aus genetisch veränderten Sojabohnen hergestellt" /
„aus genetisch verändertem Mais hergestellt".

Die Vollwert-Ernährung lehnt Gentechnik ab,

- weil Auswirkungen auf die Gesundheit der Menschen noch nicht vollständig erforscht sind,
- weil die Umwelt unvorhersehbare Reaktionen zeigen kann,
- weil die Abhängigkeit der Landwirte von der Industrie steigen wird.

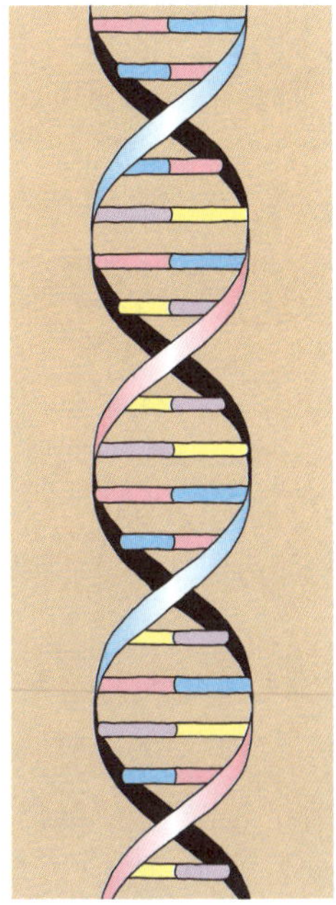
DNA-Spirale.

Food Design

Food Design ist das Konstruieren neuartiger Produkte aus pflanzlichen oder tierischen Lebensmitteln mit bestimmten Absichten:

food design (engl.): Gestaltung von Nahrung

Absicht	Produkte	Beispiele für Inhaltsstoffe
Nährstoffverluste ersetzen	Sportlergetränke	Mineralstoffe, Kohlenhydrate
Leistungsfähigkeit steigern	Energy Drinks	Taurin, Coffein
Körpergewicht reduzieren	Light-Produkte	Süßstoffe, Fettersatzstoffe
Gesundheit erhalten oder verbessern	Probiotika Präbiotika	gezüchtete Milchsäurebakterien unverdauliche Nahrungsbestandteile (Fructooligosaccharide, Inulin)
Esserlebnisse vermitteln	Süßigkeiten, Snacks	Aromen, Gewürze
vor Herz-Kreislauf-Erkrankungen schützen	Getränke, Omega-Brot	Omega-3-Fettsäuren, Vitaminzusatz (Vitamine C, E und ß-Carotin)

Tabelle 3.18 Food-Design-Produkte.

Als funktionelle Lebensmittel gelten Lebensmittel, die zusätzlich zu ihrem Nährwert eine günstige Wirkung auf die Gesundheit oder auf die körperliche oder geistige Leistungsfähigkeit des Menschen ausüben.

functional food (engl.): Nahrung mit einer Funktion

Probiotische Joghurts versorgen den Körper nicht nur mit Eiweiß und Calcium, sondern die speziellen Milchsäurebakterien sollen das Gleichgewicht im Darm vorteilhaft beeinflussen.

Präbiotika sind unverdauliche Nahrungsbestandteile, z. B. Fructooligosaccharide und Inulin, die den Milchsäurebakterien als Nahrung dienen. Eine Wirkung auf das Immunsystem sowie eine günstige Beeinflussung von Durchfallerkrankungen sind, wie von allen anderen Joghurts in geringerem Ausmaß auch, nachgewiesen. Für die in der Werbung behauptete Verminderung des Krebsrisikos und die Stärkung der Immunabwehr steht der Beweis noch aus.

ACE-Getränke sind mit antioxidativ wirkenden Vitaminen (Vitamine A, C, E) angereicherte Erfrischungsgetränke.
Wellness-Drinks sollen durch ihre Inhaltsstoffe das Wohlbefinden und die Gesundheit steigern.

Trotz gesundheitlicher Vorteile wird Food-Design kritisch bewertet. Isolierte und chemisch hergestellte Substanzen sind gegenüber frischen und natürlichen Lebensmitteln abzulehnen.

Lebensmittelbestrahlung

▶ Bestrahlen S. 40

WHO:
World Health Organization (Welt-Gesundheits-Organisation)

Nach Untersuchungen der Weltgesundheitsorganisation (WHO) sind Lebensmittelbestrahlungen unbedenklich. Allerdings liegen noch nicht genügend Langzeitstudien vor. Zudem weiß man, dass Vitamine unter der Bestrahlung leiden.

Aufgaben und Arbeitsaufträge

1. Erklären Sie den Begriff Nährstoffdichte.
2. Legen Sie mit den folgenden Kartoffelspeisen und -erzeugnissen eine Wertstufentabelle an. Begründen Sie in einer Extraspalte der Tabelle Ihre Zuordnung:
   Tiefgefrorene Pommes frites, Kartoffelchips, geschälte Kartoffeln im Glas, Kartoffelpüreepulver (trocken), Kartoffelkloßteig (Nassprodukt), Kartoffelsuppe (Tüte), Herzoginkartoffeln, Salzkartoffel, Bratkartoffeln aus gegarten Kartoffeln (Haushaltsform).
3. Nennen und erklären Sie nährstoffschonende Zubereitungsverfahren.
4. In welchen Bereichen wird die Gentechnik bereits eingesetzt?
5. Diskutieren Sie den Nutzen von probiotischen Joghurts.

Berücksichtigung ökologischer und sozialer Aspekte

Verwendung von Erzeugnissen aus der ökologischen Landwirtschaft

Wer möglichst keine Rückstände von Pflanzenschutz- oder Düngemitteln u.Ä. aufnehmen will, kann auf Lebensmittel aus ökologischem Anbau ausweichen.
Die ökologische Landwirtschaft hat das wichtige Ziel, gesunde Lebensmittel zu erzeugen. Um das zu erreichen, wird auf chemisch-synthetische Pflanzenbehandlungsmittel, chemisch-synthetische Dünger und Klärschlamm und Müllkompost als Dünger verzichtet.
Es wird ein geschlossener Nährstoffkreislauf angestrebt: Nur so viele Nutztiere dürfen gehalten werden, wie Futter für sie auf der landwirtschaftlichen Fläche wächst. Mit den tierischen Exkrementen (Mist, Jauche, Gülle) und den pflanzlichen Abfällen (Kompost) wird wiederum die Betriebsfläche gedüngt. Das dient dem Schutz der natürlichen Lebensgrundlagen Boden, Wasser und Luft.

In der Bundesrepublik Deutschland gibt es zurzeit neun ökologisch ausgerichtete Verbände, in denen sich Landwirte, Weinbauern und/oder Gemüseerzeuger zusammengeschlossen haben.

Name des Verbandes	Logo des Verbandes
Arbeitsgemeinschaft für naturnahen Obst-, Gemüse- und Feldfruchtanbau (ANOG)	
Biokreis Ostbayern	
Bioland	
Biopark	

Name des Verbandes	Logo des Verbandes
Bundesverband Ökologischer Weinbau (Ecovin)	ECO VIN
Demeter	demeter
Gäa	Gäa ÖKOLOGISCHER LANDBAU
Naturland	Naturland anerkannt ökologischer Landbau
Ökosiegel	ÖKOSIEGEL überprüft von unabhängigen Kontrollstellen gemäß Verordnung (EWG) 2092/91

Tabelle 3.19 Verbände des ökologischen Landbaus.

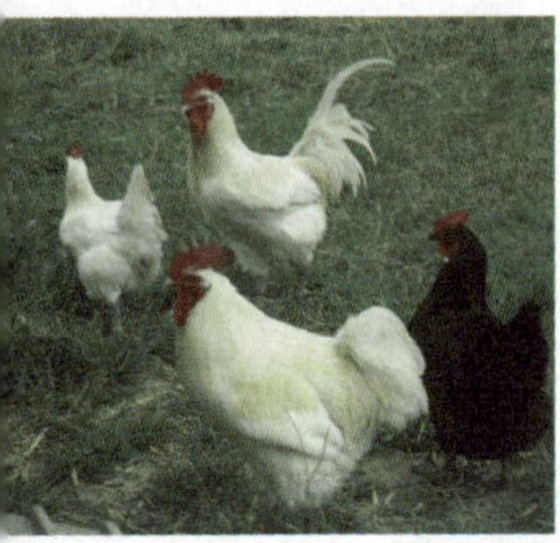

Hühner in Freilandhaltung.

BIO nach EG-Öko-Verordnung

Biosiegel.

Jeder Verband vergibt sein geschütztes Warenzeichen, wenn bestimmte Richtlinien erfüllt sind.
Die genannten Verbände, außer Bioland und Demeter, gehören der Dachorganisation Arbeitsgemeinschaft Ökologischer Landbau (AGÖL) an. Sie vertritt den ökologischen Landbau in der Öffentlichkeit und kontrolliert die Einhaltung der Rahmenrichtlinien durch die Mitgliedsverbände.

Um den ökologischen Entwicklungen Rechnung zu tragen, wurde eine

- Verordnung über den ökologischen Landbau und die entsprechende Kennzeichnung der Landwirtschaftlichen Erzeugnisse und Lebensmittel (1991) und
- die EU-Ökoverordnung (1993)

verabschiedet.
Seit dem Jahr 2000 ist die Europäische Verordnung für Produkte aus ökologischem Landbau auch für tierische Produkte gültig.

Seit 2001 können ökologisch ausgerichtete Betriebe, die nach den Standards der EU-Öko-Verordnung produzieren, ihre Erzeugnisse außer mit ihrem eigenen Produktnamen auch mit dem Biosiegel kennzeichnen.

Einkaufen kann man ökologische Produkte direkt ab Hof, auf Wochenmärkten und in Bioläden. Mit dem großen N als Verkaufstellenzeichen weisen die Einzelhändler für Naturkost und Naturwaren auf ihr Angebot aus ökologischem Anbau hin.

Logo N.

Bevorzugung regionaler Erzeugnisse entsprechend der Jahreszeit

Wer Lebensmittel aus seiner unmittelbaren Gegend kauft, hilft die Umwelt zu schützen. Lebensmittel aus der eigenen Region müssen nicht energieaufwändig und umweltschädlich transportiert werden.
Gemüse und Obst sollten zur jeweiligen Haupterntezeit gegessen werden. Ausgereifte Lebensmittel entsprechend der Jahreszeit schmecken besser, enthalten weniger Nitrat und sparen Energie, da beheizte Treibhäuser und Transportkosten sparen.

Bevorzugung unverpackter Lebensmittel

Viele Umweltprobleme ergeben sich aus dem Hausmüll, das Müllvolumen steigt ständig an. Die Hälfte des Hausmülls besteht aus Verpackungen. Nur die konsequente Vermeidung von Müll kann die Umwelt schonen. Frische Lebensmittel können oft unverpackt oder in Mehrwegbehältnissen gekauft werden.

Verwendung von umweltverträglichen Produkten und Technologien

Durch den Kauf von umweltverträglichen Produkten bestimmt jeder Verbraucher den Energie- und Rohstoffverbrauch und die allgemeine Umweltbelastung.
Die konventionelle Landwirtschaft verbraucht mehr Energie in Form von Kraftstoff, Verwendung von mineralischen Düngern und chemischen Pflanzenschutzmitteln als die ökologische Landwirtschaft.
Bei der Verarbeitung der Lebensmittel (z.B. Hitze- und Gefrierkonservierung oder Süßwarenindustrie) wird viel Energie aufgewendet.

Fairer Handel mit Entwicklungsländern

Seit der Kolonialzeit werden aus Entwicklungsländern Lebensmittel wie Kaffee, Tee oder Bananen eingeführt. Die Menschen erhalten wenig Lohn und arbeiten unter schlechten Arbeitsbedingungen, weil große Konzerne den Gewinn für sich beanspruchen.
Der faire Handel mit Entwicklungsländern hat das Ziel, die Kleinbauern zu unterstützen und die sozialen und ökologischen Bedingungen zu verbessern. Produkte aus dem fairen Handel tragen das TransFair-Siegel.

TransFair-Logo (ab 2003).

Verminderung von Veredelungsverlusten durch geringeren Verzehr tierischer Lebensmittel

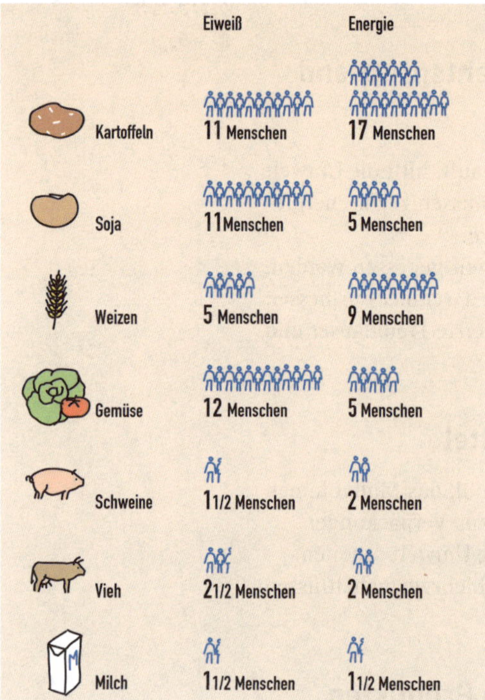

So viele Menschen ernährt ein Hektar Kulturland.

Nahrungsmittel wie Getreide oder Hülsenfrüchte könnten der menschlichen Ernährung dienen, werden aber häufig an Tiere verfüttert.
Die Tiere brauchen die Energie der Futtermittel um zu wachsen, den größten Teil aber für ihren eigenen Stoffwechsel. Dadurch geht viel Nahrungsenergie bei der Umwandlung von pflanzlichen zu tierischen Produkten verloren.

In vielen Entwicklungsländern haben die Menschen zu wenig zu essen. Angebaute Sojabohnen z.B. werden als Futtermittel exportiert und stehen den Menschen nicht zur Verfügung.

Durch eine überwiegend pflanzliche Ernährung können mehr Menschen mit Eiweiß und Energie versorgt werden als durch eine fleischreiche Ernährung.

Aufgaben und Arbeitsaufträge

1. Welche Vorteile haben Produkte aus ökologischer Landwirtschaft?
2. Was sagt das TransFair-Siegel über das so gekennzeichnete Lebensmittel aus?

Der Ernährungskreis

Der Ernährungskreis teilt die Lebensmittel in sieben Gruppen ein:

- Getreide und Getreideprodukte, Kartoffeln, Reis, Nudeln,
- Gemüse und Hülsenfrüchte,
- Obst und Nüsse,
- Getränke,
- Milch und Milchprodukte,
- Fleisch, Wurst, Fisch und Eier,
- Fette und Öle.

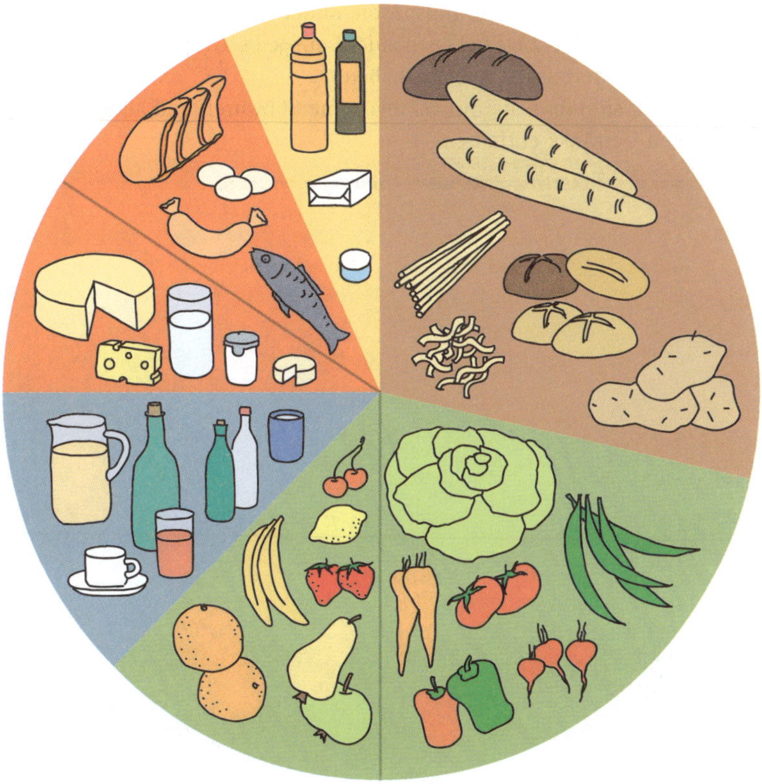

Ernährungskreis.

In jedem Teilstück des Kreises werden die biologisch verwandten Lebensmittel mit gleichen Inhaltsstoffen zusammengefasst:

Kohlenhydrate sind vor allem in den Gruppen 1, 2 und 3 enthalten.
Eiweißlieferanten sind hauptsächlich die Gruppen 5 und 6.
Fettlieferanten sind in der Gruppe 7 zusammengefasst.
Mineralstoffe und Vitamine finden sich in allen Lebensmittelgruppen in unterschiedlichen Mengen.

Die Deutsche Gesellschaft für Ernährung (DGE) empfiehlt entsprechend der Größe der Teilstücke täglich aus allen Gruppen Lebensmittel auszuwählen. Dann ist eine gesunde, ausgewogene Ernährung gewährleistet.
Lebensmittel aus den Gruppen 1 bis 4 sollten reichlich, aus Gruppe 5 ausreichend und aus den Gruppen 6 und 7 wenig verzehrt werden.
Die Grundsätze der Vollwert-Ernährung haben in den letzten 20 Jahren mehr und mehr Anerkennung von der Ernährungswissenschaft gefunden. Sie wurden mit dem Ernährungskreis verknüpft (Bild nächste Seite).

Aufgaben und Arbeitsaufträge

1. Fertigen Sie ein Ernährungsprotokoll der letzten zwei Tage an. Überprüfen Sie, ob Sie Lebensmittel aus jeder Gruppe des Lebensmittelkreises verzehrt haben.
2. Warum sind im Ernährungskreis keine Süßwaren und alkoholischen Getränke enthalten?

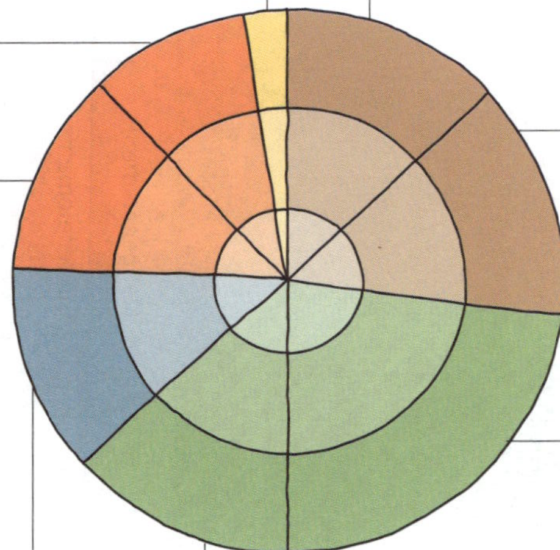

Fette und Öle

Pflanzenöle mit hohem Gehalt an einfach und mehrfach gesättigten Fettsäuren	Molkereibutter, Reformmargarine	gehärtete Margarine, Plattenfette, Schmalz, Talg

Fleisch, Geflügel, Fisch, Wild, Eier

mageres Fleisch und Geflügel, Seefisch	Ei, fettarme Fleischwaren, Wild, Süßwasserfische, Fischerzeugnisse	Innereien, Fischstäbchen, fettreiche Fleisch- und Wurstwaren, Speck

Milch und Milchprodukte

Vorzugsmilch, pasteurisierte Vollmilch (Frischmilch), Buttermilch, Kefir, Joghurt, fettarme Frischmilch, Speisequark (mager), Käse (fettarm)	Joghurt mit Früchten, Molke, Käse, H-Milch, Milchspeiseeis	Schlagsahne, Kondensmilch, Sterilmilch, Milchpulver

Getränke und Süßes

Mineralwasser, Frucht- und Gemüsesaft, Apfelsaftschorle	Tee und Kaffee (ungesüßt), Bier, Wein	zuckerreiche Getränke, Süßwaren, hochprozentige Alkoholika, Diätgetränke

Getreide und Getreideprodukte

Vollkornschrot, Vollkornmehl, Vollkornbrot, Vollkornknäcke, Weizenmehl Typ 1050, Frischkornbrei, Müsli (ungezuckert), Getreideflocken	Müsli (gezuckert), Weizenkeime, Mischbrot, Cornflakes, Kleie	Weißbrot, Brötchen, (Mehl Typ 405), Stärke

Kartoffeln, Reis, Nudeln

Pell- oder Folienkartoffeln, Vollreis, Vollkornnudeln	Reis, Teigwaren, Kartoffelklöße, Kartoffelpüree	Bratkartoffeln, Pommes frites, Kartoffelchips

Gemüse, Hülsenfrüchte

frische Salatgemüse, Rohkost, frische Kräuter, Sprossen, tiefgefrorene Gemüse, milchsauer vergorene Gemüse, Hülsenfrüchte	Gemüsekonserven, Gemüsesuppe (Tüte)	aufgewärmtes Gemüse, warmgehaltenes Gemüse

Obst

frisches Obst, tiefgefrorenes ungezuckertes Obst	Trockenobst, Obstkonserven (Dunstkonserven)	Obstkonserven mit hohem Zuckergehalt, Konfitüre

Legende: äußerer Ring = dunkler Farbton = bevorzugt zu verzehren; mittlerer Ring = mittlerer Farbton = gelegentlich zu verzehren; innerer Ring = heller Farbton = selten oder nur in geringen Mengen zu verzehren.

Erweiterter Ernährungskreis.

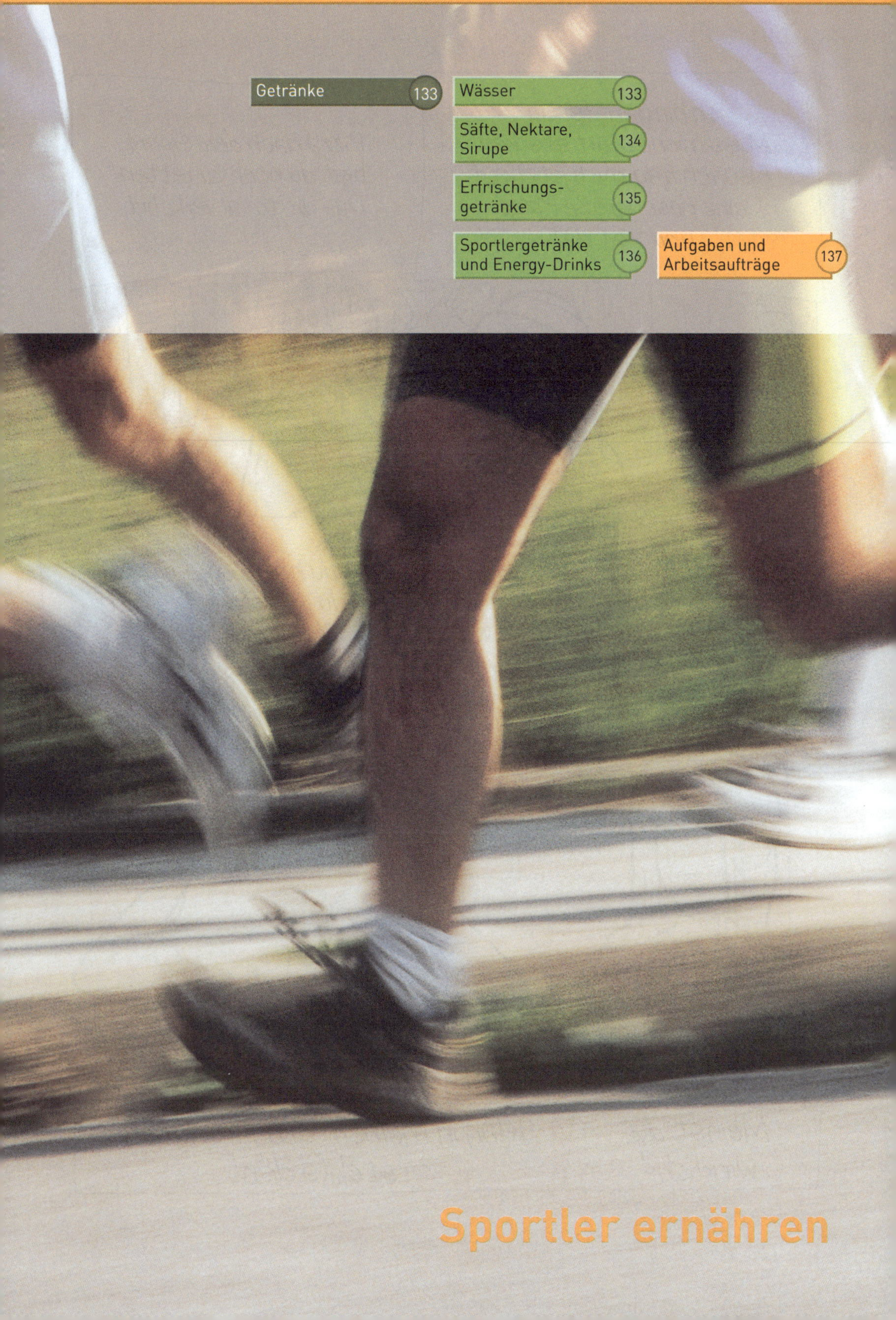

Sportler ernähren

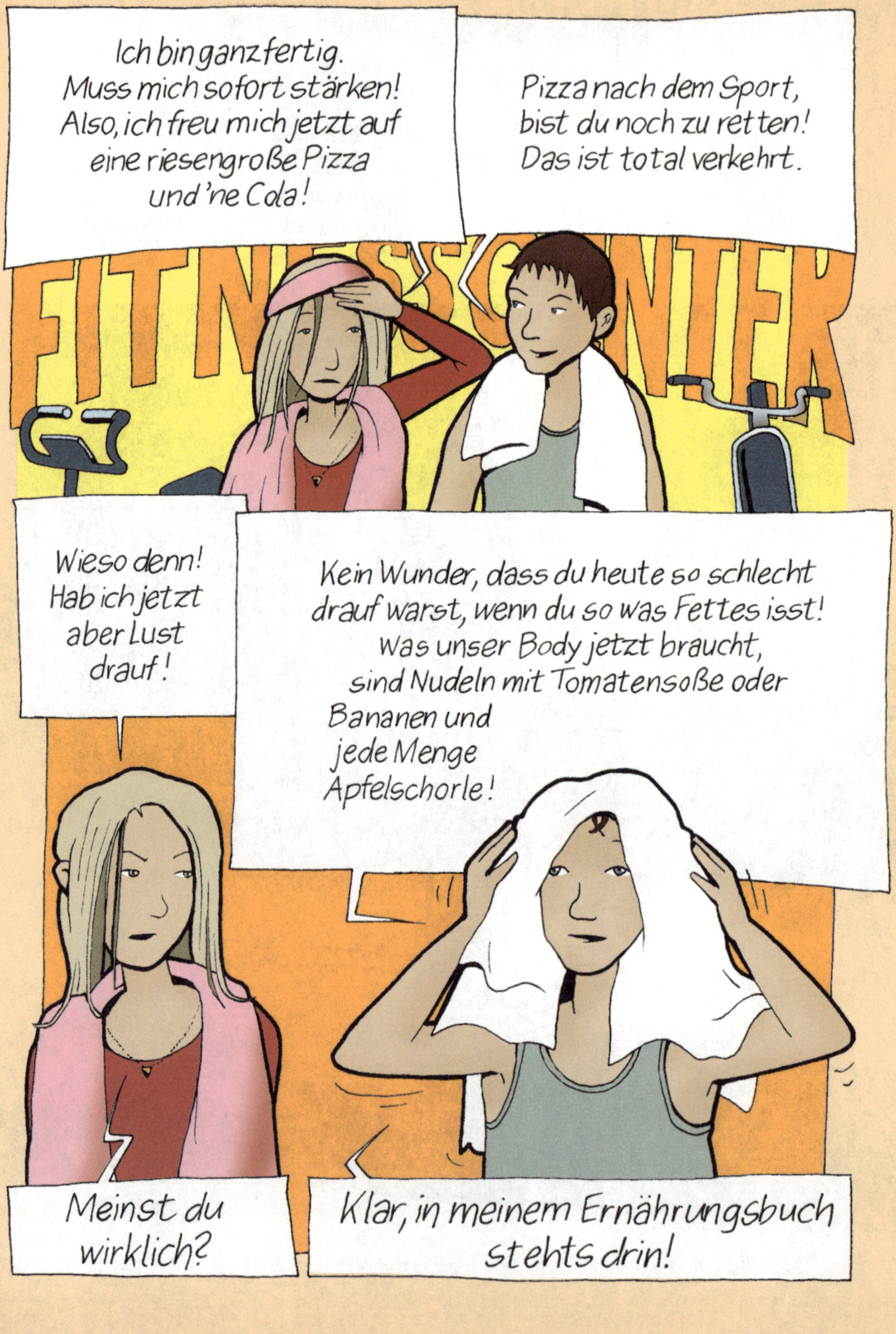
Ich bin ganz fertig. Muss mich sofort stärken! Also, ich freu mich jetzt auf eine riesengroße Pizza und 'ne Cola!
Pizza nach dem Sport, bist du noch zu retten! Das ist total verkehrt.
FITNESSCENTER
Wieso denn! Hab ich jetzt aber Lust drauf!
Kein Wunder, dass du heute so schlecht drauf warst, wenn du so was Fettes isst! Was unser Body jetzt braucht, sind Nudeln mit Tomatensoße oder Bananen und jede Menge Apfelschorle!
Meinst du wirklich?
Klar, in meinem Ernährungsbuch stehts drin!

Energie im menschlichen Körper

Wer sich über Sport und Ernährung unterhält, benutzt meistens auch den Begriff Energie.
Beim Sport wird – wie bei jeder Bewegung – Energie verbraucht. Hinter dieser vereinfachten Aussage verbergen sich komplizierte Energieumwandlungsvorgänge.

Energieformen

Pflanzen können die Sonnenenergie mithilfe der Fotosynthese umwandeln, indem sie aus Wasser und Kohlendioxid Kohlenhydrate, Fette und Eiweißstoffe bilden. Die Lichtenergie wird zu chemisch gebundener Energie.
Der Mensch ist dagegen auf die Zufuhr energiehaltiger Verbindungen angewiesen, die für ihn die Hauptnährstoffe bilden.
Im menschlichen Körper findet eine Umwandlung der Nahrungsenergie in die jeweils benötigte Energieform statt. Man spricht von Energiewechsel.

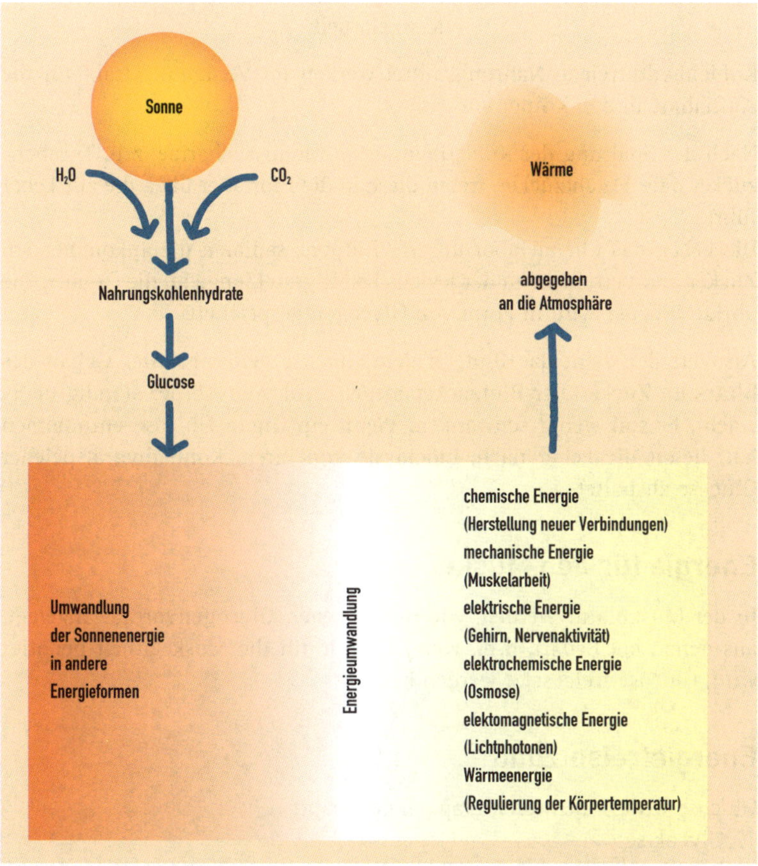

Umwandlung der Sonnenenergie in andere Energieformen.

Energieumwandlung bei Kohlenhydraten

Am Beispiel der Kohlenhydrate wird die Energieumwandlung im menschlichen Körper dargestellt.
Stufen der Energieaufnahme und -gewinnung:

Essen
↓
Verdauung der Nahrung
↓
Zerlegung der Nahrung in Moleküle
↓
Anlage von Glycogenspeicher
↓
Energieübergang von Glucose auf den Muskel
↓
Verbrennung = biologische Oxidation der Nährstoffmoleküle
↓
ATP-Bildung
↓
Muskelarbeit

ATP-Bildung S. 108

Verdauung S. 229

Kohlenhydratreiche Nahrungsmittel werden im Verdauungstrakt für die Aufnahme in den Körper vorbereitet.

Kohlenhydrate S. 74

Nach der Spaltung der Kohlenhydrate in Monosaccharide, z.B. Traubenzucker oder Fruchtzucker, treten diese in die Pfortader über, die zur Leber führt.
Die Leber, das Chemielabor unseres Körpers, sammelt die ankommenden Zucker und verteilt sie in der jeweils benötigten Menge an die Organe. Die übrige Glucose wird in Form von Glycogen gespeichert.

Die wichtigsten glucoseverbrauchenden Organe:
Gehirn
Nerven
rote Blutkörperchen
Muskeln
Herz
Niere

Als Verteiler dient das Blut, in dem Glucose gelöst ist. Der Gehalt des Blutes an Zucker, der Blutzuckerspiegel, wird vom Körper ständig überwacht. Er soll wenig schwanken. Wenn ein Organ Glucose entnommen hat, liefert die Leber nach, indem sie von ihrem Kohlenhydratspeicher Glucose abspaltet.

Energie für den Muskel

In der Muskulatur werden, wie in der Leber, Glycogenvorräte angelegt, aus denen bei Bedarf, d.h., wenn Energie für die Muskelarbeit benötigt wird, Glucose freigesetzt werden kann.

Energiefreisetzung

Glykos = süß
-lyse = Zerlegung, Auflösung

Glucose wird in mehreren Etappen abgebaut:
1. Glycolyse
2. Bindung an die aktivierte Essigsäure und Zitronensäurekreislauf
3. Atmungskette

1. Glycolyse
Zu Beginn der Glycolyse wird die sechs Kohlenstoffatome enthaltende Glucose, auch C-6-Körper genannt, in zwei Zucker mit jeweils drei Kohlenstoffatomen, den Triosen oder C-3-Körpern, zerlegt.

Über einige Zwischenprodukte entstehen aus den beiden Triosen zwei Teile Brenztraubensäure mit ebenfalls je drei Kohlenstoffatomen, von Chemikern auch als Pyruvat (= Salz der Brenztraubensäure) bezeichnet.
Es gibt zwei Möglichkeiten, das Pyruvat weiter abzubauen:

- Aerober Abbau (aerob = mit Luft): Ist Sauerstoff vorhanden, kann Pyruvat während des weiteren Abbaus viel Energie liefern.
- Anaerober Abbau (anaerob = ohne Luft): Befindet sich zu wenig Sauerstoff in der Zelle, wird Pyruvat zu Milchsäure, auch Lactat (= Salz der Milchsäure) abgebaut. Dabei wird wenig Energie erzeugt.

2. Bindung an die aktivierte Essigsäure und Zitronensäurekreislauf (Citratzyklus)
Die Brenztraubensäure wird bei aerobem Abbau durch Kopplung an die aktivierte Essigsäure, einem wichtigen Mittlerstoff, in den Zitronensäurekreislauf eingeschleust und zu Kohlendioxid und Wasserstoff abgebaut.

3. Atmungskette
Während der Glycolyse (Glucoseabbau) und während des Citratzyklusses wird Wasserstoff aus den Abbauprodukten abgegeben, der durch Bindung an Sauerstoff in der sog. Atmungskette den eigentlichen Energielieferanten darstellt.
Da hier Wasserstoff durch Sauerstoff oxidiert wird, nennt man diesen Vorgang auch biologische Oxidation.
Die so genannten Atmungsenzyme übertragen jeweils zwei Wasserstoffionen auf ein Sauerstoffatom, woraus Wasser entsteht und viel Energie frei wird. Sie wird gebunden, indem aus einem Phosphorsäurerest und Adenosin**di**phosphat das Adenosin**tri**phosphat gebildet wird.

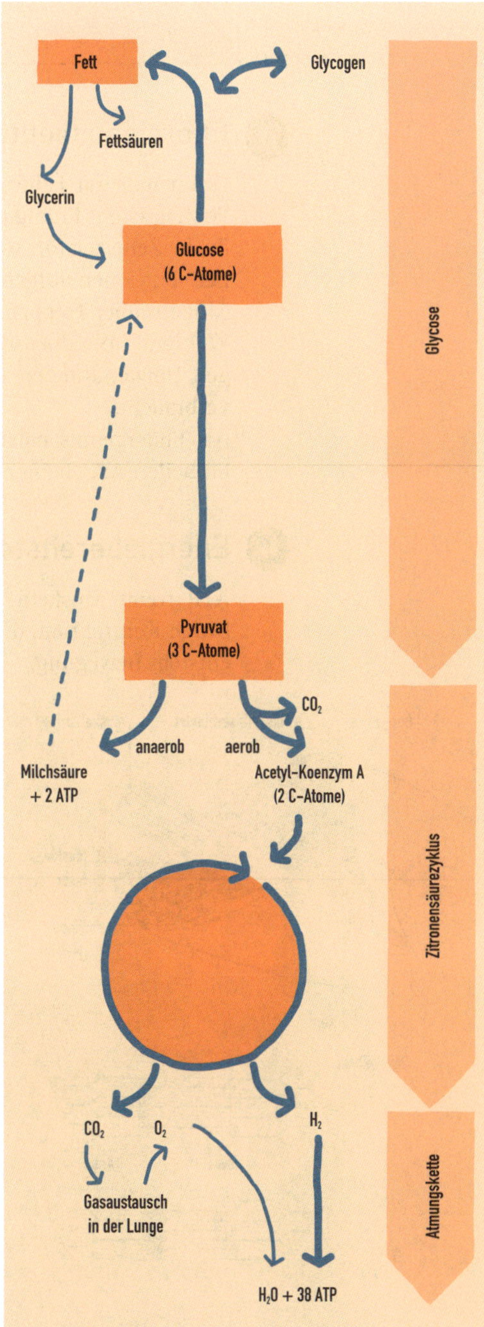

Glucoseabbau.
di = zwei
tri = drei

P = Phosphorsäurerest
ADP = Adenosindiphosphat
ATP = Adenosintriphosphat

$$P + ADP \rightarrow ATP$$

Energieausbeute

Wenn man im Labor Wasserstoff und Sauerstoff miteinander reagieren lässt, entsteht Knallgas. Würde diese Reaktion in der Zelle ablaufen, würde die Zelle zerstört werden. In der Zelle ist die Energiefreisetzung in kleinere Portionen aufgeteilt, als ob ein Ball nicht aus dem Fenster geworfen, sondern über Treppenstufen zum Boden hüpfen würde.
Während des Glucoseabbaus benötigen die beteiligten Enzyme bei einigen Umwandlungen selbst Energie aus ATP, es wird also auch Energie verbraucht.
Als Endergebnis entstehen beim aeroben Abbau pro Glucoseeinheit 38 Einheiten ATP, beim anaeroben Abbau nur 2 ATP-Einheiten.

Energiebereitstellung

ATP treibt Muskeln an: Muskelarbeit bedeutet mechanische Energie. Durch Kontraktion, d.h. Zusammenziehen des Muskels und Erschlaffung, entsteht Bewegung.

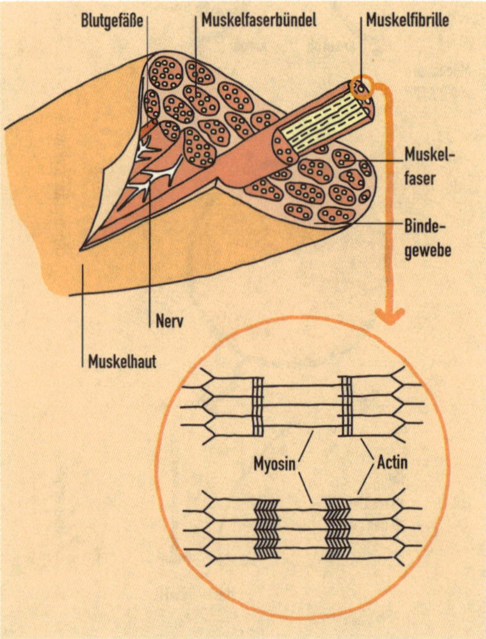

Muskel.

Die Muskeln des Bewegungsapparates sind aus Muskelfaserbündeln aufgebaut, deren kleinste Untereinheit die Myofilamente (Muskelfäden) Actin und Myosin sind.
Durch einen Nervenreiz werden die Muskelfäden veranlasst, sich ineinanderzuschieben, also den Muskel zusammenzuziehen. Diese Kontraktion ist nur durch die energieabgebende Spaltung von ATP in ADP und den Phosphorsäurerest (P) möglich.

$$ATP \rightarrow ADP + P$$

Kurzfristige Energiebereitstellung (bis zu einer Minute): ATP kann nur in sehr kleinen Mengen im Muskel gespeichert werden, sodass es für eine Muskelarbeit von wenigen Sekunden reicht. Für ATP-Nachschub sorgt eine weitere Energiereserve, das Kreatinphosphat, indem es einen Phosphatrest auf ADP überträgt. Immer, wenn schnell und/oder große Muskelleistung erforderlich ist, z.B. bei einem 100-m-Lauf, wird die nötige Energie aus ATP und Kreatinphosphat bezogen.

Langfristige Energiebereitstellung: Dauert die Muskelbewegung länger, wie z. B. beim Fußballspielen oder Schwimmen, muss der ATP-Gewinnungsprozess beim Glycogen neu beginnen. Zu Beginn überwiegt die Energiegewinnung aus dem anaeroben Glucoseabbau. Dauert die körperliche Bewegung länger an, so wird Glucose energetisch wirkungsvoller mit Sauerstoffbeteiligung (aerobe Glycolyse) abgebaut.

Die Glycogenvorräte im Muskel betragen ca. 1 % bis 2 %, also etwa 2 g pro 100 g Muskel, das sind auf den ganzen Menschen bezogen 400 g, die für etwa 1 bis 2 Stunden reichen. Je mehr die Glycogenvorräte aufgebraucht werden, desto mehr wird Fett für die Energiebereitstellung oxidiert. Auch aus Fett bzw. Fettsäuren kann der Körper ATP bilden, jedoch nicht so schnell wie aus Glucose, dafür wesentlich mehr.

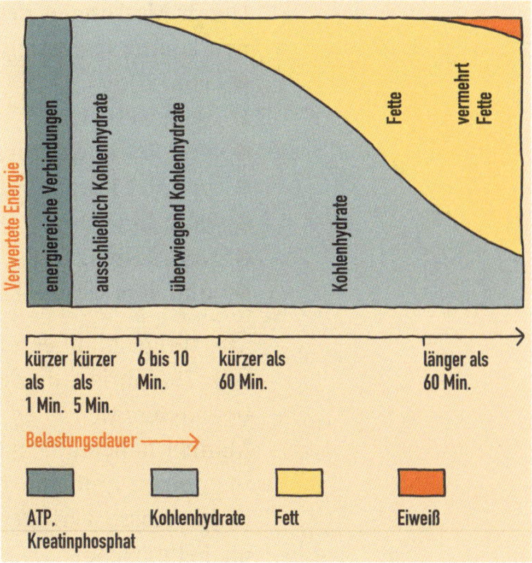

Phasen der Energiebereitstellung.

▶ Übergewicht S. 203

Wirkungsgrad. Aus der Nahrungsenergie wird nicht nur mechanische Energie (Muskeltätigkeit) gewonnen. Wenn wir uns bewegen, merken wir, dass uns warm wird, bei großen Anstrengungen kommen wir ins Schwitzen.

Aus Glucose werden 40 % für die ATP-Bildung genutzt, mehr als die Hälfte der in Glucose gebundenen Energie wird in Wärmeenergie überführt. Damit wird die Körpertemperatur bei etwa 37 °C gehalten. Der Körper benötigt Nahrungsenergie sowohl für die Aufrechterhaltung der Körperwärme als auch für die Muskeltätigkeit.

Energiebedarf

Grundumsatz

Um die lebenserhaltenden Aufgaben zu erfüllen, benötigen die inneren Organe (Herz, Lunge, Leber, Niere, Darm) sowie Gehirn und Muskeln ständig eine bestimmte Energiemenge.

> Die Energiemenge, die zur Erhaltung der lebensnotwendigen Körperfunktionen mindestens erforderlich ist, nennt man **Grundumsatz** oder **Minimalbedarf.**

Der Grundumsatz eines Menschen wird bestimmt bei völliger Ruhe, mindestens 12 Stunden nach der letzten Mahlzeit und bei 20 °C.

Durch Messungen des Grundumsatzes bei verschiedenen Personengruppen konnte festgestellt werden, dass er abhängig ist

- vom Alter,
- vom Geschlecht,
- von der Körperzusammensetzung (Körperfett),
- von der Körpergröße,
- vom Gewicht,
- vom Klima,
- und dem Gesundheitszustand.

18-jährige Männer und Frauen haben einen höheren Grundumsatz als z.B. 75-Jährige, da der Stoffwechsel bei jungen Menschen aktiver ist als bei älteren Menschen.
Männer haben allgemein einen höheren Grundumsatz als Frauen, weil sie über einen größeren Anteil an Muskelgewebe im Vergleich zur gesamten Körpermasse verfügen. Muskeln benötigen zur Erhaltung mehr Energie als Fettgewebe.

1000 Joule = 1 Kilojoule (10^3 Joule)

Energie wird in Joule gemessen. In dieser Maßeinheit wird ausgedrückt, dass Energie Arbeit leisten kann.

> 1 Joule (J) entspricht der Energiemenge, die benötigt wird, um 1 kg mit einer Kraft von 1 Newton (N) um 1 Meter (m) zu bewegen.
> 1 Joule = 1 Nm

calor (lat.) = die Wärme

Vor 1978 war die Maßeinheit Kalorie für Energie noch erlaubt. International wird die Maßeinheit Joule verwendet, im allgemeinen Sprachgebrauch ist der Begriff Kalorie erhalten geblieben.

> 1 Joule (J) entspricht 0,2389 Kalorie (cal)
> 1 Kilojoule (kJ) entspricht 0,2389 Kilokalorie (kcal)
> 1 Kilokalorie (kcal) entspricht 4,184 Kilojoule (kJ)

Alter	Grundumsatz Männer kJ/Tag (kcal/Tag)	Grundumsatz Frauen kJ/Tag (kcal/Tag)
15 bis unter 19 Jahre	7600 (1820)	6 100 (1460)
19 bis unter 25 Jahre	7600 (1820)	5800 (1390)
25 bis unter 51 Jahre	7300 (1740)	5600 (1340)
51 bis unter 65 Jahre	6600 (1580)	5300 (1270)
65 Jahre und älter	5900 (1410)	4900 (1 170)

Tabelle 4.1 Grundumsatz von Männern und Frauen.

Gesamtenergieumsatz

Zusätzlich zum Grundumsatz braucht der Mensch für körperliche Tätigkeit, d.h. für die Muskelarbeit, und für Sonderleistungen wie Wachstum oder Schwangerschaft Energie. Der Grundumsatz und die zusätzlich für körperliche Betätigung erforderliche Energiemenge bilden den Gesamtenergieumsatz.
Wollte man den genauen Gesamtenergieumsatz einer speziellen Person wissen, müsste an dieser selbst eine aufwändige und kostspielige wissenschaftliche Messung durchgeführt werden. Für Berechnungen der Energiezufuhr bestimmter Bevölkerungsgruppen oder die Speisenplanung einer Kantine, wurden Richtwerte für verschiedene Altersgruppen und Berufsgruppen errechnet. Sie sind für Personen mit Gewicht im Normalbereich gültig.

BMI S. 203

Grundlage der Berechnung des Gesamtenergieumsatzes ist der Grundumsatz. Ein Mensch mit einer vorwiegend sitzenden oder liegenden Lebensweise wie z.B. ein alter, gebrechlicher Mensch benötigt für Muskelarbeit nur wenig Energie zusätzlich. Dagegen verbraucht ein körperlich schwer arbeitender Mensch wie z.B. ein Bauarbeiter oder Leistungssportler zusätzlich zu seinem Grundumsatz sehr viel mehr Energie.

Misst man den Gesamtenergieumsatz einer bestimmten Personengruppe, z.B. von alten oder sportlich aktiven Menschen, über mehrere Tage, so erhält man deren durchschnittlichen täglichen Energieumsatz. Setzt man diesen Wert ins Verhältnis zum Grundumsatz, so erhält man einen Faktor, der die körperliche Aktivität dieser speziellen Personengruppe angibt, den PAL-Wert.

PAL: physical activity level, d.h. die körperliche Aktivitätsstufe

$$\frac{\text{durchschnittlicher täglicher Energieumsatz}}{\text{Grundumsatz}} = \text{PAL-Wert}$$

Der tägliche Gesamtenergieumsatz wird errechnet aus dem Produkt von Grundumsatz und PAL-Wert.

$$\text{Grundumsatz x PAL-Wert} = \text{täglicher Gesamtenergieumsatz}$$

Die bisher übliche Aufteilung des Gesamtenergieumsatzes in Grundumsatz und Leistungsumsatz ist international nicht mehr gebräuchlich.

Personengruppe	Freizeitverhalten und Arbeitsschwere	Körperliche Aktivität (PAL)
alte, gebrechliche Menschen	nur sitzende oder liegende Lebensweise	1,2
Büroangestellte, Feinmechaniker	nur sitzende Tätigkeit mit wenig oder ohne anstrengende Freizeitaktivität	1,4 bis 1,5
Laboranten, Kraftfahrer, Studierende, Fließbandarbeiter	sitzende Tätigkeit, zeitweilig auch gehende und stehende Tätigkeiten*	1,6 bis 1,7
Hausfrauen, Azubi der Hauswirtschaft, Verkäufer, Kellner, Mechaniker, Handwerker	überwiegend gehende und stehende Arbeit*	1,8 bis 1,9
Bauarbeiter, Landwirte, Wald- und Bergarbeiter, Leistungssportler	körperlich anstrengende berufliche Arbeit*	2,0 bis 2, 4

* Für sportliche Betätigungen oder für anstrengende Freizeitaktivitäten (30 bis 60 Minuten, 4- bis 5-mal je Woche) können zusätzlich pro Tag 0,3 PAL-Einheiten hinzugerechnet werden.

Tabelle 4.2 Aktivitätsstufen verschiedener Personengruppen.

Beispiel. Wie viel Energie verbraucht ein 16-jähriger männlicher Jugendlicher mit einem Grundumsatz von 7600 kJ pro Tag bei überwiegend gehender Tätigkeit (Azubi in der Hauswirtschaft)

a) ohne sportliche,
b) mit sportlicher Betätigung?

Berechnung:

a) GU 7600 kJ · 1,8 = 13680 kJ
b) GU 7600 kJ · (1,8 + 0,3) = 7600 kJ · 2,1 = 15960 kJ

Der rechnerisch ermittelte Gesamtenergieumsatz wird als gleichbedeutend mit dem Gesamtenergiebedarf angesehen. Der Gesamtenergiebedarf ist die Grundlage für die wünschenswerte Energiezufuhr.

Für Jugendliche und Erwachsene gelten bei steigender körperlicher Aktivität die in Tabelle 4.3 genannten Richtwerte für die durchschnittliche tägliche Energiezufuhr (ausgenommen Aktivitätsstufe PAL = 1,2 für alte Menschen).

Alter	Grundumsatz		Körperliche Aktivität (PAL-Werte)							
			1,4		1,6		1,8		2,0	
	kJ/Tag	kcal/Tag	kJ	kcal	kJ	kcal	kJ	kcal	kJ	kcal
Männliche Jugendliche und Erwachsene										
15 bis unter 19 Jahre	7600	1820	10600	2500	12200	2900	13700	3300	15200	3600
19 bis unter 25 Jahre	7600	1820	10600	2500	12200	2900	13700	3300	15200	3600
25 bis unter 51 Jahre	7300	1740	10200	2400	11700	2800	13100	3100	14600	3500
51 bis unter 65 Jahre	6600	1580	9200	2200	10600	2500	11900	2800	13200	3200
65 Jahre und älter	5900	1410	8300	2000	9400	2300	10600	2500	11800	2800
Weibliche Jugendliche und Erwachsene										
15 bis unter 19 Jahre	6100	1460	8500	2000	9800	2300	11000	2600	12200	2900
19 bis unter 25 Jahre [1,2]	5800	1390	8100	1900	9300	2200	10400	2500	11600	2800
25 bis unter 51 Jahre [1,2]	5600	1340	7800	1900	9000	2100	10100	2400	11200	2700
51 bis unter 65 Jahre	5300	1270	7400	1800	8500	2000	9500	2300	10600	2500
65 Jahre und älter	4900	1170	6900	1600	7500	1800	8800	2100	9800	2300

1 Schwangere erhalten über die gesamte Schwangerschaft eine Zulage von 1100 kJ/Tag; die Zulage ist unabhängig vom jeweiligen PAL-Wert.

2 Stillende erhalten folgende Zulagen:
- bis einschließlich 4. Monat: + 2700 kJ/Tag
- weiter volles Stillen nach dem 4. Monat: + 2200 kJ/Tag
- nur teilweises Stillen nach dem 4. Monat: + 1200 kJ/Tag

Tabelle 4.3 Richtwerte für die durchschnittliche tägliche Energiezufuhr.

Beispiel. Wie hoch soll die durchschnittliche tägliche Energiezufuhr einer 16-jährigen weiblichen Jugendlichen mit dem PAL-Wert 1,4 laut Tabelle 4.3 sein?

Jugendliche 15 bis 19 Jahre:	Grundumsatz 6100 kJ	▶ Grundumsatz x PAL-Wert 1,4	▶ Gesamtenergiezufuhr 8500 kJ

Aufgaben und Arbeitsaufträge

1. Legen Sie ein Bild mit den Stufen der Energieaufnahme und -gewinnung an. Schreiben Sie hinter jeder Stufe eine kurze Erklärung.
2. Warum spricht man bei der Energiegewinnung von Verbrennung?
3. Welche Bedeutung hat das Glycogen für den menschlichen Körper?
4. Wovon ist der Grundumsatz abhängig?
5. Erklären Sie den Begriff PAL.
6. Welchen Gesamtenergieumsatz hat ein 55-jähriger Bauarbeiter?

Die Ernährung des Sportlers

Aufteilung der Gesamtenergie auf die Hauptnährstoffe

Die Nahrungszusammensetzung für Sportler sollte sich an den Grundsätzen einer ausgewogenen, vollwertigen Mischkost orientieren. Sie unterscheidet sich bei Breiten- oder Freizeitsportlern nicht von der empfohlenen Ernährung der Normalbevölkerung.

Kohlenhydrate S. 74
Fette S. 194
Eiweiß S. 160

Das bedeutet, dass die Gesamtenergiezufuhr zu etwa
- 55 bis 60% auf Kohlenhydrate,
- 25 bis 30% auf Fett und
- 10 bis 15% auf Eiweiß entfallen sollte.

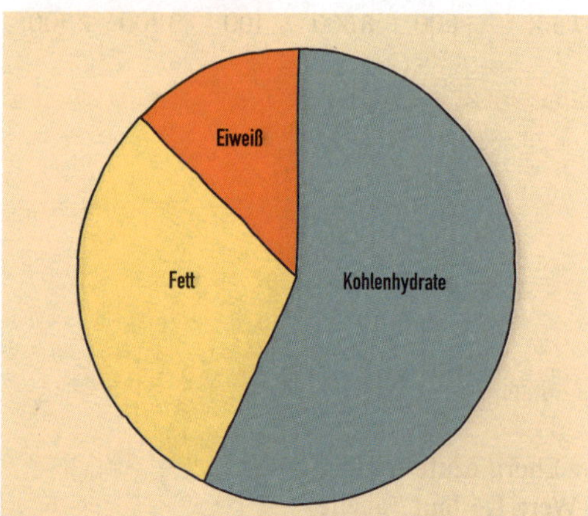

Nährstoffrelation (Verhältnis der Nährstoffe zueinander).

Diese Verteilung der Hauptnährstoffe wird von der Durchschnittsbevölkerung der Bundesrepublik Deutschland nicht eingehalten, der Kohlenhydratanteil liegt nur bei etwa 40%, der Eiweiß- und Fettanteil liegen zu hoch, zusätzlich wird Energie in Form von Alkohol aufgenommen.
Für einen Menschen, an den nur geringe körperliche Anforderungen gestellt werden, entstehen dadurch keine direkt spürbaren Leistungseinschränkungen. Ein Sportler dagegen, vor allem ein Ausdauersportler, muss mit einer herabgesetzten Leistungsfähigkeit rechnen, wenn er statt genügend kohlenhydratreicher Lebensmittel zu viel Fetthaltiges verzehrt.

Legt man den Gesamtenergiebedarf zugrunde, kann man den tatsächlichen Gewichtsanteil der Hauptnährstoffe der täglichen Nahrung berechnen. Dazu braucht man die Energiewerte des jeweiligen Nährstoffs.

Nährstoff	Energiegehalt
1 g Kohlenhydrat	17 kJ (4 kcal)
1 g Eiweiß/Protein	17 kJ (4 kcal)
1 g Fett	38 kJ (9 kcal)
1 g Alkohol	29 kJ (7 kcal)

Tabelle 4.4 Energiegehalte von Hauptnährstoffen und Alkohol.

Berechnung der notwendigen Hauptnährstoffe

Wie groß darf die Nudelportion sein, wie viele Scheiben Brot darf ein Erwachsener, der hin und wieder Sport treibt, nun essen?

Beispiel. In welche Gewichtsanteile (in g) sollte ein 30-jähriger Mann mit Normalgewicht (PAL-Wert 1,8) seine Nährstoffaufnahme verteilen?

Berechnung:
Gesamtenergiebedarf GEB (kJ) = Grundumsatz GU (kJ) · 1,8
GEB = 7300 kJ · 1,8 = 13 140 kJ

1. Berechnung des Kohlenhydratanteils (60 %) am GEB

   60 % vom GEB = Energieanteil der Kohlenhydrate in kJ

   $$13\,140 \text{ kJ} \cdot \frac{60}{100} = 7884 \text{ kJ}$$

   1 g Kohlenhydrate entspricht 17 kJ

   (x g Kohlenhydrate entspricht 7884 kJ)

   $$\frac{7884 \text{ kJ}}{17 \text{ kJ} \cdot 1 \text{ g}} = 463 \text{ g Kohlenhydrate}$$

   Der Erwachsene sollte täglich 463 g Kohlenhydrate zu sich nehmen.

2. Berechnung des Fettanteils (25 %) am GEB

   25 % vom GEB = Energieanteil des Fetts in kJ

   $$\frac{13\,140 \text{ kJ} \cdot 25}{100} = 3285 \text{ kJ}$$

   1 g Fett entspricht 38 kJ

   (x g Fett entspricht 3285 kJ)

   $$\frac{3285 \text{ kJ}}{38 \text{ kJ} \cdot 1 \text{ g}} = 86{,}4 \text{ g Fett}$$

Unser 30-Jähriger darf also 86 g Fett pro Tag verzehren.
Der verbleibende Energieanteil entfällt auf den Nährstoff Eiweiß.

Da es sich bei den Empfehlungen für die Nährstoffrelation um ungefähre Werte handelt, ergibt die Summe der Energieanteile nicht genau den Gesamtenergiebedarf.

Eiweiß ist in erster Linie ein Baustoff für den Körper. Deshalb empfehlen Ernährungswissenschaftler für Protein einen Mindestbedarf, der die Versorgung sichert. Für einen Erwachsenen wird eine Proteinzufuhr von 0,8 g pro kg Körpergewicht (KG) empfohlen.
Wenn der Sportler aus unseren Beispielen 75 kg wiegt, berechnet sich der Mindestbedarf an Eiweiß wie folgt:

0,8 g/Tag · 75 kg = 60 g Protein/Tag

Berechnet man den Eiweißbedarf nach der Nährstoffrelation, erhält man bei 10% Eiweißanteil 77,3 g Eiweiß und bei 15% Eiweißanteil 116 g Eiweiß. Der Mindestbedarf ist auf jeden Fall gedeckt.

Viele Kraftsportler meinen, sie benötigten zum Aufbau und für die größte Leistungsfähigkeit ihrer Muskeln einen höheren Eiweißanteil. Im Gegensatz zu früheren Empfehlungen (4 g Eiweiß/kg KG) gilt heute eine Eiweißaufnahme von 2 g pro kg Körpergewicht als ausreichend.

Ernährungsrichtlinien für Leistungssportler

Mit Plan zum Ziel. Leistungssportler benötigen keine besondere Ernährungsform, allerdings sind bei Wettkämpfen einige Besonderheiten zu beachten.

Bei extremen sportlichen Belastungen wie z.B. der Tour de France können die Sportler die benötigte Energiemenge (> 25000 kJ) nicht auf normale Weise über Speisen und Getränke aufnehmen. Sie erhalten in der Erholungsphase zusätzlich Infusionen.

Zeitabschnitt	Ziel	Ernährungsempfehlung
Basiskost (Training, Wettkampfvorbereitung)	• Anpassung des Körpers an Leistungsanforderungen (Vergrößerung der Glycogenspeicher)	• vollwertige, ausgewogene Mischkost • Bevorzugung von Lebensmitteln mit hoher Nährstoffdichte • Kontrolle des Fettverzehrs
3 bis 7 Tage vor dem Wettkampf	• Auffüllen der Glycogenreserven	• Steigerung des Kohlenhydratanteils auf 70 % der Gesamtenergieaufnahme
3 bis 4 Stunden vor dem Wettkampf	• Blutzuckerspiegel auf optimale Höhe bringen (stabilisieren) • Körperflüssigkeit auf Optimum bringen (ausgeglichener Wasserhaushalt)	• Nudelparty am Abend vor Wettkampf • kohlenhydratreiche Mahlzeit (Getreideflocken, Nudeln, Reis, Brot, Kartoffeln, Gemüse, Obst) mit 1600 bis 2000 kJ (bzw. 80 bis 120 g komplexe Kohlenhydrate) • ungefähr 200 ml Getränk (Saftschorle)
während des Wettkampfes	• Ersatz der durch Schweiß verlorenen Flüssigkeit • Blutzuckerspiegel konstant halten	• jede Viertelstunde bis 20 Minuten kleine Menge trinken • bei mehrstündiger Belastung (z. B. Marathonlauf) kohlenhydratreicher Imbiss (Banane, Müsliriegel)
nach dem Wettkampf (Regeneration)	• Flüssigkeitsverlust ausgleichen • Wiederauffüllen der Glycogenreserven • Heilung kleinster Muskelverletzungen (Muskelfaserrisse)	• bis spätestens 2 Stunden nach Wettkampf: kohlenhydratreiche, proteinhaltige Mahlzeit • Vitamin-, mineralstoff- und kohlenhydrathaltige Getränke zuführen

Tabelle 4.5 Ernährungsrichtlinien für Sportler.

▶ Blutzuckerregulation S. 212

Nahrungsergänzungsmittel

Manche Sportler – damit sind Freizeit- und Leistungssportler in gleichem Maße gemeint – glauben, dass sie durch einzelne Nahrungsinhaltsstoffe zur Bestform gelangen. Sie versuchen mit Vitaminpräparaten oder Eiweißkonzentraten ihre Leistungsfähigkeit zu steigern.

ergogen aus ergon (griechisch) = Arbeit, gennan (griechisch) = hervorbringen

Unter Nahrungsergänzungsmitteln versteht man Nahrungsmittel und isolierte Nährstoffe (ergogene Wirkstoffe), die die Energiereserven, das Muskelgewebe und dadurch die Leistung eines Sportlers vergrößern bzw. verbessern sollen. Dass die versprochenen Wirkungen tatsächlich eintreten, ist noch nicht für alle auf dem Markt befindlichen Präparate wissenschaftlich bewiesen.

Ergogene Wirkstoffe	Wirksamkeit/Bewertung
Eiweißbausteine (einzelne Aminosäuren)	• teilweise nicht erwiesen (Arginin, Ornithin, verzweigtkettige Aminosäuren) • teilweise möglich (Glutamin)
L-Carnitin	• nicht eindeutig nachgewiesen, für Vegetarier empfohlen
Kreatin (-monophosphat)	• vermutet bei kurzen, sich wiederholenden starken Belastungen mit eingelegten Ruhepausen • nicht erwiesen bei Ausdauerbelastungen • wegen Nebenwirkungen umstritten
Taurin (Aminosäurenabbauprodukt)	• nicht wissenschaftlich erwiesen

Tabelle 4.6 Leistungsförderer (Auswahl).

Aminosäuren S. 160

Aufgaben und Arbeitsaufträge

1. Vergleichen Sie die Energiegehalte der Nährstoffe miteinander und stellen Sie diese zeichnerisch dar.
2. Berechnen Sie die Nährstoffmenge in Gramm bei einem Kohlenhydratanteil von 55 % und einem Fettanteil von 30 % des Gesamtenergiebedarfs für einen 30-Jährigen mit Normalgewicht und dem PAL-Wert 1,8.
3. Stellen Sie mithilfe der Nährwerttabelle im Anhang die Menge kohlenhydrathaltiger Lebensmittel zusammen, die den Kohlenhydratbedarf des 30-Jährigen deckt. Bevorzugen Sie Lebensmittel mit komplexen Kohlenhydraten.
4. Wie viel Gramm Kohlenhydrate sind in 100 g Bananen enthalten? Wie viel Gramm Kohlenhydrate sind in 100 g Kartoffeln enthalten?
5. Begründen Sie, weshalb Sportler während des Wettkampfes kleine Zwischenmahlzeiten brauchen.
6. Stellen Sie eine Liste mit fünf verschiedenen Lebensmitteln oder Speisen zusammen, die Sportler lang anhaltend mit Energie versorgen.

Mineralstoffe

Mineralstoffe gelangen über die Pflanzen, die diese aus der Erde aufnehmen, und als Salze in unsere Nahrung. Sie werden nach der Konzentration, in der sie im menschlichen Körper vorkommen und benötigt werden, in Mengenelemente und Spurenelemente unterteilt.

Mengenelemente sind diejenigen Mineralien, die im Körper in größeren Mengen als 50 mg pro kg Körpergewicht vorkommen. Als Spurenelemente bezeichnet man diejenigen, die in geringeren Mengen als 50 mg pro kg Körpergewicht vorkommen.

Eisen gilt wegen seiner Aufgaben als Spurenelement, obwohl es mit 60 Milligramm pro kg Körpergewicht zu den Mengenelementen gehören würde.

Mengenelemente	Spurenelemente
Calcium (Ca)	Eisen (Fe)
Phosphor (P)	Kupfer (Cu)
Kalium (K)	Zink (Zn)
Schwefel (S)	Fluor (F)
Natrium (Na)	Jod (J)
Chlorid (Cl)	Mangan (Mn)
Magnesium (Mg)	Selen (Se)
	Chrom (Cr)
	Molybdän (Mo)

Tabelle 4.7 Mineralstoffe.

Mineralstoffe können an Eiweißstoffe gebunden oder in Form von Salzen im Körper vorkommen. In den Körperflüssigkeiten erscheinen sie als elektrisch geladene Teilchen, den Ionen. Positiv geladene Teilchen sind die Kationen Na^+, K^+, Ca^{2+}, Mg^{2+}, negativ geladene Teilchen sind die Anionen Cl^-, PO_4^{3-} (Phosphat) und SO_4^{2-} (Sulfat). Wegen ihrer elektrischen Leitfähigkeit werden sie auch als Elektrolyte bezeichnet.

Elektrolyte: elektrisch geladene Teilchen, Anionen (-) und Kationen (+)

Die Mengenelemente und einige Spurenelemente sind essenziell, d.h., sie sind lebensnotwendig und müssen mit der Nahrung zugeführt werden.

essentia (lat.) = das Wesen einer Sache

Name	Frau	Mann
Calcium	750 bis 850 g	1 000 bis 1 100 g
Phosphor	600 bis 700 g	600 bis 700 g
Kalium	100 g	150 g
Schwefel	115 g	115 g
Natrium	77 g	100 g
Chlorid	70 g	70 g
Magnesium	20 g	20 g
Eisen	2 bis 4 g	2 bis 4 g

Tabelle 4.8 Durchschnittliche Gehalte von Mengenelementen und Eisen im Organismus von Erwachsenen.

Mineralstoffe haben vielfältige Aufgaben im Körper:
- Baustoffe für den Stützapparat (Skelett): Calcium, Phosphor und Magnesium,
- Aufbau von Hormonen, Enzymen und Vitaminen,
- Regulierung des Wasserhaushalts und der Druckverhältnisse im Körper: Kalium, Natrium, Chlor, Calcium und Phosphor.

Mengenelemente

Magnesium kommt im Körper zu zwei Dritteln der Gesamtmenge im Knochengerüst und den Zähnen, zu einem Drittel in den Muskeln vor. Magnesium ist im Pflanzenreich das zentrale Atom im Blattgrün (Chlorophyll).
Bei gesunden Menschen mit üblichen Ernährungsgewohnheiten tritt kein Magnesiummangel auf.
Unter besonderen Bedingungen wie Arbeit bei starker Hitze, unter Stress oder beim Leistungssport kann sich der Magnesiumbedarf erhöhen. Muskelkrämpfe können auch andere Ursachen als Magnesiummangel haben.
Magnesium, Calcium und Phosphor werden in den Knochen gespeichert, sodass ein Reservoir für vorübergehende Engpässe in der Nahrung vorhanden ist.

Natrium und Kalium. Natrium kommt im Körper zum größten Teil im Blutplasma und in den Zellzwischenräumen vor (extrazellulärer Raum).
Kalium befindet sich hauptsächlich in den Zellen (intrazellulärer Raum), wobei die Muskelzellen den größten Teil enthalten.

Zusammen mit anderen Ionen und weil sie Wasser binden können, sind Natrium und Kalium für den Druck in Zellen und Körperflüssigkeiten verantwortlich.

Der Bedarf an Natrium liegt bei 550 mg pro Tag. Die tatsächliche Zufuhr von Kochsalz liegt nach neueren Erkenntnissen bei 6 bis 8 Gramm pro Tag, was dem Bedarf entspricht.

Der geschätzte Bedarf von Kalium liegt bei etwa 2 bis 4 Gramm pro Tag.

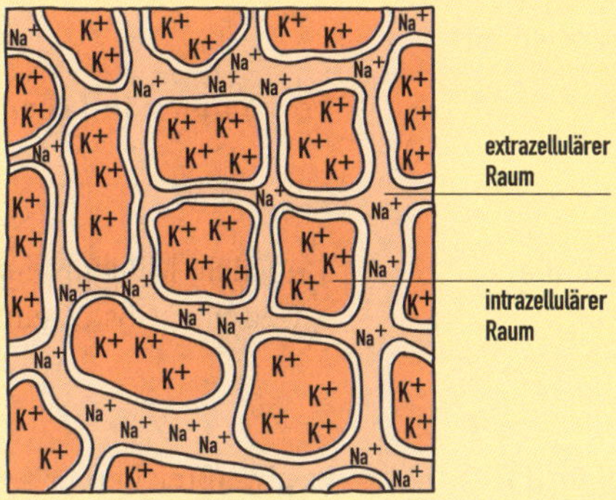

Na^+- und K^+- Verteilung.

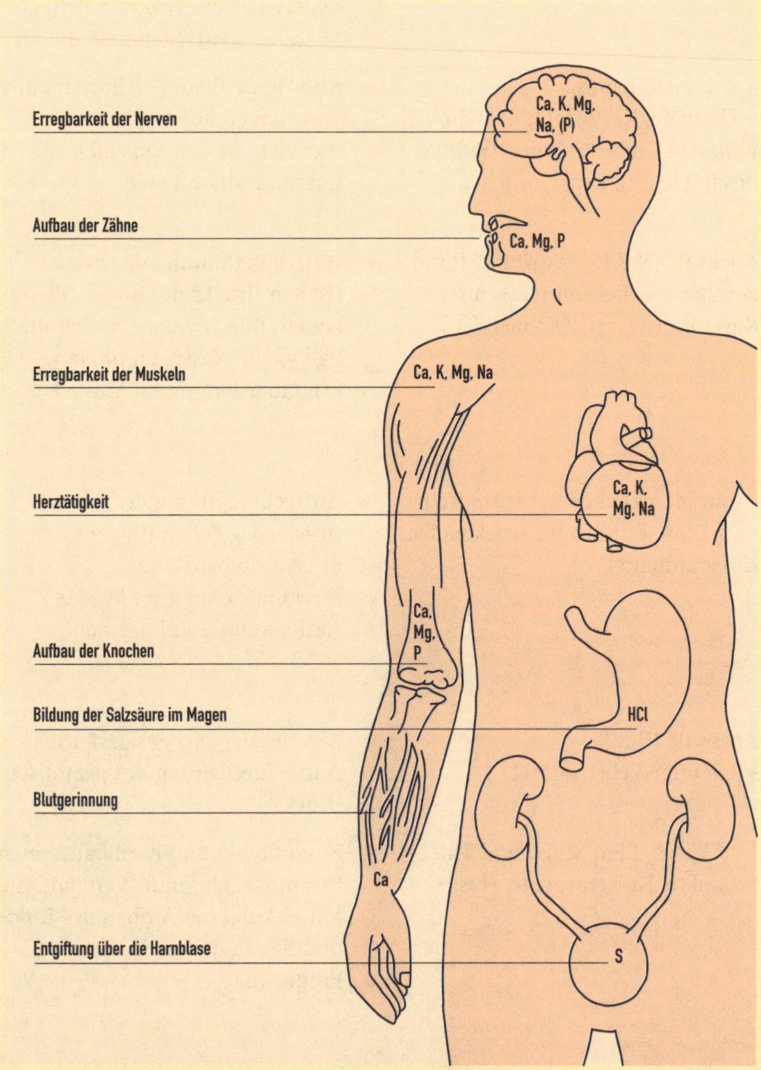

Vorkommen der Mengenelemente im menschlichen Körper.

Mengenelemente		
Name	**Vorkommen in Lebensmitteln**	**Aufgaben im Körper**
Calcium (Ca)	++ Milch, Milchprodukte + Getreide, Obst, Gemüse	• Knochen- und Zahnaufbau • Muskel- und Nervenerregung • Herztätigkeit, Blutgerinnung
Phosphor (P)	in eiweißreichen Lebensmitteln wie Milch, Fleisch, Fisch, Eier, Getreide, Cola	• Knochenaufbau, Energieübertragung • Baustein von Vitaminen, Kohlenhydraten, Eiweißen und Fetten • Säure-Basen-Gleichgewicht
Magnesium (Mg)	++ grünes Gemüse + Getreide, Kartoffeln, Beerenobst, Bananen, Hülsenfrüchte, Geflügel, Fisch, Fleisch, Leber, Milch	• Knochenaufbau, Reizübertragung von Nerven auf Muskeln • Aktivierung von Enzymen (v. a. des Energiestoffwechsels)
Natrium (Na)	Kochsalz (NaCl = Natriumchlorid), gesalzene Lebensmittel (Wurst, Käse, Konserven, Knabbereien)	• Aufrechterhaltung des osmotischen Drucks der Körperflüssigkeiten (Blut, Lymphe) durch die Fähigkeit, Wasser zu binden • Erregungsleitung im Muskel
Kalium (K)	++ in pflanzlichen Lebensmitteln (Bananen, Kartoffeln, Trockenobst, Hülsenfrüchte)	• Aufrechterhaltung des osmotischen Drucks der Zellen (Gegenspieler des Natriums) • Erregungsleitung im Muskel • Aktivierung von Enzymen
Chlor (Cl)	Kochsalz (NaCl), salzhaltige Lebensmittel	• Bildung der Magensalzsäure • Aufrechterhaltung des osmotischen Drucks
Schwefel (S)	++ Fleisch, Eier, Milch und Milchprodukte, Hülsenfrüchte, Nüsse	• Bestandteil von Eiweißbausteinen (Aminosäuren) und -verbindungen • Mitwirkung bei Aufbau des Binde- und Stützgewebes • Entgiftung

++ = reichlich enthalten in ..., + = mittlerer Gehalt in ...

Tabelle 4.9 Mineralstoffe/Mengenelemente.

Bioverfügbarkeit a) Unterstützung der Aufnahme b) Störungen der Aufnahme	Wissenswertes a) Ursachen/Folgen von Mangelerscheinungen b) Überversorgungen
a) Milchzucker, Vitamin D, Aminosäure Lysin b) Bildung unlöslicher Verbindungen mit Phosphor, Oxalsäure, Phytin und Ballaststoffen	a) Muskelkrämpfe, Knochenschwund (Osteoporose) b) Verkalkungen in Lunge, Niere, unter der Haut; Nierensteine, Herzrhythmusstörungen
a) Vitamin D b) Bildung unlöslicher Verbindungen mit Calcium, Eisen, Aluminium; extrem hoher Kohlenhydratverzehr	a) selten; bei Vitamin-D-Mangel, Wachstumsstörungen, Rachitis, Osteomalazie b) bei eingeschränkter Nierenfunktion Knochenabbau, Gewebsverkalkungen im Herz, Niere, Augenlinse
wie bei Calcium	a) Verdauungsstörungen (Durchfall), Alkoholmissbrauch, Dauerkonsum bestimmter Medikamente (Antibabypille); Anzeichen: Kribbeln, in den Muskeln Gefühllosigkeit und Krämpfe
keine Beeinflussung durch andere Nahrungsbestandteile bekannt	a) bei Durchfall, Erbrechen und starkem Schwitzen; Folge: niedriger Blutdruck, Übelkeit, bis zu Muskelkrämpfen b) Wasseransammlungen (Ödeme), Austrocknung von Haut und Schleimhaut, Bluthochdruck bei salzempfindlichen Personen, im Extremfall Herzversagen
keine Beeinflussung durch andere Nahrungsbestandteile bekannt	a) durch Erbrechen, Durchfall, Missbrauch von Abführmitteln; Folge: Übelkeit, Anorexie, Muskelschwäche, Herzrhythmusstörungen b) Ursachen: zu hohe Zufuhr und/oder Ausscheidungsstörungen; Folgen: Störungen der Nerven- und Muskelerregbarkeit, Ohrensausen, im Extremfall Herzstillstand
keine Beeinflussung durch andere Nahrungsbestandteile bekannt	a) durch Erbrechen, Erkrankungen des Darms; Folge: verschlechterte Magensäurebildung; Muskelkrämpfe
keine Beeinflussung durch andere Nahrungsbestandteile bekannt	a) nicht bekannt b) nicht wichtig

Spurenelemente

Sekundäre Pflanzenstoffe S. 222

Eisen ist das zentrale Atom des roten Blutfarbstoffs Hämoglobin und des Muskelfarbstoffs Myoglobin. Es bindet den Sauerstoff aus der Lunge und transportiert ihn im Blut. Etwa 60 % des Minerals sind im Hämoglobin, 25 % in Eisenspeichern (Leber, Milz, Knochenmark) und 15 % im Muskel enthalten.
Wenn ein Mensch wächst und sich die Körpermasse schnell vermehrt, also in den ersten beiden Lebensjahren und in der Pubertät, braucht der Körper, vor allem das Gehirn, viel Eisen.

Ist der Körper gut mit Eisen versorgt, dann werden etwa 10 bis 15 % des in der Nahrung enthaltenen Eisen aufgenommen. Ist der Körper schlecht mit Eisen versorgt, steigert er die Aufnahme auf das Doppelte oder Dreifache. Am besten kann Eisen aus tierischen Lebensmitteln aufgenommen werden. Aus pflanzlichen Lebensmitteln wird Eisen zu einem sehr viel geringeren Teil aufgenommen, da es an verschiedene sekundäre Pflanzenstoffe fest gebunden ist. Die Aufnahme wird durch gleichzeitigen Verzehr von Vitamin-C-haltigen Lebensmitteln, Fleisch oder Fisch verbessert.

Eisenmangel ist weltweit die häufigste Mangelerscheinung. Fast alle Frauen leiden, bedingt durch die Menstruation, unter Eisenmangel, denn pro Monat verlieren sie etwa 15 mg Eisen.

Jod kommt nur in winzigen Menge von 10 bis 15 mg im Körper vor. Davon befinden sich 70 bis 80 % in der Schilddrüse. Der tägliche Bedarf liegt bei 0,18 bis 0,20 mg.

Jod wird für den Aufbau des Schilddrüsenhormons Thyroxin benötigt. Wenn das Spurenelement nicht in ausreichender Menge in der Nahrung vorkommt, kann auch das Hormon nicht genügend gebildet werden. Fehlt Jod, zieht die Schilddrüse das gespeicherte Jod zur Hormonbildung heran. Dauert der Mangelzustand lange, vergrößert sich die Schilddrüse. Dies kann einige Zeit unbemerkt bleiben, bis schließlich ein Kropf äußerlich sichtbar ist. Erstes Anzeichen eines Jodmangels kann Müdigkeit sein.

Deutschland ist ein Jodmangelgebiet. Die Böden, auf denen unsere Nahrungspflanzen erzeugt werden, sind jodarm und somit auch unsere Lebensmittel. Nur Fische aus dem Meer sind eine gute Jodquelle.

Um uns mit ausreichend Jod zu versorgen, müssten wir fast täglich Fisch essen. Auch mit vollwertiger Ernährung erreichen wir höchstens die Hälfte der empfohlenen Jodmenge. Milch und Eier können einen Beitrag zur Jodversorgung leisten, wenn die Tiere entsprechendes, mit Jod angereichertes Futter erhalten haben.

Über jodiertes Speisesalz kann die Jodaufnahme erhöht werden. Meersalz ist nicht jodreich, obwohl man es vermuten könnte.

Jodmangel kann entstehen durch

- vegetarische Ernährung,
- salzarme Ernährung,
- Milchzuckerunverträglichkeit (Laktoseintoleranz),
- Kuhmilchallergie,
- Fischallergie.

In diesen Fällen helfen Jodtabletten.

Mit Vorsicht sind Nahrungsergänzungsmittel zu betrachten, die getrocknete Algen enthalten. Diese Produkte enthalten pro Kilogramm so viel Jod, wie der Mensch während seines ganzen Lebens braucht.

Eine Übersicht über die Spurenelemente gibt Tabelle 4.10 auf den folgenden Seiten.

Aufgaben und Arbeitsaufträge

1. Wofür braucht ein Sportler Magnesium? Durch welche Lebensmittel kann er sich damit versorgen?
2. Welche Mineralstoffe sind für die Aufrechterhaltung des Zelldrucks verantwortlich? In welchen Situationen müssen diese Mineralstoffe dringend zugeführt werden?
3. Erläutern Sie den Zusammenhang zwischen dem Eisengehalt im Blut und der sportlichen Leistungsfähigkeit.
4. Begründen Sie die Empfehlung, einmal in der Woche Fisch zu essen.

Spurenelemente	
Name	**Vorkommen in Lebensmitteln**
Eisen (Fe)	++ Fleisch, Fisch, Geflügel, Wurstwaren + Brot, Gemüse
Jod (J)	++ Salzwasserfische wie z. B. Seelachs, Kabeljau und Hering; Muscheln + jodiertes Speisesalz und mit jodiertem Speisesalz hergestellte Lebensmittel (Käse, Wurst- und Backwaren)
Zink (Zn)	Fleisch, Eier, Milch, Käse, Getreidevollkornprodukte
Fluor (F)	Seefisch, in manchen Gegenden im Trinkwasser, Mineralwasser
Kupfer (Cu)	Innereien, Fisch, Schalentiere, Getreide, Nüsse, einige grüne Gemüse, Kakao, Kaffee, Tee, Schokolade
Mangan (Mn)	++ in pflanzlichen Lebensmitteln
Selen (Se)	Fleisch, Fisch, Ei, Linsen, Spargel
Chrom (Cr)*	Fleisch, Leber, Ei, Haferflocken, Tomaten, Kopfsalat, Kakao, Pilze
Molybdän (Mo)	Getreide

++ = reichlich vorhanden in ..., + = mittlere Gehalte in ...

* Das in der Nahrung vorkommende Chrom ist dreiwertig (Cr^{3+}) und bei normaler Zufuhrmenge ungiftig. Das als Arbeitsplatzchemikalie bekannte Chrom in chromhaltigen Stäuben ist ein sechswertiges Ion (Cr^{6+}) und krebserregend.

Tabelle 4.10 Spurenelemente.

Aufgaben im Körper	a) Mangelerscheinungen b) Überversorgung c) Besonderheiten
○ Sauerstoffbindung an die roten Blutkörperchen und den Muskelfarbstoff	a) Leistungsabfall, Blässe, Müdigkeit b) spezifische Erbkrankheit und Alkoholismus verursachen starke Speicherung des Eisens, behandlungsbedürftig
○ Baustein der Schilddrüsenhormone (Thyroxin) ○ Förderung des Wachstums ○ Regulation des Stoffwechsels und Energieumsatzes	a) Vergrößerung der Schilddrüse, Kropf b) Überfunktion der Schilddrüse (Jod-Basedow), Jodakne c) Verdunstung durch Kochen
○ Bestandteil von Enzymen	a) Verminderung der Geschmacksempfindung, Hautveränderungen
○ Härtung des Zahnschmelzes	a) nicht bekannt; Karies entsteht nicht durch Fluormangel b) Fluorose (Zahnverfärbung)
○ Beteiligung am Eisenstoffwechsel	a) Blutarmut
○ Teilstück (Cofaktor) von Enzymen ○ Mitwirkung bei Knochenbildung	a) selten; allgemeine Stoffwechselstörungen, nur bei künstlicher Ernährung über lange Zeit
○ Bestandteil von Enzymen (z. B. zur Bildung der Schilddrüsenhormone) ○ Antioxidans	a) Störungen der Muskelfunktion bei langfristiger künstlicher Ernährung; selten: Keshan-Krankheit (Herzmuskelerkrankung)
○ Beteiligung am Kohlenhydratstoffwechsel	a) Störung des Kohlenhydratstoffwechsels
○ Bestandteil von Enzymen	a) selten; Funktionsstörungen an Nerven und Gehirn

Wasser

Neben einer optimalen Ernährung ist für den Sportler im Besonderen und die Menschen allgemein das Trinken genauso wichtig.

Wasserverteilung im menschlichen Körper

Der menschliche Körper besteht im Durchschnitt zu 60% aus Wasser, Säuglinge sogar zu 70%. Frauen verfügen über etwa 50% Wasser, da sie weniger Muskelmasse und mehr Fettgewebe besitzen.

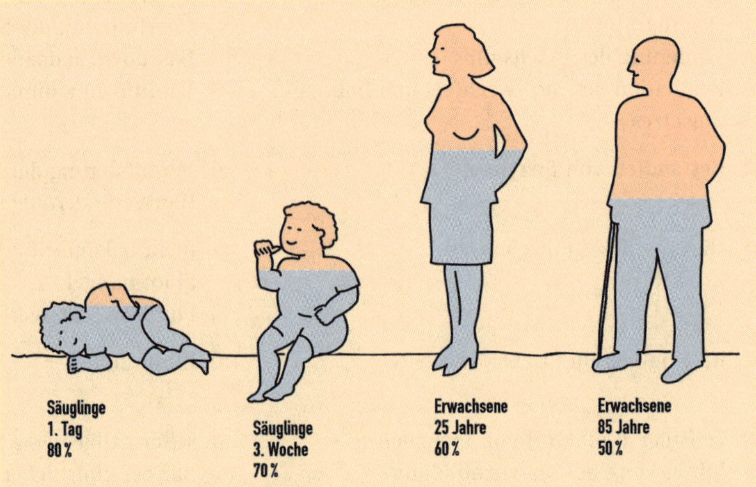

Wassergehalt in Abhängigkeit vom Alter.

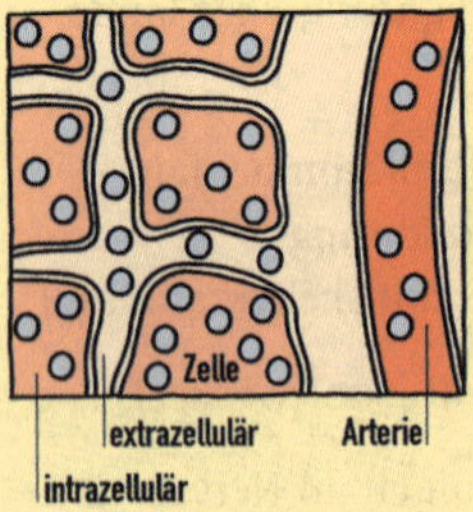

Wasserverteilung im menschlichen Körper.

Zur genauen Beschreibung der Wasserverhältnisse im Körper unterscheidet man die Flüssigkeit

- <u>in</u> den Zellen (intrazelluläres Wasser),
- <u>außerhalb</u> der Zellen (extrazelluläres Wasser) und
- <u>zwischen</u> diesen Bereichen wechselnde Flüssigkeit (transzelluläres Wasser).

Etwa zwei Drittel des gesamten Körperwassers befindet sich in den Zellen, also in Muskel-, Blut- und anderen Organzellen. Flüssigkeiten außerhalb von Zellen sind z.B. das Blutplasma und die Bindegewebsflüssigkeit. Transzelluläre Flüssigkeiten sind die Verdauungssäfte, die Gehirn- und Lymphflüssigkeiten.

Aufgaben des Wassers im menschlichen Körper

Wasser nimmt sehr unterschiedliche wichtige Aufgaben wahr:
- Baustoff des Körpers,
- Lösungs- und Transportmittel,
- Wärmeregler.

Wasser als Baustoff. Wasser trägt zur Stabilität der Zellen bei. Gemeinsam mit den Elektrolyten sorgt Wasser für den richtigen Druck der Zelle. Eine Körperzelle hat dann den richtigen Wassergehalt, wenn sie glatte Zellwände hat, so wie ein frisch geernteter Apfel eine glatte Schale hat. Eine ausgetrocknete Zelle ähnelt einem alten, schrumpligen Apfel.

Lösungs- und Transportmittel. Wasser dient dem Organismus als Lösungsmittel sämtlicher Stoffe, die sich in Blut, Lymphe und Zellen befinden, ohne diese Substanzen selbst chemisch zu verändern. Es transportiert Nährstoffe und Wirkstoffe an den jeweiligen Ort des Bedarfs im Körper.

Wärmeregler. Der menschliche Körper benötigt für sein optimales Funktionieren eine gleich bleibende Körpertemperatur von etwa 37 °C. Bei Überhitzung reguliert der Körper seine Kerntemperatur durch Transpiration (Schwitzen) oder Wasserverdunstung durch die Lunge.

Der Wasserhaushalt des menschlichen Körpers (Bilanz)

Flüssigkeitsaufnahme. Die tägliche Flüssigkeitsaufnahme eines Menschen wird durch sein Durstgefühl, Trinkgewohnheiten, klimatische Bedingungen, Körpertemperatur und organische Einflüsse (z.B. Nierenfunktion) geregelt.

Der Erwachsene nimmt etwa 2 bis 2,5 l Flüssigkeit auf:
- mit Trinkwasser und Getränken,
- mit fester Nahrung
- und durch die Oxidation der Nährstoffe.

Beim Abbau von Kohlenhydraten, Fett und Eiweiß entsteht Oxidationswasser.

Atmungskette S. 107

Man rechnet bei einem Erwachsenen mit einem Wasserbedarf von etwa 250 ml pro 1 MJ (= 1000 kJ).

Alter	Gesamtwasser-aufnahme (ml/Tag)	Wasserzufuhr durch feste Nahrung und Oxidationswasser (ml/Tag)	Wasserzufuhr durch Getränke (ml/Tag)
Säuglinge			
0 bis unter 4 Monate (Schätzwert)	680	60 (nur Oxidationswasser)	620
Kinder			
4 bis unter 7 Jahre	1600	660	940
10 bis unter 13 Jahre	2150	980	1170
Jugendliche und Erwachsene			
15 bis unter 19 Jahre	2800	1270	1530
25 bis unter 51 Jahre	2600	1190	1410
65 Jahre und älter	2250	940	1310
Schwangere	2700	1230	1470

Tabelle 4.11 Richtwerte für die Wasserzufuhr.

Lebensmittel enthalten unterschiedlich viel Wasser. Selbst trockene Lebensmittel enthalten bis zu 20 % Wasser.

Wassergehalt in Gewichtsprozent (%)	Lebensmittel
wasserreiche Lebensmittel (50 bis 99 % Wasser)	Obst und Gemüse, Milch, Magerquark, frisches Fleisch und frischer Fisch
halbfeuchte Lebensmittel (20 bis 50 % Wasser)	Weichkäse, geräucherter Schinken, Brötchen, Marmelade, Honig
trockene Lebensmittel (20 % Wasser und darunter)	Nüsse, Getreide, Speisefette, Schokolade

Tabelle 4.12 Wassergehalte verschiedener Lebensmittel.

Flüssigkeitsausscheidung. Der Mensch verliert über Niere (Urin), Darm (Stuhl), Haut und Lunge Wasser.

Die Haut verdunstet immer Wasser, nicht nur, wenn wir schwitzen. Dass man auch über die Lunge Wasser ausatmet, sehen wir bei kalter Luft im Freien.

Die Niere ist das für die Feinregulation des Wasserhaushalts wichtigste Organ. Täglich durchströmen die Niere fast 200 l Flüssigkeit, die durch die Nierenkörperchen gepresst werden. Dabei entsteht das so genannte Ultrafiltrat. 99 % der Flüssigkeit werden über die Nierenkanälchen zurückgewonnen und dem Körper mit Mineralstoffen und Spurenelementen zurückgegeben. Gleichzeitig werden lösliche schädliche Stoffwechselabbauprodukte (Harnstoff, Rückstände von Medikamenten usw.) dem Primärharn zugeführt, damit sie entsorgt werden. Anschließend wird der Primärharn zum Harn konzentriert und ausgeschieden.

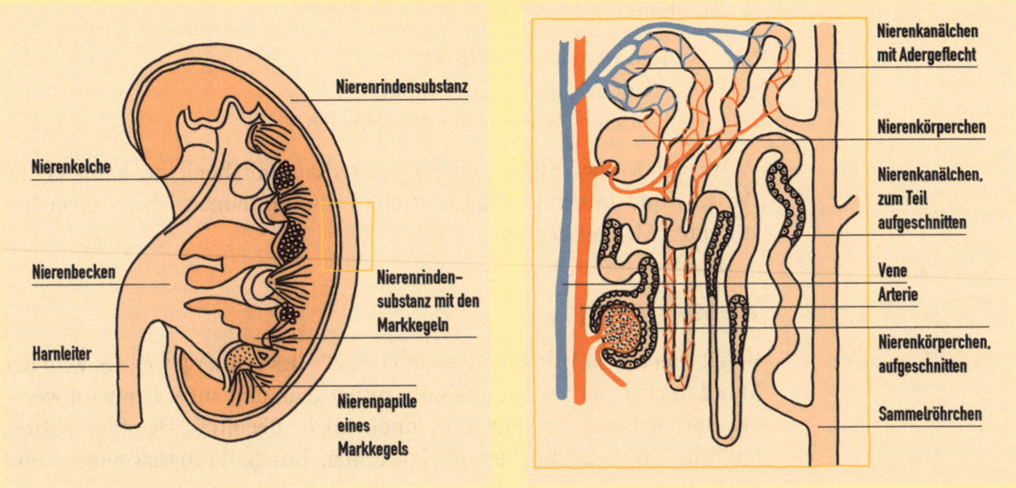

Niere.

Trinkwasser, Getränke	1400 ml	Urin	1400 ml
Wasser in fester Nahrung	900 ml	Stuhl	200 ml
Oxidationswasser	300 ml	Haut	500 ml
		Lunge	500 ml
Wasseraufnahme insgesamt:	2600 ml	Wasserabgabe insgesamt:	2600 ml

Tabelle 4.13 Wasserbilanz pro Tag eines Erwachsenen (gerundet).

Störungen des Wasserhaushalts

Damit der Stoffwechsel reibungslos funktioniert, müssen im Zellinneren und außerhalb der Zelle

- die Elektrolyte in bestimmter Konzentration,
- in einem bestimmten Verhältnis zueinander und
- in einer bestimmten Flüssigkeitsmenge vorhanden sein.

Der Wasserbedarf ist erhöht durch

- starkes Schwitzen,
- Krankheiten,
- salziges und eiweißreiches Essen.

Starkes Schwitzen:
- hohe Umgebungstemperaturen und trockene Luft (Hochofenarbeit, Bäckerei, Sauna, Aufenthalt in heißen Ländern),
- anstrengende körperliche Betätigung (handwerkliche Arbeit, Sport).

Krankheiten:
- Erbrechen,
- Durchfall.

Salziges und eiweißreiches Essen:
- Kochsalzgehalt im Blut ist erhöht,
- Eiweiß braucht Wasser zum Ausscheiden.

Wenn der Körper Störungen im Wasserhaushalt bemerkt, kann er die Wasser- und Mineralstoffausscheidung mit Hormonen bis zu einer bestimmten Menge bremsen.

Wassermangel

Bereits bei einem Wasserverlust ab etwa 2 % des Körpergewichtes wird der Mund trocken, da der Speichelfluss zurückgeht, und außerdem wird weniger Harn gebildet. Es können gesundheitliche Beeinträchtigungen auftreten wie z.B. Schwindelgefühl, Erbrechen, Durchblutungsstörungen und Muskelkrämpfe.
Bei einer Abnahme des Körperwassers um 5 % wird die Herztätigkeit beschleunigt, der Puls ist erhöht und die Körpertemperatur steigt an.
Wenn 10 % der gesamten Körperflüssigkeit fehlen, können Verwirrungszustände eintreten. Der Mensch ist nicht mehr lebensfähig, wenn er mehr als 20 % seines Körperwassers verliert.
Obwohl der Mensch zu mehr als der Hälfte aus Wasser besteht, reagiert der Körper viel empfindlicher auf Wassermangel als auf Nahrungsmangel. Wir können lange ohne feste Nahrung auskommen, aber nur wenige Tage ohne Wasser.
Kinder, vor allem Säuglinge, reagieren besonders empfindlich auf Flüssigkeitsmangel, da ihr Körper viel Wasser enthält. Nach dem Vorbild der Muttermilch braucht der Säugling pro 1000 kJ 360 ml Flüssigkeit.
Unter normalen Lebensbedingungen reguliert der Körper seine Wasserbilanz so, dass sie ausgeglichen ist.

Aufgaben und Arbeitsaufträge

1. Wie viel Körperflüssigkeit besitzt ein 75 kg schwerer Mann durchschnittlich?
2. Erklären Sie die Aufgaben des Wassers im Körper.
3. Wodurch kommt es zu einem erhöhten Flüssigkeitsbedarf?
4. Erklären Sie den Satz: „Je weniger man isst, desto mehr sollte man trinken!“ unter Berücksichtigung der Tabelle Wasserbilanz.
5. Erklären Sie, warum man kein Salz-(Meer-)wasser trinken sollte.

Getränke

Getränke				
alkoholfreie Getränke				alkoholische Getränke
Wässer	Säfte	Erfrischungsgetränke	Heißgetränke	
natürliches Mineralwasser	Fruchtsaft	Limonaden	Kaffee, Kaffeeersatz	Bier
Quellwasser	Fruchtnektar	Brausen	Tee	Wein
Tafelwasser	Gemüsesaft	Mineralstoff- oder Sportgetränke	Kakao	Schaumwein (Sekt), Perlwein
	Gemüsenektar	innovative Getränke, Energy-Drinks	Kräutertee, Früchtetee	Spirituosen

Tabelle 4.14 Übersicht Getränke.

Wässer

Mineralwasser. Die Mineral- und Tafelwasser-Verordnung (MTVO) legt die Anforderungen an Mineralwasser fest.

Ein Mineralwasser darf nur dann natürliches Mineralwasser genannt werden, wenn es amtlich anerkannt ist. Damit wird sein Wert für die Gesundheit deutlich.
Mineralwässer stammen aus natürlichen oder künstlich erschlossenen Quellen, die ihren Ursprung in unterirdischen, vor Verunreinigungen geschützten Wasservorkommen haben. Dies bedeutet ursprüngliche Reinheit.

Der Begriff Mineral deutet auf wesentliche Inhaltsstoffe des Wassers hin. Die Anteile der Mineralien können je nach Quellort unterschiedlich groß sein. Unterschiedliche Mineralwässer werden angeboten:
- magnesiumhaltige,
- calciumhaltige,
- fluoridhaltige und
- natriumhaltige Mineralwässer.

Wird ein Mineralstoff besonders herausgestellt, muss eine Mindestmenge enthalten sein.
Natrium und Nitrat sind unerwünschte Stoffe. Menschen mit Bluthochdruck, die empfindlich auf Natrium reagieren, sollen natriumarme Mineralwässer bevorzugen.

Bluthochdruck S. 217

Wird Säuglingsnahrung wegen schlechter Trinkwasserqualität mit Mineralwasser hergestellt, gibt es Mineralwässer, die „geeignet für die Zubereitung von Säuglingsnahrung" sind. Die Inhaltsstoffe Natrium, Nitrat, Nitrit, Sulfat und Fluorid dürfen nur in begrenzten Mengen enthalten sein.

Säuglingsnahrung S. 173

Bei stillen Wässern wird die Kohlensäure ganz oder teilweise entzogen. Ein Mineralwasser kann auf seinem Etikett den Hinweis enteisent oder entschwefelt tragen, wenn Eisen- und Schwefelverbindungen zur Verbesserung des Aussehens oder des Geschmacks entfernt wurden.

Quellwasser. Im Gegensatz zu natürlichem Mineralwasser wird bei Quellwasser keine ursprüngliche Reinheit verlangt. Außerdem ist der Mineralstoffgehalt nicht vorgeschrieben.

Tafelwasser darf aus Trinkwasser und natürlichem Mineralwasser gemischt werden und ist kein natürlich gewonnenes Wasser. Es kann mit weiteren Zusätzen wie Mineralsalzen, Natursole, Meerwasser und Kohlensäure versetzt werden. Bei Tafelwasser sind Hinweise auf eine geografische Herkunft unzulässig.

Sodawasser ist ein Tafelwasser mit einem Mindestgehalt an 570 mg Natriumhydrogencarbonat.

Heilwasser gehört als Arzneimittel in die Zuständigkeit des Arzneimittelgesetzes.

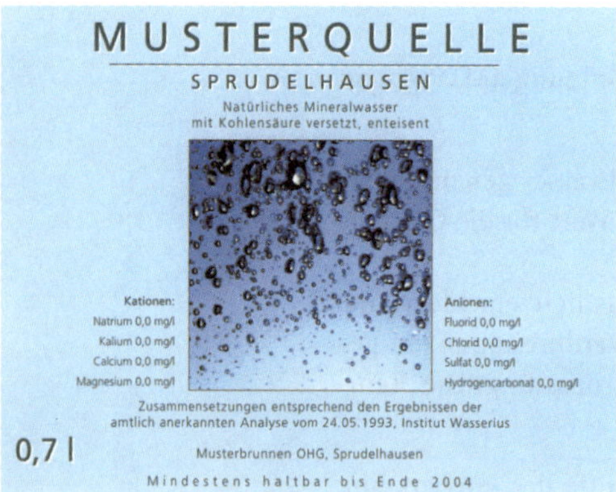
MUSTERQUELLE
SPRUDELHAUSEN
Natürliches Mineralwasser
mit Kohlensäure versetzt, enteisent
Kationen:
Natrium 0,0 mg/l
Kalium 0,0 mg/l
Calcium 0,0 mg/l
Magnesium 0,0 mg/l
Anionen:
Fluorid 0,0 mg/l
Chlorid 0,0 mg/l
Sulfat 0,0 mg/l
Hydrogencarbonat 0,0 mg/l
Zusammensetzungen entsprechend den Ergebnissen der
amtlich anerkannten Analyse vom 24.05.1993, Institut Wasserius
0,7 l
Musterbrunnen OHG, Sprudelhausen
Mindestens haltbar bis Ende 2004

Etikett eines Mineralwassers.

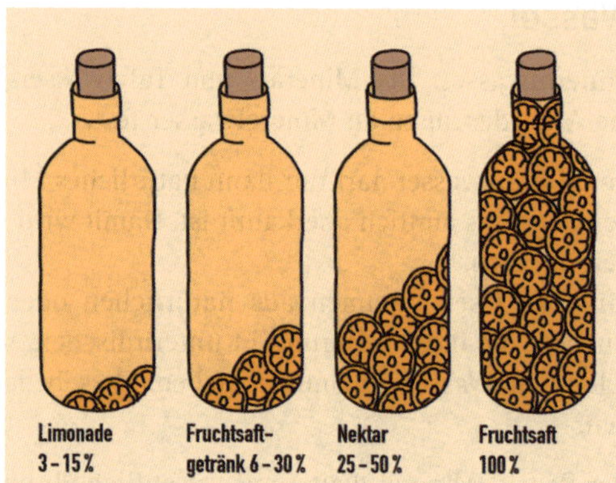

Fruchtsaftanteile in verschiedenen Getränken.

Säfte, Nektare, Sirupe

Es ist nicht alles Saft, was nach Saft aussieht!
Ein Fruchtsaft wird zu 100% aus Früchten wie z.B. Kern-, Beeren- oder Steinobst, Trauben oder Südfrüchten hergestellt, während ein Fruchtnektar aus Fruchtsaft und/oder Fruchtmark, Wasser und Zucker besteht. Dabei muss der fruchtige Anteil (Saft und/oder Mark) mindestens die Hälfte betragen.

Fruchtsäfte können auch aus Fruchtsaftkonzentrat hergestellt werden. Dies wird vor allem bei den Fruchtarten praktiziert, die in Übersee wachsen. Durch das Konzentrieren (Wasserentzug) ist der Transport über weite Strecken kostengünstiger.

Direktsaft wird direkt nach dem Pressen und Pasteurisieren abgefüllt, er wird nicht aus Konzentrat hergestellt.

Sirup ist eine dickflüssige Zubereitung aus Fruchtsaft, konzentriertem Fruchtsaft oder Früchten mit einem Zusatz von maximal 68 % Zucker.

Verkehrsbezeichnung	Gehalt an Fruchtsaft oder -mark	Zuckerzusatz
Fruchtsaft	100 %	erlaubt zum Ausgleich eines witterungsbedingten Mangels, außer bei Birnen- oder Traubensaft
Fruchtnektar	mindestens 50 %	bis zu 20 %
Fruchtsirup	abhängig vom Zuckergehalt	höchstens 68 %

Tabelle 4.15 Fruchtsaft, Fruchtnektar, Fruchtsirup.

Erfrischungsgetränke

Dazu gehören Fruchtsaftgetränke, Limonaden und Brausen. Fruchtsaftgetränke sind verdünnte Fruchtsäfte.

Grundlage des Fruchtsaftgetränkes	Fruchtsaftanteil
Kernobstsaft (z.B. Apfelsaft) oder Traubensaft	mindestens 30 %
Zitrusfrüchte	mindestens 6 %
andere Obstsäfte, z.B. aus Ananas, schwarzen Johannisbeeren, Sauerkirschen, Passionsfrucht (Maracuja)	mindestens 10 %

Tabelle 4.16 Fruchtsaftgetränke.

Eine gesetzliche Begrenzung des Zuckeranteils gibt es nicht, er liegt meistens unter 100 g pro Liter. Bei brennwertverminderten (energieverminderten) Fruchtsaftgetränken ist Süßstoff erlaubt. Auch Konservierungsstoffe dürfen verwendet werden.

Limonaden erhielten ihren Namen durch die Zubereitung aus Limonen- oder Zitronensaft, Wasser und Zucker. Sie enthalten heute neben Wasser, verschiedenen Zuckerarten (mindestens 7 %) die geschmacksgebenden natürlichen Aromen und Genusssäuren (Tabelle 4.17 auf der folgenden Seite).

In **Brausen** (kohlensäurehaltigen Erfrischungsgetränken) sind die natürlichen Aromastoffe durch naturidentische oder künstliche ersetzt. Farbstoffe dürfen zugesetzt werden.

Spezielle Limonaden	Charakteristische Inhaltsstoffe	Kennzeichnung
Limonaden mit Fruchtsaft	halb so viel Fruchtsaft wie in Fruchtsaftgetränken	
Colagetränke	65 bis 250 mg Koffein pro Liter, anstelle von Fruchtsäuren kann Phosphorsäure bis höchstens 700 mg/l eingesetzt sein.	koffeinhaltig
Tonic Water, Bitter Lemon	Chinin, höchstens 85 mg Chinin pro Liter	chininhaltig
Kräuter-Limonaden (Ginger-Ale, Pfefferminz-Limonade)	Kräuter-Aromen von genusstauglichen aromatischen und bitteren Pflanzenteilen	

Tabelle 4.17 Spezielle Limonaden.

Sportlergetränke und Energy-Drinks

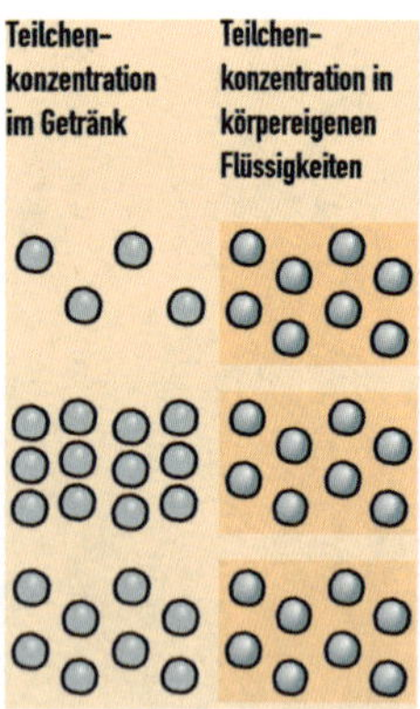

Hypotone, hypertone und isotone Getränke.

hypo = unter
hyper = über
iso = gleich
ton = Spannung, Stärke, Druck

Sportlergetränke werden auf der Grundlage von Fruchtnektaren meist mit Zusätzen von Eiweißstoffen, Pflanzenlecithinen, Mineralstoffen und natürlichen Aromastoffen hergestellt. Sie sollen die durch Schwitzen verursachten Flüssigkeits- sowie Mineralstoff- und Energieverluste ausgleichen.
Das Gleichgewicht der Elektrolyte bezeichnet man als Isotonie.

Solche Getränke sind am besten geeignet, die die gleiche (iso) Menge an gelösten Stoffen wie das Blut enthalten. Man nennt sie isotonische Flüssigkeiten oder Getränke. Auch Getränke mit etwas geringeren Mengen an Mineralien und Zucker, die hypotonischen Getränke, sind akzeptabel. Hypertonische Getränke benötigen Körperflüssigkeit zur Verdünnung und sind deshalb weniger geeignet.

Inhaltsstoff	Gehalt
Kohlenhydrate (Maltodextrin = Maltoseketten, Einfach- und Zweifachzucker)	25 bis 100 g/l
Natrium	330 bis 450 mg/l
Kalium	115 mg/l
Magnesium	25 mg/l
Calcium	80 mg/l

Tabelle 4.18 Empfohlene Zusammensetzung eines Sportlergetränks.

Leitungswasser bzw. Trinkwasser, Tee, koffeinhaltige Erfrischungsgetränke und Limonaden sind keine geeigneten Getränke zum Flüssigkeitsausgleich bei starkem Schwitzen, da sie meistens zu geringe Mengen an Mineralien enthalten. Mineralwasser mit Gemüse- oder Fruchtsaft in einem Mischungsverhältnis von 2:1 bis 4:1 ersetzt die verloren gegangenen Salze und hebt den Blutzuckerspiegel wieder an.

Energy-Drinks heben sich von den üblichen Erfrischungsgetränken durch die enthaltene Aminosäure Taurin und einen erheblichen Gehalt an Koffein ab. Der Koffeingehalt kann mit bis zu 320 mg/l höher sein als bei üblichen Colagetränken. Deswegen muss die Dose den Hinweis „nur in begrenzten Mengen konsumieren“ tragen.

Bewertung. Die populären Energy- oder Fitnessdrinks sind nach Meinung von Ernährungsfachleuten für die Steigerung der Leistungsfähigkeit eines Sportlers nicht nützlich (Ausnahme Leistungssportler). Es ist nur wichtig, genug zu trinken. Einige Inhaltsstoffe werden bezüglich ihrer Wirkung sehr umstritten beurteilt.

Tritt nach dem Genuss von Energydrinks ein angeregtes Gefühl auf, kann dies auch auf die Wirkung des Koffeins zurückzuführen sein, nicht unbedingt auf die so genannten Leistungsförderer wie z.B. Taurin.

ACE-Produkte. Sehr beliebt sind Fruchtsäfte und Milchprodukte mit dem Zusatz ACE im Namen. ACE steht für die Vitamine A, eigentlich Vitaminvorstufe ß-Carotin, C und E, die antioxidativ wirken.
Diese sollen dem Körper helfen, die bei den Stoffwechselabläufen entstehenden freien Radikale abzubauen.

▶ Krebs S. 219

Freie Radikale sind Atome oder Molekülteile, die ein freies Elektron besitzen, das eine chemische Bindung mit einem weiteren Elektron anstrebt.

Bei körperlicher Anstrengung bilden sich verstärkt freie Radikale, man spricht vom oxidativen Stress des Körpers beim Sport. Mithilfe antioxidativ wirkender Vitamine soll der oxidative Stress abgebaut werden.
Der Körper wird am ehesten vor den Auswirkungen des oxidativen Stresses geschützt, wenn die körperliche Belastung nach und nach gesteigert und allmählich häufiger durchgeführt wird.
Die täglich empfohlenen Mengen des Provitamins ß-Carotin und der Vitamine C und E werden unterschiedlich hoch angesetzt. Sportler, die mehr als 5 bis 10 g Vitamin C pro Tag einnehmen, setzen sich der Gefahr aus Gicht, Gelenkschmerzen und Nierensteine zu bekommen. Die DGE empfiehlt Erwachsenen 100 mg pro Tag.
Wenn bei der Zusammenstellung des täglichen Speiseplans auf ausreichende Mengen an Gemüse und Obst geachtet wird, lässt sich der erhöhte Vitaminbedarf decken und auf Vitamintabletten kann verzichtet werden.

Aufgaben und Arbeitsaufträge

1. Wodurch unterscheiden sich Fruchtsaft, Fruchtnektar, Fruchtsaftgetränk und Limonade?
2. Stellen Sie eine Liste mit empfehlenswerten Mineralwässern für Sportler zusammen und begründen Sie bitte Ihre Auswahl.
3. Warum tragen Energy-Drinks den Hinweis „nur in begrenzten Mengen konsumieren“?
4. Welche Wirkung wird den ACE-Getränken zugesprochen?

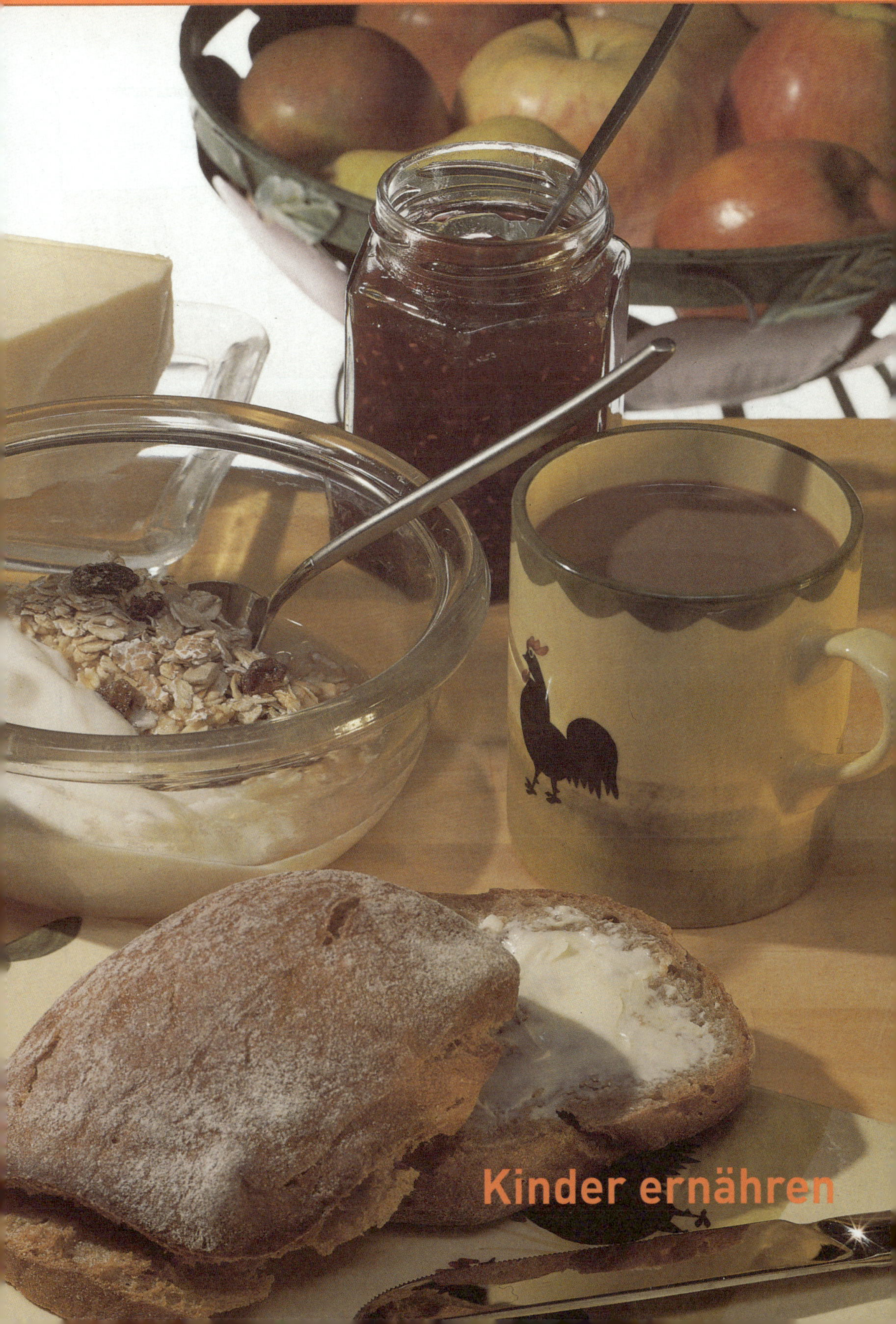

Kinder ernähren

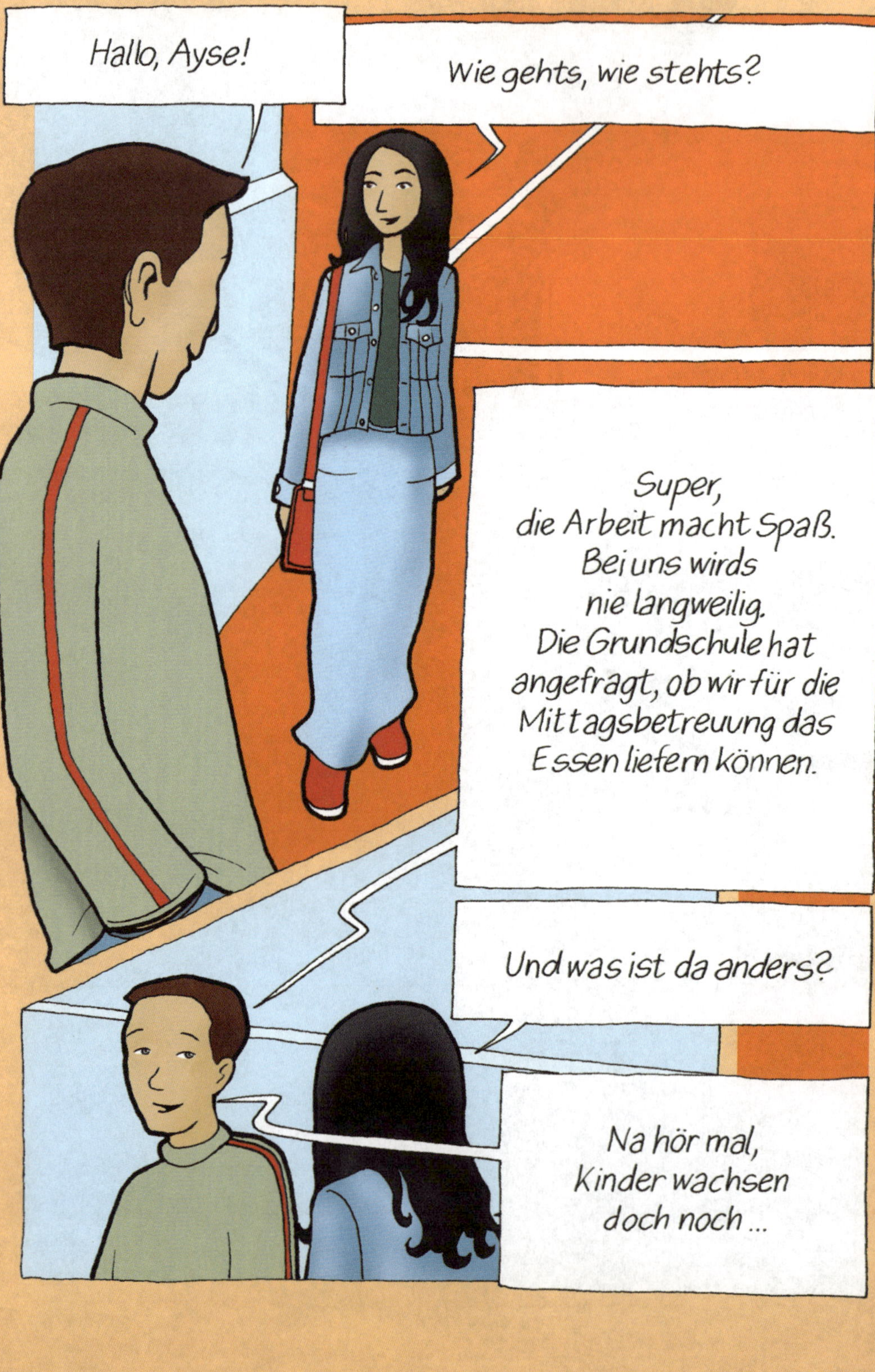
Hallo, Ayse!
Wie gehts, wie stehts?
Super, die Arbeit macht Spaß. Bei uns wirds nie langweilig. Die Grundschule hat angefragt, ob wir für die Mittagsbetreuung das Essen liefern können.
Und was ist da anders?
Na hör mal, Kinder wachsen doch noch ...

Die optimierte Mischkost

Der Mensch hat in jeder Lebensphase speziellen Bedarf an Nährstoffen und Energie, insbesondere auch Kinder.
Um für ein Kind einen bedarfsgerechten Speiseplan zu erstellen, der den Nährstoffbedarf deckt, wurde vom Forschungsinstitut für Kinderernährung in Dortmund das Konzept der „optimierten Mischkost“ entwickelt.

optimum (lat.) = das Beste

Das Konzept setzt die anerkannten Nährstoffempfehlungen in konkrete Ratschläge für die Lebensmittelauswahl um.

Die optimierte Mischkost
- berücksichtigt die Ernährungsgewohnheiten der Bevölkerung, d.h., es gibt z.B. drei Hauptmahlzeiten und zwei Zwischenmahlzeiten,
- berücksichtigt die Empfehlungen der Wissenschaftler für die Zufuhr einzelner unentbehrlicher und entbehrlicher Nährstoffe,
- wird aus üblichen, preiswerten, verfügbaren Lebensmitteln zubereitet und setzt wenig Fertigprodukte und keine Diätprodukte ein,
- lässt Essensvorlieben und Essensabneigungen zu, d.h., Süßes, kross Gebratenes und Fastfood sind hin und wieder erlaubt,
- beugt ernährungsbeeinflussten Krankheiten wie Herz-Kreislauf-Erkrankungen, Übergewicht, Diabetes mellitus, Gicht, Karies usw. vor,
- kann als Familienernährung durchgeführt werden.

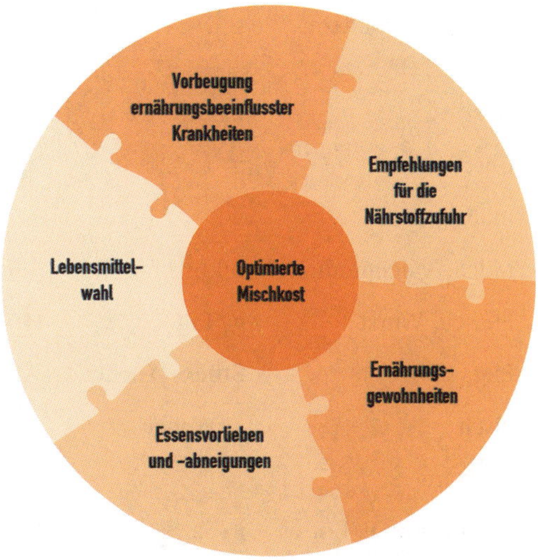

Optimierte Mischkost.

▶ Krankheiten S. 200

Die Lebensmittel werden eingeteilt in
- empfohlene Lebensmittel, die 80% der Gesamtenergiezufuhr bestreiten, und
- geduldete Lebensmittel, die höchstens 20% der Gesamtenergiezufuhr ausmachen sollten.

Empfohlene Lebensmittel

Die empfohlenen Lebensmittel werden nach Verzehrmengen in drei Gruppen aufgelistet:
- reichlich → Getränke und pflanzliche Lebensmittel,
- mäßig → tierische Lebensmittel,
- sparsam → fettreiche Lebensmittel.

Altersgemäße Lebensmittelverzehrmengen

Empfohlene Lebensmittel
(> 80 % der Gesamtenergiezufuhr)

Alter (Jahre)		1	2–3	4–6	7–9	10–12	13–14	15–18
reichlich								
Getränke	ml / Tag	600	700	800	900	1000	1200	1400
Brot, Getreide (-flocken)	g / Tag	80	120	170	200	250	280	300
Kartoffeln, Nudeln, Reis, Getreide	g / Tag	80	100	120	140	180	200	250
Gemüse	g / Tag	100	120	180	200	230	250	300
Obst	g / Tag	100	120	180	200	230	250	300
mäßig								
Milch, Milchprodukte*	ml (g) / Tag	300	330	350	400	420	450	500
Fleisch, Wurst	g / Tag	40	50	60	70	80	90	90
Eier	Stück / Woche	1–2	1–2	2	2	2–3	3	3
Fisch	g / Woche	50	70	100	150	180	200	200
sparsam								
Margarine, Öl, Butter	g / Tag	10	15	20	25	30	30	35

Geduldete Lebensmittel
(< 20 % der Gesamtenergiezufuhr)

Altersgruppe		Kleinkinder, Schulkinder	Jugendliche
z. B. Kuchen, Süßigkeiten	g / Tag	< 50	< 80
Marmelade, Zucker	g / Tag	< 10	< 20

* 100 ml Milch entsprechen ca. 15 g Schnittkäse oder 30 g Weichkäse.

Tabelle 5.1 Optimierte Mischkost im Überblick.

Die angegebenen Verzehrmengen sind Anhaltswerte. Sie müssen nicht täglich exakt eingehalten werden, aber sie sollten im Wochendurchschnitt erreicht werden. Dieser Spielraum nimmt Rücksicht auf Appetitschwankungen. Während eines Wachstumsschubes darf das Kind auch mehr als die empfohlene Menge essen.

Reichlich zu verzehrende Lebensmittel

Getränke sollen den Durst löschen. Deshalb empfiehlt die optimierte Mischkost vor allem energiefreie Getränke wie Trink- und Mineralwasser, ungesüßte Tees oder energiearme Getränke wie mit Wasser verdünnte Fruchtsäfte (1:1). Multivitaminsäfte, also mit Nährstoffen angereicherte Getränke, sind in einer ausgewogenen Kost nicht nötig.

Wasser S. 128
Getränke S. 133

Anregende Getränke wie Bohnenkaffee, Schwarztee und Colagetränke sind für Klein- und Schulkinder ungeeignet.

Trinken zu den Mahlzeiten wird ausdrücklich befürwortet. Zwischen den Mahlzeiten sollten ebenfalls Getränke bereit stehen.

Genug trinken und reichlich Pflanzliches essen!

Pflanzliche Lebensmittel enthalten einige besonders für Kinder wichtige Nährstoffe: energieliefernde Stärke, die Vitamine Folsäure, Ascorbinsäure und verschiedene B-Vitamine, ß-Carotin und die Mineralstoffe Magnesium und Eisen.

Deshalb sollte reichlich Obst, Gemüse, Getreide und Getreideprodukte wie Brot oder Flocken angeboten werden.

Sehr saftige (wasserhaltige) Gemüse- und Obstsorten wie z.B. Melonen, Gurken oder Salat haben einen geringen Energiegehalt. Um das Kind mit genügend Energie und Nährstoffen zu versorgen, sollten Gemüsesorten mit höherem Energiegehalt (z.B. Hülsenfrüchte) und ausreichend Getreideprodukte und Kartoffeln angeboten werden. Brotscheiben sollten dicker als der Belag sein.

Vollkornprodukte sollten die Hälfte der empfohlenen Menge an Getreide und Brot ausmachen. Dabei muss das Brot keine ganzen Körner aufweisen, ein Vollkornbrot kann auch aus fein vermahlenem Vollkornmehl gebacken werden.

Von den pflanzlichen Lebensmitteln dürfen Kinder auch mehr als die angegebene Menge essen, wenn sie möchten.

Mäßig zu verzehrende Lebensmittel

Lebensmittel tierischer Herkunft bieten

- wertvolles Eiweiß,
- gut verwertbare Mineralstoffe und
- an Vitaminen das Vitamin B_{12}, das fast nur in tierischen Lebensmitteln vorkommt.

Milch muss sein, Fleisch kann sein, Eier dürfen sein!

Nachteilig sind die im Fleisch und Milch enthaltenen unerwünschten gesättigten Fette, Cholesterin und im Fleisch die Purine (Bestandteile von Zellkernen). Deshalb sollten tierische Lebensmittel nur in Maßen verzehrt werden.

Purine S. 297

Wenn Kinder gern fette Wurst wie Leberwurst essen, sollte man diese zuviel verzehrte Fettmenge bei anderen Lebensmitteln wieder einsparen, z.B. durch mageres Fleisch, teilentrahmte Milch (1,5% Fett) anstelle von Vollmilch oder durch mageren Käse.

Keinesfalls sollte die Milch ganz weggelassen werden.

Milch ist unsere erste Nahrungsquelle. Sie liefert sämtliche Nähr- und Wirkstoffe, die der wachsende Organismus benötigt. Milch ist deshalb nicht einfach ein Getränk, sondern ein echtes Nahrungsmittel.

Inhaltsstoffe	Gehalt je 100 g (ml) Vollmilch
Eiweiß	3,3 g
Fett	3,5 g
Kohlenhydrate	4,5 g
Vitamin A	28 mg
Carotin	17 mg
Vitamin B_1	0,04 mg
Vitamin B_2	0,15 mg
Vitamin B_6	0,05 mg
Vitamin C	1,7 mg
Kalium	140 mg
Natrium	50 mg
Calcium	120 mg
Phosphor	90 mg
Eisen	0,1 mg
Zink	0,4 mg
Fluorid	17 mg
Jod	3,3 mg

Tabelle 5.2 Inhaltsstoffe der Milch.

Mit Milch ist in der Regel Kuhmilch gemeint.
Bezüglich Herkunft und Verarbeitungsgrad werden folgende Milchsorten unterschieden:

- Rohmilch,
- Vorzugsmilch,
- wärmebehandelte Konsummilch.

Rohmilch darf vom Erzeuger, wenn bestimmte Bedingungen (z.B. hygienische) erfüllt sind, direkt an den Verbraucher abgegeben werden. Sie ist nicht erhitzt und nicht molkereimäßig behandelt.
Vorzugsmilch ist eine amtlich besonders überwachte Rohmilch mit unverändertem Fettgehalt, die verpackt im Handel angeboten wird.

Wärmebehandelte Konsummilch ist eine durch Erhitzung haltbar gemachte Milch. Es gibt drei Arten der Wärmebehandlung:
- Pasteurisation,
- Ultrahocherhitzung (H-Milch),
- Sterilisation.

Die Wärmebehandlungsarten unterscheiden sich in der Dauer der Anwendung und der Temperatur und bewirken unterschiedliche Haltbarkeit der Milch.

Wärmebehandlung	Erhitzungstemperatur	Erhitzungsdauer
Pasteurisation	Kurzzeiterhitzung 72 °C bis 75 °C	15 bis 30 Sekunden
	Hocherhitzung mind. 85 °C	4 Sekunden
	Dauererhitzung 62 °C bis 65 °C	30 bis 32 Minuten
Ultrahocherhitzen	135 °C bis 150 °C	1 Sekunde
Sterilisation	115 °C bis 118 °C	20 bis 30 Minuten

Tabelle 5.3 Methoden der Wärmebehandlung bei Milch.

Pasteurisierte Milch ist gekühlt etwa 3 bis 6 Tage haltbar und enthält durch die schonende Erhitzung fast die ganze Menge der ursprünglich vorhandenen Vitamine.
Ultrahocherhitzte Milch (oder H-Milch, weil sie haltbar ist) kann über mindestens 6 Wochen ohne Kühlung gelagert werden. Durch die starke Erhitzung bekommt die H-Milch den typischen Kochgeschmack, der von manchen Verbrauchern abgelehnt wird.
Sterilisierte Milch ist ohne Kühlung ein halbes bis ein Jahr haltbar. Sie ist aber für Säuglinge und Kleinkinder nicht geeignet, da sie erheblich weniger Vitamine enthält als z. B. pasteurisierte Milch.

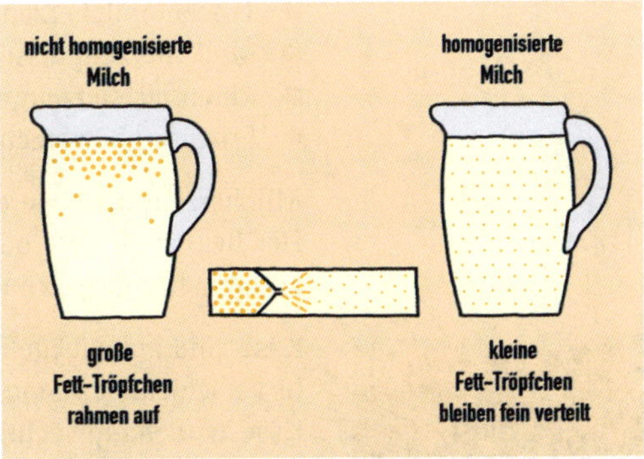

Nicht homogenisierte und homogenisierte Milch.

Homogenisierung ist ein Verfahren, das das Aufrahmen der Milch verhindert: Das in der frisch gemolkenen Milch enthaltene Milchfett ist leichter als die restliche Milchflüssigkeit, steigt an die Oberfläche und bildet eine Rahmschicht. Die Homogenisierung verhindert diesen Vorgang. Dabei werden die Fettkügelchen der Milch unter Druck durch Düsen gepresst und zerkleinert. So schwimmen sie gleichmäßig verteilt in der Milch.

homogen = einheitlich, gleichmäßig aufgebaut

Verpackte Milch muss nach der Lebensmittelkennzeichnungs-Verordnung folgende Angaben auf der Verpackung aufweisen:

Milchsorte	Fettgehalt
Vollmilch	natürlicher oder eingestellter Fettgehalt (mindestens 3,5 %)
fettarme (teilentrahmte) Milch	1,5 bis 1,8 % Fettgehalt
entrahmte Milch oder Magermilch	höchstens 0,3 % Fett

Tabelle 5.4 Milchsorten.

Teilentrahmte Milch und Vollmilch enthalten durch ihren höheren Fettanteil auch höhere Anteile der fettlöslichen Vitamine A und D als entrahmte Milch. Wenn ein Kind zu Übergewicht neigt, sollte keine Magermilch, sondern teilentrahmte (fettarme) Milch verwendet werden.

Milcherzeugnisse sind aus Milch hergestellte Milchprodukte wie

- Sauermilcherzeugnisse,
- Joghurterzeugnisse,
- Kefirerzeugnisse,
- Buttermilcherzeugnisse,
- Sahneerzeugnisse,
- Kondensmilcherzeugnisse,
- Trockenmilcherzeugnisse,
- Molkenerzeugnisse,
- Milchmischerzeugnisse,
- Fruchtjoghurterzeugnisse.

Milcherzeugnisse werden in verschiedenen Fettgehaltsstufen angeboten. Der Begriff „leicht" oder „light" auf einem Milcherzeugnis bedeutet einen Fettgehalt von maximal 1,8 g Fett pro 100 g.

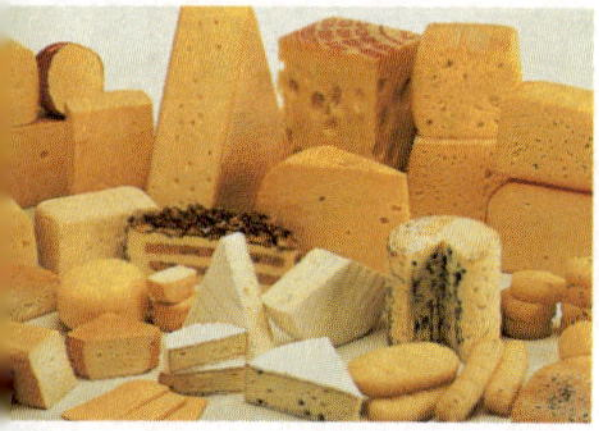

Käsesorten.

Käse sind aus dickgelegter Käsereimilch hergestellte Erzeugnisse, die sich in verschiedenen Stadien der Reife befinden.
Käse wird hauptsächlich aus Kuhmilch hergestellt. Wenn er aus Schaf-, Ziegen- oder Büffelmilch (echter Mozzarella) erzeugt wurde, muss dies entsprechend gekennzeichnet sein.
Käse enthält neben Eiweiß, Fett, Milchzucker und verschiedenen anderen Stoffen auch Wasser. Seine Beschaffenheit und dadurch seine Lagerfähigkeit hängt vom Wassergehalt ab.
Deshalb wird Käse nach dem Wassergehalt in sechs Käsegruppen eingeteilt (Tabelle 5.5).

Käsegruppe	Beispiele	Wassergehalt
Hartkäse	Emmentaler, Bergkäse, Chester (Cheddar), Parmesan	bis 56 %
Schnittkäse	Gouda, Geheimratskäse, Edamer, Tilsiter	54 % bis 63 %
halbfester Schnittkäse	Butterkäse, Edelpilzkäse, Weißlacker, Steinbuscher, Klosterkäse	61 % bis 69 %
Sauermilchkäse	Harzer Käse, Mainzer Käse, Hand-, Korb-, Stangenkäse	60 % bis 73 %
Weichkäse	a) mit Weißschimmel (Camembert, Brie) b) mit Rotschmiere (Limburger, Romadur, Münsterkäse, Weinkäse)	mehr als 67 %
Frischkäse	Speisequark, Schichtkäse, Rahmfrischkäse, Doppelrahmfrischkäse	mehr als 73 %

Tabelle 5.5 Wassergehalte von Käsesorten.

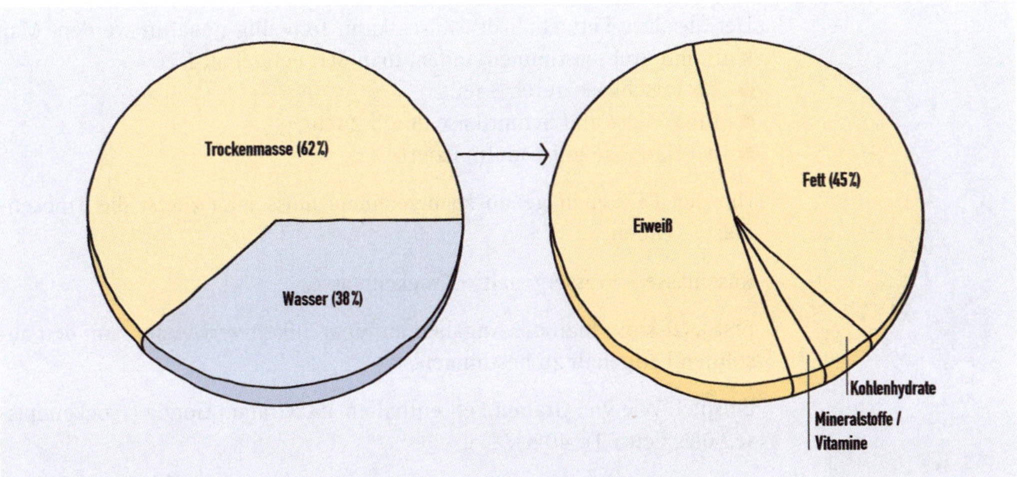

Fettgehalt in der Trockenmasse.

Ein weiteres Unterscheidungsmerkmal von Käsesorten ist ihr Fettanteil. Weil Fett am besten im trockenen Lebensmittel bestimmt werden kann, entzieht man dem Käse das Wasser und misst dann den Fettgehalt. Danach wird Käse nach dem Fettgehalt in der Trockenmasse (... % i. Tr.) in acht Fettgehaltsstufen unterteilt (Tabelle 5.6).

Fettgehaltsstufe	Fettgehalt
Doppelrahmstufe	mind. 60% bis höchstens 87% Fett i.Tr.
Rahmstufe	50% bis 59% Fett i.Tr.
Vollfettstufe	45% bis 49% Fett i.Tr.
Fettstufe	40% bis 44% Fett i.Tr.
Dreiviertelfettstufe	30% bis 39% Fett i.Tr.
Halbfettstufe	20% bis 29% Fett i.Tr.
Viertelfettstufe	10% bis 19% Fett i.Tr.
Magerstufe	weniger als 10% Fett i.Tr.

Tabelle 5.6 Fettgehaltsstufen von Käse.

Die Angabe Fett i.Tr. ist gesetzlich vorgeschrieben, weil Käse während der Lagerung Wasser verdunstet und sich dadurch der Trockenmassegehalt und der Fettgehalt erhöhen.
Der absolute Fettgehalt des Käses kann freiwillig genannt werden. Man kann ihn grob bestimmen, indem man den Fettgehalt i.Tr.

- für Frischkäse durch 3 teilt,
- für Weich- und Schnittkäse durch 2 teilt,
- bei Hartkäse mit $\frac{2}{3}$ multipliziert.

Um den Fettgehalt genau zu berechnen, muss man zuerst die Trockenmasse kennen:

Käsemasse – Wassergehalt = Trockenmasse.

Erst jetzt kann man die Angaben auf dem Etikett verwenden, um den absoluten Fettgehalt zu bestimmen.

Beispiel: Wie viel Gramm Fett enthalten 100 Gramm Gouda (Trockenmasse 50%, Fett i.Tr. 40%)?

100 g Gouda enthalten 50 g Trockenmasse, in dieser Trockenmasse sind 40% Fett enthalten.

$$\frac{50\text{ g} \cdot 40\%}{100\%} = 20\text{ g}$$

Antwort: 100 g Gouda enthalten 20 g Fett.

Ein Käsehersteller darf seinen Käse „Leicht“, „Lite“ oder „light“ nennen, wenn das Produkt maximal 32,5% Fett in der Trockenmasse enthält, in Speisequark und Schichtkäse muss weniger als 12,5% Fett i.Tr. enthalten sein.
Frischkäsezubereitungen sind Mischungen mit Früchten, Kräutern und Gewürzen. Schmelzkäse ist ein lange haltbarer Käse, der aus zerkleinerten Hart- und Schnittkäsesorten durch Erhitzen unter Zusatz von Schmelz-

salzen hergestellt wird. Als Schmelzsalze sind Phosphate und Citrate (Salze der Zitronensäure) zugelassen.
Kochkäse ist ein aus gereiftem Sauermilchquark und Salz, Gewürzen und Butter oder Sahne im Kochkessel geschmolzener Käse.

Milch und Milchprodukte enthalten viel Calcium. Besonders für Kinder in der Wachstumsphase ist dieses Mengenelement zum Knochen- und Zahnaufbau wichtig.
Calcium kann sehr gut aufgenommen werden, wenn Milchzucker, Vitamin D und die Aminosäure Lysin gleichzeitig vorhanden sind, wie z.B. in Milch.
Lehnt ein Kind Milch ab, können zur ausreichenden Calciumzufuhr andere Milchprodukte angeboten werden.
Möglich sind Sauermilchprodukte wie Joghurt, Dickmilch oder Buttermilch und die verschiedenen Käsesorten. Bei Käse sollten die Sorten mit niedrigem Fettgehalt und möglichst geringem Salzanteil gewählt werden.

Mengenelemente S. 120

Fleisch (möglichst mager) darf zwei- bis dreimal pro Woche gegessen werden. In diesen Mengen ist Wurst schon enthalten.
Im Fleisch und in Leber ist das für die Blutbildung nötige Eisen in besonders gut ausnutzbarer Form vorhanden. Leber sollte wegen der allgemeinen Schadstoffbelastung von Innereien höchstens alle 14 Tage einmal zubereitet werden.

Fleisch S. 259

Fisch wird wegen seines gut verdaulichen Proteins und dem hohen Jodgehalt ein- bis zweimal pro Woche empfohlen.

Fisch S. 269

Der Energieumsatz, das Wachstum und die geistige Entwicklung werden durch das jodhaltige Schilddrüsenhormon Thyroxin gesteuert.

Mögliche Gesundheitsgefahren bei Jodmangel	
für das Ungeborene	gestörte Reifung des Gehirns Missbildungen, Fehl- und Totgeburten
für Säuglinge/ Kleinkinder	Kropf, verzögerte Gehirn- und Knochenreifung, dadurch verlangsamtes Wachstum, verminderte Intelligenz
für Schulkinder	vergrößerte Schilddrüse, Merk- und Lernschwierigkeiten, vorzeitige Arteriosklerose
für Jugendliche/ Erwachsene	vergrößerte Schilddrüse (Kropf), Atem- und Schluckbeschwerden, Veränderungen des Gewebes (Knoten), gestörte Fruchtbarkeit bei Frau und Mann, Menstruationsstörungen

Tabelle 5.7 Jodmangel.

Mit Jodsalz hergestellte Lebensmittel (z.B. Brot- und Backwaren, Fleischereiprodukte) tragen das Jodsiegel. Mit diesen Produkten kann einem Jodmangel vorgebeugt werden.

Eier sind reich an Eiweiß, Mineralstoffen und Vitaminen. Dieses Eiweiß ist sehr wertvoll und gut verdaulich.

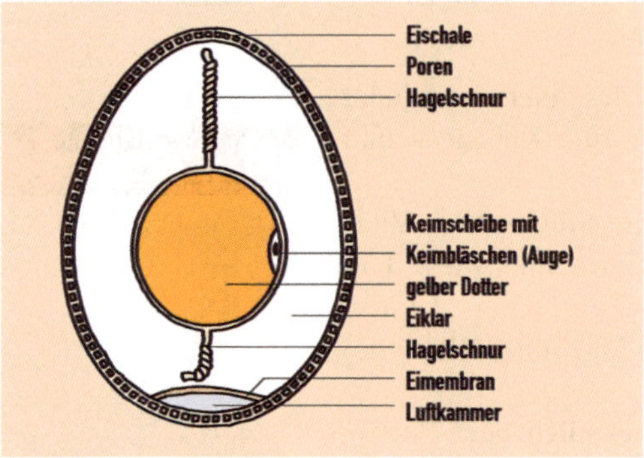

Schnitt durch ein Hühnerei.

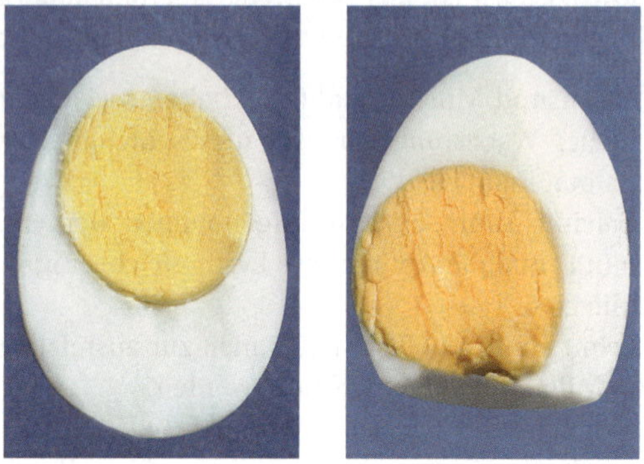

Gekochtes frisches und altes Ei.

▶ Salmonellen S. 32

▶ MHD S. 11

Mit Eiern sind Hühnereier gemeint. Wegen möglicher Salmonellenbelastungen ist die deutsche Hühnereier-Verordnung erlassen worden.

Das Mindesthaltbarkeitsdatum (MHD), das 28 Tage beträgt, muss sich deutlich sichtbar auf der Verpackung befinden. Der Verbraucher muss auf der Schachtel darauf hingewiesen werden, dass er die Eier bei Kühlschranktemperatur aufbewahren sollte. Ebenso ist der Hinweis „nach Ablauf des MHD durcherhitzen“ Pflicht.

Jedes Ei besitzt eine Luftkammer am stumpfen Ende. Je frischer das Ei, desto kleiner ist die Luftkammer.

Eialter/Tage	Was passiert mit dem Ei?
1. Tag	Legedatum
3. Tag	letztes Verpackungsdatum
9. Tag	Bis zu diesem Tag ist eine Banderole mit der Gütebezeichnung „Extra“ erlaubt.
18. Tag	Ab jetzt Kühlung im Handel erforderlich.
22. Tag	Ab diesem Tag darf das Ei nicht mehr an den Verbraucher abgegeben werden.
28. Tag	Ende der Mindesthaltbarkeitszeit

Tabelle 5.8 Tagebuch eines Eies.

Die EG-Vermarktungsnorm für Hühnereier regelt die einheitliche Einteilung von Eiern in Güte- und Gewichtsklassen (Tabelle 5.9).

In den Handel gelangen Eier der Güteklasse A (frische und saubere Eier), die Güteklassen B und C werden an lebensmittelverarbeitende Betriebe abgegeben.

Bezeichnung	Gewichtsklasse	Kurzform
sehr groß	73 g und schwerer	XL
groß	63 g bis unter 73 g	L
mittel	53 g bis unter 63 g	M
klein	weniger als 53 g	S

Tabelle 5.9 Gewichtsklassen von Eiern.

Jedes Ei muss ab 2004 innerhalb der Europäischen Union mit Haltungsform und Herkunft gekennzeichnet werden.
Zwei verschiedene Kennzeichnungssysteme zur Herkunft der Eier und Hennenhaltung wurden im Einzelhandel eingeführt. Daraus kann man das Herkunftsland, den Legebetrieb und die Haltungsform ablesen:

- Beim Orgainventsystem steht die vierte Ziffer für die Haltungsform.
- Bei der Kennzeichnung nach KAT (Kontrollierte alternative Haltungsform) wird die Haltungsform an erster Stelle genannt.

Bezeichnung der Legehennenhaltung	Lebensbedingungen der Legehennen	Haltungsform Kennziffer
Bio	Auslauf im Freien auf mind. 10 m² pro Huhn, artgerechte Tierhaltung (Bio-Futter usw.)	0
Freilandhaltung	Auslauf im Freien auf mind. 10 m² pro Huhn	1
intensive Auslaufhaltung	Auslauf im Freien auf mind. 2,5 m² pro Huhn	2
Bodenhaltung	Stallhaltung mit höchstens 7 Hühnern pro m²	3
Volierenhaltung	mehrstöckige Stallhaltung in der durch Gerüste unterteilten Halle mit max. 25 Hühner pro m² Stallbodenfläche und ausreichender Sitzstangenlänge (mind. 15 cm pro Huhn)	4
Batterie-Haltung	Käfighaltung mit 3 bis 5 Hühnern pro Käfig und mindestens 450 cm² Metallgitterboden pro Huhn	5

Tabelle 5.10 Art der Legehennenhaltung (noch freiwillige Angaben).

Enteneier sind stark mit Salmonellen belastet. Deshalb ist vorgeschrieben, dass jedes einzelne Entenei den Stempelaufdruck „Entenei. 10 Minuten kochen“ tragen muss.

Kinderlebensmittel. In der optimierten Mischkost werden kindgerechte Mittagsmahlzeiten aus Grundnahrungsmitteln zubereitet.
Speziell als Kinderlebensmittel präsentierte Fertigsuppen, -menüs, Kinderwurst und Kindereis müssen aus ernährungsphysiologischen Gründen nicht eingekauft werden.

Sparsam zu verzehrende Lebensmittel

Fett sparsam verwenden!

Kindern wird ein Fettanteil an der Nahrungsenergie von 30% bis 35% (1- bis 4-Jährige bis 40%) zugestanden. Der tatsächliche tägliche Fettverzehr liegt in allen Altersgruppen bei 40%. Wegen des gesundheitlichen Risikos sollte weniger Fett gegessen werden.

Lebensmittel, die versteckte Fette enthalten, z.B. Wurst, Majonäse, Gebäck (Blätterteig), Käse, fritierte Speisen und Nuss-Nougat-Creme, sollten selten genossen werden.

Fischstäbchen sind meist schon vorgebacken und enthalten in der Panade so viel Fett, dass sie in einer beschichteten Pfanne oder auf Backpapier im Backofen ohne zusätzliches Fett gebraten werden können.

▶ Fette S. 189

Grundsätzlich sollte pflanzliches Fett dem tierischen vorgezogen werden. Zur Speisenzubereitung wird Pflanzenöl (Soja-, Sonnenblumen-, Maiskeim- oder Olivenöl) empfohlen, als Streichfett sollte eher ungehärtete Pflanzenmargarine als Butter verwendet werden.

Aufgaben und Arbeitsaufträge

1. Machen Sie Vorschläge, wie einem Kind Gemüse schmackhaft gemacht werden kann.
2. Wählen Sie für ein 8-jähriges Kind, das keine Milch mag, drei verschiedene Milchprodukte als Alternativen aus. Berechnen Sie die konkrete Menge des Milchproduktes, die so viel Calcium enthält wie die empfohlene Milchmenge (Nährwerttabelle). Auch Kombinationen verschiedener Milchprodukte sind möglich.
3. Bewerten Sie die verschiedenen Haltungsformen von Legehennen in Bezug auf Eiqualität und Tierschutz.
4. Besorgen Sie sich zwei unterschiedliche Eierschachteln. Notieren und bewerten Sie die darauf befindlichen Informationen.

Geduldete Lebensmittel

Süßes mögen fast alle Kinder. Wären Süßigkeiten verboten, würde das Verlangen danach nur umso stärker sein. Aus diesem Grund wird in der optimierten Mischkost bewusst ein Spielraum von etwa 20% der Gesamtenergiezufuhr für Süßes gelassen. Obst wird anstelle von Süßigkeiten und im Müsli anstelle von Zucker empfohlen. Auch getrocknete Früchte wie Apfelringe, Rosinen oder Feigen sind eine Alternative zu industriell hergestellten Süßigkeiten.

Die optimierte Mischkost gestattet in vertretbaren Mengen Ketchup, Nuss-Nougat-Cremes, Eis und andere bei Kindern beliebte Produkte, weil bekannt ist, dass ein Verbot dieser Lebensmittel sie nur noch attraktiver machen würde.

Herkömmlicher Haushaltszucker wird hier mit alternativen Süßungsmitteln wie brauner Zucker, Honig, Sirup und Fruchtdicksäften gleichgestellt, weil alle in gleicher Weise energiereich und zahnschädigend sind.

Exkurs: Süßes

Unsere Vorliebe für Süßes entwickelt sich wahrscheinlich schon durch die Muttermilch.
Es gibt verschiedene Süßungsmittel; einige stammen direkt aus der Natur, einige werden durch das Verändern natürlicher Grundstoffe und andere künstlich hergestellt:

- Honig,
- Sirupe,
- Zucker,
- Zuckeraustauschstoffe,
- Süßstoffe.

Honig. Bis man aus der Zuckerrübe Zucker gewinnen konnte, war Honig bei uns das einzige und dadurch sehr wertvolle Süßungsmittel.
Man unterscheidet nach dem Ursprung Blütenhonig und Honigtauhonig.

Blütenhonig produziert die Biene aus dem Nektar von Blüten (z.B. Linden-, Akazien-, Heide-, Klee- oder Rapsblüten).
Honigtauhonig (z.B. Tannen-, Fichten- oder Blatthonig) sammelt die Biene aus anderen Pflanzen- oder Insektensekreten, die an lebenden Pflanzen haften.

Sekret = Körperausscheidung

Blütenhonig und Honigtauhonig unterscheiden sich je nach Sorte durch Farbe, Geruch, Geschmack und Beschaffenheit.
Das jeweilige Verfahren, mit dem der Honig aus den Waben gelöst wird, beeinflusst die Qualität. Je weniger der Honig bei der Gewinnung erwärmt wird, desto mehr wertgebende Inhaltsstoffe wie Aromen und Enzyme bleiben erhalten.
Auf schonende Weise, nämlich ohne Erwärmung, werden Scheiben- oder Wabenhonig, Schleuderhonig und Presshonig gewonnen.

Der am häufigsten angebotene Honig ist der Schleuderhonig. Mit einer Honigschleuder wird der Honig aus den Waben herauszentrifugiert.
Ein teurer und selten angebotener Honig ist der Scheiben- oder Wabenhonig, der portionsweise geschnitten in den Handel kommt. Es gibt auch Honigsorten mit Wabenteilen im Glas.
Durch Auspressen der meist nicht erwärmten Waben wird der Presshonig geerntet. Dieser Honig wird speziell in der Lüneburger Heide hergestellt.
Tropfhonig erhält man, wenn man die entdeckelten brutfreien Waben austropfen lässt.

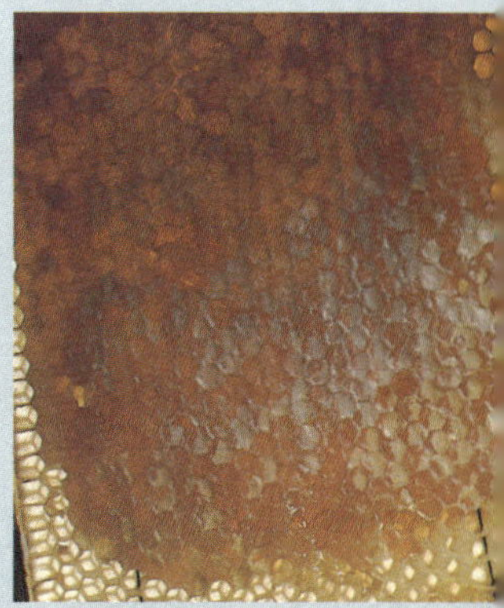
Honigwabe.

Honig darf nach der Entfernung der Waben nur noch von Pflanzengewebe- und Wachsresten gereinigt werden.
Diesem noch am ehesten als naturbelassen zu bezeichnenden Lebensmittel dürfen keine fremden Stoffe hinzugefügt oder honigeigene Bestandteile entzogen werden.

Honig besteht jeweils zu etwa 40 % aus Trauben- und Fruchtzucker, höchstens 21 % Wasser, weiteren Zuckerarten, Mineralstoffen, Enzymen, Säuren und Aromastoffen.

Direkt nach der Ernte ist Honig klar und dickflüssig. Je nach Sorte kristallisiert nach einiger Zeit der Traubenzucker aus, er kandiert. Dies ist ein natürlicher Vorgang und kein Qualitätsmangel. Wenn man den kandierten Honig im Wasserbad unterhalb von 40 °C erwärmt, wird er wieder flüssig.

Invertzuckercreme wird durch Aufspaltung von Rüben- oder Rohrzucker in Fruchtzucker und Traubenzucker hergestellt. Invertzuckercreme schmeckt ähnlich wie Honig, ist aber kein Honig. Sie ist hellgelb bis bräunlich, dickflüssig bis fest.

▶ Saccharose S. 76

Zucker wird aus Zuckerrüben oder Zuckerrohr hergestellt. Aus Zuckerrüben kann man auch Zuckerrübensirup gewinnen. Zucker besteht aus Saccharose.

Zuckerrübe

Waschen, Schnitzeln der Zuckerrübe

Auslaugen der Rübenschnitzel	Kochen der Rübenschnitzel
weitere Verarbeitungsschritte wie Reinigen, Eindicken, Zentrifugieren und Kristallisation usw.	weitere Verarbeitungsschritte wie Pressen, Reinigen und Eindampfen
Zucker (in seinen verschiedenen Qualitäten und Ausformungen)	Zuckerrübensirup

Herstellungsschema Zucker und Zuckerrübensirup.

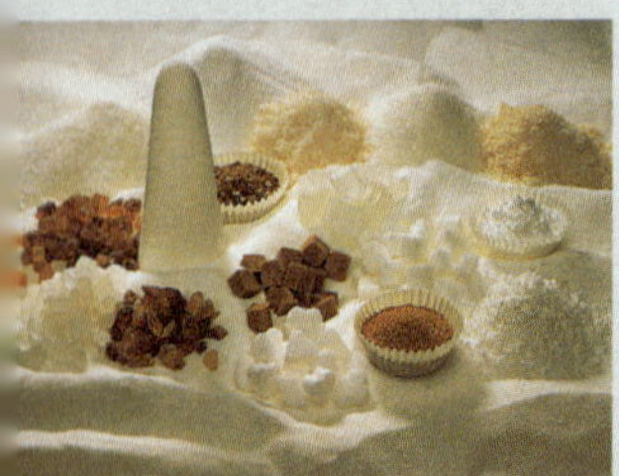
Zuckersorten.

Einzelne Handelssorten unterscheiden sich in Reinheit, Form und Farbe voneinander:

Raffinade (Haushaltszucker) ist stark gereinigter, weißer Zucker bester Qualität, den es in verschiedenen Korngrößen gibt. Weißzucker wird weniger stark als die Raffinade gereinigt. Er wird auch als Grundsorte bezeichnet und ist am billigsten.

Aus Raffinade können andere Zuckerformen gebildet werden:

- Würfelzucker wird aus angefeuchteter Raffinade oder braunem Zucker durch Pressen in Stücke hergestellt.
- Puderzucker (Staubzucker) ist fein vermahlen, sodass die Kristalle nicht mehr zu erkennen sind.
- Hagelzucker hat hagelkorngroße Kristallhäufchen, er wird zum Bestreuen von Gebäck verwendet.

Aus Zuckerlösungen, die mit karamelisiertem Zucker gefärbt sein können, kann man Kandiszucker auskristallisieren lassen.
Brauner Zucker ist brauner Kandis mit kleineren Kristallen.

Im Gelierzucker sorgen Zusätze von Geliermitteln (Obstpektine) und bestimmte Säuren für die Gelierfähigkeit von Konfitüren, Marmeladen und Gelees.
Wenn der Rohzucker bei der Zuckergewinnung nicht von den anhaftenden Sirupresten (Melasse) gereinigt wird, bleibt er braun. Er ist nicht gesünder als weißer Zucker.

Rohrzucker ≠ Rohzucker

Milchzucker (Lactose) wird aus Milch gewonnen und hauptsächlich in der Säuglings- und Kleinkinderernährung verwendet.

Zuckeraustauschstoffe sind Stoffe, die gegen Zucker (Saccharose) ausgetauscht werden. Dazu gehören Fruchtzucker (Fructose) und die Zuckeralkohole Sorbit, Mannit, Isomalt, Maltit, Lactit und Xylit.
Fruchtzucker kommt in vielen Lebensmitteln von Natur aus vor, z.B. in Obst und Südfrüchten, in Fruchtsäften und in Gemüse.

Sorbit, Maltit und Mannit werden aus Mais- und Kartoffelstärke durch ein spezielles chemisches Verfahren, die Stärkeverzuckerung, gewonnen.
Isomalt ist eine Zuckervariante des Rübenzuckers.
Xylit erhielt seinen Namen von Xylose, dem Holzzucker. Er wird mit chemischen Mitteln aus Birkenholz erzeugt.
Lactit entsteht durch Umwandlung von Milchzucker.

Fruchtzucker liefert etwa die gleiche Energiemenge (Brennwert) wie Haushaltszucker, die Zuckeralkohole die Hälfte des Energiewerts von Zucker.
Deshalb werden letztere vor allem für brennwertverminderte oder ohne Zuckerzusatz hergestellte Lebensmittel und für diätetische Lebensmittel verwendet.

Bei der Zubereitung von Speisen mit Fruchtzucker oder Zuckeraustauschstoffen muss berücksichtigt werden, dass diese Ersatzstoffe eine andere Süßkraft als Haushaltszucker haben. Fruchtzucker und Xylit süßen etwas stärker als der übliche Zucker; Sorbit, Mannit und Isomalt haben nur die halbe Süßkraft des Zuckers. Maltit süßt fast so gut wie Zucker.

Da die Zuckeralkohole ab einer Menge von 40 g bis 50 g, bei Mannit schon ab 10 g, abführend wirken, muss darauf mit den Worten „kann bei übermäßigem Verzehr abführend wirken“ hingewiesen werden.

Süßstoffe. Die meisten Süßstoffe sind künstlich hergestellte Zuckerersatzstoffe. Sie sind um ein Vielfaches süßer als Haushaltszucker und bis auf eine Ausnahme kalorienfrei.
Die folgenden sechs Süßstoffe sind durch die Zusatzstoffzulassungs-Verordnung zugelassen (siehe Tabelle 5.11).

Süßstoffe werden in Form von Tabletten, Flüssigsüße oder Streusüße angeboten. Meistens handelt es sich um Mischungen von zwei Süßstoffen oder eine Kombination aus Zuckeraustauschstoff und Süßstoff, die sich in ihren Eigenschaften zur optimalen Süße ergänzen.

Süßstoff	Süßkraft (x-mal stärker als Zucker)
Acesulfam-K	200
Aspartam	400
Cyclamat	30 bis 35
Saccharin	450 bis 550
Thaumatin	2000 bis 3000
Neohesperidin	400 bis 600

Tabelle 5.11 Zugelassene Süßstoffe.

Eiweiß S. 160

Aspartam ist eine chemische Verbindung aus Eiweißbausteinen (Aminosäuren), die auch Phenylalanin enthält. Diese Aminosäure ist für Personen mit der Stoffwechselkrankheit Phenylketonurie gefährlich. Deshalb muss auf der Packung von z. B. aspartamhaltigem Kaugummi stehen: „enthält eine Phenylalaninquelle".

Diabetes S. 212

Zuckerkranken (Diabetikern) wird nicht mehr empfohlen auf Zuckeraustauschstoffe oder Süßstoffe auszuweichen, sondern insgesamt weniger Zucker zu verwenden.
Allgemein konsumiert der Bundesbürger zu viel Zucker. Neben dem erkennbaren Haushaltszucker enthalten viele verarbeitete Lebensmittel versteckte Zucker.

Lebens- und Genussmittel	Zuckeranteil in %
Tomatenketchup	28 bis 30
Instant-Kakaopulver	70 bis 80
Fruchtjoghurt	10 bis 13
Salatsoße	etwa 10
Kindercola	etwa 10
Nussnougatcreme	50 bis 60
Müsliriegel	bis 44
Fertig-Müsli	20 bis 30

Tabelle 5.12 Zuckerhaltige Lebensmittel.

Die Hersteller der Produkte führen verschiedene Zuckerarten auf, um den Gesamtzuckergehalt niedriger erscheinen zu lassen:

- Dextrose = Glucose = Traubenzucker,
- Fructose = Fruchtzucker,
- Glucosesirup,
- Isomalt,
- Lactose = Milchzucker,
- Malzextrakt,
- Malzzucker = Maltose,
- Saccharose = Zucker = Haushaltszucker = Kristallzucker.

Karies. Sämtliche Süßungsmittel, vor allem wenn sie klebrig sind und an den Zähnen haften, können zu Karies führen. Die natürlicherweise im Mund angesiedelten Mikroorganismen ernähren sich vom Zucker und produzieren den Zahnbelag (die Plaque) wie einen Schutzschild, unter dem sie ebenfalls aus dem Zucker die zahnschmelzzerstörenden Säuren bilden.

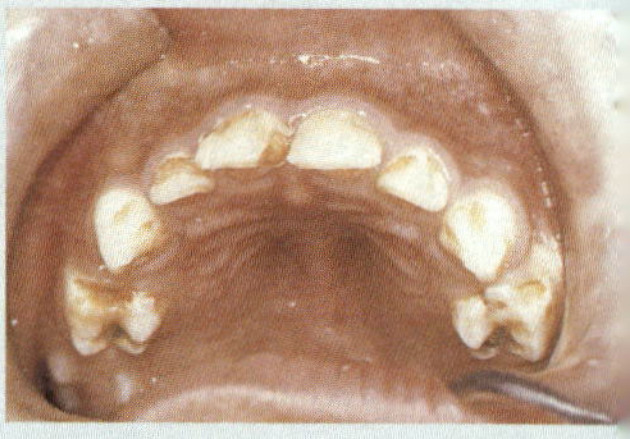
Kariöse Zähne.

Zähne + Zucker + Bakterien + Zeit → Säure → Karies

Zehn Minuten nach dem Verzehr einer zuckerhaltigen Speise ist die größte Säurekonzentration erreicht.
Die Säuren lösen die Mineralien des Zahnschmelzes heraus, sie entkalken den Zahn. Dabei entsteht zuerst nur ein weißer Fleck. Der Speichel kann diese Entkalkung einige Zeit ausgleichen. Wird mehrmals am Tag Süßes gegessen, funktioniert dieser Reparaturdienst nicht mehr. Die Zahnoberfläche bricht ein und ein Loch entsteht, die Karies.

Zur Vorbeugung gegen Karies dienen drei Maßnahmen:

1. Mundhygiene (nach dem Verzehr zuckerhaltiger Nahrungsmittel sollten die Zähne gründlich geputzt werden).
2. Lenkung der Ernährung (das Bedürfnis nach Süßem langsam verringern, indem z.B. Getränke schrittweise weniger gesüßt werden).
3. Fluorgabe.

Fluor, genauer Fluorid, kommt hauptsächlich in Knochen und Zähnen vor.

Spurenelemente S. 124

Seefisch und einige Teesorten sind natürliche Fluorquellen, mit Fluoridtabletten und fluoridiertem Speisesalz kann der Bedarf ergänzt werden.
Es ist erwiesen, dass Fluorid vor Karies schützt. Schon bevor die Zähne durchbrechen, wird Fluor in die Zähne eingelagert. Die Kariesprophylaxe sollte deshalb schon im Säuglingsalter beginnen. Als sinnvoll hat sich eine Kombination mit Vitamin D bis Ende des ersten Lebensjahres erwiesen.

Prophylaxe = Vorbeugung

Bevor Kindern, Jugendlichen und Erwachsenen Fluortabletten verabreicht werden oder fluoridiertes Speisesalz verwendet wird, sollte man beim zuständigen Wasserwerk den Fluoridgehalt des Trinkwassers erfragen. Auch der Kinderarzt kann Auskunft darüber geben.
Eine Trinkwasserfluoridierung wie in der Schweiz wurde bis jetzt von den maßgeblichen Gremien abgelehnt.

Mahlzeitenverteilung über den Tag

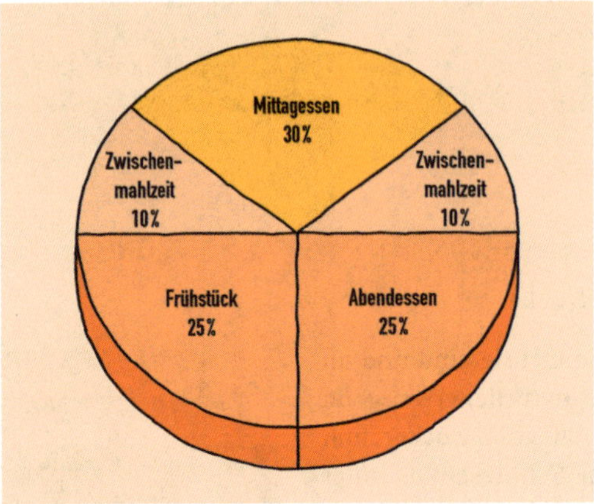

Mahlzeitenverteilung.

Nicht nur das „Wie viel“ und das „Was“ ist in der Kinderernährung zu beachten, sondern auch das „Wann“, also die Verteilung der Mahlzeiten über den Tag.
In der optimierten Mischkost wird empfohlen, fünf Mahlzeiten anzubieten, davon drei Haupt- und zwei Zwischenmahlzeiten. Das Mittagessen sollte ein Drittel, Frühstück und Abendessen je ein Viertel und die Zwischenmahlzeiten je 10% der Gesamtenergiezufuhr liefern.

Kinder, die vormittags im Kindergarten oder in der Schule konzentriert sein sollen, brauchen entsprechenden „Treibstoff“. Den bietet ein sorgfältig zusammengestelltes Frühstück.

Rezeptbeispiele aus der optimierten Mischkost für 4- bis 6-Jährige:

Vollkornbrot (70 g) mit Margarine (10 g) und Honig (15 g) bestreichen. Dazu 1 Tomate (50 g) + Trinkmilch (200 g) mit Instant-Kakaopulver verrühren.

Cornflakes (50 g) mit Apfelwürfeln (80 g) und Trinkmilch (100 g) mischen + Früchtetee 200 g.

Vollkornbrot (70 g) mit Margarine (10 g) bestreichen und mit Brühwurstaufschnitt (30 g) belegen. Banane (50 g) zerdrücken und mit Naturjoghurt (100 g) mischen + Malzkaffee (100 g) mit Trinkmilch (50 g) mischen.

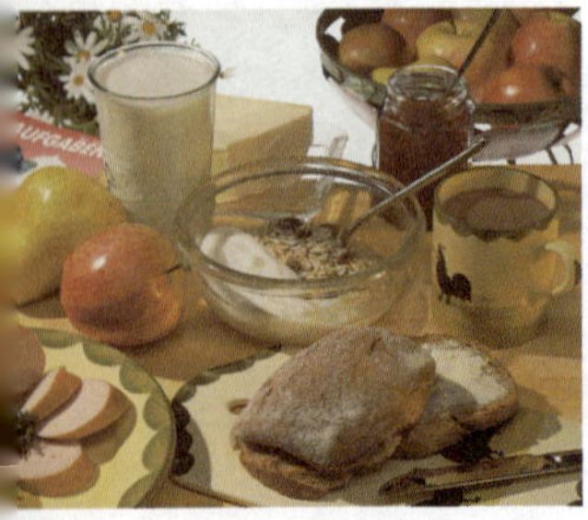

Kinderfrühstück.

Jeder Mensch – mit individuellen Abweichungen – unterliegt einem biologischen Tagesrhythmus mit mehr oder weniger aktiven Phasen.
Nach der nächtlichen Erholungsphase hat man die größte Schaffenskraft und ist sehr leistungsbereit. Nach dem „Mittagstief“ ist ein zweites Leistungshoch zu beobachten (siehe Bild auf der folgenden Seite).

Die Täler der Leistungskurve sind tiefer, wenn über den Tag verteilt nur drei Hauptmahlzeiten eingenommen werden. Eine leichte Zwischenmahlzeit kann Leistungstiefs mindern.
Diese Empfehlung gilt für alle Personengruppen.

Möchte ein Kind morgens nichts essen, dann sollte es wenigstens ein Glas Milch trinken. Manchen Kindern schlägt morgendliche Hektik auf den Magen. In solchen Fällen kann früheres Aufstehen helfen.

Kindern sollte ein appetitlich zubereitetes Pausenbrot mitgegeben werden. Zwar ist es an den meisten Schulen möglich, etwas zu essen zu kaufen. Das Angebot besteht aber häufig aus Kleingebäck und Wurst- oder Käsebrötchen, was eine zu geringe Nährstoffdichte bedeutet.

► Nährstoffdichte S. 86

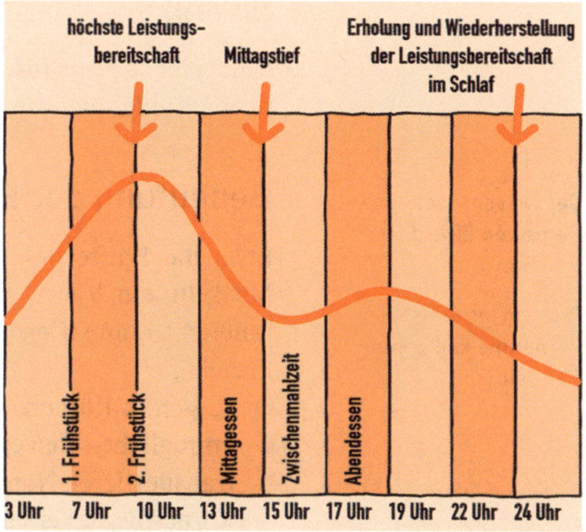

Physiologische Leistungskurve.

Aufgaben und Arbeitsaufträge

1. Vergleichen Sie natürliche Süßungsmittel mit Zuckeraustauschstoffen und Süßstoffen hinsichtlich Energiegehalt und Kariosität.
2. Welche Faktoren begünstigen Karies?
3. Stellen Sie ein kindgerechtes Frühstück zusammen.
4. Entwerfen Sie ein Plakat für Grundschüler, das die Wichtigkeit des Frühstücks zeigt.
5. Erstellen Sie bitte eine Liste des Pausenverkaufs Ihrer Schule und informieren Sie sich über die Nährstoffdichte von Calcium, Jod und Vitamin B_1 der einzelnen Waren.

Eiweiß

Kinder benötigen für ihr Wachstum, also den Aufbau von Körpermasse, neben Kohlenhydraten und Fetten eine ausreichende Menge Eiweiß.

Der wissenschaftliche Name von Eiweiß ist Protein.

Proteuo (griechisch): Ich nehme den ersten Platz ein

Bedeutung der Proteine im menschlichen Körper

Etwa die Hälfte des menschlichen Eiweißbestands verteilt sich auf die Muskeln, ein Viertel bildet das Bindegewebe und das andere Viertel die inneren Organe (Herz, Leber usw.) und das Blut.
Proteine

- sorgen in Körperzellen für Erhaltung und Wachstum des Körpers,
- ermöglichen Bewegungsvorgänge in den Muskeln,
- transportieren Nährstoffe und Stoffwechselabfälle in den Körperflüssigkeiten,
- ermöglichen als Enzyme chemische Reaktionen,
- regulieren als Hormone Stoffwechselabläufe und
- arbeiten als Antikörper gegen Infektionen.

Aufbau der Eiweißstoffe

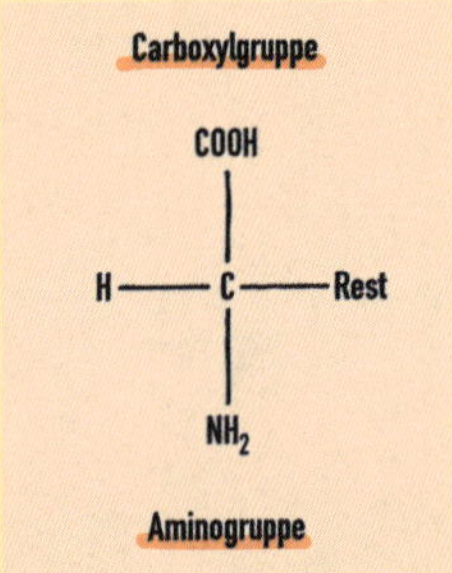

Aminosäure (Formel).

Proteine sind aus kleineren Bausteinen, den Aminosäuren, zusammengesetzt. Es gibt 20 natürliche Aminosäuren als Bausteine von Proteinen.

Aminosäuren sind chemisch ähnlich aufgebaut. Sie haben gemeinsam, dass um ein zentrales Kohlenstoffatom (C) eine Carboxylgruppe (-COOH), ein Wasserstoffatom (H), die Aminogruppe ($-NH_2$) und der für die Aminosäure charakteristische Rest angeordnet sind. Dies ist eine mehr oder weniger lange Kohlenstoffkette oder eine Ringverbindung.

Die Aminosäuren werden in der Ernährungslehre in unentbehrliche und entbehrliche Aminosäuren eingeteilt.
Die unentbehrlichen (früher essenziellen) Aminosäuren müssen mit der Nahrung zugeführt werden, weil sie nicht vom Menschen selbst hergestellt werden können, aber für den Aufbau von Körpereiweiß unentbehrlich sind. Die entbehrlichen (früher: nicht essenziellen) Aminosäuren können im menschlichen Stoffwechsel erzeugt werden.
Wenn eine Aminosäure in zu geringer Menge vom Körper gebildet wird, der Bedarf zeitweilig aber höher liegt, wie es für Histidin und Arginin beim Säugling zutrifft, wird sie semi-essenziell (halb-unentbehrlich) genannt.

Unentbehrliche Aminosäuren	Entbehrliche Aminosäuren	Semi-essenzielle (halb-unentbehrliche) Aminosäuren, für Kinder unentbehrliche Aminosäuren
Valin	Glycin	Arginin
Leucin	Alanin	Histidin
Isoleucin	Serin	
Threonin	Cystein	
Methionin	Asparagin	
Lysin	Glutamin	
Phenylalanin	Asparaginsäure	
Tryptophan	Glutaminsäure	
Tyrosin	Prolin	

Tabelle 5.13 Unentbehrliche und entbehrliche Aminosäuren.

Primärstruktur. Aminosäuremoleküle können sich miteinander zu größeren Molekülen verbinden. Viele verbundene Aminosäuremoleküle ergeben ein Eiweißmolekül.

Molekül: aus Atomen aufgebaute chemische Verbindung

Die Bindung zwischen Aminosäuren wird Peptidbindung genannt. Die Carboxylgruppe eines Moleküls verbindet sich mit der Aminogruppe eines anderen Aminosäuremoleküls. Zwei miteinander verbundenen Aminosäuren heißen Dipeptid.

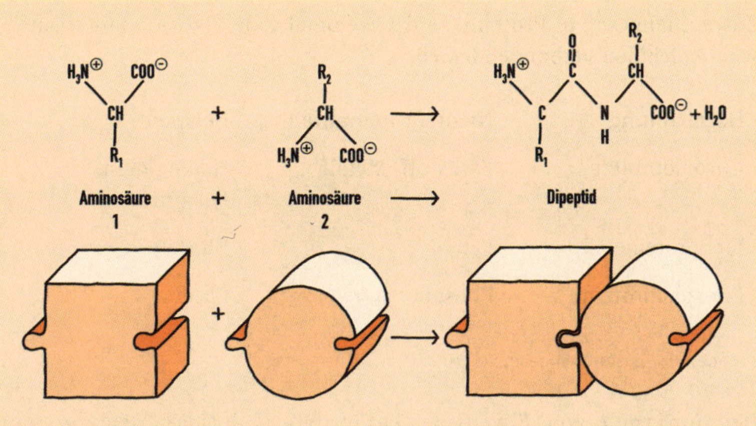

Dipeptid.

Ein aus drei Aminosäuren zusammengesetzter Eiweißstoff heißt Tripeptid. Aminosäureverbindungen mit bis zu acht Aminosäuren heißen Oligopeptide.

Eiweißmoleküle mit zehn und mehr Aminosäuren werden Polypeptide genannt. Ab einer Kettenlänge von mehr als 100 Aminosäurebausteinen spricht man von Proteinen. Die möglichen Kombinationen von 20 Aminosäuren in unterschiedlicher Reihenfolge sind riesengroß. Die Reihenfolge der Aminosäuren wird Sequenz genannt.
Ein Polypeptid ist z.B. das Hormon Insulin mit 51 Aminosäuren in festgelegter Reihenfolge.
Stellt man sich die Aminosäurekette in einer Ebene liegend vor, dann spricht man von der Primärstruktur der Peptide.

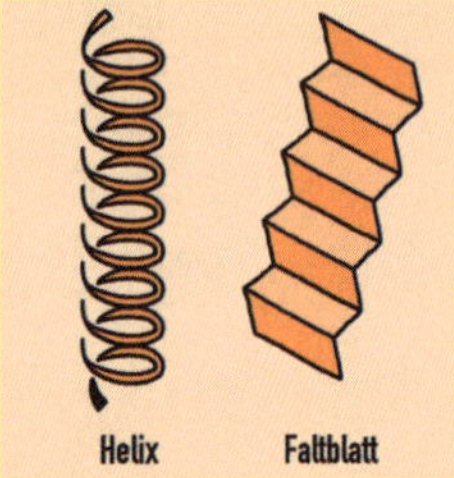

Sekundärstruktur.

Helix (griech.) = Windung

Sekundärstruktur. Zwischen den verschiedenen Abschnitten einer Peptidkette, speziell zwischen einzelnen Aminosäuren, können bindende Kräfte auftreten, die der Kette eine besondere räumliche Gestalt geben, die sog. Sekundärstruktur. Die Eiweißkette kann treppenförmig gefaltet oder wie eine Schraube (Helix) gewunden sein.

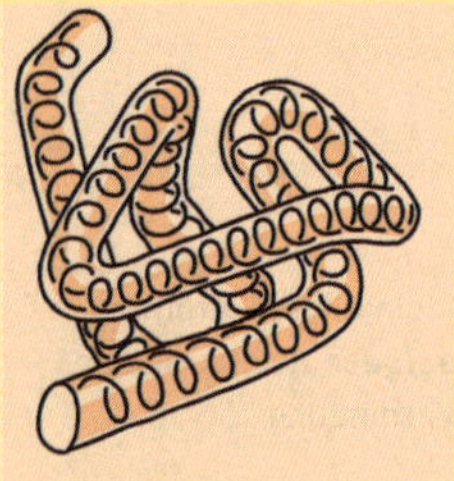
Tertiärstruktur.

Tertiärstruktur. Weitere Bindekräfte bewirken, dass sich eine Peptidkette weiter verknäuelt.

Quartärstruktur. Bindekräfte, die mehrere größere Proteinmoleküle zusammenlagern können, sind für die Quartärstruktur verantwortlich.
Je nach der räumlichen Anordnung werden Proteine in faserförmige (Skleroproteine) und kugelförmige Proteine (Sphäroproteine) unterschieden.
In den faserförmigen Proteinen sind die Eiweißketten seilartig umeinander gewunden. Sie sind unlöslich in Wasser und Salzlösungen. Das erklärt ihre Aufgaben im menschlichen Körper.
Kugelförmige Proteine sind in Wasser und Salzlösungen unterschiedlich gut löslich.

Zusammengesetzte Proteine sind Eiweißmoleküle, die sich mit Nichteiweißmolekülen verbunden haben.

Bezeichnung	Nicht-Proteinanteil	Beispiel
Chromoprotein	Farbstoff, Metall	Hämoglobin, Ferritin
Lipoproteine	Fett	Blutfette
Phosphoproteine	Phosphorsäure	Casein

Tabelle 5.14 Zusammengesetzte Proteine.

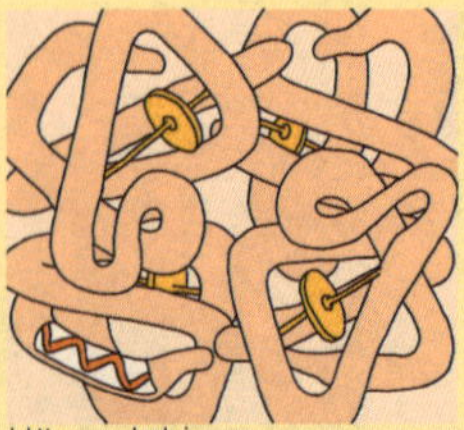
Hämoglobin.

Casein: Bestandteil des Milcheiweiß

Denaturierung von Eiweißen. Die Tertiär- und Quartärstruktur von Proteinen in Lebensmitteln wird durch Hitze oder Säure zerstört und die Proteinketten strecken sich. Der natürliche Zustand wird aufgehoben, das Eiweiß wird denaturiert. Das flüssige Ei wird durch Hitze fest. Milch gerinnt, wenn man sie mit sauren Obstsäften mischt.

Proteine

Skleroproteine		Sphäroproteine	
Stützproteine	Gerüstproteine	Globuläre (= kugelförmige) Eiweiße in Körperflüssigkeiten	Kleberproteine in Getreide
• Keratine (Haut, Haare)	• Kollagene (Bindegewebe)	• Albumine (Blutserum, Milch)	• Prolamine (z.B. Gliadin)
• Myosin (Muskeln)	• Elastin (Sehnen)	• Globuline (Blutserum, Milch)	• Gluteline (z.B. Glutenin)
• Fibrinogen (Blutgerinnungsstoff im Blut)			

Proteinarten.

Eiweißgehalt von Lebensmitteln

Eiweiß kommt in fast allen Lebensmitteln in unterschiedlicher Menge vor.

Lebensmittel	Eiweißanteil (%)
Lebensmittel tierischer Herkunft	
mageres Fleisch (Rind, Schwein, Geflügel)	ca. 22
Fisch (Filet)	15 bis 18
Ei	11
Vollmilch	3,3
Käse (je nach Sorte)	20 bis 30
Lebensmittel pflanzlicher Herkunft	
Weizenvollkornbrot	7
Hülsenfrüchte	etwa 20 (trocken) 5 bis 7 (gekocht)
Kartoffeln	2
Erdnüsse (geröstet und geschält)	26
Haselnüsse (ohne Schale)	12

Tabelle 5.15 Eiweißanteil verschiedener Lebensmittel.

Eiweißqualität

▶ Verdauung S. 229

Der Mensch braucht Eiweiß zum Aufbau und zum Ersatz der eiweißhaltigen Körperzellen.
Körperfremde Proteine, also das Eiweiß aus Lebensmitteln, werden durch die Verdauung zuerst in ihre Bausteine, die Aminosäuren, zerlegt. Danach werden die angebotenen Aminosäuren zu körpereigenem Eiweiß zusammengesetzt. Jeder Organismus setzt sich sein individuelles Aminosäuremuster zusammen. Entsprechen alle Aminosäuren des Nahrungseiweißes dem menschlichen Aminosäuremuster, so kann das Nahrungseiweiß gut ausgenutzt werden. Ein gut nutzbares Eiweiß ist ein biologisch wertvolles, hochwertiges Eiweiß. Vor allem die unentbehrlichen Aminosäuren machen ein Eiweiß biologisch wertvoll.

- Die entbehrlichen Aminosäuren können in beliebiger Menge zugeführt werden. Es besteht kein festgelegter Bedarf.
- Unentbehrliche Aminosäuren müssen dem Körper in bestimmten Mengen zugeführt werden (der Körper hat einen genauen Bedarf).

limit (engl.) = Grenze, Schranke

Wenn im Eiweiß der Nahrung eine unentbehrliche Aminosäure in einer Menge unter dem genauen Bedarf vorliegt, dann kann nur so viel körpereigenes Eiweiß gebildet werden, wie es diese Aminosäure zulässt. Sie begrenzt den Eiweißaufbau und wird limitierende Aminosäure genannt.

Am Beispiel eines Kuchens soll dies verdeutlicht werden.

Rezept eines Rührkuchens:

250 g Margarine
250 g Zucker
4 Eier
1 Päckchen Vanillinzucker
250 ml Milch
500 g Mehl
1 Päckchen Backpulver

Sind alle Zutaten für ein Kuchenrezept vorhanden, kann der Kuchen zubereitet werden. Sind nur zwei Eier vorhanden, kann man nur einen halb so großen Kuchen backen, die restlichen Zutaten finden keine Verwendung (zur Veranschaulichung siehe Bild auf der folgenden Seite).

In Getreideeiweiß ist Lysin, in Hülsenfrüchten Methionin die limitierende Aminosäure.
Im Hühnerei kommen die unentbehrlichen Aminosäuren in fast der gleichen Menge wie im menschlichen Eiweiß vor. Deshalb kann 100 g Eiweiß vom Hühnerei in 100 g menschliches Eiweiß umgebaut werden: Die biologische Wertigkeit ist 100.

Die biologische Wertigkeit gibt an, wie viel Gramm Körpereiweiß durch 100 g Nahrungseiweiß aufgebaut werden kann.

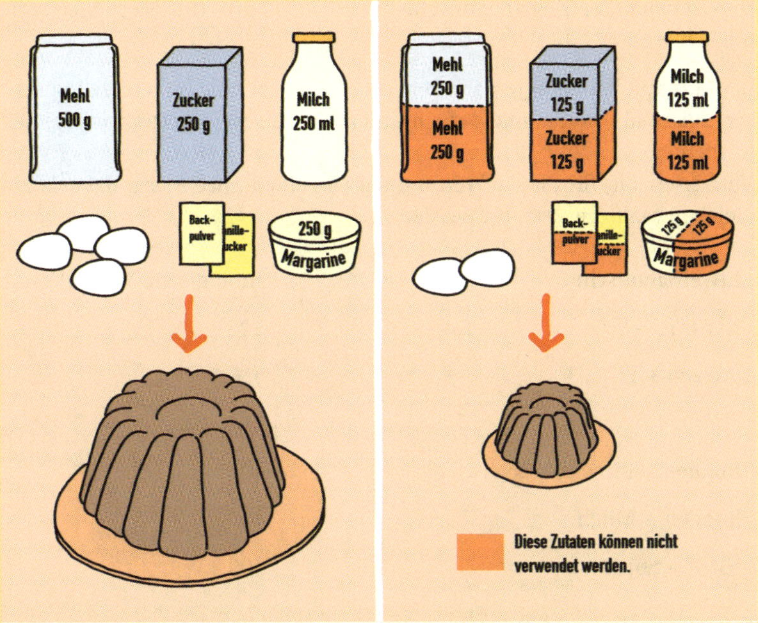

Biologische Wertigkeit am Beispiel eines Kuchens.

Eiweißlieferndes Lebensmittel	Biologische Wertigkeit
Hühnerei (Vollei)	100
Milch	85
Fleisch	74 bis 76
Soja	71
Getreide	52 bis 65
Gemüse	55
Gelatine	0
Hülsenfrüchte (ohne Sojabohnen)	30

Tabelle 5.16 Biologische Wertigkeit ausgewählter Lebensmittel.

Der Ergänzungswert. Die biologische Wertigkeit kann erhöht werden, indem verschiedene Eiweißarten miteinander gemischt werden.
Getreide (pflanzliches Eiweiß) mit Milch (tierisches Eiweiß) gemischt ergänzt sich, weil in Milch die Aminosäure Lysin im Überschuss und in Weizen als limitierende Aminosäure vorhanden ist. Durch die Eiweißergänzung wird hier die biologische Wertigkeit von 100 erreicht.
Die biologische Wertigkeit kann nicht durch Addieren der einzelnen biologischen Wertigkeiten berechnet werden. Man ermittelt sie, indem der Zuwachs an Körpermasse eines Tieres gemessen wird oder das Amino-

säuremuster der Eiweißgemische mit dem Bedarf des Menschen verglichen wird.

Bei Mischungen kann je nach Lebensmittel sogar eine höhere biologische Wertigkeit als die Summe der einzelnen biologischen Wertigkeiten erzielt werden.
Voraussetzung für die Aufwertung der einzelnen Eiweiße ist, dass sie zur gleichen Mahlzeit verzehrt werden.

Eiweißgemische	Biologische Wertigkeit
Kartoffel + Ei	136
Weizen + Ei	118
Mais + Ei	114
Bohnen + Ei	108
Roggen + Milch	100
Hirse + Soja	100

Tabelle 5.17 Biologische Wertigkeit einiger Eiweißgemische.

Tabelle 5.18 zeigt traditionelle Gerichte, bei denen sich tierische und pflanzliche Eiweißlieferanten gut ergänzen.

Pflanzliche / Tierische Lebensmittel	Getreide	Kartoffeln	Hülsenfrüchte
Milch	Müsli, Pudding, Pfannkuchen, Käsebrot	Pellkartoffeln mit Quark	Linseneintopf und Quarknachspeise
Ei	Nudeln mit Rührei	Bratkartoffeln mit Spiegelei	Bohnen und Ei
Fleisch, Fisch	Fleisch- oder Fischgerichte mit Nudeln, Spätzle, Maisfladen mit Fleischfüllung	Fleisch-, Fisch-, Geflügelgerichte mit Kartoffeln	Bohneneintopf mit Fleisch, „Chili con carne“

Tabelle 5.18 Eiweißkombinationen mit gutem Ergänzungswert.

Hülsenfrüchte und Getreide, z.B. Bohnen und Mais, ergänzen sich ebenfalls sehr gut auf die biologische Wertigkeit 100.
Weil tierisches Eiweiß dem Aminosäuremuster des Menschen ähnlich ist, gilt es als hochwertiges Eiweiß. Pflanzliches Eiweiß ist dem menschlichen weniger ähnlich und deshalb weniger hochwertig.

Eiweißbedarf

In der Bundesrepublik Deutschland beträgt die durchschnittlich aufgenommene Eiweißmenge 1,2 g bis 1,4 g pro kg Körpergewicht und Tag. Allgemein kann man beobachten, dass in Industrieländern mehr als ausreichende Mengen an eiweißhaltigen Lebensmitteln verzehrt werden. Bei dieser hohen Eiweißzufuhr ist eine genaue Beachtung der biologischen Wertigkeit nicht dringend erforderlich.

Der Eiweißbedarf ist vom Alter abhängig:

Personengruppe (Alter)	Eiweiß (g/kg/Tag)
Säuglinge	
0 bis unter 1 Monat	2,7
1 bis unter 2 Monate	2,0
2 bis unter 4 Monate	1,5
4 bis unter 6 Monate	1,3
6 bis unter 12 Monate	1,1
Kinder	
1 bis unter 4 Jahre	1,0
4 bis unter 7 Jahre	0,9
7 bis unter 10 Jahre	0,9
10 bis unter 13 Jahre	0,9
13 bis unter 15 Jahre	0,9
Jugendliche	
15 bis unter 19 Jahre	0,9 (m); 0,8 (w)
Erwachsene	0,8

Tabelle 5.19 Eiweißbedarf nach Lebensalter (nach DGE).

Eiweißmangel. In Entwicklungsländern leiden die Menschen, vor allem Kinder, häufig unter Eiweißmangel, weil sie sich hauptsächlich von pflanzlichen Lebensmitteln mit geringer biologischer Wertigkeit ernähren, die Nahrungsmenge und damit die Eiweißmenge insgesamt zu gering ist. Die Versorgung mit energieliefernder Nahrung ist ebenfalls zu gering. Zu wenig Energie und Eiweiß in der Nahrung führt zur Unterernährung, die, wenn sie lange anhält, nicht mehr rückgängig zu machen ist. Die körperliche und geistige Entwicklung sind beeinträchtigt.

Zwei Formen von Eiweiß-Energie-Mangelernährung sind Kwashiorkor und Marasmus. Sie treten in Entwicklungsländern vor allem bei Säuglingen auf, wenn sie auf Erwachsenenkost umgestellt werden, oder bei vegetarisch ernährten Kindern und bei Milchunverträglichkeit.
Äußerlich sichtbare Anzeichen sind starke Gewichtsabnahme, Schwäche und Haarausfall infolge Nahrungsmangel oder erschwerter Nahrungsaufnahme. Die Körperfunktionen können auf Dauer nicht aufrecht erhalten werden, was zum Tod führt.

Eiweiß-Stoffwechselerkrankungen

Es gibt Stoffwechselkrankheiten, die angeboren, im Säuglings- und Kleinkindalter erkennbar und durch eine besondere Ernährungsform behandelbar sind.

Die Phenylketonurie ist eine der häufigsten Störungen des Aminosäurestoffwechsels.
Die unentbehrliche Aminosäure Phenylalanin kann wegen eines Enzymmangels nur unvollständig in Tyrosin umgewandelt werden. Dabei entsteht aus Phenylalanin ein Zwischenprodukt, das das Gehirn schädigt (Schwachsinn).

Die Stoffwechselstörung kann bei der zweiten Vorsorgeuntersuchung für Neugeborene (5. bis 7. Lebenstag) mit dem „Guthrie-Test" festgestellt werden. Wird ein zu hoher Gehalt an Phenylalanin im Blut gefunden, so liegt Phenylketonurie vor.
Der Phenylalaningehalt der Nahrung muss eingeschränkt werden. Entweder stillt die Mutter möglichst lange oder der Säugling erhält eine künstlich hergestellte Milch. In dieser sind die unentbehrlichen Aminosäuren in bedarfsdeckenden Mengen vorhanden, Phenylalanin wird zum Teil entfernt.

Heranwachsende und Erwachsene mit Phenylketonurie müssen über die Zusammensetzung bestimmter Nahrungsmittel informiert sein. Sie sollten z.B. Lebensmittel meiden, denen der Süßstoff Aspartam zugesetzt ist („Light"-Getränke, Kaugummi). Aspartam ist ein Oligopeptid, das etwa zur Hälfte aus Phenylalanin besteht.

Dünndarm S. 231

Die Zöliakie oder einheimische Sprue ist eine Krankheit des Dünndarms. Die Dünndarmzotten reagieren überempfindlich auf das in Getreide enthaltenen Eiweiß Gluten (bzw. einen Teil davon, das Gliadin) und verflachen. Dadurch verringert sich die Bildung von Enzymen für die Milchzucker- und Fettverdauung. Sämtliche Nährstoffe werden insgesamt schlecht aufgenommen.

Tritt die Schleimhautschädigung bei Säuglingen und Kindern auf, nennt man sie Zöliakie, bei Erwachsenen einheimische Sprue.

Sämtliche Nahrungsmittel, die Gluten enthalten und daraus hergestellte Produkte (Weizenbrot, Roggenbrot, Müsli, Kuchen, Mehl usw.) müssen gemieden werden. Sie werden durch Mais, Reis, Hirse, Buchweizen, Sojabohnen und Kartoffeln ersetzt. Betroffene erhalten von der Deutschen Zöliakiegesellschaft Listen glutenfreier Lebensmittel und Fertigprodukte. Wegen des Mangels an Lactase muss anfangs auch Milchzucker gemieden werden. Wenn Fettstühle auftreten, können Fette mit langkettigen Fettsäuren durch Fette mit mittelkettigen Fettsäuren ausgetauscht werden, bis sich die Darmschleimhaut erholt hat.

Fettstuhl (Salben- oder Butterstuhl): Stuhl, der unverdautes Fett enthält

Die Dünndarmzotten bilden sich bei glutenfreier Diät zu ihrer ursprünglichen Form zurück. Allerdings muss die Diät lebenslang eingehalten werden.

Aufgaben und Arbeitsaufträge

1. Wie sind Eiweiße aufgebaut?
2. Warum sind tierische Eiweiße höherwertig als pflanzliche Eiweiße?
3. Warum brauchen Kinder besonders viel Eiweiß?
4. Nennen Sie Beispiele für die Denaturierung von Eiweiß.
5. Erstellen Sie einen Wochenplan für das Mittagessen in einer Kindertagesstätte. Achten Sie auf eine günstige Kombination verschiedener Eiweißträger.
6. Beurteilen Sie die Eiweißmengen und den Ergänzungswert folgender Gerichte:
   - Schweinebraten mit Kloß, gemischter Salat
   - Gemüselasagne und Salat
   - Rinderroulade mit Rotkohl und Kartoffeln
   - Pfannkuchen mit Apfelmus
   - Bratkartoffeln mit Spiegelei und Bohnensalat
7. Welche biologische Wertigkeit haben Gummibärchen (aus Gelatine)?

Exkurs: Schwangere ernähren

Früher riet man Schwangeren, für zwei zu essen. Der bessere Rat ist: Iss das Richtige!
Der Energiebedarf erhöht sich um etwa 1100 kJ pro Tag (Tabelle 5.20). Diesen erhöhten Bedarf erreicht man durch ein zusätzliches Müsli, ein belegtes Brot oder eine Extra-Gemüsebeilage.

Lebensmittelgruppen	Müsli oder	belegtes Brot oder	Gemüsebeilage
Milch, Milchprodukte	1 Becher Joghurt	1 Scheibe Käse	
Margarine, Öl, Butter		1 TL Butter/Margarine	1 TL Öl/Margarine
Brot, Getreideflocken	1 EL Haferflocken	1 Scheibe Vollkornbrot	
Kartoffeln			2 Kartoffeln
Gemüse			3 EL Gemüse
Obst	Apfelsine, einige Nüsse		

Tabelle 5.20 Tägliche Zulage für Schwangere (Beispiele).

Grundsätzlich gelten in der Schwangerschaft die Empfehlungen zur ausgewogenen, vollwertigen Ernährung.

Folsäure von lat. folium = das Blatt

▶ Folsäure S. 82

Folsäure. Das Vitamin Folsäure wird für die Zellteilung und Zellneubildung im Körper benötigt. Daraus folgt, dass das Vitamin vor allem dann in größeren Mengen verfügbar sein sollte, wenn sich der Körper in einer Wachstumsphase befindet.

Durch Folsäuremangel während der Schwangerschaft kann das Ungeborene einen Neuralrohrdefekt erleiden, das ist eine Störung in der Anlage des Wirbelkanals und des zentralen Nervensystems. Das Kind kann mit offenem Rücken (Spina bifida) oder mit Entwicklungsstörungen des Gehirns zur Welt kommen.

Schon vor einer Schwangerschaft bzw. bei Kinderwunsch sollte auf eine ausreichende Folsäurezufuhr geachtet werden. Die Deutsche Gesellschaft für Gynäkologie und Geburtshilfe empfiehlt als Vorbeugung eine zusätzliche Folsäurezufuhr von 0,4 mg pro Tag für Frauen im gebärfähigen Alter.

äqui (von lat. aequus) = gleich

valent (von lat. valere) = wertig

Die verschiedenen Verbindungen der Folsäure in Nahrungsmitteln werden mit dem Sammelbegriff Folat bezeichnet. Diese Folate sind unterschiedlich gut als Vitamine wirksam. Um sie untereinander und mit synthetisch erzeugtem Vitamin vergleichen zu können, gibt man sie mit der Maßeinheit Mikrogramm-Äquivalent (mg-Äquivalent) in Nährwerttabellen an.

Schwangere sollten pro Tag 600 mg Folat-Äquivalente erhalten.
Wenn diese Mengen nicht mit pflanzlichen Lebensmitteln, Fleisch, Milch oder Milchprodukten erreicht werden, sollte nach Absprache mit dem Arzt ein Folsäurepräparat eingenommen werden.

Milch. Schwangere sollten keine Rohmilch trinken oder Rohmilchkäse verzehren, weil diese Lebensmittel mit Listerien behaftet sein können. Pasteurisierte Frischmilch ist besser. Von Weichkäse sollte vorsichtshalber die Rinde entfernt werden.

▶ Listerien S. 33

Fleisch und Wurst. Rohes Fleisch (Tatar) und Rohwurst (z.B. Salami, Mettwurst und Teewurst) kann den Erreger der Toxoplasmose, einer gefährlichen parasitären Erkrankung, enthalten. Er kann das Ungeborene stark schädigen. Auf rohes Fleisch sollte eine Schwangere also verzichten. Vom Verzehr von Leber wird abgeraten, weil Futterzusätze in der Tiermast zu so hohen Vitamin-A-Konzentrationen führen, dass eine Portion Leber die fünf- bis zehnfache Menge der vertretbaren Menge an Vitamin A enthält. Zu hohe Zufuhr an Vitamin A kann das Baby in der Frühschwangerschaft schädigen.
Mageres Fleisch ist empfehlenswert, es versorgt die werdende Mutter mit gut ausnutzbarem Eisen, Zink, Vitamin B_{12} und hochwertigem Eiweiß.

Fett. Damit die Frau während der Schwangerschaft nicht zu viel Depotfett bildet, sollten Lebensmittel mit viel versteckten Fetten gemieden werden. Einmal pro Woche wird jedoch empfohlen, Fettfisch wie Makrele oder Hering zu essen (100 g), weil darin wertvolle mehrfach ungesättigte Fettsäuren enthalten sind.

Pflanzliche Nahrungsmittel. Eine lästige Begleiterscheinung der Schwangerschaft ist die Obstipation. Dagegen helfen die Ballaststoffe von Getreide und Getreideerzeugnissen, Gemüse und Obst.

Säuglinge ernähren

Zusammensetzung der Muttermilch

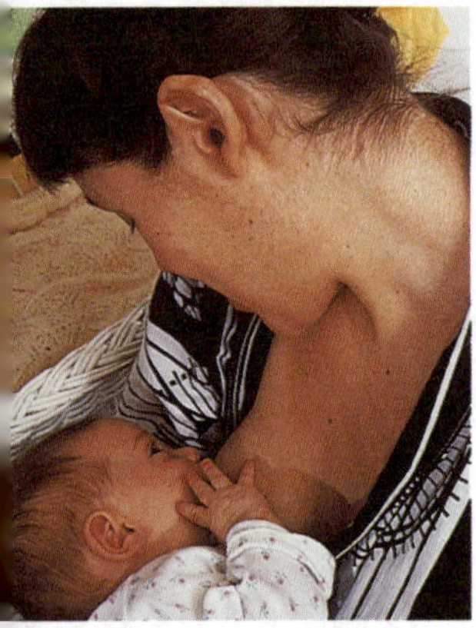

Stillende Mutter.

Die natürlichste und ideale Nahrung für den Säugling bis Ende des 4. Lebensmonats ist Muttermilch. Kann die Mutter nicht stillen, so eignet sich auch eine industriell hergestellte Säuglingsmilch.

Inhaltsstoffe der Muttermilch pro 100 ml:
- Eiweiß: 1,1 g (besitzt hohe biologische Wertigkeit),
- Fette: 4,1 g, zum Teil langkettige mehrfach ungesättigte Fettsäuren,
- Kohlenhydrate: 7,0 g,
- Milchzucker (Lactose),
- geringe Mengen Mineralstoffe,
- spezielle Immunkörper (IgA, Lysozym, Lactoferrin),
- Wasser: 87,6 g.

Die Muttermilch ist besonders auf die noch unreifen Verdauungs- und Ausscheidungsorgane des Säuglings abgestimmt. Dies wird im niedrigen Eiweißgehalt im Vergleich zur Kuhmilch deutlich. Ein höherer Eiweißgehalt würde zu Fäulnisprozessen im Darm führen und Leber und Niere stark belasten.

Eiweiß. Bis zum sechsten Lebensmonat verdoppelt ein Kind sein Geburtsgewicht, vor allem vermehrt sich die Muskulatur.
Für diesen Körpermassezuwachs liefert die Muttermilch zwar nur geringe Mengen, dafür aber biologisch hochwertiges Eiweiß.
Der Säugling sollte sofort nach der Geburt angelegt werden, denn die erste Milch schützt durch ihre Abwehrstoffe vor Krankheiten und Allergien.

▶ Fettsäuren S. 194

Fett. Die Hälfte seines Energiebedarfs gewinnt der Säugling aus Milchfett. Er benötigt die Energie für sein rasches Wachstum und für Energiereserven in Form von Fettpolstern. Die Muttermilch hat daher einen hohen Fettgehalt. Der Gehalt an ungesättigten Fettsäuren (Linolsäure, Linolensäure und Ölsäure) und langkettigen mehrfach ungesättigten Fettsäuren ist relativ hoch. In Kuhmilch fehlen letztere völlig.
Wird Säuglingsnahrung selbst hergestellt, dann muss hochwertiges Pflanzenöl zugegeben werden. Fertiger Säuglingsmilch werden diese Fettsäuren zugesetzt.

Kohlenhydrate. Aus den Kohlenhydraten der Milch bezieht das Baby seinen restlichen Energiebedarf. Der Milchzucker wird nicht vollständig verdaut. Der nicht aufgenommene Anteil wird von Darmbakterien in Milch- und Essigsäure umgewandelt, die krankmachende Keime unterdrücken.

Mineralstoffe. Das für den Knochenaufbau wichtige Calcium wird aus Muttermilch besser als aus künstlicher Milch aufgenommen. Zum Ausgleich enthält Säuglingsnahrung Calcium und Phosphat in doppelter Menge. Bei zu geringem Calciumgehalt der Nahrung und zu hoher Phosphatzufuhr können Krämpfe (Tetanien) auftreten.

Der Eisengehalt der Muttermilch ist vergleichsweise niedrig. Er muss nicht höher sein, weil die während der Schwangerschaft gebildeten Eisenvorräte dem Kind bis Ende des dritten Lebensmonats reichen.
Wenn die Mutter gut mit Jod versorgt ist, hat auch die Muttermilch einen ausreichenden Jodgehalt, der normalerweise 60 mg/l beträgt.
Industriell hergestellte Säuglingsnahrung ist mit Natrium- und Kaliumjodid angereichert.

Vitamine. Die Zufuhr von Vitamin D kann bei gestillten Kindern und bei künstlicher Ernährung unzureichend sein. Da ein Mangel an Vitamin D zu Störungen im Knochenaufbau (Rachitis) führen kann, wird vorbeugend empfohlen, täglich 10 mg Vitamin D zu geben.
Da auch Fluor nur in ungenügenden Mengen in der Nahrung enthalten ist, hat es sich als praktisch erwiesen, Vitamin D in Kombination mit Fluor zu geben. Einmal täglich wird eine Tablette in einigen Tropfen Wasser aufgelöst und mit einem Teelöffel gegeben.

Flüssigkeitsbedarf von Säuglingen. Ein gesunder Säugling erhält über die Milchnahrung und/oder Muttermilch die nötige Flüssigkeitsmenge.

Alter	Tägliche Flüssigkeitsmenge
1. Tag	35 ml
2. Tag	105 ml
3. Tag	175 ml
10. Tag	400 ml
folgende Tage	750 bis 800 ml

Tabelle 5.21 Flüssigkeitsbedarf des Säuglings.

Wenn der Säugling stark schwitzt, z.B. bei Fieber oder hoher Außentemperatur, muss zusätzlich Flüssigkeit gegeben werden. Abgekochtes temperiertes Trinkwasser oder kohlensäurefreies Mineralwasser eignet sich gut dazu.
Beim Umstellen auf Breikost, die im Durchschnitt 60% bis 70% Wasser enthält, muss die fehlende Flüssigkeit ergänzt werden.
Zur Herstellung von Säuglingsanfangsnahrung kann Trinkwasser oder Mineralwasser benutzt werden.

Wässer S. 133

Industriell hergestellte Säuglingsnahrung

Die Zusammensetzung der Muttermilch wird, da gestillte Säuglinge im Normalfall gut gedeihen, als der richtige Nährstoffbedarf angesehen und als „Rezeptur“ für industriell hergestellte Säuglingsmilchnahrung zugrundegelegt.

Wenn der Säugling nicht gestillt wird, kann industriell hergestellte Säuglingsmilchnahrung gefüttert werden.
Sie ist in ihrer Nährstoffzusammensetzung der Muttermilch angenähert. Es gibt zwei Arten von Säuglingsanfangsnahrung:

adaptiert (lat.) = angepasst

- adaptierte Milch = der Muttermilch sehr gut angepasste, aus Kuhmilch hergestellte Milch mit der Vorsilbe Pre im Produktnamen,
- teiladaptierte Milch = aus Kuhmilch hergestellte, teilweise angepasste Milch mit der Ziffer 1 beim Produktnamen.

Bezeichnung	Adaptierte Säuglingsmilch	Teiladaptierte Säuglingsmilch
Eiweißgehalt	nur geringfügig höher als in der Muttermilch	der Muttermilch teilweise angepasst
Kohlenhydrate	nur eine Art: Milchzucker (Lactose)	zwei und mehr Arten: • Milchzucker • Stärke • Saccharose und / oder Maltodextrine
Fette	Angleichung an Muttermilch durch Zugabe pflanzlicher Öle zur Deckung des Linol- und Linolensäurebedarfs	
Beschaffenheit	dünnflüssig	dickflüssig / sämig
Sättigung	ähnlich der Muttermilch	macht länger satt als Muttermilch

Tabelle 5.22 Adaptierte und teiladaptierte Säuglingsmilch.

Grundsätzlich sollten einem Säugling nur die Nährstoffe gegeben werden, die er braucht. Maltodextrine und Saccharose kommen in der Muttermilch nicht vor und sind in der Milch überflüssig. Beim Einkauf ist auf die Zutatenliste zu achten.

Folgemilch mit der Ziffer 2 im Produktnamen entspricht mehr einer Vollmilch, sie wird frühestens ab dem 5. Lebensmonat empfohlen, ist aber nicht notwendig.
Besonders wenn industriell hergestellte Säuglingsmilch verwendet wird, sollte das Gewicht des Kindes regelmäßig kontrolliert werden.

Säuglingsmilch selbst zuzubereiten erfordert einen sehr hohen Aufwand an Hygiene und Genauigkeit. Die Zusammensetzung der Milch erreicht nicht den Standard der Muttermilch oder einer kommerziellen Säuglingsmilch.
Da das Immunsystem des Säuglings erst entwickelt wird, ist von Rohmilch oder Vorzugsmilch abzuraten. Sterilmilch, teilentrahmte oder entrahmte Milch sind ebenfalls ungeeignet, da zu wenig wertvolle Inhaltsstoffe (z. B. Vitamine) vorhanden sind.

Hypoallergene Säuglingsmilch. Besteht das Risiko, dass das Baby eine Nahrungsmittelallergie hat, weil ein Elternteil oder beide Allergiker sind, sollte möglichst 6 Monate gestillt werden. Je später das Kind andere Nahrung erhält, um so besser.
Anstelle von Muttermilch kann hypoallergene oder hypoantigene Säuglingsmilch verwendet werden. Diese Spezialmilch enthält geringere Mengen an allergieauslösenden Eiweißbestandteilen (Antigenen).
Ist bereits eine Kuhmilchallergie aufgetreten, muss eine kuhmilcheiweißfreie Nahrung (auf Sojabasis) verwendet werden. Auf jeden Fall ist eine individuelle Ernährungsberatung nötig.

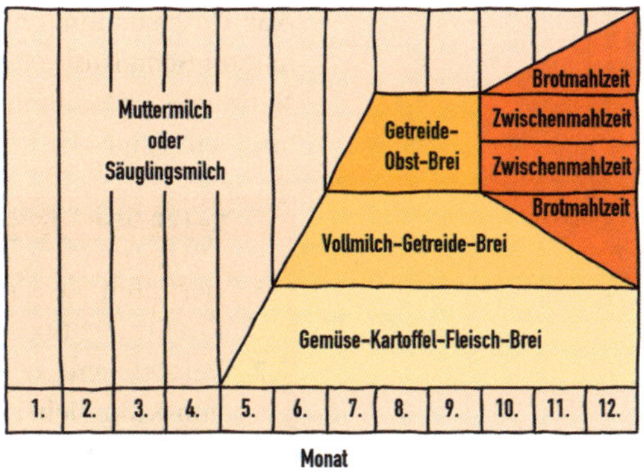

Ernährungsplan für das 1. Lebensjahr.

B(r)eikost. Ab dem 5. Lebensmonat wird jeden Monat eine Milchmahlzeit durch eine Breimahlzeit ersetzt. Mit den ersten Zähnen wird diese durch festere Kost, z.B. Brotmahlzeiten, ausgetauscht.

Ernährung stillender Frauen

Mit der Muttermilch gibt die Stillende Nährstoffe und Flüssigkeit an den Säugling ab, die sie durch ihre Nahrung ersetzen muss. Wenn sie voll stillt, benötigt sie im Durchschnitt etwa 2700 kJ pro Tag mehr als eine nicht stillende Frau. Nach dem 4. Monat (volles Stillen) braucht sie 2 200 kJ pro Tag mehr. Bei teilweisem Stillen ist weniger Energie erforderlich. In jedem Fall soll die Stillende viel trinken.
Bei Mangelernährung verringert sich die gebildete Muttermilch. Einseitige Kost geht zulasten der Milchqualität.
Der zusätzliche Nährstoffbedarf der Stillenden kann beispielsweise durch folgende Nahrungsmittel gedeckt werden:

$\frac{1}{4}$ l Milch, 40 g mageres Fleisch, 1 Scheibe (60 g) dunkles Brot, ein Esslöffel Haferflocken, 1 Kartoffel und 150 g Gemüse oder Salat.

Mit diesen Lebensmitteln werden alle wichtigen Nährstoffe und der größte Teil der zusätzlich erforderlichen Energie geliefert. Damit auch der Energiebedarf komplett abgedeckt wird, kann wahlweise pro Tag noch eine Scheibe Brot mit einer Scheibe Wurst oder einem Apfel und einer Banane oder zwei Riegel Schokolade oder vier Kekse oder vier Kugeln Eis verzehrt werden.

Schadstoffe in der Muttermilch. Muttermilch enthält auch chemische Verbindungen, die nicht der Ernährung des Säuglings dienen.
Diese Stoffe gelangen über verschiedene Wege (Nahrung, Luft, Haut, Gebärmutter) aus der Umwelt in den Körper des Menschen. Bei einer Schwangerschaft und durch das Stillen werden sie auch an den Säugling weitergegeben.

Aus Untersuchungen von Frauenmilchproben geht hervor, dass der Gehalt an Schadstoffen in der Muttermilch seit einigen Jahren abnimmt. Die Nationale Stillkommission empfiehlt wegen dieser günstigen Entwicklung, ein Kind vier bis sechs Monate ausschließlich zu stillen.

Aufgaben und Arbeitsaufträge

1. Gestalten Sie ein Schaubild, in dem Sie alle wesentlichen Ernährungstipps für Schwangere zusammenstellen.
2. Vergleichen Sie die Zusammensetzung der Muttermilch mit der von Kuhmilch.
3. Wie wird Kuhmilch verändert, um für Säuglinge verträglich und nahrhaft zu sein?
4. Welche (Teil-)Speisen der Erwachsenen sind für Säuglinge ab dem 6. Monat geeignet?

Ernährungsbedingte Krankheiten und Fehlentwicklungen

Ernährungserziehung und Ernährungsverhalten

Gewissenhafte Eltern wollen das Beste für ihr Kind, also auch die beste Ernährung. Sie informieren sich über Kinderernährung und versuchen, das Wissen an ihr Kind weiterzugeben, meistens mit der Begründung: „Dies ist gesund, du solltest es essen".

Der Begriff Gesundheit ist jedoch für Kinder zu abstrakt. Dass ein Lebensmittel gesund ist, können sie nicht schmecken oder spüren. Wenn ein Kind sich mit einem Messer verletzt, weiß es: Messer sind gefährlich. Wenn es Bonbons isst, hat es aber nicht sofort Löcher in den Zähnen.

Deshalb ist es sinnvoller, dass Eltern gesunde Ernährung vorleben. Eine Mutter, die selbst kein Gemüse isst, wird ihrem Kind kaum Gemüse schmackhaft machen können.

Neue, unbekannte Speisen werden von Kindern manchmal skeptisch betrachtet und rundweg abgelehnt. Man sollte das Kind dahinbringen, wenigstens ein bisschen zu probieren, damit der Speisezettel mit der Zeit nicht zu eintönig wird.

Essen ist ein Grundbedürfnis, es ist absolut notwendig zur Erhaltung des Lebens. Deshalb sollten Eltern Nahrung nicht als Erziehungsmittel benutzen. „Wenn du dein Zimmer nicht aufräumst, bekommst du kein Abendessen!" ist eine falsche Erziehungsmaßnahme.

Auch als Trostpflaster sollte Essen nicht gebraucht werden. Wird einem Baby schon bei geringster Unzufriedenheit die Flasche gegeben, dann ist schon der Grundstein für späteres Frustessen und damit für Übergewicht gelegt.

Übergewicht bei Kindern

Für übergewichtige Kinder besteht ein hohes Risiko, auch im Erwachsenenalter übergewichtig zu sein. In den Industrieländern sind Kinder immer häufiger übergewichtig.

Bestimmung kindlichen Übergewichts

Zur Bestimmung des kindlichen Übergewichts benutzt der Arzt eine Tabelle, die für die Körpergröße den richtigen Bereich des Körpergewichts zeigt.
Bei Kindern kann das Übergewicht auch mithilfe des Body-Mass-Index ermittelt werden.

BMI S. 203

Behandlung des Übergewichts

Die Ursachen des Übergewichts liegen bei Kindern genau wie bei Erwachsenen im psychischen und sozialen Umfeld.

Erwachsene können ihr ungünstiges Ernährungsverhalten über den Verstand erfassen und verändern. Kinder sind über solche Methoden nicht beeinflussbar.
Es gibt zahlreiche Behandlungsprogramme für übergewichtige Kinder, die unterschiedlich aufgebaut und unterschiedlich erfolgversprechend sind.
Wegen der Gefahr, dass Essstörungen auftreten, sollte Essen als etwas Natürliches behandelt werden und die Freude und der Genuss daran gefördert werden. Ernährungswissen braucht nicht vermittelt zu werden.
Körperliche Aktivität des Kindes (weg vom Fernseher) verbessert die Energiebilanz.
Eltern sollten die Voraussetzungen schaffen, damit ein Kind abnehmen kann:

- durch elterliches Vorbild,
- durch sinnvoll zusammengestellte Speisen,
- keine Anreize zum Verzehr ungünstiger Nahrungsmittel geben und
- den Lebensstil von wenig zu mehr körperlicher Aktivität verändern (gemeinsame Radtouren, Spaziergänge usw.).

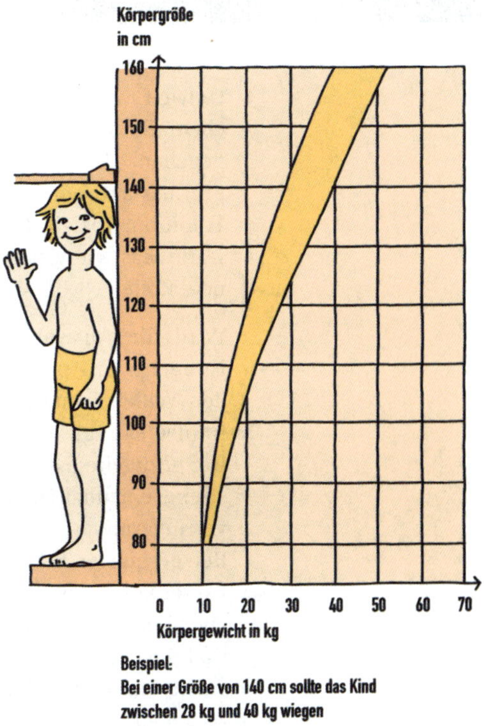

Das richtige Gewicht von Kindern.

Für übergewichtige Kinder ist es leichter abzunehmen, wenn sie von den Eltern unterstützt werden. Es gibt Programme zur Gewichtsreduktion, die parallel Kinder und Eltern betreuen.

adipös (lat.) = fettsüchtig

Vor der Pubertät ist es am sinnvollsten, adipöse Kinder zu behandeln. Danach ist es nicht ratsam, da Essstörungen auftreten können.

Essstörungen

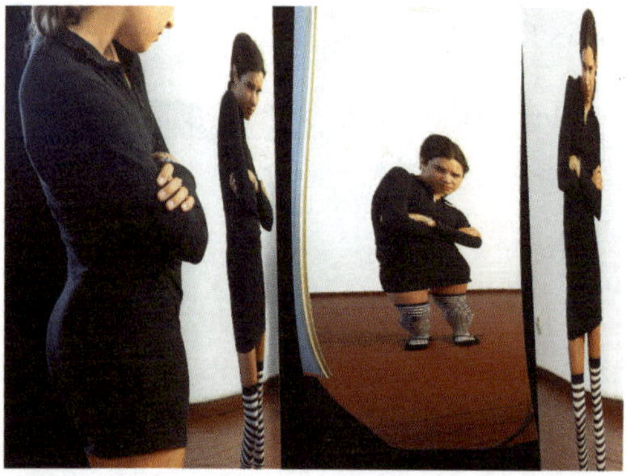
Körperwahrnehmung.

Bin ich schön?
Diese Frage stellen sich wohl fast alle Frauen und immer häufiger auch Männer. Meistens wird dann vor dem Spiegel die Figur mit der eines gerade sehr beliebten Sängers oder Fotomodells verglichen. Frau/Mann stellt dann fest, dass sie/er von der Natur in dieser Hinsicht nicht begünstigt wurde. Das muss sich doch ändern lassen. Eine Diät wird ausprobiert.

So oder so ähnlich beginnen Essstörungen.
Normalerweise isst ein Mensch, wenn er Hunger hat. Von Säuglingen wird das Körpersignal Hunger deutlich wahrgenommen und an die Umwelt weitergegeben. Ist der Säugling satt, wird diese Empfindung ebenfalls vom Magen an das Gehirn und schließlich an die Mutter weitergegeben. Mit zunehmendem Alter kommen verschiedene andere Einflussfaktoren dazu (Genusswert, Gesundheitsaspekte, Werbung, Tradition, soziale Normen, Einstellungen, Einkommen), die bestimmen, wann was wie viel gegessen wird. Echter Hunger spielt eine untergeordnete Rolle.

Wird die Auswahl eines Lebensmittels nicht durch den natürlichen Hunger oder Appetit und das Sättigungsgefühl gesteuert, sondern durch den Willen kontrolliert, spricht man von gezügeltem Essverhalten (restrained eating).
Der gezügelte Esser legt sich eine Energiegrenze fest, die er versucht ganz streng einzuhalten mit dem Ziel, das Körpergewicht zu halten oder zu verringern.
Bei geringster Störung der Kontrolle, z.B. bei einer Feier, schlägt das Essverhalten ins Gegenteil um und der Diäthaltende isst große Mengen auch verbotener Nahrungsmittel.
Dadurch kann das Körpergewicht wieder steigen, was erneute Diätversuche und andere Maßnahmen (Fastentage, Sport, Auslassen von Mahlzeiten) erforderlich macht.
Derartiges häufiges Diäthalten kann in gestörtes Essverhalten münden.

Magersucht (Anorexia nervosa)

Anorexia nervosa wird auch Pubertätsmagersucht genannt, weil sie gehäuft in der Pubertät und vor allem bei Mädchen auftritt.

Merkmale. Der Arzt stellt eine Anorexia nervosa anhand folgender Beobachtungen fest:

- Untergewicht. Das Körpergewicht wird absichtlich unter dem der Körpergröße oder dem Alter entsprechenden Minimum gehalten, d. h. das Gewicht liegt mindestens 15 % unter dem Referenzgewicht oder der Gewichtsverlust beträgt 25 % des Ausgangsgewichts.
- Angst vor Gewichtszunahme trotz Untergewicht, zeitweise Nahrungsverweigerung.
- Verzerrte Körperwahrnehmung. Sogar bei vollkommener Auszehrung fühlt sich die Person zu dick.
- Amenorrhö bei Frauen. Mindestens drei aufeinanderfolgende Regelblutungen, deren Auftreten zu erwarten gewesen wäre, bleiben aus.
- Das Verhalten wird von der/dem Betroffenen nicht als krankhaft angesehen.

Amenorrhö (griech.): Ausbleiben der Menstruation

Als Auslöser der Erkrankung wird die Veränderung der Körperformen in der Pubertät, aber auch Probleme der Selbstfindung (Selbstwertgefühl) verantwortlich gemacht.

Folgen. Da dem Körper wichtige Nährstoffe und Energie vorenthalten werden, ist er mangelernährt:

- Der Blutdruck nimmt ab, die Blutzusammensetzung verändert sich ungünstig,
- Blutarmut entsteht,
  das Haar- und Nagelwachstum ist gestört,
- Kaliummangel durch häufiges Erbrechen führt zu Störungen der Herzfunktion bis hin zum Herzstillstand, was den Tod bedeutet,
- es kann Osteoporose durch Östrogenmangel auftreten.

Die Behandlung richtet sich nach dem Grad der Gewichtsabnahme. Ab einem Gewicht von 30% des Ausgangsgewichtes muss die/der Betroffene in einer Klinik verhaltenstherapeutisch behandelt werden. Normales Essverhalten muss wieder erlernt und parallel dazu das Gewicht angehoben werden. Familiäre Probleme sollen gelöst werden. Die Heilungschancen liegen bei höchstens 35%.

Ess-Brech-Sucht (Bulimia nervosa)

Im Gegensatz zur Anorexia nervosa ist Bulimia nervosa (Ochsen- oder Stierhunger) nicht am äußeren Erscheinungsbild zu erkennen. Bulimiker/innen können unter-, normal- und übergewichtig sein.
Personen mit gestörtem Selbstwertgefühl und solche, die ihre Gefühle schwer kontrollieren können, sind anfällig für Bulimie. Bevor diese Essstörung auftritt, zügeln die Betroffenen über längere Zeit ihr Essverhalten, um dem propagierten Schlankheitsideal nahe zu kommen.

Merkmale zur Erkennung der Ess-Brech-Sucht sind:

- Essanfälle: Nachdem längere Zeit strenge Diät gehalten wurde, tritt Heißhunger auf. Während eines Essanfalls nimmt die/der Betroffene große Nahrungs- und damit Energiemengen auf (durchschnittlich 20000 kJ).
- Kontrollverlust: Während der Essanfälle besteht das Gefühl, das Essverhalten nicht unter Kontrolle zu haben.
- Maßnahmen zur Gewichtsverringerung wie selbstausgelöstes Erbrechen (nach Essanfall), Einnahme von Appetitzüglern, Abführmitteln, Entwässerungsmitteln, strenges Diäthalten, Fastenkuren und Sport werden ergriffen.
- Häufigkeit der Essanfälle: Bei mindestens zwei Heißhungerattacken pro Woche über mindestens drei Monate spricht man von Bulimie.
- Körperbewusstsein: Die/der Betroffene beschäftigt sich gedanklich ständig mit ihrem/seinem Körpergewicht, Figur, Schlankheit und Essen.

Folgen. Durch den häufigen Wechsel von Essanfällen, Erbrechen und Diäthalten wird der Körper geschädigt.

- Als Folge des Erbrechens und Gebrauch von Abführmitteln usw. geht Kalium verloren, was zum Tode führen kann (s. Anorexia nervosa).
- Die beim Erbrechen in den Mund gelangende Magensäure greift den Zahnschmelz an und führt zu Entzündungen der Speiseröhre und Speicheldrüsen.
- Narben an Fingern und Handrücken sind Anzeichen von selbstausgelöstem Erbrechen.
- Langandauernde Regelstörungen können zu Unfruchtbarkeit führen.

Behandlung. Je nach Schweregrad wird die/der Betroffene ambulant, stationär oder in Selbsthilfegruppen behandelt.
Heilungschancen bestehen nur mit der Hilfe von Fachleuten.

Eine Mischform der Magersucht und der Ess-Brech-Sucht ist die Bulimarexie. Die Anorexia athletica ist eine Sonderform der Magersucht, die bei Elitesportlern, vor allem ästhetischer Sportarten wie Eiskunstlaufen auftritt.

Aufgaben und Arbeitsaufträge

1. Welche Faktoren begünstigen das kindliche Übergewicht?
2. Beraten Sie ein Elternpaar, dessen Kind übergewichtig ist (Rollenspiel).
3. Diskutieren Sie den Einfluss der Medien auf die Entstehung von Essstörungen.
4. Informieren Sie sich bei Krankenkassen, Volkshochschulen oder dem Kinderarzt über zurzeit angebotene Behandlungsprogramme für übergewichtige Kinder.
   Mit welchen Methoden arbeiten diese Programme?

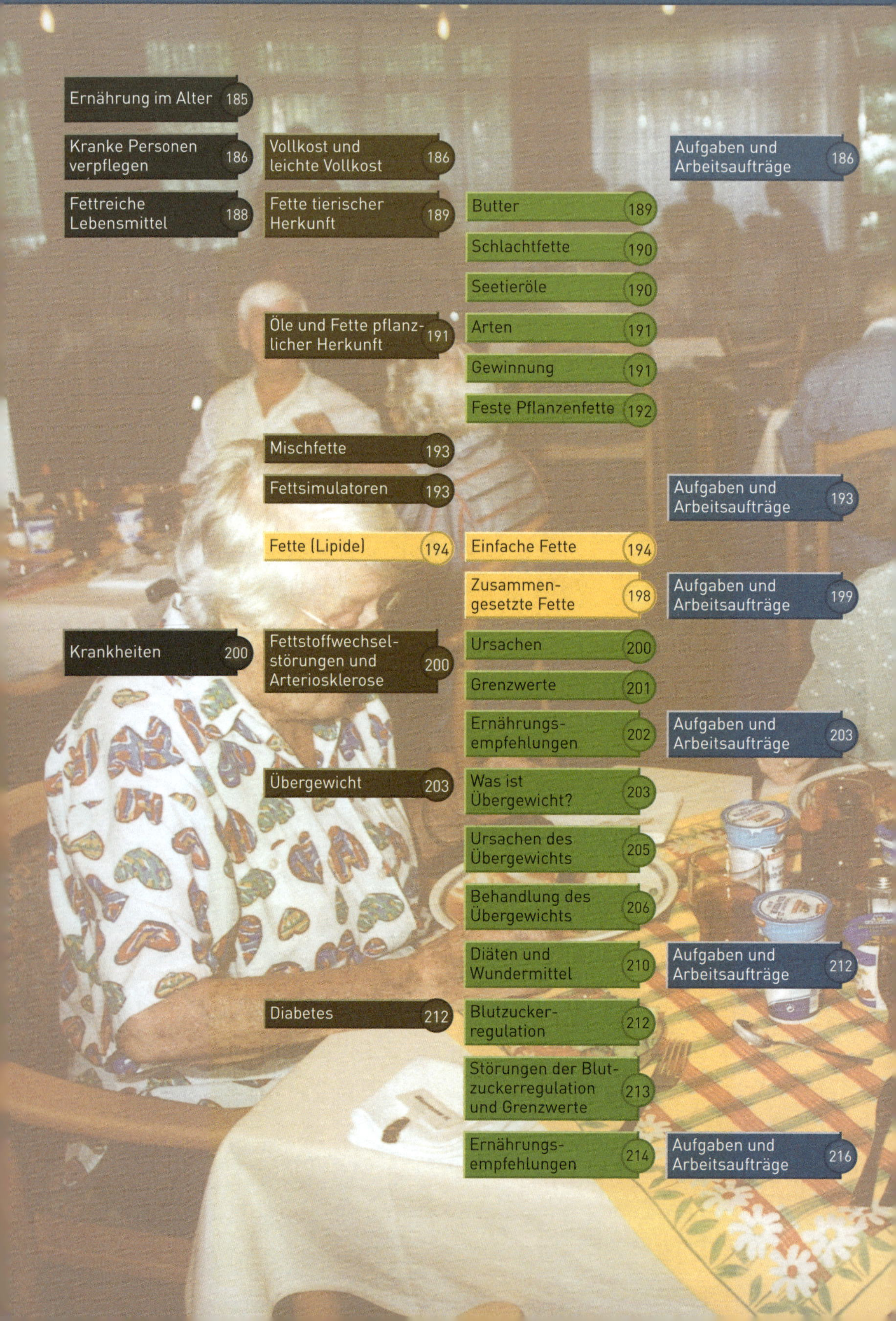

Alte und kranke Personen verpflegen

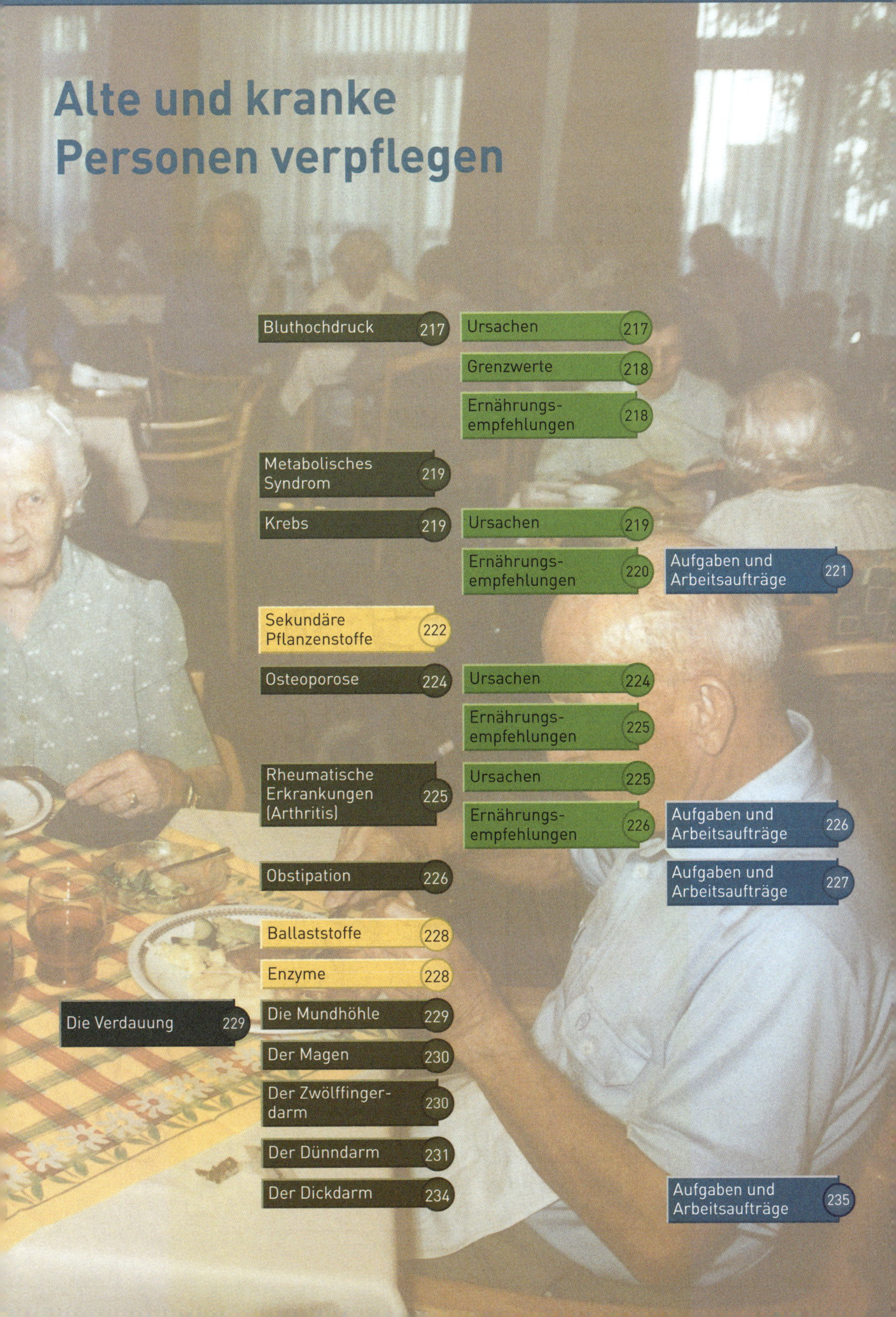

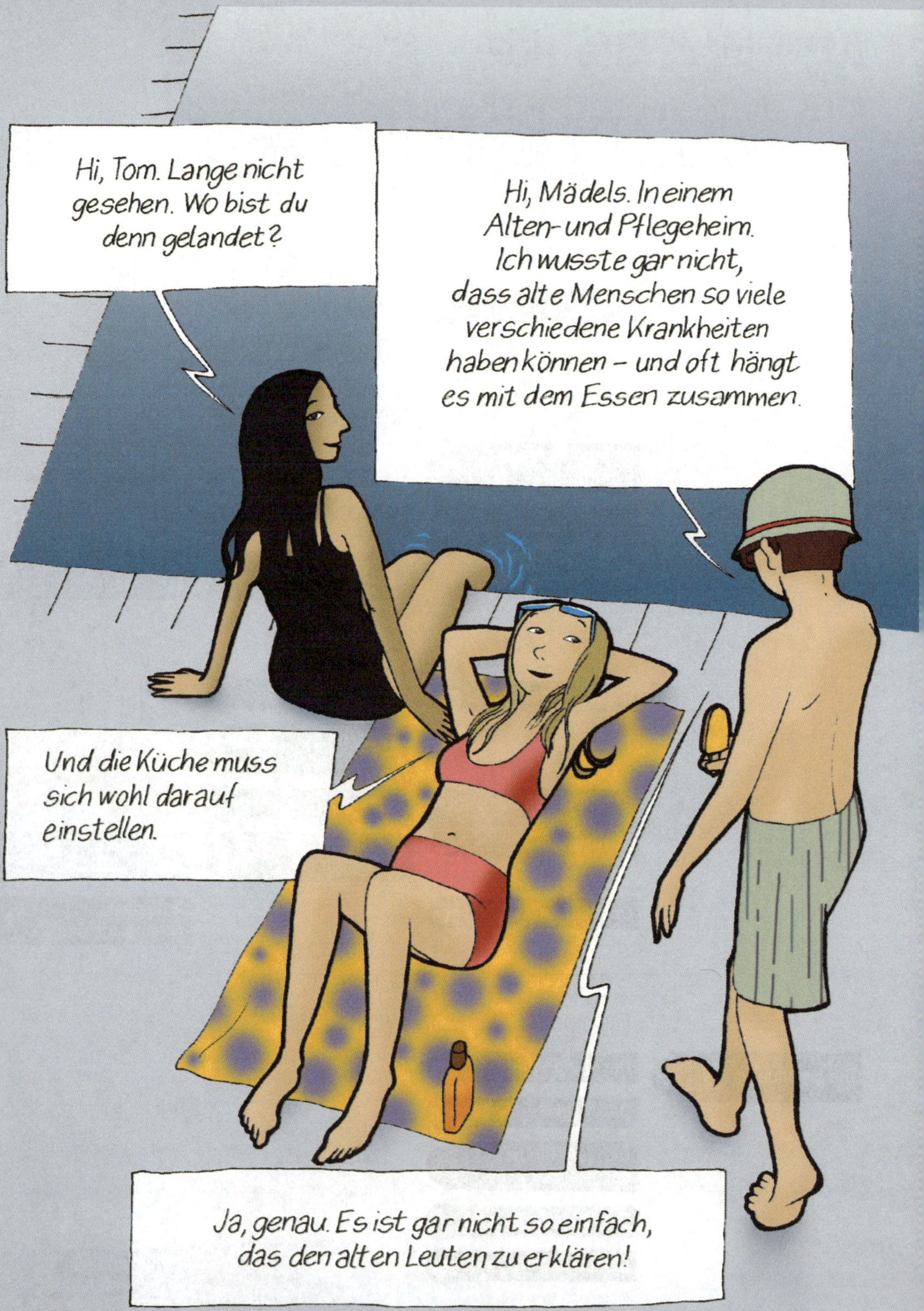
Hi, Tom. Lange nicht gesehen. Wo bist du denn gelandet?
Hi, Mädels. In einem Alten- und Pflegeheim. Ich wusste gar nicht, dass alte Menschen so viele verschiedene Krankheiten haben können – und oft hängt es mit dem Essen zusammen.
Und die Küche muss sich wohl darauf einstellen.
Ja, genau. Es ist gar nicht so einfach, das den alten Leuten zu erklären!

Ernährung im Alter

Die Ernährungssituation von Senioren in Deutschland ergibt ein ähnliches Bild wie bei Menschen mittleren Alters:

- Tendenz zum Übergewicht, das mit zunehmendem Alter abnimmt,
- zu viel Fleisch-, Wurst- und Eierkonsum,
- zu wenig Fischkonsum,
- zu wenig Obst, Gemüse, Milch- und Vollkornprodukte.

Für alte Menschen gelten die gleichen Ernährungsgrundsätze wie für Erwachsene. Eine ausgewogene vollwertige Ernährung fördert die Gesundheit und schützt vor Erkrankungen.

▶ vollwertige Ernährung S. 44

Neben rüstigen Senioren gibt es gebrechliche Hochbetagte; deshalb ist eine einheitliche Ernährungsempfehlung nicht möglich. Die einzelnen Mahlzeiten geben manchem Senior einen sinnvollen Tagesrhythmus vor. Da ältere Menschen unter Appetitlosigkeit leiden können, verhindert regelmäßiges Essen Nährstoffmangel.
Der körperliche Allgemeinzustand verändert sich mit fortschreitendem Alter:

Veränderungen im Alter	Konsequenzen
sinkender Energieverbrauch ● weniger Grundumsatz ● weniger Aktivität	● Normalgewicht anstreben durch vollwertige Ernährung und körperliche Betätigung
● verringerte Resorption der Nährstoffe	● hohe Nährstoffdichte anstreben ● höhere Zufuhr von Vitamin B_{12} und Vitamin D
nachlassende Leistungsfähigkeit der Verdauungsorgane ● Probleme mit den Zähnen ● mangelnde Verdauungsenzyme ● schwache Darmperistaltik	● Nahrung zerkleinern ● häufiger kleinere Mahlzeiten anbieten ● blähende Speisen meiden
● verminderte Glucoseverwertung	● Süßes meiden
● geringeres Durstgefühl	● häufig energiearme Getränke anbieten

Tabelle 6.1 Körperliche Veränderungen im Alter.

Resorption (lat.) = Aufnahme

▶ Nährstoffdichte S. 86

Peristaltik (griech.): Bewegung der Verdauungsorgane zum Transport des Inhalts

Aufgaben und Arbeitsaufträge

Befragen Sie Senioren aus Ihrem Bekannten- und Verwandtenkreis nach ihren Ernährungsgewohnheiten. Gestalten Sie dazu bitte einen Fragebogen und werten Sie ihn gemeinsam in der Klasse aus. Kriterien können sein:

1. Welche und wie viele Mahlzeiten essen Sie am Tag?
2. Zu welchen Zeiten nehmen Sie Ihre Mahlzeiten ein?
3. Wie häufig essen Sie außer Haus?
4. Wie wichtig ist Ihnen eine warme Mahlzeit am Tag?
5. Wie häufig essen/trinken Sie ...
6. Fragen Sie nach dem Ernährungskreis und ergänzen Sie Genussmittel, also Kaffee, Tee, Süßes, Alkoholika.
7. Wie hat sich Ihre Ernährung in den letzten zehn Jahren verändert?

Kranke Personen verpflegen

Vollkost und leichte Vollkost

Folgende Empfehlungen haben verschiedene Verbände aus Medizin und Ernährungswissenschaft zusammengestellt. Dies dient zur Orientierung vor allem in Krankenhäusern. Die Küche soll ein Vollkostmenü, ein leichtes Vollkostmenü und ein ovo-lacto-vegetabiles Essen anbieten.

▶ Vegetarismus S. 239

Vollkost ist eine Ernährungsform, bei der

- alle lebensnotwendigen Nährstoffe enthalten sind,
- der Energiegehalt dem Energiebedarf entspricht,
- das Wissen der Ernährungsmedizin angewandt wird, um Krankheiten vorzubeugen,
- die üblichen Ernährungsgewohnheiten berücksichtigt sind.

intolerans (lat.) = unfähig zu ertragen

Leichte Vollkost. Hier werden bestimmte Lebensmittel, die bei mehr als 5 % der Menschen Unverträglichkeiten (Intoleranzen) hervorrufen, aus der Kost herausgenommen. Die Lebensmittel sind in der Tabelle 6.3 in absteigender Reihenfolge ihrer prozentualen Unverträglichkeit geordnet.

Aufgaben und Arbeitsaufträge

1. Wodurch unterscheidet sich die Vollkost von der leichten Vollkost?
2. Erstellen Sie einen Wochenplan für das Mittagessen (leichte Vollkost) unter Ausschluss der unverträglichen Lebensmittel.

Nährstoffaufteilung	Eiweiß Fett Kohlenhydrate	15% der Energie 30% der Energie 55% der Energie
Fettart	gesättigte Fettsäuren einfach ungesättigte Fettsäuren mehrfach ungesättigte Fettsäuren	1/3 ≥ 1/3 1/3
	Cholesterin	< 300 mg/Tag
Kohlenhydrate	Ballaststoffe	> 30 mg/Tag
	Saccharose	möglichst vermeiden
Mineralstoffe	Calcium	1000 mg/Tag
	Natrium	≤ 2,4 mg/Tag
	Kalium	2 bis 3 mg/Tag
Vitamine	Vitamin E	12 bis 15 mg/Tag
	Thiamin	2 mg/Tag
	Folsäure	460 µg/Tag
	Vitamin C	100 mg/Tag

Tabelle 6.2 Vollkost-Empfehlungen für Erwachsene.

Unverträglichkeiten		
von 30% bis 15% der Menschen	**von 15% bis 10% der Menschen**	**von 10% bis 5% der Menschen**
• Hülsenfrüchte • Gurkensalat • frittierte Speisen • Weißkohl • kohlensäurehaltige Getränke • Grünkohl • fette Speisen • Paprikagemüse • Sauerkraut, Rotkraut • süße und fette Backwaren • Zwiebeln • Wirsing • Pommes frites	• hart gekochte Eier • frisches Brot • Bohnenkaffee • Kohlsalat • Majonäse • Kartoffelsalat • Geräuchertes	• Eisbein • zu stark gewürzte und zu heiße und zu kalte Speisen • Süßigkeiten • Wein • rohes Stein- und Kernobst • Nüsse • Sahne • paniert Gebratenes • Pilze • Lauch • Spirituosen • Birnen

Tabelle 6.3 Lebensmittelunverträglichkeiten.

Fettreiche Lebensmittel

Speisefette und Speiseöle können nach ihrer Herkunft, ihrer Beschaffenheit und ihrem Verwendungszweck eingeteilt werden.

Herkunft. Grundsätzlich unterscheidet man reine tierische Fette wie Butter und Schweineschmalz von Pflanzenfetten wie Sonnenblumenöl und Kokosfett. Es gibt seit der Erfindung der Margarine aber auch Gemische aus tierischen und pflanzlichen Fetten, die so genannten Mischfette.
Der technische Fortschritt und die Bedürfnisse spezieller Personengruppen haben eine neue Produktgruppe geschaffen, die Fettsimulatoren, die aus anderen Grundstoffen als Fett aufgebaut sind, aber ähnliche Eigenschaften besitzen.

simulator (lat.): Nachahmer, Heuchler

Tierische Fette		Pflanzliche Fette	
feste tierische Fette	**flüssige tierische Fette**	**flüssige pflanzliche Fette = Öle**	**feste Pflanzenfette**
Butter Butterschmalz Schlachtfette: Schweineschmalz Flomenschmalz Griebenschmalz Rindertalg Gänseschmalz bzw. -fett	Seetieröle (Fischöl)	Distelöl Baumwollsaatöl Erdnussöl Leinöl Maiskeimöl Olivenöl Rapsöl Sesamöl Sonnenblumenöl Sojaöl Weizenkeimöl Walnussöl Kürbiskernöl	Palmkernfett Kokosfett Margarine
Mischfette			
Fettsimulatoren oder Fettersatzstoffe			

Tabelle 6.4 Herkunft der Speisefette.

Beschaffenheit. Nach ihrer Festigkeit, d. h. ihrem Verhalten bei Zimmertemperatur, unterscheidet man feste, streichfähige und flüssige Fette. Flüssige Fette werden im Allgemeinen Öl genannt. Die Beschaffenheit ergibt sich aus der jeweiligen chemischen Zusammensetzung des Fettes. Der Verwendungszweck entscheidet letztlich darüber, welches Fett eingekauft wird.

Verwendungszweck	Verwendungs-temperatur	Fettart
Brotaufstrich	Zimmertemperatur	Butter, Milchhalbfett, Halbfettmargarine, Griebenschmalz
Majonäse, Salate, Kalte Speisen, Desserts	Zimmertemperatur	Keimöle: Maiskeimöl, Weizenkeimöl Spezial- oder Würzöle: Mandel-, Sesam-, Senf-, Haselnuss-, Walnuss-, Kürbiskern-, Traubenkern-, Pinienkernöl
Dünsten, Kochen, Backen	unter 100 °C	Butter, Kochmargarine, Maiskeimöl, Sonnenblumenöl, Rapsöl, Sojaöl
Braten	130° bis 180 °C	Speiseöle: Raps-, Soja-, Maiskeim-, Oliven-, Sonnenblumenöl Butterschmalz, Plattenfette, Schweine-, Gänseschmalz
Frittieren	um 180 °C	Plattenfette, Frittierfette, Erdnussöl

Tabelle 6.5 Verwendung der Fette.

Fette tierischer Herkunft

Butter

Butter wird aus Milch gewonnen, indem das Milchfett (Rahm) in einer Zentrifuge von der Milch getrennt wird. Durch weitere mechanische Behandlung werden auch Buttermilch und Wasser entfernt.

Butter hat nach einer gesetzlichen Bestimmung mindestens 82 % Fett. Salz kann für den besseren Geschmack, ß-Carotin zur Färbung zugegeben werden.

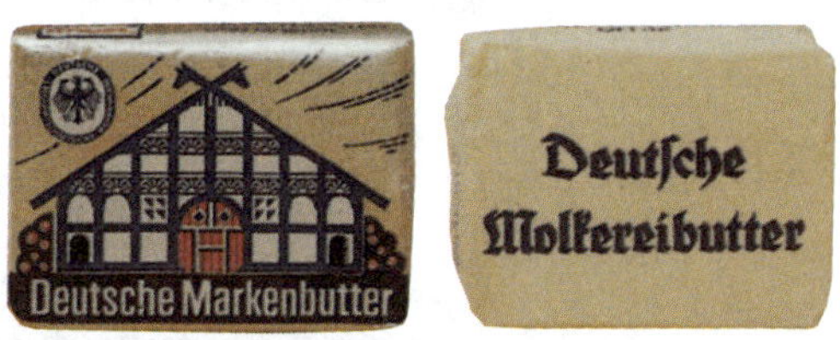

Marken- und Molkereibutter.

Deutsche Butter wird in zwei Handelsklassen angeboten:

- Deutsche Markenbutter (aus Sahne),
- Deutsche Molkereibutter (aus Sahne und Molkensahne).

Die Qualitätseinstufung wird durch eine amtliche Prüfung ermöglicht. Sie umfasst die Beurteilung des Geschmacks, Aussehens und Geruchs (sensorische Eigenschaften), die Wasserverteilung und die Streichfähigkeit. Deutsche Markenbutter trägt ein Gütezeichen.

Landbutter ist in Milcherzeugerbetrieben hergestellte Butter. Ist sie aus Rohmilch hergestellt, trägt sie einen entsprechenden Hinweis.
Die Buttersorten weisen auf den Geschmack hin. Mildgesäuerte Butter und Sauerrahmbutter schmecken wegen der zugesetzten Milchsäurebakterien leicht säuerlich, Süßrahmbutter neutral.

Neben Butter mit 82 % Mindestfettgehalt gibt es auch fettreduzierte Buttersorten.
Erzeugnisse mit einem Fettgehalt von höchstens 41 % werden als „fettarm“, „light“ oder „leicht“ bezeichnet.
Auf der Verpackung muss darauf hingewiesen werden, dass das Produkt wegen des hohen Wassergehalts nicht zum Braten geeignet ist.

Halbfettbutter	39 % bis 41 % Fett
Dreiviertelfettbutter	60 % bis 62 % Fett
Milchstreichfett	angegebener Fettgehalt

Tabelle 6.6 Fettreduzierte Buttersorten.

Butterschmalz ist durch Ausschmelzen von Butter oder Rahm fast vollständig wasserfrei (99,8 % Fett). Butterschmalz eignet sich wegen des hohen Fettgehaltes zum Kochen, Braten und Backen. Im Zutatenverzeichnis von verpackten Lebensmitteln erscheint es als Butterreinfett.

Schlachtfette

Fette sind früher für die Menschen wichtige Energielieferanten gewesen. Deshalb wurde auch das Fett geschlachteter Tiere zur Ernährung genutzt. Heutzutage sollte man tierische Fette meiden, um Krankheiten vorzubeugen.
Das Fett wird durch Ausschmelzen (Erwärmung) der besonders fetthaltigen Tierkörperteile gewonnen, z.B. aus dem Bauch- oder Rückenspeck von Schweinen.

Seetieröle

Unter Seetierölen versteht man z.B. Fischöle und Waltran. Fischöle werden kaum noch zur Nahrungsfettherstellung verwendet, in Europa dürfen Waltrane nicht mehr verwendet werden.

Öle und Fette pflanzlicher Herkunft

Arten

Pflanzenöle und -fette werden aus ölreichen Saaten und Früchten gewonnen:
- Kokosnuss,
- Palmfrüchte der Ölpalme,
- Sojabohne,
- Erdnüsse,
- Sonnenblumensaat,
- Rapssaat,
- Oliven,
- Baumwollsaat,
- Mais,
- Saat der Saflordistel,
- Walnuss,
- Weizen.

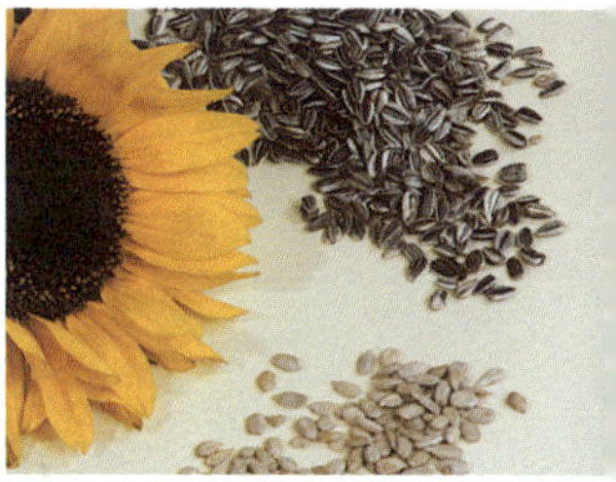
Sonnenblumensaat.

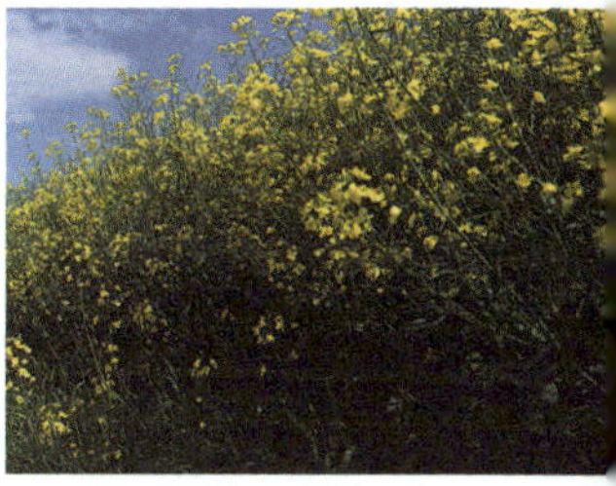
Rapspflanzen.

Gewinnung

Die Ölsaaten werden zuerst gereinigt, dann zerkleinert und in speziellen Ölpressen unter Druck gepresst oder mit Lösungsmitteln extrahiert.
Nach dem Behandlungsverfahren werden native, naturreine Speiseöle und raffinierte Speiseöle unterschieden.

Native Speiseöle werden schonend gewonnen, d.h., die Samen oder das Fruchtfleisch werden möglichst ohne Erwärmung kalt gepresst.

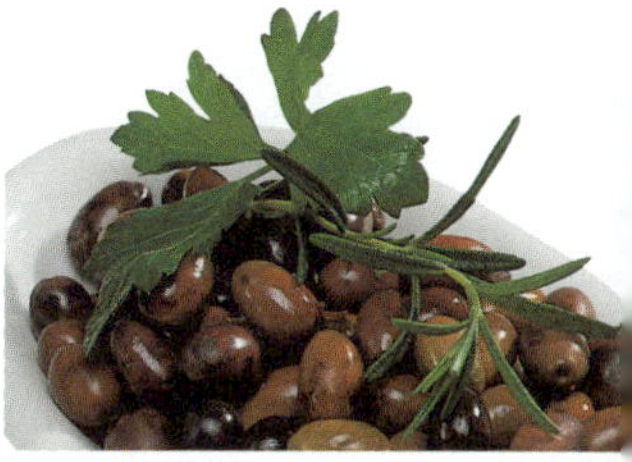
Oliven.

Raffinierte Öle werden aus den Ölsaaten mit Lösungsmitteln herausgelöst (extrahiert) oder unter Wärmeeinwirkung gepresst.

extrahere (lat.) = herausziehen

Das Rohöl wird entschleimt, entsäuert, gebleicht (d. h. eigentlich gefiltert) und von untypischen Gerüchen befreit.
Beim Durchlaufen der verschiedenen Herstellungsstufen verringern sich neben den pflanzeneigenen Trübstoffen auch unerwünschte Pflanzenschutzmittel, Schwermetalle und Pilzgifte.
Die Raffination vermindert den ursprünglichen Gehalt des Vitamin E. Die Zusammensetzung des Fettes, besonders der Gehalt an wertvollen Fettsäuren (ungesättigte Fettsäuren) wird nicht verändert.
Raffinierte Öle sind haltbarer als native Öle.

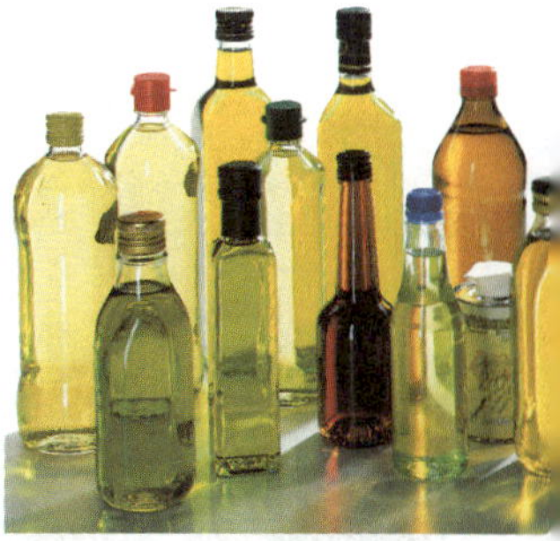
Öle.

Mischungen verschiedener Öle werden im Handel als Speiseöl, Pflanzenöl, Tafelöl, Salat- oder Frittieröl angeboten.
Wenn ein Öl in seiner Verkehrsbezeichnung einen bestimmten Pflanzennamen trägt, wie z.B. Olivenöl oder Saflordistelöl, dann darf dieses Öl höchstens 3% eines anderen Pflanzenöls enthalten.

Ein Öl darf mit dem Zusatz rein oder sortenrein versehen sein, wenn es zu 100% aus dem genannten Öl besteht.

Olivenöl ist in der Europäischen Union in Qualitätskategorien eingeteilt; die wichtigsten sind:
- natives Olivenöl extra (1. Qualitätsstufe),
- natives Olivenöl (2. Qualitätsstufe),
- Olivenöl (Gemisch aus nativem und raffiniertem Olivenöl, 3. Qualitätsstufe).

Feste Pflanzenfette

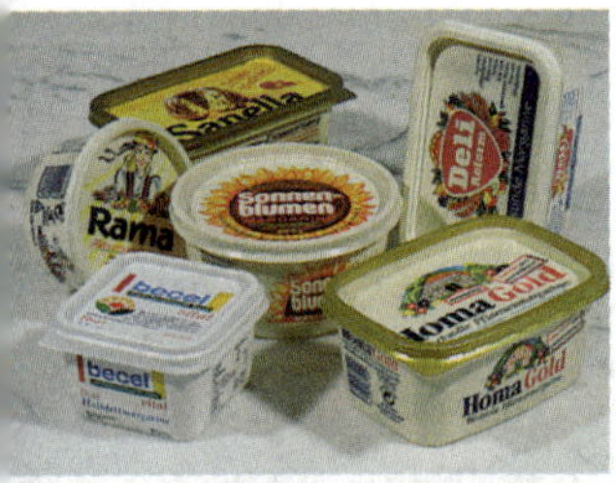

Margarine.

Margarine. Die Bezeichnung Margarine geht auf ihren Erfinder, den Franzosen Mège-Mouries zurück, der für Napoleon III eine Ersatz-Butter entwickelte.
Er stellte aus Oleomargarin, einem Bestandteil von Rindertalg, und Milch eine Emulsion her, die nach Abkühlung fest wurde.

Margarine wird teilweise aus Soja-, Raps-, Sonnenblumen- und/oder Baumwollsaatöl und aus Palmkern- und Kokosfett hergestellt. Sie enthält normalerweise zwischen 18% und 20% Wasser und Magermilch. Seetieröle, Rindertalg und Schweineschmalz werden nur noch selten hinzugefügt.

Pflanzenmargarine	mind. 97% aus pflanzlichen Rohstoffen
Diätmargarine	50% mehrfach ungesättigte Fettsäuren (MUF)
Delikatessmargarine	20% bis 33% MUF
Koch- und Tafelmargarine	6% bis 25% MUF

Tabelle 6.7 Margarinesorten.

Diätmargarine bedeutet nicht, dass diese Margarine weniger Fett enthält als andere Sorten.
Wie bei Butter weisen die Bezeichnungen Halbfettmargarine, Dreiviertelfettmargarine und Streichfett x% auf einen geringeren Anteil an Fett hin (Margarine hat mindestens 80%).

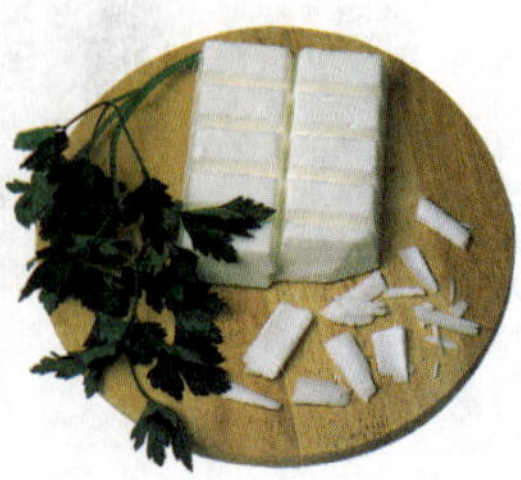
Kokosfett.

Plattenfette. Früher wurden Plattenfette aus Kokos- und Palmkernfett hergestellt. Die erwärmten Fette wurden in Formen gegossen, aus denen nach dem Abkühlen die Platten entstanden. Heute werden andere Fette verarbeitet. Sie sind in festem Zustand weiß. Sie enthalten vorwiegend gesättigte Fettsäuren und sind dadurch hoch erhitzbar und unempfindlich gegen Luftsauerstoff, werden also weniger schnell ranzig. Man benutzt sie v.a. als Frittierfette.

Mischfette

Mischfette sind Gemische aus pflanzlichen und tierischen Fetten und Ölen. Milchfett hat einen Anteil von 10% bis 80% des Gesamtfettgehaltes.
Schmelzmargarine (ausgeschmolzene Margarine) enthält mindestens 99% Fette pflanzlicher oder tierischer Herkunft. Sie ist praktisch wasserfrei und deshalb hoch erhitzbar. Auf der Verpackung steht Margarineschmalz.

Fettsimulatoren

Fettsimulatoren täuschen im Mund den Eindruck von Fett vor. Sie können in Lebensmitteln Fette ganz oder teilweise ersetzen, weshalb sie auch Fettersatzstoffe genannt werden.
Fettsimulatoren werden aus Eiweiß-, Stärke- und Fettbausteinen künstlich hergestellt.
Der wohl bekannteste Fettersatzstoff ist Olestra. Wie Olestra wurden die meisten Fettsimulatoren für diätetische Lebensmittel erfunden. Inzwischen werden sie auch eingesetzt, um in herkömmlichen Lebensmitteln bestimmte Eigenschaften zu erreichen.
In Lebensmitteln, die in der Europäischen Union in den Handel kommen, sind diese Fettersatzstoffe nicht enthalten, da sie hier nicht zugelassen sind.

Aufgaben und Arbeitsaufträge

1. Berechnen Sie von folgenden Lebensmitteln die Menge, die 20 g Fett enthält:
   - Salami,
   - Emmentaler 45% Fett i.Tr.,
   - Vollmilch,
   - fettarme Milch,
   - Vollmilchschokolade,
   - Haselnüsse,
   - Knäckebrot,
   - Avocado.
2. Wie unterscheiden sich Butter und Margarine? Berücksichtigen Sie die verschiedenen Sorten und fettreduzierte Sorten.

Fette (Lipide)

Von den Hauptnährstoffen liefern Fette die meiste Energie.
1 g Fett gibt dem Körper 38 kJ (1 g Kohlenhydrat oder Eiweiß liefern 17 kJ).
Es gibt einfache und zusammengesetzte Fette mit unterschiedlichem Aufbau.

- Fette (Lipide)
  - Einfache Fette (Triglyceride)
  - Zusammengesetzte Fette (fettähnliche Substanzen)
    - Lecithin (Phosphatide)
    - Cholesterin (Steroide)
    - Carotin (Carotinoide)

Einfache Fette

Einfache Fette sind eine Verbindung aus Glycerin und drei Fettsäuren unter Abspaltung von drei Molekülen Wasser (Triglycerid):

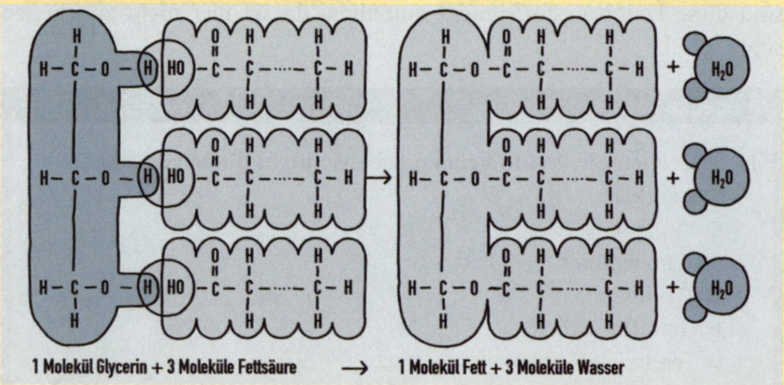

Entstehung eines einfachen Fettes.

Konsistenz (lat.) = Beschaffenheit

Die Fettsäuren können verschiedene Längen und unterschiedlichen chemischen Aufbau haben. Sie bestimmen die Konsistenz eines Fettes.

Gesättigte Fettsäuren. Bei den gesättigten Fettsäuren ist jedes Kohlenstoffatom mit zwei weiteren Kohlenstoffatomen und zwei Wasserstoffatomen durch Einfachbindungen verbunden. Die COOH-(Carboxyl-) Gruppe wird als der Anfang einer Fettsäure, die CH_3-(Methyl-) Gruppe als das Ende betrachtet.

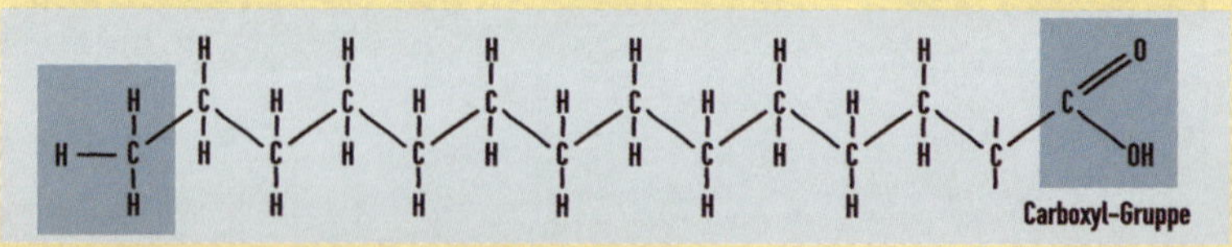

Chemische Formel einer gesättigten Fettsäure (Myristinsäure).

Fettsäuren werden vereinfacht als Zickzacklinien dargestellt, wobei die Wasserstoffatome weggelassen werden und jede Zacke eine CH_2-Gruppe darstellt.

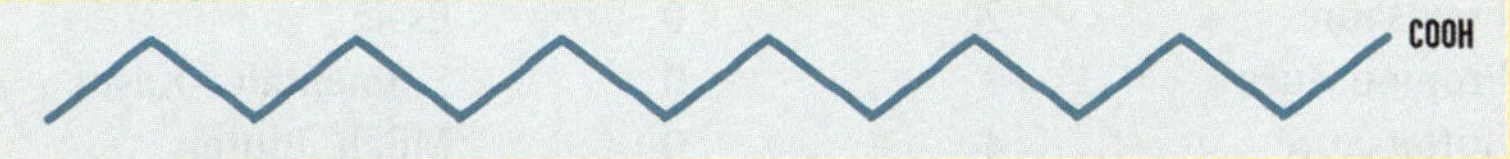

Vereinfachte Darstellung einer gesättigten Fettsäure (Myristinsäure).

Ungesättigte Fettsäuren. Bei den ungesättigten Fettsäuren sind zwei Kohlenstoffatome mit zwei weiteren Kohlenstoffatomen durch eine Doppelbindung verbunden, sie sind nicht gesättigt.

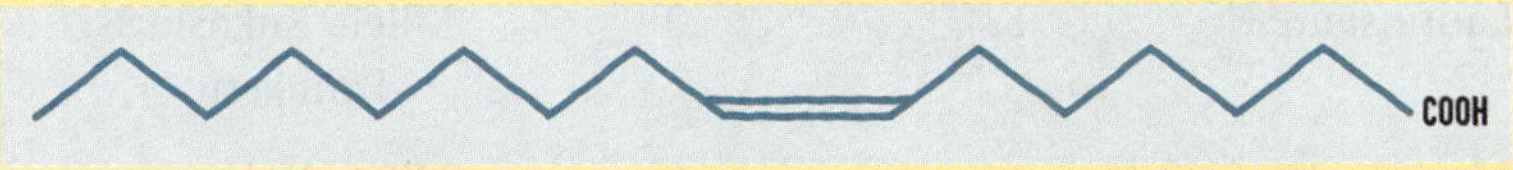

Fettsäure mit einer Doppelbindung (Ölsäure).

Liegt eine Doppelbindung vor, spricht man von einer einfach ungesättigten Fettsäure. Ab zwei Doppelbindungen spricht man von mehrfach ungesättigten Fettsäuren.
Besonders viele Doppelbindungen enthält die Omega-3-Fettsäure (Eicosapentaensäure = EPA). Die erste Doppelbindung sitzt, vom Ende her gesehen, am 3. Kohlenstoffatom; die Fettsäure enthält fünf Doppelbindungen.

omega: letzter Buchstabe des griech. Alphabetes; im Sinne von „Ende"
penta (griech.): fünf

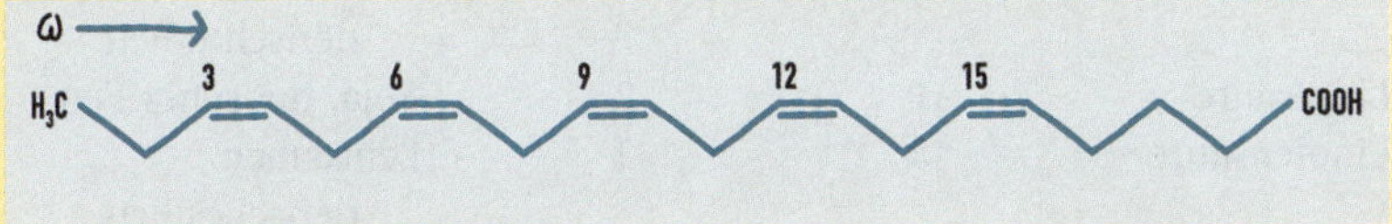

Omega-3-Fettsäure (Eicosapentaensäure).

Ein Fett kann aus verschiedenen Fettsäuren zusammengesetzt sein.

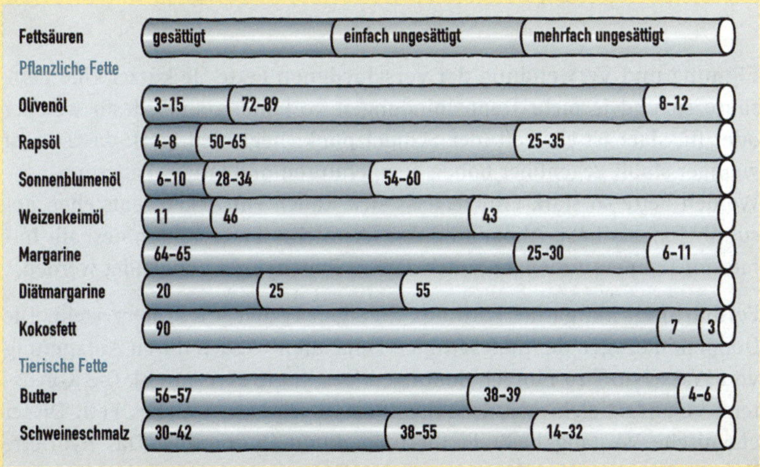

Fettsäuregehalt in Fetten in %.

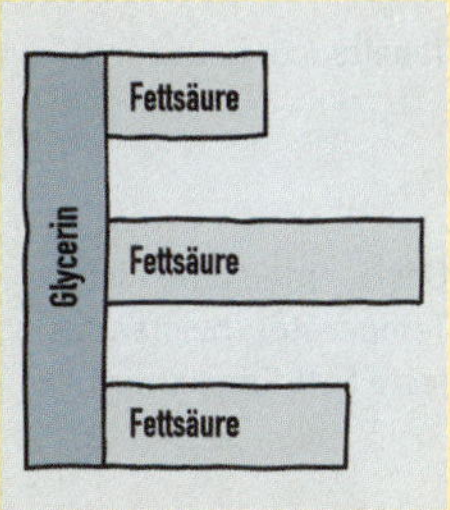

Fett mit verschiedenen Fettsäuren.

Fettsäurestruktur	Name	Anzahl der C-Atome	Anzahl der Doppelbindungen	Vorkommen
kurzkettig, gesättigt	Essigsäure	2	0	Essig
	Propionsäure	3	0	Emmentaler-Käse
	Buttersäure	4	0	Milch, Butter
mittelkettig, gesättigt	Capronsäure	6	0	Milch, Butter
	Caprylsäure	8	0	Milch, Kokosnuss, Palmkern
	Caprinsäure	10	0	Milch, Kokosnuss, Palmkern
	Laurinsäure	12	0	Milch, Kokosnuss, Palmkern
langkettig, gesättigt	Myristinsäure	14	0	Milch, Kokosnuss, Palmkern
	Palmitinsäure	16	0	tierische und pflanzliche Fette
	Stearinsäure	18	0	tierische und pflanzliche Fette
	Arachinsäure	20	0	Erdnuss
	Behensäure	22	0	Erdnuss
	Lignozerinsäure	24	0	Erdnuss
langkettig, ungesättigt	Ölsäure	18	1	Oliven, Rapssaat, tierisches Fett
	Linolsäure	18	2	Soja, tierisches Fett
	Linolensäure	18	3	Leinsamen, tierisches Fett
	Arachidonsäure	20	4	Erdnuss, tierisches Fett
	Eicosapentaensäure	18	5	Fisch, tierisches Fett

Tabelle 6.8 Fettsäuren.

Der Schmelzpunkt ist die Temperatur, bei der das feste Fett flüssig wird.

Eignung und Verwendung der verschiedenen Fette. Je kürzer eine Fettsäure ist und je mehr Doppelbindungen vorhanden sind, desto weicher oder flüssiger ist ein Fett (der Schmelzpunkt liegt niedriger); das Fett ist weniger stabil gegenüber hohen Temperaturen und langer Lagerung. Werden Fette so stark erhitzt, dass sich Rauch entwickelt, entstehen gesundheitsschädliche Abbauprodukte (Acrolein). Fette sollten deshalb immer im Temperaturbereich unter diesem Rauchpunkt verwendet werden.

Fetthärtung. Margarine wird aus flüssigen Fetten (Ölen) hergestellt. Die Doppelbindungen der ungesättigten Fettsäuren werden durch Anlagerung von Wasserstoff zu Einfachbindungen (gesättigte Fettsäuren). Die Konsistenz verändert sich: aus dem flüssigen Öl wird ein weiches Fett. Dieser chemische Vorgang heißt Fetthärtung durch Hydrierung. Das hydrierte Fett wird auch als gehärtetes Speisefett bezeichnet.

Streichfähige Fette können auch durch Umesterung hergestellt werden. Hierbei werden die Fettsäuren durch Hilfsstoffe zum Platztausch veranlasst, die Öle werden fester.

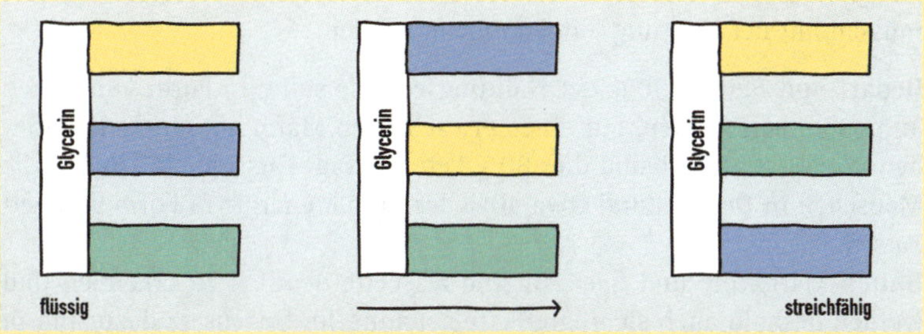

Umesterung.

Konfiguration. Die räumliche Anordnung der Atome um ein Zentralatom bezeichnet man als Konfiguration. Die meisten natürlich vorkommenden ungesättigten Fettsäuren liegen in der cis-Konfiguration vor, d.h., die beiden Wasserstoffatome an den durch die Doppelbindung zusammenhängenden Kohlenstoffatomen sind auf der gleichen Seite angeordnet. Diese zwei Wasserstoffatome liegen sich bei trans-Fettsäuren diagonal gegenüber. Trans-Fettsäuren entstehen als Nebenprodukte bei der Härtung weicher Fette und Öle. Sie sind in kostengünstigen Kartoffelchips und Plätzchen aus einfachen industriellen Herstellungsverfahren enthalten.

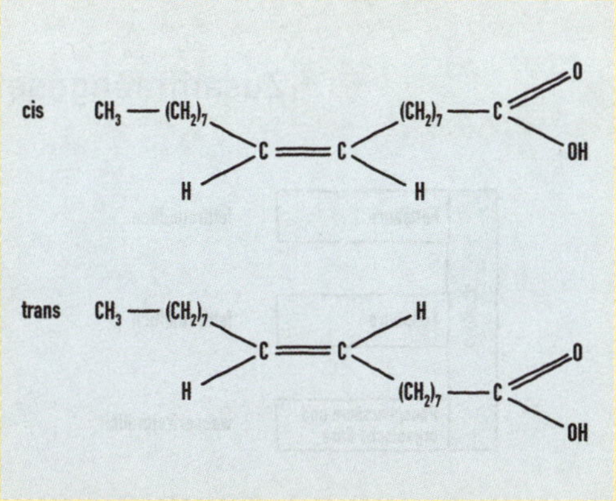

Cis- und trans-Fettsäuren.

Haltbarkeit von Fetten. Fette sind relativ leicht verderbliche Lebensmittel. Durch ungünstige Umwelteinflüsse wird Fett ranzig.

- Hydrolytischer Verderb:
  Mikroorganismen und im Fett enthaltene Enzyme spalten das Fett durch Anlagerung von Wasser in seine Bestandteile Glycerin und Fettsäuren auf. Diese dabei entstehenden Fettsäuren riechen unangenehm.
- Oxidativer Verderb:
  Die Doppelbindungen der ungesättigten Fettsäuren werden von Sauerstoff direkt angegriffen. Es entstehen unangenehm schmeckende gesundheitsschädliche Spaltprodukte.

Aufgaben der Fette im Körper:

- Fette dienen als Energiereserve für Hungerzustände, bei großen körperlichen Anstrengungen, bei schweren Krankheiten (Krebs) und nach Operationen.
- Fette isolieren gegen Kälte.
- Fette polstern gegen Stöße (Augen, Nieren, Ferse).
- Fettlösliche Vitamine können nur mit Fett aufgenommen werden.

Die ungesättigten Fettsäuren benötigt der Körper zum Aufbau der Zellmembran und zur Bildung von Gewebshormonen (Prostaglandine).
Die mehrfach ungesättigten Fettsäuren Linolsäure und Linolensäure kann der Mensch nicht selbst aufbauen, sie sind unentbehrlich (essenziell) und müssen mit der Nahrung aufgenommen werden.

Bedarf von Fetten. 30% der Nahrungsenergie sollte in Form von Fetten aufgenommen werden. Für einen erwachsenen Mann mit einem Energiebedarf von 10000 kJ sind dies 80 g Fett pro Tag. Tatsächlich nehmen die Menschen in Deutschland etwa 40% der Gesamtenergie in Form von Fett zu sich.
Butter, Margarine und Speiseöl sind als Fette deutlich zu erkennen und werden deshalb auch sichtbare Fette genannt. Im Gegensatz dazu sind in Fleisch und Wurst, Käse, Knabberartikeln und Kuchen die Fette nicht eindeutig erkennbar und werden deshalb versteckte Fette genannt.

Zusammengesetzte Fette

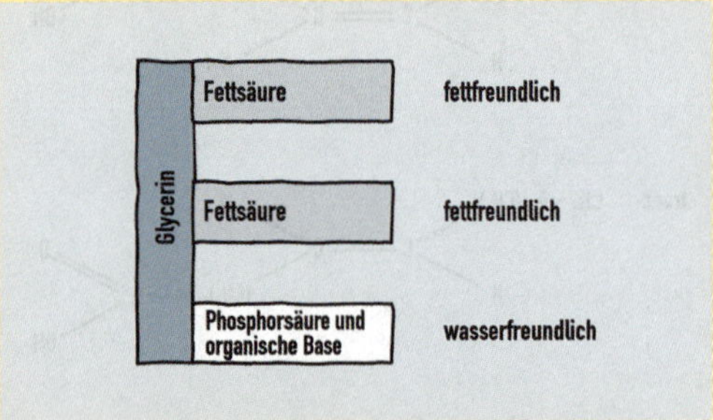

Aufbau eines zusammengesetzten Fettes.

Lecithin. Beim Lecithin ist das Glycerin ähnlich wie beim einfachen Fett mit zwei Fettsäuren verbunden; die dritte Fettsäure ist durch eine Verbindung aus Phosphorsäure und einer organischen Base ersetzt.

Lecithin besitzt einen fettfreundlichen und einen wasserfreundlichen Anteil. Deshalb kann es als Emulgator wirken.

Emulgator: ein Stoff, der zwei miteinander nicht mischbare Flüssigkeiten (z. B. Öl und Wasser) fein verteilt und somit mischbar macht.

Emulsion: Gemisch von zwei eigentlich nicht mischbaren Flüssigkeiten.

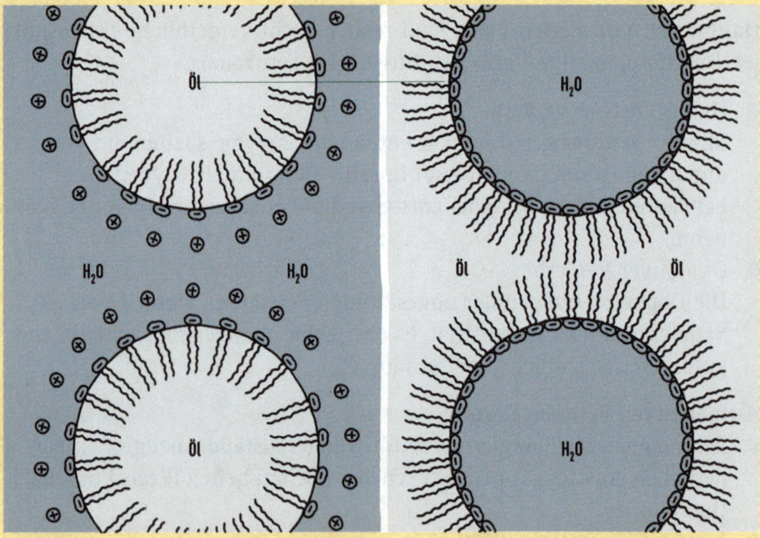

Emulsion.

Lecithin ist für den Aufbau der Zellmembran, der Nerven- und Gehirnzellen verantwortlich. Da der Körper Lecithin selbst herstellen kann, muss es nicht zugeführt werden.
Lecithinhaltige Lebensmittel, wie Eigelb und Sahne, können eine Emulsion bewirken. In Majonäse ist Wasser in Öl fein verteilt, das Lecithin des Eigelbs stabilisiert die Emulsion.

Cholesterin ist sehr gut fettlöslich und verantwortlich für den Fettstoffwechsel. Mehrere Kohlenwasserstoffringe schließen sich zu dem Cholesterin-Molekül zusammen.
Cholesterin kommt nur in tierischen Lebensmitteln vor, insbesondere in Eigelb, Innereien, Butter und Fleisch.
Der menschliche Körper kann Cholesterin selbst herstellen und benötigt es für

- den Aufbau der Zellmembran,
- die Herstellung von Hormonen,
- die Produktion von Gallensäuren (wichtig für den Fettabbau) und
- die Herstellung von Vitamin D.

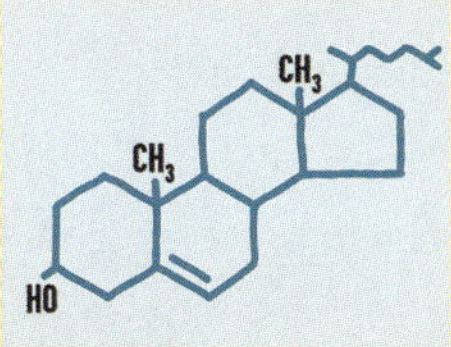

Strukturformel von Cholesterin.

Carotin kommt in Karotten, Spinat und Petersilie vor. Es wird als Provitamin bezeichnet, weil es im Körper zu Vitamin A umgebaut werden kann.

Aufgaben und Arbeitsaufträge

1. Warum können Butter und Margarine nicht zum Frittieren verwendet werden?
2. Geben Sie die Menge (in g) der versteckten Fette nach Kuchenrezepten an für
   - Hefezopf,
   - Sahnetorte,
   - Biskuitrolle,
   - Linzer Torte,
   - Sandkuchen,
   - Windbeutel.
3. Warum werden Pflanzenöle häufig in dunklen Flaschen angeboten?

Krankheiten

Viele gesundheitliche Probleme sind häufig auf jahrelange Über- oder Fehlernährung zurückzuführen:

- Fettstoffwechselstörungen,
- Arteriosklerose,
- Übergewicht,
- Herzinfarkt,
- Schlaganfall,
- Diabetes mellitus Typ 2,
- Bluthochdruck,
- Krebs,
- Osteoporose,
- Rheuma,
- Gelenkbeschwerden,
- Obstipation,
- Gicht.

Fettstoffwechselstörungen und Arteriosklerose

Eine Fettstoffwechselstörung ist eine Erkrankung mit erhöhtem Fettgehalt im Blut.

Ursachen

Neben Veranlagung, Überernährung und Mangel an Bewegung beeinflusst die Auswahl der Lebensmittel den Triglycerid- und Cholesteringehalt im Blut.

Alle Fette, so auch das Cholesterin, sind wasserunlöslich. Für den Transport im Blut müssen Fette deshalb mit einer Eiweißhülle umgeben werden.

Diese Verbindung zwischen dem Fett bzw. Cholesterin und dem Eiweiß heißt Lipoprotein.

Man unterscheidet nach ihrer Dichte vier verschiedene Lipoproteine.

Dichte: volumenbezogene Masse von Stoffen in kg/m^2

Die Low Density Lipoproteins (LDL) transportieren das Cholesterin in die Körperzellen, ist zu viel davon vorhanden, kommt es zu Ablagerungen an den Innenwänden der Arterien.

Die High Density Lipoproteins (HDL) transportieren überschüssiges Cholesterin zurück zur Leber zur Erfüllung seiner Aufgaben. Nur über diesen Weg kann dem Körper Cholesterin entzogen werden.

Um die Blutfettwerte zu beurteilen, braucht man die Werte für Triglyceride, das Gesamtcholesterin und die gesonderten Werte für LDL und HDL.

Ein hoher LDL-Wert bedeutet ein hohes Risiko für Herz-Kreislauf-Erkrankungen, ein hoher HDL-Wert wirkt vor diesen Erkrankungen schützend.

Lipoprotein	Aufgabe
Chylomikronen	transportieren einfache Fette (Triglyceride) von der Darmschleimhaut in das Fettgewebe
VLDL-Teilchen Very Low Density Lipoproteins (sehr geringe Dichte)	transportieren die vom Körper selbst aufgebauten Fette ins Fettgewebe
LDL-Teilchen Low Density Lipoproteins (geringe Dichte)	transportieren Cholesterin in die Körperzellen = „böses“ Cholesterin
HDL-Teilchen High Density Lipoproteins (hohe Dichte)	transportieren das nicht mehr benötigte Cholesterin zurück zur Leber = „gutes“ Cholesterin

Tabelle 6.9 Lipoproteine.

Das LDL-Cholesterin steigt bei folgenden Faktoren an:
- fetthaltige Ernährung mit vielen gesättigten Fettsäuren,
- Übergewicht,
- hohe Cholesterinaufnahme mit dem Essen,
- Verzehr von trans-Fettsäuren,
- Zigarettenrauchen und
- wenig Bewegung.

Das LDL-Cholesterin sinkt durch Aufnahme einfach und mehrfach ungesättigter Fettsäuren bei gleichzeitigem verminderten Verzehr von gesättigten Fettsäuren. Man muss die Ernährung also umstellen und nicht nur ungesättigte Fettsäuren, z.B. durch Fischöl-Kapseln, zusätzlich aufnehmen.

Das HDL-Cholesterin steigt durch sportliche Betätigung und Verzehr von Ballaststoffen und Pektinen (Haferkleie, Äpfel).

Grenzwerte

Der LDL/HDL-Quotient sollte niedriger als 4,5 sein.

Beispiel: 145 mg/dl : 40 mg/dl = 3,6

Der Gesamtcholesterinwert sollte 200 mg/dl Blut nicht überschreiten.

skleros (griech.) = hart

Arteriosklerose ist die Folge von hohen LDL-Werten im Blut.
Unter Arteriosklerose versteht man eine Verhärtung und Verengung der Arterien (Schlagadern).
Eine gesunde Ader ist elastisch und hat glatte Innenwände. Überschüssiges LDL lagert sich an den Gefäßwänden an, diese verlieren an Elastizität und verhärten sich. Nachdem sich weitere Blutbestandteile festsetzen, wird das Blutgefäß immer enger, bis es vollständig verschließt.

Kommt es zu einem Verschluss der Arterien, die das Herz versorgen, tritt ein Herzinfarkt ein; Arteriosklerose an Gefäßen im Gehirn hat einen Hirninfarkt oder Schlaganfall zur Folge.

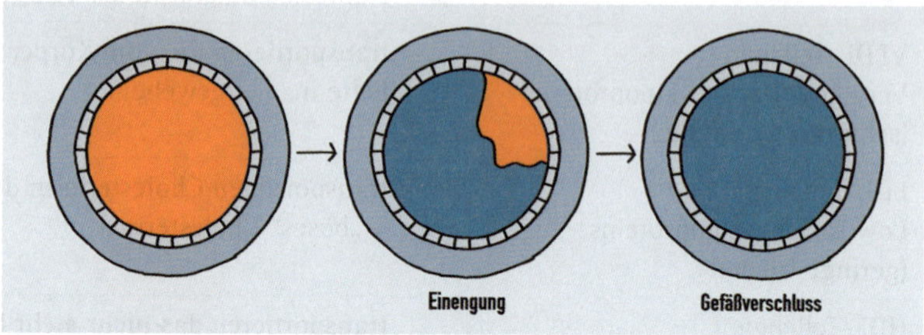

Eine Arteriosklerose entsteht.

Ernährungsempfehlungen

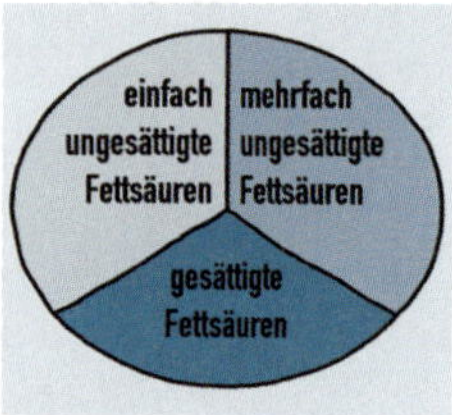

Die $\frac{1}{3}$-Regel.

Verhalten bei Hypercholesterinämie (Cholesterinwerte erhöht) und Hypertriglyceridämie (Triglyceridwerte erhöht):

- Normalgewicht anstreben,
- Gesamtfettzufuhr vermindern,
- weniger als $\frac{1}{3}$ gesättigte Fettsäuren, mehr als $\frac{1}{3}$ einfach ungesättigte Fettsäuren, ca. $\frac{1}{3}$ mehrfach ungesättigte Fettsäuren aufnehmen, das heißt gesättigte Fettsäuren meiden und Pflanzenöle bevorzugen.

Empfehlungen für die praktische Umsetzung:

- Alkohol und Süßes meiden (führt zu Übergewicht).
- Cholesterinzufuhr verringern (weniger als 300 mg / Tag), d. h. tierische Fette meiden.
- Zwei Seefischmahlzeiten / Woche (Lachs, Hering, Makrele) essen (Omega-3-Fettsäuren senken Triglycerid- und Cholesterinwerte im Blut).
- Mehr Ballaststoffe essen (mindestens 30 g / Tag).
- Regelmäßige Bewegungen in den Tagesablauf einplanen.

mediterran: den Mittelmeerraum betreffend

Die mediterrane Küche. Im Mittelmeerraum treten Arteriosklerose und Herzinfarkt wesentlich seltener als in Deutschland auf. Dies ist auf die Lebensweise und die besonderen Ernährungsgewohnheiten der Menschen im Süden zurückzuführen. Sie verzehren viel Gemüse und Getreideprodukte, die in diesem warmen Klima gedeihen. Viel Fisch (statt Fleisch) liefert zusammen mit Olivenöl die arterienschützenden Fettsäuren. Statt Zucker kommen frische Früchte auf den Tisch. Eine entspannte Atmosphäre beim Kochen und Genießen – mit etwas Wein – geben die nötige Gelassenheit.

Aufgaben und Arbeitsaufträge

Beraten Sie im Rollenspiel einen Patienten, der erhöhte Cholesterin-Werte aufweist. Welche Lebensmittel empfehlen Sie, von welchen raten Sie ab? Gehen Sie auch auf die sonstige Lebensweise ein.

Übergewicht

Fast jeder Zweite ist in Deutschland übergewichtig. Die meisten Übergewichtigen sind Senioren im Alter zwischen 60 und 70 Jahren.

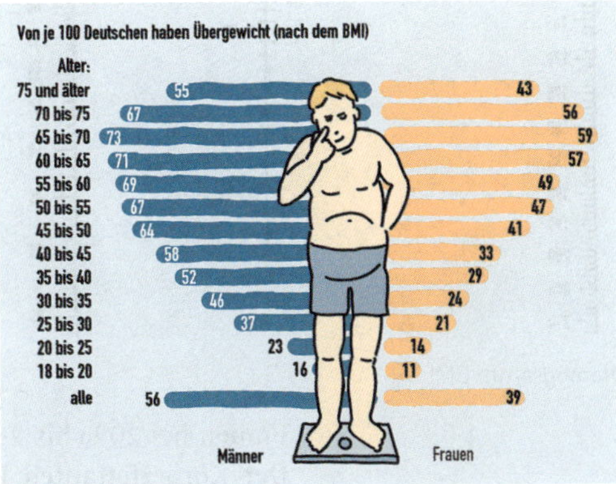

Auf der Waage.

Was ist Übergewicht?

Mit Übergewicht ist ein Körpergewicht gemeint, das über ein normales Maß hinausgeht. Das normale Körpergewicht (auch Referenzgewicht genannt) wird unter Berücksichtigung von Alter und Geschlecht festgelegt.

Ob eine Person übergewichtig ist, wird mit dem international anerkannten Körper-Massen-Index (body-mass-index, BMI) festgestellt. Dazu wird das Körpergewicht in Kilogramm durch das Quadrat der Körpergröße in Metern dividiert.

$$\text{BMI} = \frac{\text{Körpergewicht in kg}}{(\text{Körpergröße in Meter})^2}$$

In der Ernährungslehre spricht man von Gewicht, obwohl physikalisch eigentlich die Masse gemeint ist.

Rechenbeispiel für den BMI:
Für einen Mann mit 1,76 m Körpergröße und 98 kg Körpergewicht ergibt sich folgender BMI:

$$\text{BMI} = \frac{98}{(1{,}76) \cdot (1{,}76)}$$

$$\text{BMI} = 31{,}6$$

Zur Feststellung des Übergewichtes stehen bereits vorgefertigte BMI-Tabellen oder Nomogramme zur Verfügung (siehe nächste Seite).

Nomogramm (griech.): Schaubild zum grafischen Rechnen

Man legt ein Lineal an der linken Skala bei der individuellen Körpergröße und gleichzeitig rechts an der Gewichtsskala an. In der Mitte erscheint der body-mass-index.

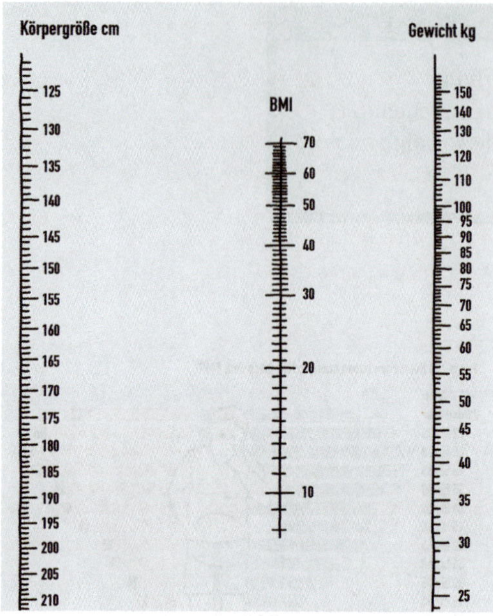

Nomogramm BMI.

Bis vor einigen Jahren verwendete man die Broca-Formel:

> Normalgewicht nach Broca =
> Körpergröße in cm minus 100

Sie gilt für den Mann, Frauen ziehen zusätzlich 5% bis 10% ab. Da sie für sehr kleine und sehr große Erwachsene falsche Werte ergibt, wird diese Formel von Fachleuten nicht mehr angewendet.

Körperfettanteil. Man muss bei der Beurteilung des Körpergewichts neben dem Körper-Massen-Index auch die Körperzusammensetzung, d.h. die Anteile an fettfreier Körpermasse (Muskeln) und die Anteile der Körperfettmasse berücksichtigen.
Übergewicht bedeutet, dass der Körperfettanteil über die Normalwerte hinaus erhöht ist. Ein normaler Körperfettanteil liegt z.B. bei jungen Frauen bei 20% bis 25% und bei jungen Männern bei 15% bis 18%.
Der Körperfettanteil kann durch spezielle physikalische Methoden wie z.B. Bioimpedanzanalyse oder Unterwasserwägung festgestellt werden.
Bei Kraftsportlern und Schwerstarbeitern kann nach Berechnung des BMI ein scheinbares Übergewicht vorhanden sein, die Ursache ist aber ein höherer Muskelanteil.

Mithilfe des BMI kann Unter-, Normal- und Übergewicht genau voneinander abgegrenzt werden. Krankhaftes Übergewicht heißt Adipositas und ist behandlungsbedürftig.

Einteilung	BMI
Untergewicht	unter 18,5
Normalgewicht	18,5 bis 24,9
Übergewicht (allgemein)	ab 25
Vorstufe der Adipositas (Präadipositas)	25 bis 29,9
Adipositas Grad I	30 bis 34,9
Adipositas Grad II	35 bis 39,9
Adipositas Grad III	ab 40

Tabelle 6.10 Klassifikation von Über-, Unter- und Normalgewicht (nach WHO 1998).

Wenn ein Übergewichtiger einen BMI von 25 bis 29,9 hat und keine weiteren Risikofaktoren (Rauchen) vorhanden sind, muss er nicht abnehmen. Ab einem BMI von 30 ist es ratsam, das Gewicht zu verringern.

Fettverteilung. Ob Übergewicht gesundheitsgefährdend ist oder nicht, hängt auch vom Sitz der Fettdepots ab. Sammelt sich das meiste Körperfett am Bauch (Bierbauch oder Schmerbauch), so drückt es auf das Herz und schädigt es. Befindet sich der größere Teil des Depotfetts auf den Hüften und an den Oberschenkeln, so wirkt sich dies weniger ungünstig auf die Herz-Kreislauffunktionen aus.
Die erstgenannte Form tritt häufiger bei Männern auf (Apfelform) und die letztgenannte häufiger bei Frauen (Birnenform).

Zur exakten Erfassung des Fettverteilungsmusters wird das Verhältnis von Taillenumfang zu Hüftumfang gemessen.
Bei Männern liegt der Normalwert bei 1,0 und bei Frauen bei 0,8. Höhere Werte bedeuten ein höheres Krankheitsrisiko.

WHR (engl.): Waist to Hip Ratio

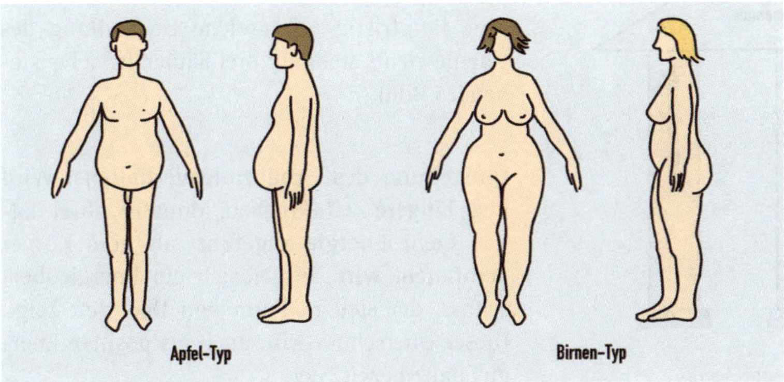

Apfeltyp/Birnentyp.

Ursachen des Übergewichts

Als mögliche Ursachen werden Erbanlagen, bestimmte von den Fettzellen produzierte Eiweißverbindungen („Leptin") und Stoffwechselstörungen (Insulinresistenz) vermutet. Unbestritten trägt ein falsches Essverhalten am stärksten zum Übergewicht bei.

Erwiesen ist, dass Übergewichtige
- häufiger und dadurch mehr,
- schneller und
- fettreicher essen als Normalgewichtige.

Außerdem schätzen sie den Energiegehalt ihrer Mahlzeiten zu niedrig ein. Durch das hastige Essen bemerken sie zu spät, dass sie satt sind und haben bereits zu viel gegessen.
Die tiefere Ursache des zu viel Essens sind psychische (Stress, Angst, Enttäuschung, Langeweile) bzw. soziale Gründe.
Allgemein wird Übergewicht durch Bewegungsmangel verstärkt.

Behandlung des Übergewichtes

Zurzeit stehen folgende Behandlungsmöglichkeiten zur Verfügung:

- Diätetische Maßnahmen:
  a) mäßig energieverminderte Mischkost (5000 bis 7000 kJ),
  b) Kostformen mit niedrigem Energiegehalt (3000 bis 5000 kJ) oder
  c) Kostformen mit extrem niedrigen Energiegehalt (1880 bis 3000 kJ).
- Verhaltens- und Psychotherapie (Einüben neuer Verhaltensmuster),
- Bewegungstherapie (gelenkschonende Sportarten),
- Kombinationstherapie (Ernährungs-, Bewegungs- und Verhaltenstherapie),
- Medikamente,
- chirurgische Maßnahmen (Magenverkleinerung, Fettabsaugen).

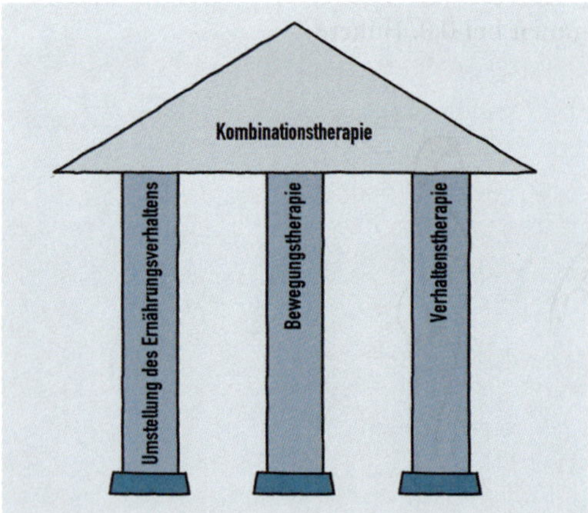

Säulen der Behandlung des Übergewichtes.

Die Behandlungsmethode sollte auf die individuellen Gegebenheiten (Grad der Adipositas, andere Krankheiten) abgestimmt sein.

Eine langfristig erfolgreiche Behandlung des Übergewichts steht auf drei Säulen (s. nebenstehendes Bild).

Umstellung des Ernährungsverhaltens. Wird über längere Zeit (Wochen, Monate, Jahre) täglich mehr Energie zugeführt als vom Körper verbraucht wird, ergibt sich ein Energieüberschuss, der sich in Form von Depotfett zeigt. Dieser Überschuss wird auch als positive Energiebilanz bezeichnet.

Energiebilanz: Gegenüberstellung von Energiezufuhr zu Energieverbrauch

Die positive Energiebilanz muss in eine negative umgewandelt werden.

a) Modifiziertes Fasten
Bei ausgeprägter Adipositas (ab Grad I) wird in speziellen Einrichtungen (Ärztezentren) eine Kostform mit niedrigem oder extrem niedrigem Energiegehalt oder Medikamenten als „Anschubphase" der Umstellung vorangestellt.
In der extrem energiearmen Diät müssen die lebensnotwendigen Nährstoffe dem täglichen Mindestbedarf entsprechend vorhanden sein:
- mindestens 50 g hochwertiges Eiweiß,
- mindestens 50 bis 100 g Kohlenhydrate und
- 2,5% der Gesamtenergie in Form von essenziellen Fettsäuren.

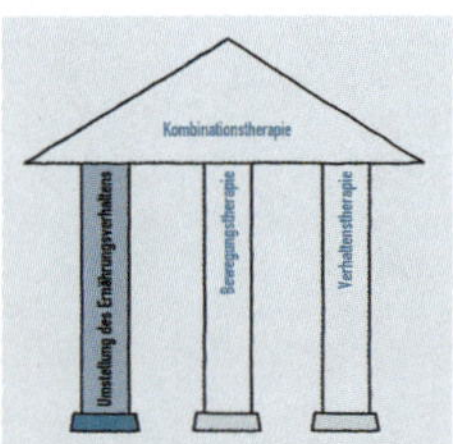

Bei der Gestaltung eines konkreten Speiseplans wird der Patient durch Ernährungsfachkräfte unterstützt.

Anstelle natürlicher Lebensmittel können auch industriell hergestellte Diätpulver (Formula-Diäten) auf Milchbasis verwendet werden. Allerdings lernen Übergewichtige bei der Verwendung der Milchshakes nichts über eine vernünftige Nahrungszusammensetzung. Auf Dauer ist der Geschmack eintönig. In der Phase der extrem energiearmen Diät sollten pro Tag mindestens zwei Liter energiefreie Getränke aufgenommen werden, um schädliche Stoffwechselprodukte auszuschwemmen. Länger als drei Monate darf diese Diätform nicht durchgeführt werden.

Nach der EG-Richtlinie (96/8 EG) für Diätprodukte sollte der Brennwert dieser Produkte zwischen 3350 und 5000 kJ (800 bis 1200 kcal) je Tagesration liegen.

b) Die energiereduzierte Mischkost
Bei der energiereduzierten Mischkost wird vor allem der Energiegehalt der Lebensmittel in den Mittelpunkt gestellt. Um den Körper ausreichend mit Vitaminen und Mineralstoffen zu versorgen, sollte man täglich mindestens 5000 kJ aufnehmen.
Ein kg Körperfett liefert ca. 28000 kJ Energie. Wenn diese in der Nahrung eingespart wird, wird 1 kg Fettgewebe abgebaut.
Beispiel:
28000 kJ : 7 Tage = 4000 kJ pro Tag
Ein Übergewichtiger würde rein rechnerisch 1kg Körperfett pro Woche loswerden, wenn er täglich 4000 kJ weniger Energie zu sich nähme.

Name	Vorgehensweise
Modifizierte Brotdiät (nach Menden und Aign)	auf den Prinzipien der vollwertigen Ernährung aufbauende Kost
Brigitte-Diät	ausgewogene Mischkost, energieberechnete Menüvorschläge, nach Baukastenprinzip austauschbar
PfundsKur	Punktesystem; Gemüse, Salat, Obst, Getreide- und Milchprodukte werden bevorzugt
Weight Watchers	Gruppenprogramm, ausgewogene Mischkost, Diätvorschläge
Abnehmen aber mit Vernunft	Gruppenprogramm, mäßig energiereduzierte ausgewogene Mischkost, Verhaltenstraining

Tabelle 6.11 Ausgewogene energiereduzierte Mischkostformen.

c) Fettkontrollierte und kohlenhydratliberale Ernährungsweise
Für das reibungslose Funktionieren des Körpers (Muskeln, Organe usw.) ist eine gleichmäßige Energiebereitstellung lebensnotwendig.
Die verwendete Energiequelle ist jeweils die, die am leichtesten zugänglich ist. Daraus ergibt sich eine Rangfolge in der Verwertung der Hauptnährstoffe:

- Alkohol,
- Kohlenhydrate und Eiweiß,
- Fett.

Alkohol kann im Körper nicht gespeichert werden, deshalb wird er immer in der Menge abgebaut, in der er aufgenommen wird. Er verdrängt sozusagen alle anderen Nährstoffe aus dem Stoffwechsellabor Leber.

Nach dem Verzehr einer kohlenhydratreichen Mahlzeit (ohne Alkohol) werden die Kohlenhydrate in ihre Untereinheiten zerlegt, zur Aufrechterhaltung des normalen Blutglucosespiegels verwendet, in Energie umgewandelt und als Glycogen gespeichert.

Eiweiß ist täglich gleich bleibend mit 10% bis 15% des Gesamtenergieumsatzes an der Energiebereitstellung beteiligt.
Fette werden erst dann als Energiequelle benutzt, wenn Kohlenhydrate nicht (mehr) verfügbar sind.

Reicht die Energiemenge aus Kohlenhydraten zur Bedarfsdeckung aus, dann wird Nahrungsfett fast komplett in Körperfett umgewandelt.
Um dies zu verhindern, muss die Fettmenge der Nahrung soweit gesenkt werden, dass eine „Energielücke“ entsteht und Fettdepots nicht neu gebildet, sondern abgebaut werden.
Die Behauptung, Kohlenhydrate, speziell Kartoffeln und Nudeln, seien Dickmacher, ist falsch. Der Stoffwechselweg, aus Kohlenhydraten Fett zu erzeugen, ist für den Körper unwirtschaftlich, er benötigt dazu zusätzliche Energie.

Bei dieser Ernährungsweise können kohlenhydrathaltige Lebensmittel wie Kartoffeln, Getreideprodukte, Nudeln, Gemüse und Obst in unbegrenzter Menge frei (liberal) gewählt werden, wobei ihr hoher Sättigungswert ausgenutzt wird.
Nur der Fettgehalt der Lebensmittel muss kontrolliert werden. Die Langzeiterfolge dieser Strategie werden als gut angesehen.

d) Nulldiät, totales Fasten, Wasserfasten
In Fachkreisen werden diese Maßnahmen als nicht geeignet zur Gewichtssenkung angesehen, da gesundheitliche Gefahren durch Eiweiß- und Mineralstoffverluste zu befürchten sind.

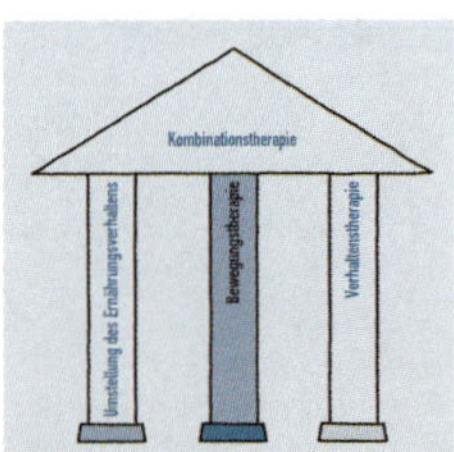

Körperliche Bewegung. Muskeln benötigen zu ihrer Erhaltung mehr Energie als Fettgewebe. Einem Übergewichtigen wird deshalb empfohlen, sich mehr zu bewegen.
Die körperliche Betätigung muss den Möglichkeiten des Übergewichtigen entsprechen, z.B. muss auf bereits vorhandene Gelenkschäden Rücksicht genommen werden. Der Patient sollte sich auch hier von Fachkräften beraten lassen. Schon eine Veränderung alltäglicher Verhaltensweisen kann hilfreich sein, z.B. kurze Entfernungen zu Fuß anstatt mit dem Auto zurücklegen oder Treppensteigen statt Fahrstuhl oder Rolltreppe benutzen.

Verhaltenstherapie. Die dritte Säule einer erfolgreichen Gewichtsabnahme ist die Verhaltenstherapie. Mit der Hilfe von Therapeuten und geschulten Ernährungsfachkräften lernt der Übergewichtige, sein bisher ungünstiges in ein günstigeres Essverhalten zu verwandeln.

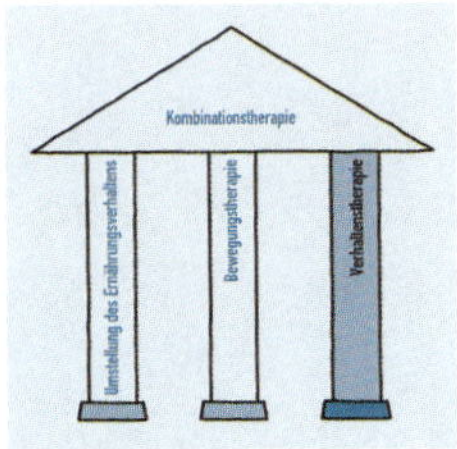

In drei Schritten, möglichst über einen längeren Zeitraum (mindestens 20 Wochen) werden

- das bisherige Essverhalten bewusst gemacht, z.B. durch ein Ernährungsprotokoll,
- Veränderungsmöglichkeiten gesucht,
- Techniken zum Gewichthalten erarbeitet.

Das Ernährungsprotokoll könnte bei einer übergewichtigen Person wie folgt aussehen:

Mein Ernährungsprotokoll **Datum** ____________________

Uhrzeit	Menge	Verzehrte Lebensmittel und Getränke	Brennwert (kJ)
07:00	2	Brötchen	1155
	20 g	Butter	620
	3 EL (30 g)	Konfitüre	330
	50 g	Emmentaler 45 %	777
	1/4 l	Kaffee	0
	2 EL	Kondensmilch (7,5 %)	230
	2 TL (gestrichen)	Zucker	30
09:30	125 g	Croissant	1100
	0,2 l	Cola	510
13:00	150 g	Schweineschnitzel, paniert	1500
	150 g	Pommes frites	780
	150 g	Mischgemüse in Rahmsoße	420
	0,5 l	Apfelschorle	510
16:00	150 g	Apfelstrudel	1260
	1/4 l	Kaffee	0
	2 EL	Kondensmilch (7,5 %)	230
	2 TL (gestrichen)	Zucker	30
19:00	80 g	Mischbrot	710
	20 g	Butter	620
	50 g	Bierschinken	375
	0,4 l	Mineralwasser	0
21:00	50 g	Chips	1120
	0,5 l	Vollbier	875
Summe Energie			13182 kJ
Getränke			2,1 l

Ernährungsprotokoll einer übergewichtigen Person.

Jo-Jo-Effekt. Ein verändertes günstiges Essverhalten kann dauerhaft nur erreicht werden, wenn es Spielräume im Verhalten gibt, also keine strikten Verbote gelten (ab heute esse ich keine Schokolade mehr), sondern eine flexible Kontrolle möglich ist (ich genehmige mir jeden Tag einen Riegel Schokolade).

Häufig werden Schlankheitsdiäten abgebrochen, weil sie zu strenge Vorschriften (bestimmte Energiemenge, Einteilung in erlaubte und verbotene Lebensmittel) beinhalten. Während der Diät hat sich der Körper auf die geringere Energiezufuhr eingestellt, der Grundumsatz ist verringert. Wenn wieder normal wie vor der Abmagerungsdiät gegessen wird, ergibt sich eine positive Energiebilanz, das Körpergewicht steigt wieder, oft sogar über das Gewicht vor der Diät. Dieses Auf und Ab des Gewichts wird als Jo-Jo-Effekt bezeichnet.

Wer auf Anraten seines Arztes oder aus eigenem Antrieb abnehmen will, sollte dies mit der Kombinationsmethode in einem seriösen Gruppenprogramm versuchen. Über anerkannte seriöse Programme geben Krankenkassen Auskunft.

Diäten und Wundermittel

Neben seriösen Methoden zur Gewichtsreduktion tauchen in Zeitschriften vor allem im Frühjahr dubiose Diäten auf, deren Wirksamkeit wissenschaftlich nicht erwiesen sind und die auf Dauer angewendet sogar gesundheitsschädlich sein können.
Bei manchen Diätformen überwiegt ein Hauptnährstoff, sodass die beiden anderen und wichtige Vitamine und Mineralstoffe in unzureichender Menge vorhanden sind.
Stoffwechselentgleisungen können auftreten. Kurzfristig wird eine Gewichtsabnahme erzielt, jedoch wird die Diät wegen der Eintönigkeit nicht lange eingehalten.

„Wundermittel“. Algenextrakte, Artischockensaft und ähnliche Produkte werden in Anzeigen als Methoden zur raschen und einfachen Gewichtsabnahme angepriesen. Ein Langzeiterfolg ist meist nicht gewährleistet. Es können Gesundheitsschäden auftreten, z.B. durch Algenextrakte. Algen enthalten ein Vielfaches des täglichen Jodbedarfs. Bei einer nicht klar begrenzten (diffusen) Vergrößerung der Schilddrüse als Folge eines Jodmangels können durch die plötzliche hohe Joddosis Funktionsstörungen des Organs auftreten. Algenextrakte zur Gewichtssenkung sind deshalb nicht empfehlenswert.

Überwiegender Hauptnährstoff	Name der Diät	Gesundheitliche Risiken
Kohlenhydrat	Dr. Haas-Diät Reis-Diät Dr. Kühnemann-Diät Zitronensaft-Kur	• Eiweißverluste
Eiweiß	Quark-Diät Fisch-Blitzdiät (Kuhn-Kur) Banting-Diät	• zu hohe Eiweißzufuhr • erhöhte Harnsäure- und Cholesterinwerte
Eiweiß und Fett	Dr. Atkins-Diät Dr. Felix-Diät Punkte- Diät	• erhöhte Blutfette • Obstipation • erhöhte Harnsäurewerte
Kohlenhydrate und Eiweiß	Köhnlechner-Blitzdiät Hollywood-Kur Mayo-Diät Humplik-Diät	• ballaststoffarm (Köhnlechner-Diät) • zu hohe Eiweißzufuhr • zu hoher Cholesteringehalt

Tabelle 6.12 Diäten mit extremen Nährstoffverhältnissen.

Name	Prinzip	Ernährungsphysiologische Bewertung
Trennkost (z.B. Hay'sche Trennkost, Fit-for-Life-Diät, Konzept von Michel Montignac)	Innerhalb einer Mahlzeit Trennung von eiweiß- und kohlenhydratreichen Lebensmitteln. Begründung: Beide Nährstoffe können nicht gleichzeitig verdaut werden.	• Ergänzungswert von Eiweiß entfällt • eventuell Mangel an Calcium, Eisen und Jod • es ist wissenschaftlich erwiesen, dass Kohlenhydrate und Eiweiß gleichzeitig verdaut werden • nicht mit üblichen Verzehrgewohnheiten zu vereinbaren
Formula-Diäten Herbalife Slimfast Modifast	Instantpulver (Nährstoffgemisch) wird mit Wasser oder Milch zu Getränk, Suppe oder Brei verarbeitet.	• ausreichende Nährstoffzufuhr gesichert • keine Umstellung der Ernährungsgewohnheiten • unter ärztlicher Kontrolle bei extremem Übergewicht als Verstärker der Motivation sinnvoll • Herz-Kreislauf-Beschwerden und Nierenschäden bei zu geringer Flüssigkeitszufuhr

Tabelle 6.13 Moderne Diäten.

Aufgaben und Arbeitsaufträge

1. Diskutieren Sie, ob ein Schnaps nach einem fetten Essen sinnvoll ist.
2. Berechnen Sie bitte für folgende Personen den BMI (body-mass-index):
   - Fr. Meier, 1,72 m, 47 kg
   - Fr. Müller, 1,64 m, 62 kg
   - H. Fischer, 1,80 m, 90 kg
   - Fr. Schmitt, 1,60 m, 85 kg
   - H. Wagner, 168 m, 63 kg
3. Entwickeln Sie für die übergewichtige Frau Schulze, deren Ernährungsprotokoll auf Seite 209 zu finden ist, für die einzelnen Mahlzeiten fettärmere Vorschläge.

Diabetes

Insulin ist ein Hormon der Bauchspeicheldrüse.

Bei der Zuckerkrankheit oder Diabetes mellitus ist der Zuckerstoffwechsel gestört. Die Bauchspeicheldrüse (Pankreas) des Diabetikers produziert kein oder zu wenig Insulin.

Blutzuckerregulation

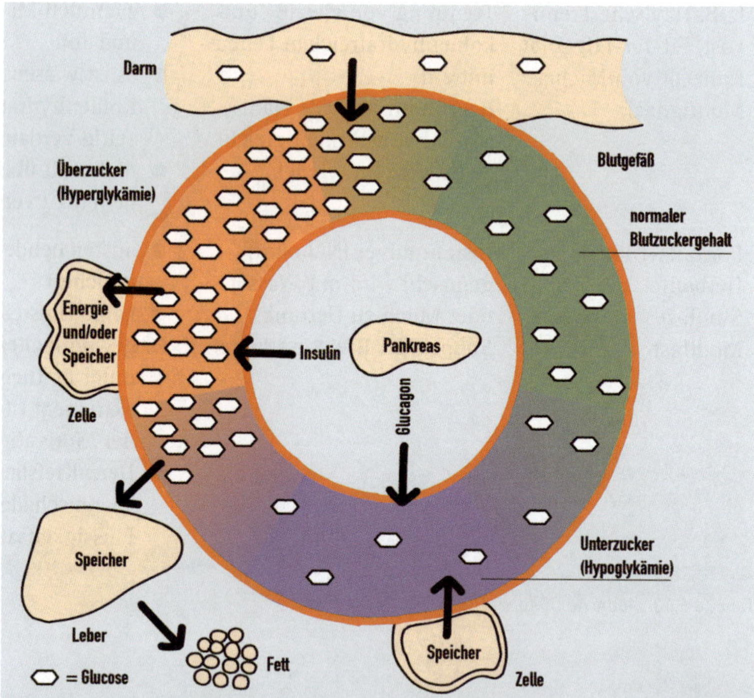

Die Blutzuckerregulation.

Kohlenhydrate S. 74
Verdauung S. 229

Kohlenhydrate werden während der Verdauung in Einfachzucker (Glucose) zerlegt und im Darm ins Blut aufgenommen.

Ist im Blut nach einer kohlenhydratreichen Mahlzeit der Blutzuckerspiegel hoch, wird die Bauchspeicheldrüse veranlasst, das Hormon Insulin auszuschütten. Insulin wirkt wie ein Schlüssel, der die Zelle öffnet, damit Glucose einströmen kann.
Ist der Blutzuckerspiegel nach einer Hungerphase oder nach sportlicher Betätigung niedrig, schüttet die Bauchspeicheldrüse das Hormon Glucagon aus. Dies fördert den Abbau des Speicher-Kohlenhydrats Glycogen in Muskel und Leberzellen zu Glucose. Der Blutzuckerspiegel steigt.
Die Hormone Insulin und Glucagon können als Gegenspieler den Blutzuckerspiegel auf das richtige Maß einstellen.

Störungen der Blutzuckerregulation und Grenzwerte

Auf der Zellhaut befinden sich Insulinrezeptoren (Empfänger). Wird das Insulin an die Rezeptoren gebunden, öffnet sich die Zellhaut und lässt Glucose in die Zelle einströmen.
Der Zucker bleibt im Blut und lässt den Blutzuckerspiegel steigen, wenn

- zu wenig funktionsfähige Rezeptoren vorhanden sind (Insulinresistenz) oder
- kein oder zu wenig Insulin vorhanden ist.

Resistenz (lat.) = Widerstand

Bei sehr hohen Blutzuckerwerten lässt sich der Zucker im Urin nachweisen, die Nierenschwelle wird überschritten.

Diabetes (griech.) = honigsüßer Durchfluss

Unterzucker (Hypoglykämie)	< 60 mg / 100 ml
Normal	80 bis 110 mg / 100 ml
Überzucker (Hyperglykämie)	> 140 mg / 100 ml
Nierenschwelle	> 180 mg / 100 ml

Zuckergrenzwerte.

hypo (griech.) = unter
hyper (griech.) = über

Unterzucker erkennt man an Unruhe, Zittrigkeit, Heißhunger und Schweißausbrüchen bis hin zur Ohnmacht. Die Symptome von Überzucker sind trockene Haut, Durst, übermäßiger Harndrang, Übelkeit und schließlich Bewusstlosigkeit.

Wird eine Zuckerkrankheit nicht behandelt, kommt es zu folgenden Spätschäden:

- Muskelschwund,
- Leistungsminderung,
- Gefäßveränderungen im Auge (Sehstörungen),
- Gefäßveränderungen in der Niere (Nephropathie),
- Nervenschädigungen der Füße,
- Schädigungen der großen Gefäße (Herzinfarkt, Schlaganfall).

Zwei Hauptformen des Diabetes mellitus werden unterschieden: Typ I und Typ II.

Kriterien	Typ 1 Primäre Diabetesform	Typ 2 Sekundäre Diabetesform
Verteilung	5%	95%
Alter des Auftretens	Jugend- und Erwachsenenalter	nach dem 40. Lebensjahr
Auftreten	schnell	langsam und unbemerkt
Körperbau	Untergewicht	Übergewicht
Insulinmangel	absolut: Die Bauchspeicheldrüse stellt kein Insulin her.	relativ: Nach jahrelanger Überernährung setzt die Bauchspeicheldrüse vermindert oder verzögert das Insulin frei. Insulinresistenz der Zelle
Ernährung	Lebensmittelauswahl mit Insulingabe abstimmen	Gewichtsreduktion reicht oft als alleinige Maßnahme aus
blutzuckersenkende Tabletten	unwirksam	meistens wirksam
Insulinbehandlung	immer erforderlich	anfangs nicht erforderlich

Tabelle 6.14 Diabetes Typ 1 und Typ 2.

Ernährungsempfehlungen

Die folgenden Ernährungsempfehlungen für Diabetiker unterscheiden sich kaum von denen gesunder Menschen (nach: Deutsche Diabetes-Gesellschaft).

1. Gewichtsreduktion
2. Körperliche Aktivität

Bei Übergewichtigen (BMI mehr als 25) ist die Gewichtsreduktion das Hauptziel der Therapie. Bereits Gewichtsverluste von 10 kg in 3 bis 6 Monaten oder auch weniger verbessern die krankhafte Situation. Die Patienten sollten (fast) täglich 20 bis 30 Minuten körperlich aktiv sein.

Entgegen früheren Empfehlungen gilt heute:

- reichlich komplexe Kohlenhydrate (wenig Saccharose),
- wenig Eiweiß,
- wenig Fett.

Der Blutglucoseanstieg nach Verzehr eines kohlenhydratreichen Lebensmittels kann durch den glycämischen Index beschrieben werden. Traubenzucker wird am schnellsten ins Blut aufgenommen und hat deshalb den glycämischen Index von 100; ist Glucose im Lebensmittel gebunden, sinkt der glycämische Index: Saccharose 60, Weißbrot 60, Vollkornbrot 40, Apfel 35 und Bohnen 20.

Nährstoffe	Lebensmittel	Empfehlung	Begründung
gesättigte und trans-Fettsäuren, Cholesterin	tierische Fette, industriell hergestellte Backwaren, Margarine	weniger als 10 % der Gesamtenergie	höhere Mengen führen zu Herzkranzgefäßerkrankungen und Übergewicht
einfach ungesättigte Fettsäuren (EUF)	Olivenöl, Rapsöl	10 bis 20 % der Gesamtenergie	EUF senken Cholesterinwerte
mehrfach ungesättigte Fettsäuren (MUF)	Pflanzenöle	weniger als 10 % der Gesamtenergie	höhere Mengen schädigen die Gefäßwände und vermindern das HDL
Omega-3-Fettsäuren	fetter Seefisch	mindestens einmal pro Woche (keine Fischölpräparate!)	Omega-3-Fettsäuren senken Blutfettwerte und vermindern die Thrombosegefahr
Eiweiß	Fleisch, Milch, Eier, usw.	10 bis 20 % bei Nephropathie nur 10 %	zu hohe Eiweißaufnahme fördert Nephropathie
Kohlenhydrate	ballaststoffreiche Lebensmittel	45 bis 60 %, (höchstens 10 % der Gesamtenergie als Saccharose, vorzugsweise in den Lebensmitteln „verpackt“)	fördern die Sättigung, zuckerhaltige Getränke nur bei Unterzucker
Vitamine und antioxidative Nährstoffe	Gemüse und Obst	5 Portionen pro Tag (keine Vitamin-Präparate)	wirken als Antioxidantien
Mineralstoffe	Kochsalz	etwa 6 g/Tag	eine höhere Salzzufuhr kann den Blutdruck erhöhen
Alkohol	Wein	höchstens 15 g/Tag für Frauen, 30 g/Tag für Männer	Alkohol fördert Übergewicht, erhöht HDL-Cholesterin
energiefreie Süßstoffe	Saccharin, Cyclamat, ...	möglich	entbehrlich
Diabetikerprodukte	Gebäck, Schokolade	abzulehnen	zu fett und zu viel Energie, teuer; Zuckeraustauschstoffe haben keine Vorteile gegenüber Zucker

Tabelle 6.15 Empfehlungen zur Ernährung von Diabetikern.

Die erwartete günstige Wirkung von Lebensmitteln mit niedrigem glycämischen Index darf aber nicht überschätzt werden. Unterschiedlicher Reifegrad, verschiedene Herstellungsverfahren, der Fettgehalt der Mahlzeit und die aktuelle Blutzuckerhöhe beeinflussen den Blutzuckeranstieg. Das wichtigste Prinzip der Diabetesdiät war früher der Verzicht auf Saccharose und zuckerhaltige Lebensmittel. Die Patienten haben dann zwar auf Zucker verzichtet, dafür aber mehr Fett und somit Energie aufgenommen. Das Grundübel bei Diabetes ist aber nicht der aufgenommene Zucker, sondern das Überangebot an Nahrungsenergie, vor allem von Fett.

Diabetiker Typ 1 und 2 mit Insulinbehandlung. Die Mahlzeiten werden gleichmäßig über den Tag verteilt; entsprechend der Essenszeiten muss Insulin durch eine Injektion zugeführt werden.
Wird mehr Insulin zugeführt als für den Abbau der Nahrung erforderlich gewesen wäre, kann es zu Unterzuckerung (Hypoglykämie) kommen. Die Patienten müssen lernen die Anzeichen zu erkennen und rasch aufnehmbare Zucker essen oder trinken (Traubenzucker, süße Getränke).

Diabetesberater schulen die Patienten, den Kohlenhydratgehalt der Lebensmittel abzuschätzen. Dazu stehen vereinfachte Tabellen mit üblichen Küchenmaßen zur Verfügung. Lebensmittelportionen, die 10 bis 12 g verwertbare Kohlenhydrate enthalten, können innerhalb der Lebensmittelgruppe gegenseitig ausgetauscht werden (Tabelle 6.16).

Diabetiker Typ 2 ohne Insulinbehandlung. Bei den meisten der Diabetiker ohne Insulinbehandlung brauchen die Kohlenhydrataustauscheinheiten (früher: Broteinheiten BE oder Kohlenhydrateinheiten KHE) nicht berücksichtigt werden.

Aufgaben und Arbeitsaufträge

1. Wie kann man Überzucker von Unterzucker unterscheiden?
2. Eine Patientin im Altersheim bekommt von ihren Angehörigen Diabetikergebäck geschenkt. Beraten Sie die Angehörigen über den (Un-)Sinn dieser Produkte und empfehlen Sie Alternativen.
3. Warum muss Diabetes mellitus erkannt und behandelt werden?

Lebensmittel	Menge	Portion
Brot		
Grahambrot	30 g	1 dünne Scheibe
Knäckebrot	20 g	2 mittlere Scheiben
Laugenbrezel	25 g	1/2 Stück
Leinsamenbrot	30 g	1/2 Stück
Pumpernickel	30 g	1/2 Stück
Roggenmischbrot	30 g	1/2 mittelgroße Scheibe
Roggenvollkornbrot	30 g	1 dünne, kleine Scheibe
Milch		
Joghurt	250 g	2 kleine Becher
Milch	250 g	1 große Tasse
Obst		
Ananas	90 g	1 große oder 2 kleine Scheiben
Apfel	110 g	1 kleiner
Apfelsine	170 g	1 mittelgroße
Aprikosen	130 g	2 mittelgroße
Banane	80 g	1/2 mittelgroße
Birne	110 g	1/2 mittelgroße
Kartoffeln		
Kartoffeln	80 g	1 kleine
Gemüse und Hülsenfrüchte		
Erbsen, grün	110 g	1 Portion
Mais	80 g	1 kleiner

Tabelle 6.16 Kohlenhydrat-Austauscheinheiten.

Bluthochdruck

Hoher Blutdruck oder Bluthochdruck (Hypertonie) ist weit verbreitet: 20 % aller Erwachsenen über 40 Jahren weisen erhöhte Werte auf; die meisten wissen aber nichts davon, weil keine typischen Beschwerden auftreten. Nur durch die Blutdruckkontrolle kann man die Erkrankung erkennen.

Ursachen

Bluthochdruck kann verschiedene Ursachen haben. Eine primäre oder essenzielle Hypertonie ist durch Erbanlagen bedingt oder durch Risikofaktoren begünstigt:

- Übergewicht,
- Alkohol,
- Nikotin,
- psychische Belastungen, Lärm, Stress,
- erhöhte Kochsalzaufnahme.

Diese Form ist weit verbreitet (90 % der Hypertoniker).
Seltener kommt die sekundäre Hypertonie vor, sie wird durch andere Krankheiten ausgelöst:

- verschiedene Nierenkrankheiten,
- Störungen im Hormonhaushalt,
- angeborene Missbildungen der Hauptschlagader.

Grenzwerte

Der Blutdruck ist der Druck in den Adern und die Folge des Zusammenspiels von Herztätigkeit und Blutgefäßen.
Der Blutdruck wird in mm Hg = Millimeter Quecksilbersäule gemessen.

Zwei Werte werden gemessen:

- der systolische oder obere Druck (Zusammenziehen des Herzens),
- der diastolische oder untere Druck (Erschlaffung des Herzens).

Systolischer Druck	Diastolischer Druck	Bewertung
bis 130 mm Hg	bis 85 mm Hg	optimal
bis 140 mm Hg	bis 90 mm Hg	normal
ab 140 mm Hg	über 90 mm Hg	Hochdruck

Tabelle 6.17 Grenzwerte des Blutdruckes.

Hoher Blutdruck ist eine häufige Ursache von Herzmuskelschwäche und Arteriosklerose.

Ernährungsempfehlungen

Häufig reicht es aus, das Gewicht zu normalisieren. Außerdem ist zu beachten:

- Blutfettwerte senken,
- zweimal die Woche Seefisch essen (Omega-3-Fettsäuren senken den Blutdruck),
- Kochsalzverzehr einschränken,
  keine salzreichen Lebensmittel essen (gepökeltes Fleisch, Chips),
  etwa die Hälfte der Hypertoniker gilt als salzempfindlich: bei ihnen senkt verringerter Salzverzehr den Hochdruck,
- Alkohol nur mäßig trinken (wenn überhaupt).

Hypertoniker sollten zudem ihre Lebensweise umstellen. Neben völligem Rauchverbot führen Entspannung und Ausgleichssport zur Normalisierung der Werte.

Metabolisches Syndrom

metabolisch (griech.): im Stoffwechselprozess entstanden

Kommen Übergewicht, Diabetes mellitus Typ II, Fettstoffwechselstörungen und Bluthochdruck gemeinsam vor, spricht man vom metabolischen Syndrom, Syndrom X oder dem so genannten „tödlichen Quartett".

Patienten mit diesen Störungen haben ein hohes Risiko, vorzeitig an Arteriosklerose zu erkranken. Neben Veranlagung sind Überernährung und Bewegungsmangel die ursächlichen Faktoren.
Die Betroffenen sollten sich energiearm, fettarm, ballaststoffreich, natriumreduziert ernähren und auf Alkohol verzichten.

Krebs

Unkontrolliert wucherndes Gewebe bezeichnet man als Krebs, Tumor oder bösartige Geschwulst. Das Zellgewebe schädigt Organe und verhindert ihre normale Funktion. Lösen sich vom Tumor Zellen ab, können sich Tochtergeschwülste (Metastasen) bilden.

Ursachen

Krebs entsteht in einem komplizierten Prozess. Umweltverschmutzung, Arbeitsplatzbedingungen, Strahlen, Viren oder Vererbung können Krebs auslösen, Bewegungsmangel, Stress und Ängste können dies verstärken. Für etwa ein Drittel der Krebsfälle ist die Ernährung verantwortlich. Die Ursachen nach heutigem Forschungsstand sind im Einzelnen:

a) Substanzen, die Krebserkrankungen auslösen (Kanzerogene)
- Benzpyrene gelangen beim Räuchern oder Grillen mit Holzkohle auf die Oberfläche von Fleisch, besonders, wenn Fett auf die Glut tropft.
- Acrolein entsteht bei Überhitzung von Fetten bis zum Rauchpunkt.
- Aflatoxine sind Gifte von Schimmelpilzen auf Lebensmitteln, z. B. Erdnüssen, Mandeln, Brot oder Getreide.
- Patuline sind Giftstoffe, die durch Braunfäule bei Äpfeln und anderen Früchten gebildet werden. Lebensmittel, die mit Schimmelpilzen oder Braunfäule befallen sind, sollen deshalb weggeworfen werden.

b) Faktoren, die die Krebsentstehung fördern (Promotoren)
- fettreiche Ernährung (tierische Fette),
- ballaststoffarme Ernährung,
- Alkohol,
- salzreiche Ernährung.

Nitrat und Nitrosamine wirken nach neueren Forschungsergebnissen wahrscheinlich nicht krebserregend.

▶ Nitrat S. 62

c) Faktoren, die vor Krebs schützen (Antipromotoren)
- reichlich Gemüse und Obst,
- Vollkornprodukte,
- fettarme Ernährung,
- Fischöl, Olivenöl.

Ernährungsempfehlungen

Verzehr von schützenden Antioxidantien. Antioxidantien fangen im Körper freie Radikale ab; dies sind aggressive Sauerstoffmoleküle, die durch schädliche Oxidationsprozesse die Zellen verändern und Arteriosklerose und Krebserkrankungen auslösen können.

sekundäre Pflanzenstoffe S. 222

Zu den Antioxidantien gehören die Vitamine A, C und E, Spurenelemente (z. B. Selen) und sekundäre Pflanzenstoffe (Carotinoide).

Folgende Lebensmittel enthalten „Radikalfänger“:
- Obst, vor allem Zitrusfrüchte und Beerenobst,
- Gemüse, auch ungekocht, grüne Blattgemüse, Karotten, Brokkoli, Paprika,
- Vitamin E in Weizenkeimöl, Sonnenblumenöl oder Olivenöl, Nüssen, Keimlingen,
- Vollkornprodukte,
- Selen in Fischen, Eiern, Nüssen, Hülsenfrüchten und Getreide.

Die Deutsche Krebsgesellschaft versucht mit der Kampagne „5 am Tag“ die Menschen zu motivieren, fünfmal am Tag Obst und Gemüse zu essen. Dabei sollen drei Portionen Gemüse und zwei Portionen Obst (insgesamt 600 g) über den Tag verteilt verzehrt werden.
Das Deutsche Institut für Ernährungsmedizin und Diätetik (D.I.E.T.) fordert sogar 750 g bis 1000 g Obst und Gemüse pro Tag.

Beispiel für einen Tagesplan:
- morgens ein Glas Orangensaft (Ergänzung zum Frühstück),
- vormittags eine Banane,
- mittags ein Salatteller und eine Portion Gemüse (zur Mittagsmahlzeit),
- nachmittags eine Kiwi und eine Birne,
- abends ein Tomatensalat (zur Abendmahlzeit).

Ernährung für Krebskranke. Eine Krebserkrankung kann durch eine Diät nicht geheilt werden. Krebsdiäten, die eine Heilung oder Verzögerung versprechen, können gefährlich sein, wenn zu wenig Energie und Nährstoffe zugeführt werden. Man kann den Krebs nicht aushungern, dadurch verringert sich nur das Körpergewicht und das Immunsystem wird geschwächt.
Die Ernährung des Krebskranken soll die Abwehrkräfte steigern und das Körpergewicht halten, damit die medizinische Therapie günstige Voraussetzungen vorfindet. Operation und Bestrahlung sind belastende Eingriffe, die der Körper überstehen muss.

Viele Krebskranke sind appetitlos und essen zu wenig. Deshalb sollen sie eine Wunschkost erhalten, um das Immunsystem zu stärken.
Ansonsten ist eine vollwertige Ernährung zu empfehlen.

Ernährung während der Strahlen-/Chemotherapie. Während der Therapie sind Geruchs- und Geschmacksempfinden beeinträchtigt. Die Patienten leiden unter Übelkeit, Brechreiz und Durchfall und zeigen starke Abneigung (Aversion) gegenüber bestimmten Speisen. Ein Gewichtsverlust ist unvermeidbar. Folgende Empfehlungen werden gegeben:

- energiehaltige Speisen,
- eiweißhaltige Lebensmittel (Milch, Fisch, Geflügel),
- viele kleinere Mahlzeiten,
- kein frisches Obst und Gemüse,
- keine Vollkorn-, sondern Weißmehlprodukte,
- 3 l Flüssigkeit (Pfefferminztee, Malzbier, Suppen),
- Essensgerüche vermeiden.

Wenn die normale Ernährung nicht ausreicht, erhalten die Patienten Trinknahrung, Sondennahrung oder parenterale Ernährung (Infusion).

parenteral (griech.): unter Umgehung des Verdauungsweges

Aufgaben und Arbeitsaufträge

1. Erstellen Sie ein Plakat zum Thema Bluthochdruck für die Besucher einer Großkantine. Gehen Sie dabei auf
   a) Ursachen,
   b) Grenzwerte,
   c) Ernährungsempfehlungen,
   d) Folgekrankheiten ein.
2. Wie kann man durch Ernährung Krebs vorbeugen?

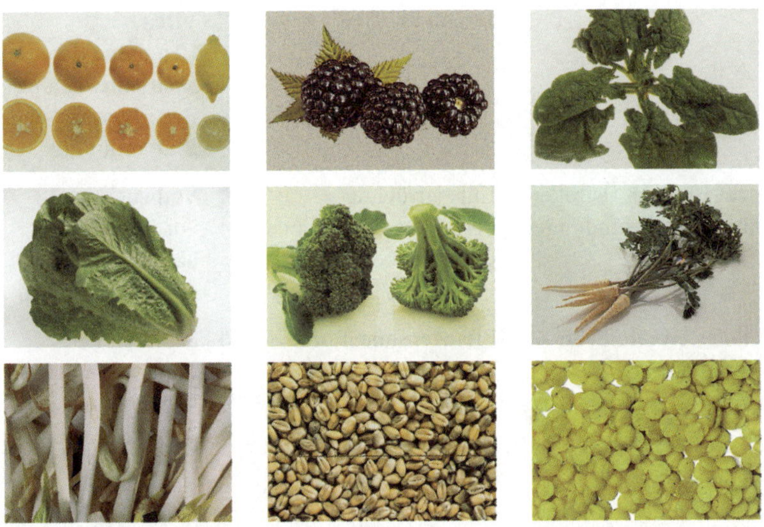

Diese Lebensmittel z. B. enthalten „Radikalfänger“.

sekundär (lat.) = zweitrangig

Sekundäre Pflanzenstoffe

Die sekundären Pflanzenstoffe kommen nur in Pflanzen vor. Sie werden auch bioaktive Substanzen genannt, weil sie in lebenden Organismen wirksam sind. Bis jetzt sind 30000 dieser Stoffe bekannt, in unserer Nahrung kommen 5000 bis 10000 vor.
Die Pflanzen produzieren diese Substanzen als Abwehrstoffe gegen Schädlinge und Krankheiten, als Farbstoffe und Wachstumsregulatoren.
Sekundäre Pflanzenstoffe können auf die menschliche Gesundheit fördernd oder schädlich wirken. Bisher wurden bei manchen Pflanzen die schädlichen Wirkungen in den Vordergrund gestellt, weil sie die Ausnutzung anderer Nährstoffe behindern können. Die gesundheitliche Bewertung der sekundären Pflanzenstoffe wandelt sich zurzeit.

phyto (griech.) = Pflanze

Inhibitor (lat.) = Hemmstoff

Sekundäre Pflanzenstoffe	Gemeinsames Merkmal	Vorkommen	Mögliche Wirkungen
Carotinoide (z.B. ß-Carotin)	gelber, oranger und roter Farbstoff	Tomate, Paprika, Karotte, Aprikose	• Schutz vor Herzinfarkt • Stärkung des Immunsystems • Hemmung der Krebsentwicklung
Enzyminhibitoren	Hemmstoffe gegen Verdauungsenzyme	Hülsenfrüchte, Getreide	• Vorbeugung vor Krebs
Polyphenole (Flavonoide und Phenolsäuren)	Farb- und Aromastoffe sowie Gerbstoffe	Gemüse, Obst und daraus hergestellte Lebensmittel wie z.B. Wein Getreide Tee und Kaffee	• Schutz vor Herzinfarkt • Wachstums-hemmung von Bakterien und Viren • Hemmung der Krebsentwicklung • Beeinflussung der Blutgerinnung
Phytoöstrogene	dem Hormon Östrogen ähnliche Verbindungen	Hülsenfrüchte, besonders Sojabohnen, Getreide, Leinsamen	• Vorbeugung vor hormonabhängigen Krebsarten (Brustkrebs)
Phytosterine	cholesterinähnliche Verbindungen	Pflanzensamen und -öle, Nüsse, Weizen, Gerste	• Senkung der Cholesterinwerte • Verringerung des Darmkrebsrisikos

Sekundäre Pflanzenstoffe	Gemeinsames Merkmal	Vorkommen	Mögliche Wirkungen
Saponine	Bitterstoffe	Hülsenfrüchte wie z.B. Sojabohnen, Erbsen, Bohnen Spinat	• Stärkung der Abwehrkräfte • Senkung der Cholesterinwerte • Verringerung des Darmkrebsrisikos
Sulfide	Aromastoffe	Knoblauch und Zwiebeln und andere Liliengewächse	• Beeinflussung der Blutgerinnung • Vorbeugung vor Herzinfarkt • Senkung der Cholesterinwerte • Senkung des Krebsrisikos
Terpene	Duft- und Aromastoffe (z.B. Menthol)	Kräuter, Gewürze, Zitrusfrüchte	• Senkung des Krebsrisikos
Senfölglycoside (Glucosinolate)	Aroma- und Scharfstoffe	alle Kohlsorten, Kresse, Meerrettich, Senf	• Vorbeugung vor Infektionen • Hemmung der Krebsentwicklung

Tabelle 6.18 Sekundäre Pflanzenstoffe.

Bei einigen sekundären Pflanzenstoffen vermutete man früher, dass verschiedene Inhaltsstoffe die Gesundheit gefährden könnten. Diese Stoffe wurden als antinutritive Substanzen bezeichnet. Heute werden diese chemischen Verbindungen zu den sekundären Pflanzenstoffen gezählt. Es sind die bereits erwähnten Saponine, Enzyminhibitoren, ferner blausäurehaltige Zuckerverbindungen in Hülsenfrüchten, Phytinsäure (im Getreide) und Lectine (in Hülsenfrüchten). Durch Erhitzung der betreffenden Lebensmittel werden diese Stoffe soweit zerstört, dass sie ihre schädlichen Wirkungen nicht mehr entfalten können.

anti = gegen,
nutritiv = ernährend

Osteoporose

Ursachen

osteo (griech.) = Knochen,
poro (griech.) = Loch

Bei Osteoporose (Knochenschwund) wird die Knochendichte vermindert und die Knochen verlieren an Festigkeit. Knochenbrüche können bereits bei alltäglicher Belastung auftreten.
Die Erkrankung verläuft schleichend und wird oft zu spät bemerkt. Durch Verformung der Wirbel kommt es zu einem Rundrücken, die Patienten werden kleiner und leiden unter heftigen Schmerzen.

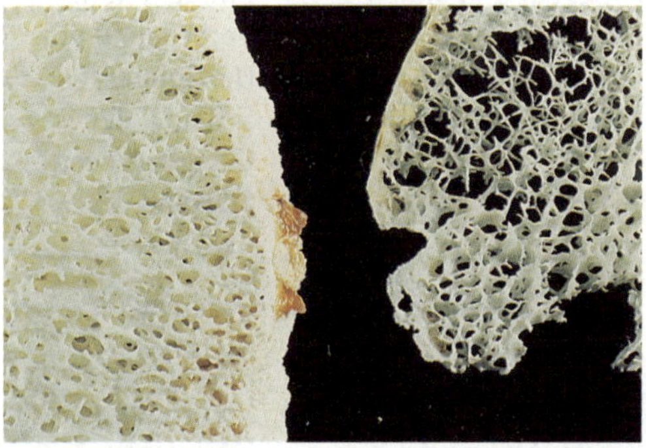

Knochen mit Osteoporose (rechts) und mit normaler Knochenstruktur (links).

Osteoporose entsteht, wenn bis zum 30. Lebensjahr ungenügend Knochensubstanz gebildet worden ist. Dies hängt von der Calciumzufuhr über die Nahrung ab.

Folgende Risikofaktoren können zu Osteoporose führen:

Calciummangel. Das meiste Calcium ist in den Knochen eingelagert. Nimmt man zu wenig Calcium durch die Nahrung auf, so wird das vom Körper benötigte Calcium den Knochen entnommen.

Bewegungsmangel schwächt die Muskeln. Muskel- und Knochenmasse haben eine enge Beziehung: Kräftige Muskeln bedeuten auch stabile Knochen. Durch regelmäßige Bewegung werden die Muskeln gekräftigt und der Knochenaufbau angeregt.

Hormonmangel. Die Knochenmasse nimmt im Alter ab. In den Wechseljahren der Frau werden weniger Geschlechtshormone (Östrogene) produziert, die auch für den Knochenaufbau wichtig sind. Jede dritte Frau ist von dieser Störung im Stoffwechsel, die durch Hormongaben behoben werden kann, betroffen.

Vererbung. Osteoporose in der Familie bedeutet ein erhöhtes Risiko, daran zu erkranken.

Ernährungsempfehlungen

Osteoporosekranke sollen täglich 1200 bis 1500 mg Calcium zu sich nehmen. Die Wechselwirkungen sind dabei zu berücksichtigen:

- $\frac{1}{2}$ l fettarme Milch (Joghurt, Buttermilch) und 50 g Käse enthalten 1000 mg Calcium,
- Fenchel, Brokkoli und Grünkohl enthalten Calcium,
- Vitamin C aus frischem Obst fördert die Calciumaufnahme im Darm,
- calciumreiches Mineralwasser bevorzugen,
- Alkohol vermindert die Calciumaufnahme,
- Bohnenkaffee fördert die Calciumausscheidung über die Nieren und ist deshalb einzuschränken,
- phosphorhaltige Lebensmittel (Schmelzkäse, Wurst, Colagetränke) meiden, da viel Phosphor die Calciumaufnahme behindert,
- oxalsäurehaltige Lebensmittel wie Spinat und Rhabarber, ebenso schwarzer Tee, binden Calcium, sodass es für den Körper nicht verwertbar ist.

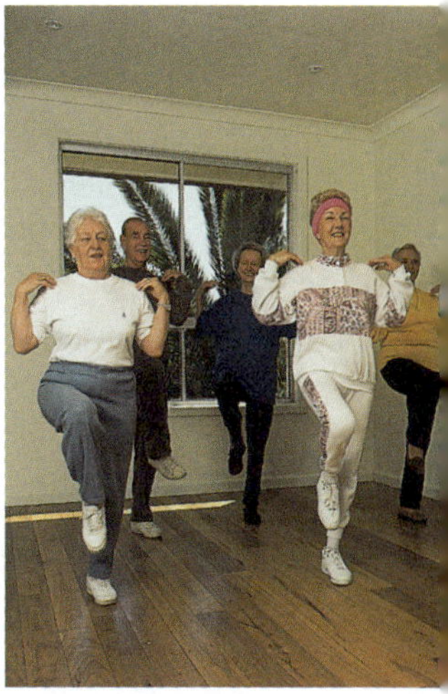

Gymnastik im Alter.

Bewegung an der frischen Luft und Sonnenlicht fördern die Calciumaufnahme.

Rheumatische Erkrankungen (Arthritis)

Ursachen

Die chronische Polyarthritis ist eine chronisch-entzündliche Erkrankung, die vor allem die Gelenke betrifft. Sie ist die häufigste der rheumatischen Erkrankungen.
Die Krankheit kann in Schüben auftreten oder schleichend verlaufen; Frauen haben dreimal so häufig Rheuma wie Männer.
Außer der Vererbung sind keine Ursachen bekannt.

Rheumatismus (griech.): „das Fließen"; schmerzhafte Erkrankung der Bewegungsorgane

Arthritis (griech.) = Gelenkentzündung

Schmerzhafte Gelenkentzündungen schränken die Beweglichkeit ein. Der Knorpel des Gelenks wird durch die Entzündung geschädigt, sodass große Schmerzen die Bewegung unmöglich machen. Es kommt zu Versteifungen und Deformationen. Mangelnde Bewegung und Medikamente führen zudem zur Knochenentkalkung.

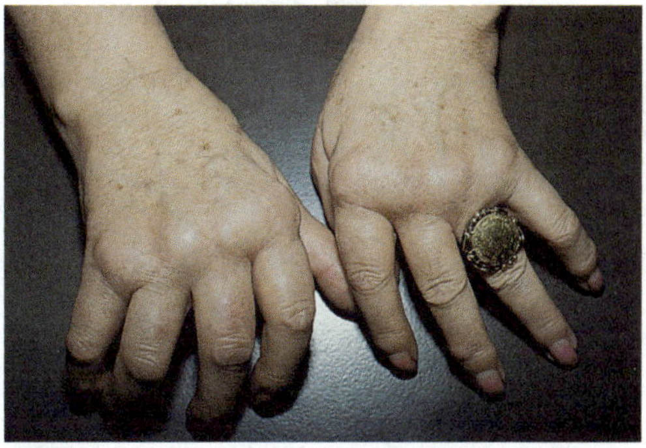

Arthritische Hände.

Ernährungsempfehlungen

Menschen mit Arthritis reagieren unterschiedlich auf Lebensmittel. Deshalb sollen die Patienten beobachten, nach welchen Lebensmitteln Schmerzschübe auftreten.

- Menschen, die an Rheuma erkrankt sind, sollten weitgehend auf Fleisch und Fleischprodukte verzichten.
  Die Fettsäure Arachidonsäure, die nur in tierischen Lebensmitteln (besonders in Fleisch) vorkommt, wird im Körper in Entzündungsmediatoren umgewandelt; daraus entsteht die Entzündung.
- Die Vitamine C und E sowie Omega-3-Fettsäuren (Fettfische) vermindern die Umwandlung in die Entzündungsmediatoren.
- Eine hypoallergene Diät (wenig Fleisch, kein Fisch, Obst, Kräuter, Milchprodukte, Alkohol, Zusatz- und Konservierungsstoffe) kann Erleichterung bringen.
- Ausreichende Versorgung mit Calcium.
- Einschränkung des Kaffeekonsums.

Mediatoren = Vermittler

Zusätzliche Empfehlungen:

- Bewegung an der frischen Luft (Vitamin D-Bildung),
- Krankengymnastik und physikalische Therapie,
- Ergotherapie und Rehabilitation und
- Medikamente (Schmerzmittel, Cortison).

Aufgaben und Arbeitsaufträge

1. Erstellen Sie bitte einen Tageskostplan für eine Osteoporose-Patientin mit optimalem Calcium-Gehalt.
2. Warum ist eine fleischlose und fischreiche Ernährung bei Arthritis zu empfehlen?

Obstipation

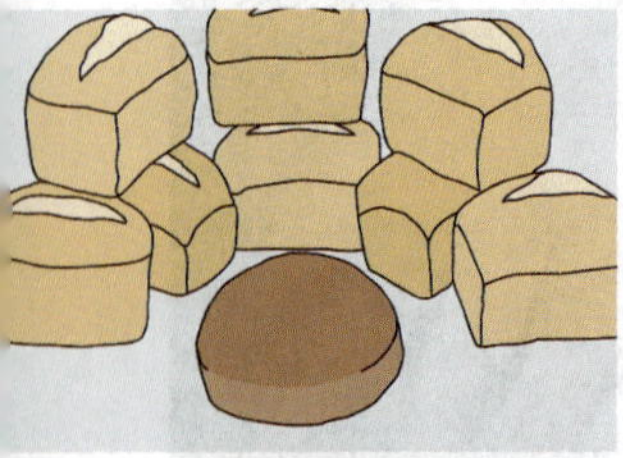

Ballaststoffe im Vergleich.

Obstipation ist eine chronische Verstopfung, die auf eine falsche Lebens- und Ernährungsweise zurückzuführen ist. Mangelnde Bewegung, Stress und Hetze und vor allem zu wenig Ballaststoffe in der Nahrung führen zu einer verzögerten Darmentleerung und chronischer Verstopfung. Völlegefühl, Blähungen und Bauchschmerzen sind die Folgen.
Die tägliche Zufuhr an Ballaststoffen lag vor hundert Jahren etwa bei 100 g, heute sind es nur noch ca. 20 g. Statt Vollkorngetreide, Kartoffeln, Hülsenfrüchten, Gemüse und Obst wird häufig mehr Fett, Zucker, Fleisch, Wurst, Eier und Käse gegessen. Acht kleine Weißbrote (2 kg) enthalten etwa die gleiche Menge Ballaststoffe wie 1 kg Weizenvollkornbrot.

Bei ausreichender Ballaststoffzufuhr von 30 g entsteht durch Wasserbindung und Gasentwicklung ein geschmeidiger, lockerer Stuhl. Ballaststoffarme Kost führt zu knolligem Stuhl, den die Darmmuskulatur nur unter großer Anstrengung weiterleiten kann. Der dadurch entstehende Druck kann zu Divertikeln führen, dies sind leicht entzündliche Ausstülpungen der Darmwand.

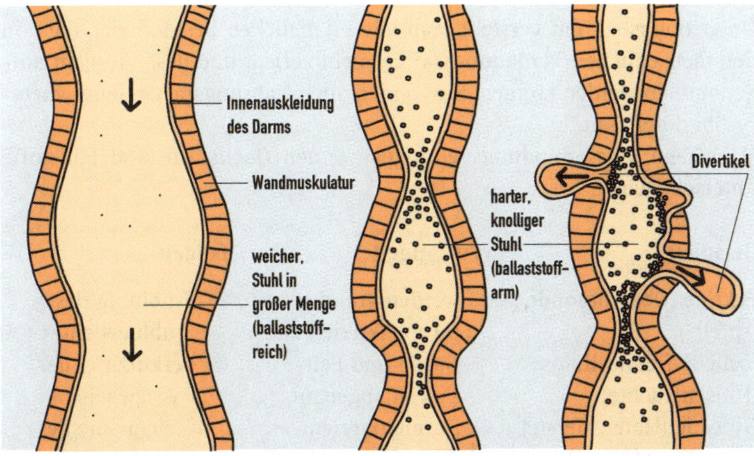

Dickdarm mit weichem Stuhl, mit hartem Stuhl, mit Divertikel.

Bei einer ballaststoffreichen Nahrung muss immer ausreichend getrunken werden, damit die Ballaststoffe quellen und Wasser binden können. Bei zu geringer Flüssigkeitszufuhr kann ein Darmverschluss eintreten. Stellt man von ballaststoffarmer auf ballaststoffreiche Kost um, sollte dies allmählich geschehen, damit sich der Darm daran gewöhnt. Wird Getreide gemeinsam mit Zucker oder Fruchtsäften aufgenommen, können Blähungen entstehen.

Aufgaben und Arbeitsaufträge

Suchen Sie aus der Nährwerttabelle besonders ballaststoffreiche Lebensmittel heraus.

Ballaststoffe

Bis Anfang des 20. Jahrhunderts waren Wissenschaftler der Meinung, die in Pflanzen enthaltenen unverdaulichen Bestandteile seien unnötiger Ballast, da sie unverdaut wieder ausgeschieden wurden. Erst in den 1960er-Jahren erkannten die Engländer Burkitt und Trowell, dass Ballaststoffe sehr wichtig für die Gesundheit sind.

Unter Ballaststoffen versteht man alle pflanzlichen Bestandteile, die von den menschlichen Verdauungssäften nicht zerlegt und deshalb nicht aufgenommen werden können. Sie werden auch Nahrungsfasern (engl. dietary fiber) genannt.
Nach dem Wasserbindungsvermögen werden Quellstoffe und Füllstoffe unterschieden:

Arten	Beispiele	Wirkungen	Folgen
Quellstoffe (wasserlösliche Ballaststoffe)	Pektine (Obst, besonders Äpfel) lösliche Hemicellulose (Hülsenfrüchte) Glucane (Hafer, Gerste) Agar-Agar (Algen) Carrageen (Algen)	• werden von den Darmbakterien zu Gasen und Fettsäuren abgebaut • Darmbakterien vermehren sich	• Erhöhung des Stuhlgewichtes • Verkürzung der Passagezeit (Zeitspanne des Nahrungsbreis im Darm)
Füllstoffe (nicht wasserlösliche Ballaststoffe)	Cellulose unlösliche Hemicellulose Lignin (pflanzliche Zellwände von Obst, Gemüse und Getreide)	• werden von den Darmbakterien nur teilweise abgebaut • binden viel Wasser	

Tabelle 6.19 Vorkommen und Wirkung der Ballaststoffe.

Enzyme

Enzyme sind Eiweißkörper, die wie Spezialwerkzeuge in einem Arbeitsvorgang bestimmte Arbeiten erleichtern oder beschleunigen.

Peptid = Eiweißkörper

Die Entdecker der ersten Enzyme wählten Namen, die sich aus dem zu „bearbeitenden" Stoff und der Endung „in" zusammensetzten, z.B. Pepsin für das eiweißzerlegende Enzym des Magensaftes.

Heute werden die Namen für Enzyme weiterhin aus dem zu „bearbeitenden Stoff" (Substrat) als erstem Teil, jedoch mit der Endung „-ase" zusammengesetzt.

Amylum = die pflanzliche Stärke

Das Stärke abbauende Enzym heißt α-Amylase.

Lipase ist das Fett spaltende Enzym.
Pepsin behält seinen Namen.

Die Verdauung

Verdauung findet in den Verdauungsorganen vom Mund bis zum Dickdarm statt. Daran sind mechanische und biochemische Vorgänge beteiligt. Durch die Verdauung wird die Nahrung so in ihre Bestandteile zerlegt, dass unser Körper sie aufnehmen und verwerten kann. Zum Verdauungstrakt gehören die Mundhöhle, die Speiseröhre, der Magen, der Dünndarm mit Zwölffingerdarm, Leerdarm und Krummdarm und der Dickdarm.

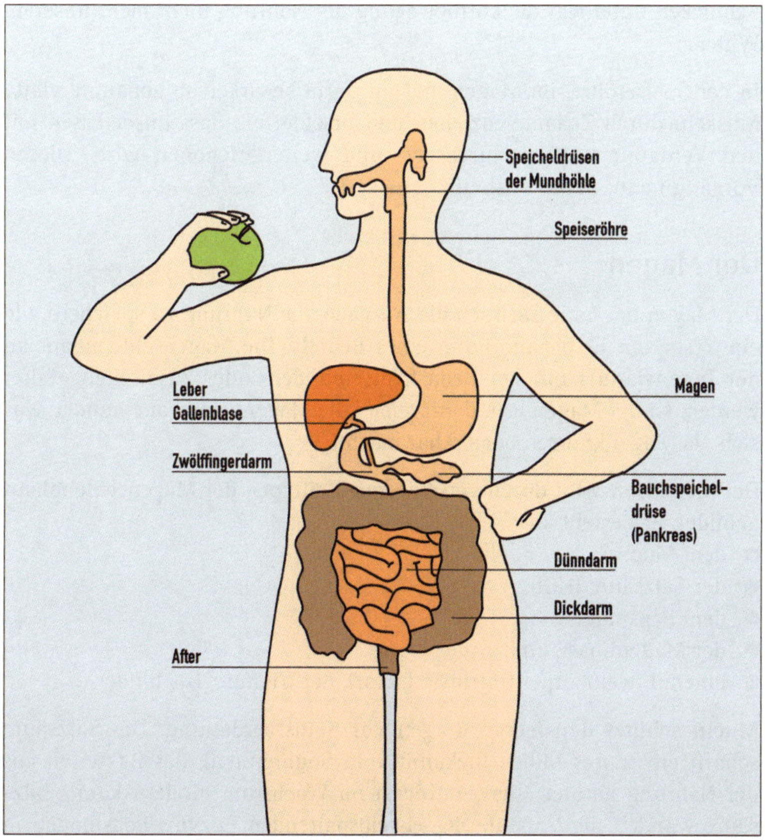

Verdauungstrakt.

Die Mundhöhle

Schon mit dem Abbeißen beginnt die Verdauung, hier durch mechanische Einwirkung. Beim Kauen wird die Nahrung zerkleinert, dabei werden die Zellwände pflanzlicher Nahrungsmittel zerstört, der Bissen wird mit Speichel vermischt. Ein Stück Brot muss in kleine Stücke zerkaut werden, damit eine möglichst große Angriffsfläche für die Verdauungssäfte entsteht. Auch die erste chemische Verdauung findet bereits im Mund statt: das Enzym Amylase zerlegt teilweise Kohlenhydrate, z.B. die im Brot enthaltene Stärke in Dextrine und Maltose.

Zunge S. 254

Das Kauen hat noch einen anderen wichtigen Zweck. Wir erhalten mithilfe der Geschmacksknospen auf der Zunge Botschaften über die Genusstauglichkeit der Nahrung.

Fette werden beim Kauen erwärmt und verflüssigt. Das mit dem Speichel abgesonderte Mucin, ein Schleimstoff, macht unser Essen breiig und weich, dadurch kann es geschluckt und durch die Speiseröhre in den Magen bewegt werden.
Das Kauen und Schlucken können wir willentlich beeinflussen. Nach dem Schlucken unterliegt die Fortbewegung der Nahrung nicht mehr unserem Willen.

In der Speiseröhre, im Magen und im Darm bewirken so genannte glatte Muskeln durch Zusammenziehen und Erschlaffen, dass unser Essen mit den Verdauungssäften durchsetzt und weitergeschoben wird. Diesen Vorgang nennt man Peristaltik.

Der Magen

Der Magen hat hauptsächlich die Aufgabe, die Nahrung zu speichern wie ein Reservoir. Er hat die Form eines Beutels. Die Magenschleimhaut an der Innenwand kann bei Bedarf auseinander- oder zusammengefaltet werden. Ist der Magen leer, dann reiben die Magenwände aneinander, was sich als Magenknurren bemerkbar macht.

Der Magensaft wird durch verschiedene Zelltypen der Magenschleimhaut gebildet. Er besteht aus

- dem Mucin,
- der Salzsäure (HCl),
- dem Pepsinogen,
- der Magenlipase und
- einem Eiweißkörper (intrinsic factor), der Vitamin-B_{12} bindet.

Mucin schützt den leeren Magen vor Selbstverdauung. Die Salzsäure schafft ein saures Milieu (bekannt vom Sodbrennen), das Bakterien aus der Nahrung abtötet oder zumindest im Wachstum hindern kann. Salzsäure wandelt die Vorstufe des eiweißspaltenden Enzyms Pepsinogen in das aktive Pepsin um und denaturiert Nahrungseiweiß. In geringer Menge wird auch das fettspaltende Enzym Magenlipase gebildet.

Der Magen wird durch einen Ringmuskel, den „Pförtner", zum Darm hin verschlossen gehalten.

Der Zwölffingerdarm

An den Pförtner schließt sich der Dünndarm an mit dem ersten und wichtigsten Abschnitt, dem Zwölffingerdarm. Hier hinein münden die Ausgänge der Leber und der Bauchspeicheldrüse. Die Nahrung wird portionsweise an den Dünndarm weitergegeben.

Die von der Leber produzierte Gallenflüssigkeit enthält Salze der Gallensäuren, Cholesterin und Lecithin. Sie neutralisiert die Magensäure und emulgiert die Nahrungsfette.

Die Bauchspeicheldrüse (das Pankreas) gibt den Bauchspeichel ab, in dem sich folgende Enzyme befinden:

- Amylase (baut Stärke zu Dextrinen und Maltose ab) und andere kohlenhydratspaltende Enzyme,
- Proteasen, das sind Enzyme, die Eiweiße in Eiweißbruchstücke (Peptide und Aminosäuren) zerlegen,
- Lipase, ein fettspaltendes Enzym (durch dieses werden Triglyceride in Glycerin und Fettsäuren gespalten).

Der Bauchspeichel ist neutral bis schwach alkalisch (pH-Wert von 7,0 bis 8,0) und neutralisiert ebenso wie die Gallenflüssigkeit den sauren Nahrungsbrei. Dadurch können die Enzyme des Bauchspeichels wirksam werden.

Der Dünndarm

Im Dünndarm wird die meiste Verdauungsarbeit geleistet. Zwar können in geringen Mengen durch den Speichel schon Kohlenhydrate zu Zucker abgebaut werden und im Magen auch Alkohol durch die Magenwand ins Blut übergehen, aber die maßgebliche Menge der Nährstoffe wird im Dünndarm verdaut.
Durch die peristaltischen Bewegungen des Darms wird der Darminhalt weiter mit den Verdauungssäften vermischt. Diese zerlegen die größeren Spaltstücke der Nährstoffe in kleinere bis zu den kleinstmöglichen Untereinheiten (siehe Tabelle 6.20 auf der nächsten Seite).

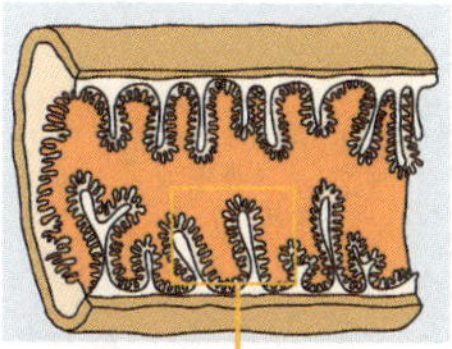

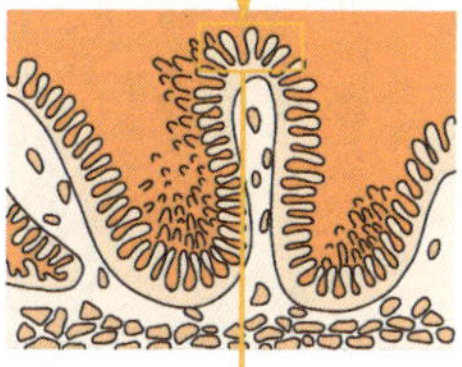

Kerckringsche Falten.

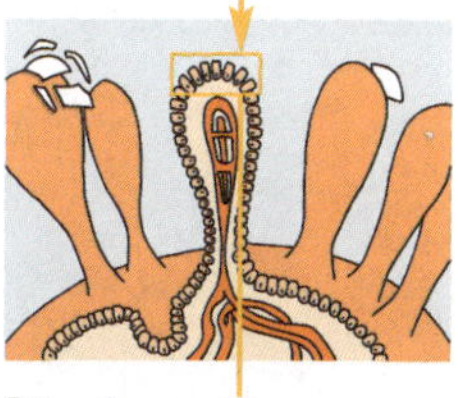

Dünndarmzotten.

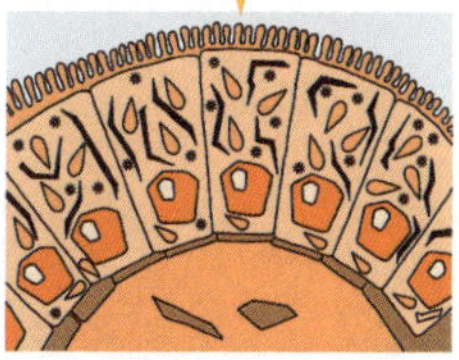

Darmzellen mit Bürstensaum.

Gegen Ende der Passage durch den Dünndarm sind die Nährstoffe vollständig zerlegt. Gleichzeitig werden auch schon die entstandenen Spaltstücke durch die Darmwandzellen (Mucosazellen) in die Blutbahn und Lymphgefäße geschleust. Unser Verdauungsorgan Dünndarm ist hier ganz besonders ausgeklügelt konstruiert. Wäre der Darm nur ein glattes Rohr, würde der Nahrungsbrei ohne Halt in ihm durchrutschen. Um aber optimal die Nährstoffe festhalten zu können, ist die Darmwand dreifach gefaltet:

1. Quer zum Darmrohr verlaufen fest stehende Falten (sog. Kerckringsche Falten).
2. Auf der Oberfläche dieser Falten befinden sich Darmzotten, die man sich wie die Finger eines Handschuhs vorstellen kann.
3. Diese Zotten sind wiederum von einem Rasen feinster Mikrozotten bedeckt, dem so genannten Bürstensaum.

Verdauungsorgan und Verdauungssaft	Kohlenhydrate
Zähne	Mechanische Zerkleinerung
Mundhöhle → Speichel	● Amylase: Stärke → Dextrine → Maltose 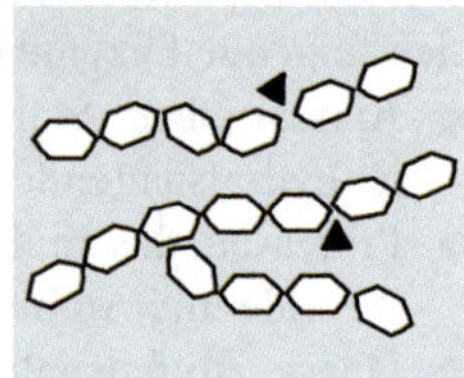
Magen → Magensaft	● Amylase wirkt weiter, bis sie durch Magensäure inaktiviert wird
Dünndarm	
Zwölffingerdarm → Gallensaft → Pankreassaft	● Amylase: Stärke → Dextrine → Maltose ● weitere Enzyme spalten verzweigte Kohlenhydrate 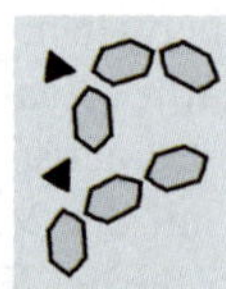
Dünndarm → Darmsaft	● Doppelzucker werden in Einfachzucker zerlegt 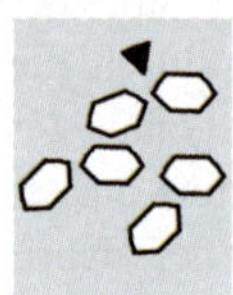

Tabelle 6.20 Verdauung der Hauptnährstoffe.

Eiweiße	Fette	Sonstiges
		● beginnende Resorption von Alkohol ● Medikamente
● Denaturierung durch Salzsäure ● Pepsin spaltet Eiweißstoffe 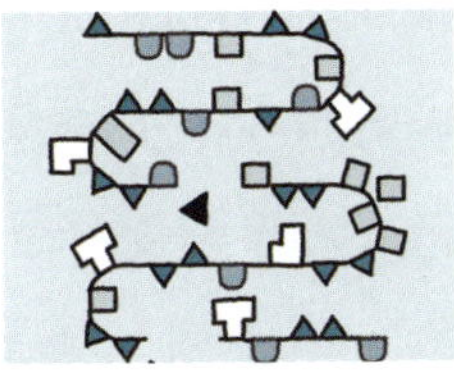	● mechanische Emulgierung ● Lipasen spalten einen kleinen Teil der emulgierten Fette	● Resorption von Alkohol ● Bildung des intrinsic factor
● Proteasen → Polypeptide → Peptide → Aminosäuren 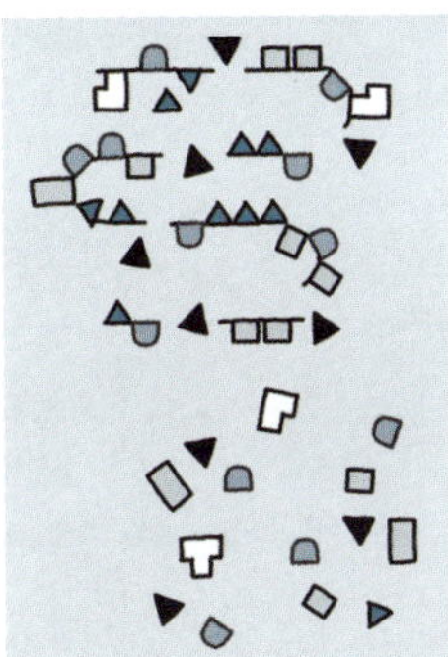 ● weitere Zerlegung	● Galle: Emulgierung ● Lipasen: Triglyceride → Diglyceride → Monoglyceride → Glycerin → Fettsäuren ● weitere Zerlegung 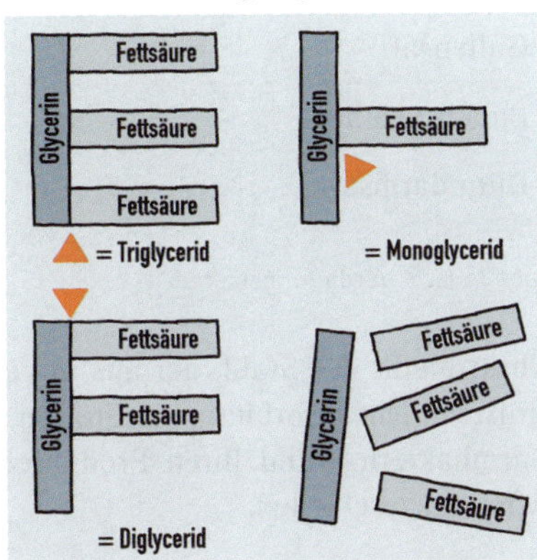	

Die Oberfläche der Darmschleimhaut enthält die Darmdrüsen, die den Darmsaft produzieren.
In den Darmzotten verlaufen kleinste Blut- und Lymphgefäße, die die Nährstoffe aufnehmen. Man kann sagen: Verdauung und Resorption greifen im Dünndarm ineinander.

	Kohlenhydrate	Eiweiße	Fette	andere Nährstoffe
beginnende Resorption	Enzyme Maltase, Saccharase, Lactase (in Darmwand): Maltose, Saccharose, Lactose → je zwei Einfachzucker	Aminosäuren „wandern" durch Darmwand in die Blutbahn	Einschluss der Fettbruchstücke in Gallensäurekugeln („Micellen") → Aufnahme in Darmwandzelle	fettlösliche Vitamine im Verbund mit Fetten

Tabelle 6.21 Resorption der Hauptnährstoffe.

Der Dickdarm

Der Dickdarm hat seinen Namen von seiner Aufgabe bekommen, den Stuhl (Faeces) einzudicken, d.h. das Wasser zu entziehen. Während der gesamten Verdauung werden der Nahrung ca. 6 bis 9 l Verdauungssäfte beigemischt, diese Flüssigkeit recycelt unser Körper wieder. Dickdarmbakterien ernähren sich vom nicht resorbierten Eiweiß.

Verdauungssäfte	Menge/Tag
Speichel	1,0 l bis 1,5 l
Magensaft	1,5 l bis 2,5 l
Gallensaft	0,5 l bis 1,0 l
Bauchspeichel	1 l
Dünndarmsaft	2 l bis 3 l

Tabelle 6.22 Verdauungssäfte.

Übrig bleibt der Stuhl, der aus unverdaulichen Stoffen wie z.B. Ballaststoffen, nicht resorbierbaren Stoffen, abgeschilferten Darmzellen und den Darmbakterien und ihren Produkten besteht. Der Stuhl wird über den After ausgeschieden.

Die Zeit vom Essen bis zur Ausscheidung ist von der Zusammensetzung der Nahrung abhängig.
Fettreiche Lebensmittel verlangsamen die Verdauungsvorgänge im Magen, sie liegen schwer im Magen. Ballaststoffe füllen den Magen und sättigen schneller. Das Gefühl der Sättigung wird nach etwa 15 bis 20 Minuten erreicht. Deshalb sollte man langsam essen, um das Sättigungsgefühl wahrzunehmen.

Aufgaben und Arbeitsaufträge

1. Warum schmeckt Brot süß, wenn man es lange kaut?
2. Welcher Nährstoff kann bei einer Gallenblasenentfernung Verdauungsprobleme verursachen?
3. Gut gekaut ist halb verdaut – erklären Sie den Wahrheitsgehalt dieses Sprichwortes.
4. Warum bezeichnet man den Magen als Speicher- und den Dünndarm als Verdauungsorgan? Unterscheiden Sie nach den Hauptnährstoffen.

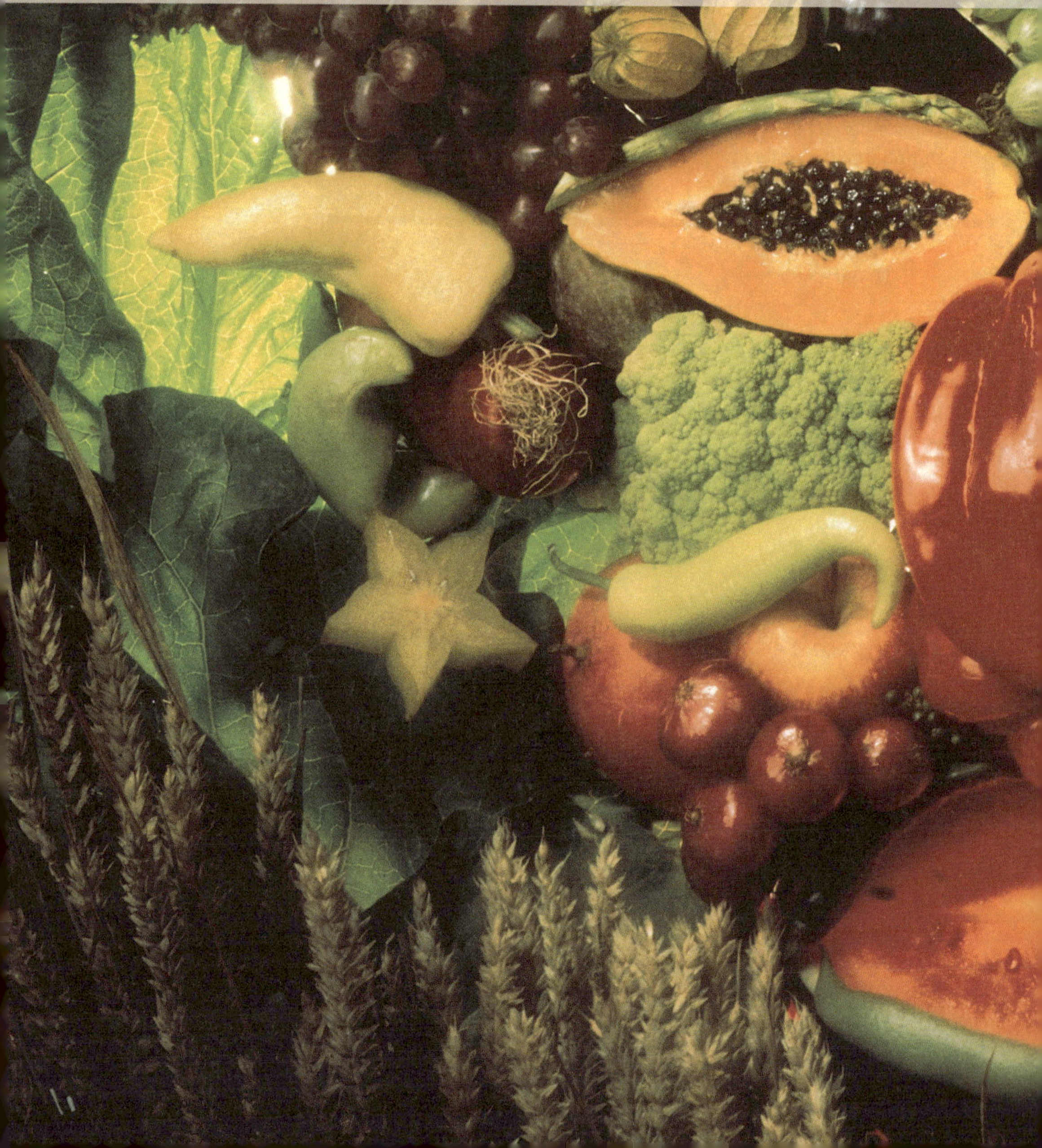

Über alternative Ernährungsformen informieren

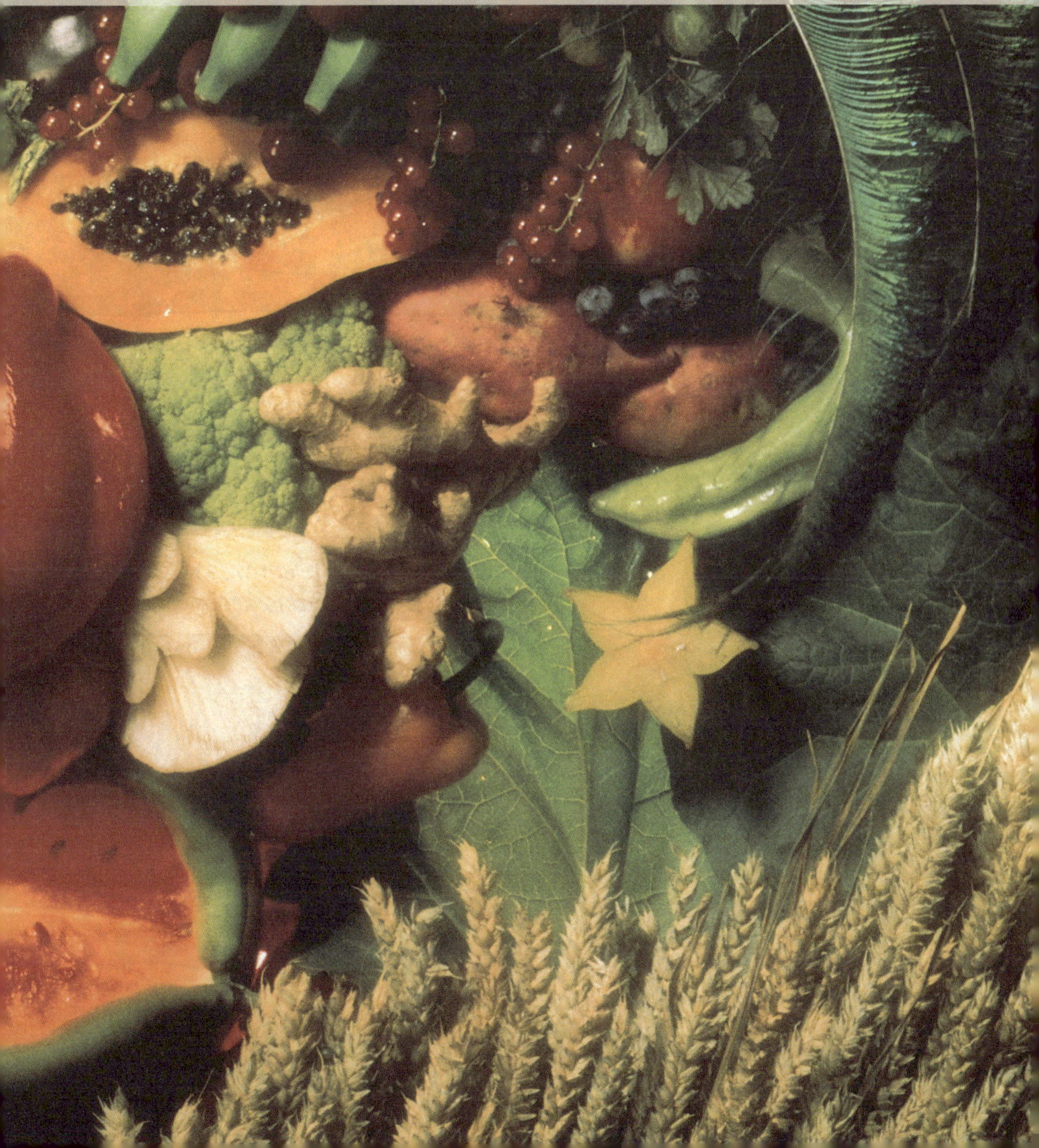

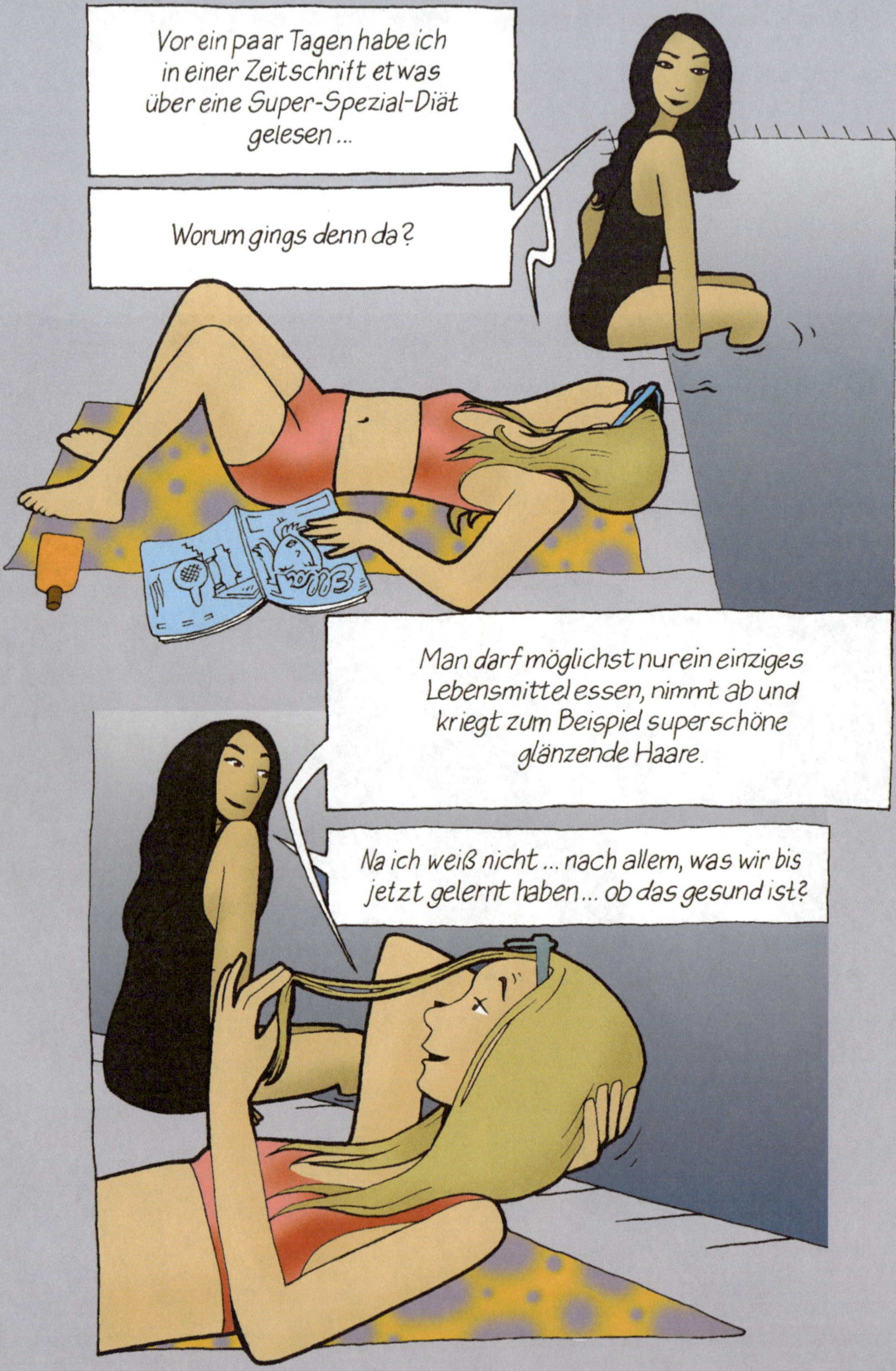
Vor ein paar Tagen habe ich in einer Zeitschrift etwas über eine Super-Spezial-Diät gelesen ...
Worum gings denn da?
Man darf möglichst nur ein einziges Lebensmittel essen, nimmt ab und kriegt zum Beispiel superschöne glänzende Haare.
Na ich weiß nicht ... nach allem, was wir bis jetzt gelernt haben ... ob das gesund ist?

Eine Ernährungsform wird als alternativ bezeichnet, wenn sie von der allgemein üblichen Ernährungsweise abweicht. Meist bemühen sich die Anhänger alternativer Ernährung um einen natürlichen Lebensstil.

Vegetarismus

Der griechische Philosoph Pythagoras (570 bis 500 v. Chr.) begründete den (klassischen) Vegetarismus. Dieser Begriff leitet sich vom lateinischen Wort „vegetare“ ab, das „beleben“ bedeutet. Damit drückte Pythagoras aus, dass die Nahrung nur von lebenden Organismen stammen sollte, also pflanzliche Produkte und solche von lebenden Tieren (Milch, Eier, Honig) umfassen und keine toten Tiere verzehrt werden sollten.

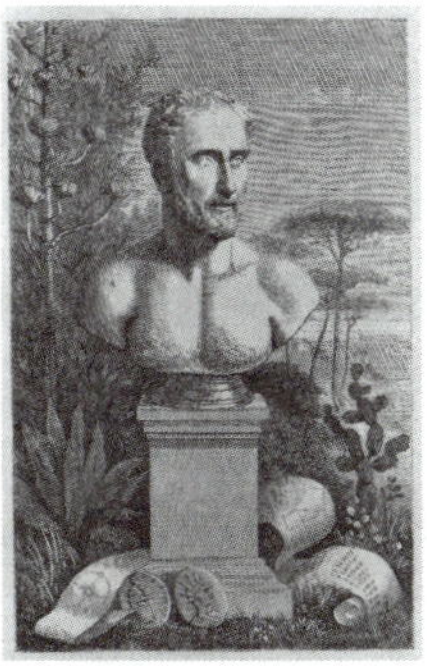

Pythagoras.
„Solange der Mensch Tiere schlachtet, werden die Menschen einander töten!“

Formen vegetarischer Ernährungsweisen

Landläufig versteht man unter vegetarischer Ernährung eine Kostform, bei der auf Fleisch verzichtet wird. Vegetarismus gibt es jedoch in verschiedenen Ausprägungen. Die Bezeichnungen besagen, ob Eier („Ovo“-) oder Milch und Milchprodukte („Lacto“-) neben den pflanzlichen Lebensmitteln verzehrt werden.

Name	Bevorzugung folgender Nahrungsmittel	Vermeidung folgender Nahrungsmittel	
Ovo-Vegetarier	pflanzliche Lebensmittel, Eier	Fleisch, Fisch, Milch	
Lacto-Vegetarier	pflanzliche Nahrungsmittel, Milch	Fleisch, Fisch, Eier	
Ovo-Lacto-Vegetarier	Eier, Milch, pflanzliche Lebensmittel	Fleisch und Fisch	
Veganer	nur pflanzliche Lebensmittel	alle vom Tier stammenden Lebensmittel (Fleisch, Fisch, Eier, Milch und Honig)	
Sonderform: Rohköstler	wie Veganer	zusätzlich gekochte Nahrung	

Tabelle 7.1 Formen vegetarischer Ernährungsweisen.

Mancher bezeichnet sich als Vegetarier, meint aber damit den Verzicht auf Fleisch von Warmblütern und isst Fisch.

Beweggründe für eine vegetarische Ernährungsweise
In den 1970er-Jahren wandten sich immer mehr Menschen dem Vegetarismus zu.

- Aus ethisch religiösen Gründen werden den Tieren als Geschöpfe Gottes ein Lebensrecht zugestanden. Die Massentierhaltung wird als nicht artgerecht gesehen.
- Gesundheitliche Gründe, z. B. um Krankheiten vorzubeugen und die Leistungsfähigkeit zu verbessern, führen zu einer vegetarischen Ernährung.
- Von vielen umweltbewussten Menschen wird auch die zunehmende Technisierung der Lebenswelt abgelehnt.
- Mit den pflanzlichen Lebensmitteln, die auf einer bestimmten Ackerfläche wachsen, können mehr Menschen direkt ernährt werden als über den Umweg der Erzeugung tierischer Lebensmittel. Das Welternährungsproblem könnte durch Verzicht auf Fleisch entschärft werden.

▶ Veredelungsverluste S. 98

Nach dem Auftreten der Rinderkrankheit BSE sind viele Menschen zur vegetarischen Ernährungsform übergegangen. Der Fleischkonsum ging zeitweilig zurück.

Bewertung des Vegetarismus

Allgemein bestätigt ist, dass Ovo-Lacto-Vegetarier seltener Übergewicht und einen zu hohen Blutdruck und günstigere Cholesterinwerte haben als Gemischtköstler (sich herkömmlich ernährende Personen).

Die weitgehende Vermeidung tierischer Lebensmittel, vor allem Fleisch, führt zu geringerem Konsum gesättigter Fettsäuren, Cholesterin und Purinen, was eine geringere Anfälligkeit für Zivilisationskrankheiten (Fettstoffwechselstörungen, Herzkreislauferkrankungen) erwarten lässt.

▶ Purine S. 297

Ganz im Sinne der Ernährungsfachleute verhalten sich Vegetarier, indem sie bei den Kohlenhydraten die Mono- und Disaccharide (Süßigkeiten) einschränken und dafür mehr stärke- und ballaststoffhaltige Lebensmittel (Vollkorngetreide, Gemüse, Obst) verzehren.

Die nachfolgend genannten Nähr-/Inhaltsstoffe werden als „kritische“ Nährstoffe bezeichnet, da Ernährungsexperten bei ihnen eine Unterversorgung befürchten.

Eiweiß. Da Vegetarier Fleisch als Eiweißquelle ablehnen, stellt sich die Frage, ob sie ihren Eiweißbedarf trotzdem decken können.
Die insgesamt aufgenommene Eiweißmenge liegt zwar niedriger als die der Gemischtköstler, die von der DGE empfohlene tägliche Zufuhr von 0,8 g pro kg Körpergewicht (für Erwachsene) ist aber gewährleistet.
Vegetarier sollten über einige Ernährungskenntnisse verfügen, damit sie die geringere biologische Wertigkeit von pflanzlichem Eiweiß durch günstige Kombination verschiedener Eiweißträger ausgleichen können.

Vitamine. Mit Vitaminen, die vorwiegend in Pflanzen vorkommen, wie z.B. Vitamin C und E, ß-Carotin, Folsäure und Thiamin, sind Vegetarier besser versorgt als „Allesesser".
Die Vitamine D und B_{12} werden in geringeren Mengen als bei Gemischtköstlern aufgenommen. Sie werden als kritische Inhaltsstoffe eingestuft.

Für erwachsene Vegetarier und Veganer besteht keine Gefahr, einen Vitamin-D-Mangel zu bekommen, da ausreichende Mengen des Vitamins vom Körper gebildet werden, wenn man sich öfter im Freien aufhält. Säuglinge, die länger als sechs Monate gestillt werden, egal, ob von vegetarisch oder nicht vegetarisch lebenden Müttern, sollten zur Vorbeugung von Rachitis Vitamin-D-Tabletten erhalten.

Auch beim Vitamin B_{12} sind eher Kinder als Erwachsene von einer Unterversorgung betroffen. Ovo-Lacto-Vegetarier und Lacto-Vegetarier erhalten eher noch genügend Cobalamin als Veganer, denen eine medikamentöse Zufuhr empfohlen wird.
In Großbritannien werden Sojafleisch und Sojagetränke zur Vorbeugung eines Vitamin B_{12}-Mangels angereichert.

Mineralstoffe. Die Eisenaufnahme aus pflanzlicher Nahrung kann durch andere pflanzliche Inhaltsstoffe wie Phytin-, Oxal- und Gerbsäure behindert sein. Die Bioverfügbarkeit ist herabgesetzt. Man kann die Eisenaufnahme verbessern, wenn man gleichzeitig Vitamin-C-haltiges Obst oder Gemüse (Paprika) verzehrt.
Vegetariern, die Fisch meiden, wird von der DGE empfohlen, nach Absprache mit einem Arzt Jod in Tablettenform zuzuführen.
In Reform- und Meersalzen finden sich, wenn sie nicht jodiert sind, keine ausreichenden Jodmengen.

Bioverfügbarkeit S. 79

Andere Ernährungsformen

Verschiedene, oft aus Asien stammende Ernährungsformen ähneln, was die Lebensmittelauswahl betrifft, dem Vegetarismus. Die Ernährungsweisen sind häufig ganzheitlich orientiert und sind wegen ihrer geistigen Hintergründe und Ziele wissenschaftlich nicht begründbar. Lediglich der ernährungsbezogene Teil kann beurteilt werden.

Name der Ernährungsform	Inhalte und Ziele	Prinzipien der Lebensmittelauswahl
		erlaubte / empfohlene Lebensmittel
Anthroposophische Ernährungslehre	R. Steiner (Urheber): „Bildekräfte" der Nahrung führen zu Gesunderhaltung und geistig-seelischer Entwicklung	überwiegend lacto-vegetarisch, hoher Getreideanteil, Nahrungsmittel aus biologisch-dynamischem Anbau
Ayurveda	Anstreben körperlich-seelisch-geistiger Harmonie Schutz der Gesundheit	hauptsächlich lacto-vegetarisch
Chinesische Ernährungslehre (nach den fünf Elementen)	Schutz der Gesundheit Harmonie zwischen Energie (Qi; Yang) und Substanz (Yin)	vorwiegend vegetarisch, jahreszeitlich „individuell" geeignete Lebensmittel, Rohkost hat geringe Bedeutung
Evers-Diät	Verhinderung ernährungsabhängiger Krankheiten	hauptsächlich ovo-lacto-vegetarisch, in geringen Mengen Fleisch und Fisch (auch roh)
Makrobiotik	ganzheitliche Betrachtungsweise, Harmonie von Yin und Yang (Ursprung: Zen-Buddhismus)	vegetarisch, neben viel Vollgetreide Hülsenfrüchte, Samen, Nüsse, milchsaures Gemüse, Algen, Sojaprodukte, etwas Fisch
Mazdaznan-Ernährungslehre	ethisch-moralische Prinzipien, Vorbeugung vor Übergewicht	ovo-lacto-vegetarisch, Rohkost, Getreidegerichte

	Besonderheiten	Beurteilung aus ernährungswissenschaftlicher Sicht
zu meidende Lebensmittel		
Kartoffeln (Nachtschattengewächse) Fertigprodukte, Alkohol, einschränken: Fleischkonsum	Bevorzugung jahreszeitlich und örtlich typischer verfügbarer Nahrungsmittel	• geeignet als Dauerkost • Nährstoffzufuhr ausreichend • erfreulich hohe Ballaststoffzufuhr • vorteilhaft wie andere vegetarische Ernährungsformen
stark verarbeitete Lebensmittel, Reste, Rohkost	Einteilung in Konstitutionstypen und darauf abgestimmte Ernährung, Zubereitung möglichst frischer Nahrung	• geeignet als Dauerkost • ausreichende Nährstoffzufuhr • zu geringer Rohkostanteil • vorteilhaft wie andere vegetarische Ernährungsformen
stark verarbeitete Lebensmittel	Lebensmittel werden nach den fünf Elementen und Wärmewirkung eingeteilt	• geeignet als Dauerkost • Nährstoffzufuhr ist ausreichend • vorteilhaft wie andere vegetarische Ernährungsformen
stark verarbeitete Lebensmittel	für Multiple-Sklerose-Kranke empfohlene Ernährung zur Vorbeugung und Behandlung; Krankenkost: 100 % Rohkost; Diät für Gesunde: 80 % Rohkost, 20 % ausgewählte erhitzte Nahrungsmittel (Vollwert)	• geeignet als Dauerkost • ausreichende Nährstoffzufuhr
Milchprodukte, Fleisch, Nachtschattengewächse, Zucker, Honig, Kaffee, Tee, Süßstoff, Konserven, Tiefkühlkost, Alkohol.	Bevorzugung von Nahrung aus der gleichen Klimazone	• modernisierte Form nach Kushi und Acuff für Erwachsene akzeptabel • vegane Form für Kinder problematisch z. B. wegen der zu meidenden Milchprodukte (einige wissenschaftlich falsche Aussagen, z. B. Mensch kann selbst Vitamin C herstellen, Transmutation: der Organismus kann Elemente ineinander überführen)
Weißmehl, isolierte Zucker	Bevorzugung von Lebensmitteln der Jahreszeit, „instinktive" Auswahl der Speisen	• geeignet als Dauerkost • abwechslungsreich • ausreichende Nährstoffzufuhr

Name der Ernährungsform	Inhalte und Ziele	Prinzipien der Lebensmittelauswahl
		erlaubte / empfohlene Lebensmittel
Waerland-Kost	Mensch entwickelt sein Bewusstsein weiter durch Harmonie mit der Natur, Vorbeugung vor Krankheiten	lacto-vegetarisch, reichliches Trinken (3 bis 3,5 l / Tag), viel Rohkost
Fit for Life	Gesundheit, Entfernung „giftiger Schlacken“, Gewichtsabnahme, ähnliche Aussagen wie bei „Hay’scher Trennkost“	vegetarisch, Obst und Gemüse, v. a. roh
Schnitzer-Kost	Mensch ist kein Allesesser, sondern „Früchteesser“, „Frugivore“, der sich an „Urnahrung“ angepasst hat. Intensivkost: * Verbesserung der Lebenskraft, Leistungsfähigkeit, Ausdauer * Vorbeugung vor sämtlichen Zivilisationskrankheiten * Gewichtsabnahme	Intensivkost: Vegane Kost: nur „Früchte“ = Getreide, Wurzelgemüse und Blattsalate „Normalkost“: Ovo-lacto-vegetarisch (9200 kJ / Tag)
Vollwertkost nach Bruker	Verhinderung und Heilung ernährungsbedingter Zivilisationskrankheiten	Vollkornbrot , Vollkorngetreide Frischkost, Frischkornbrei naturbelassene Fette (Öle und Butter)

Tabelle 7.3 Wissenschaftlich nicht begründbare Ernährungsformen.

Aufgaben und Arbeitsaufträge

1. Erstellen Sie jeweils ein Mittagessen für einen Ovo-Vegetarier, einen Lacto-Vegetarier, einen Ovo-Lacto-Vegetarier und einen Veganer. Berücksichtigen Sie dabei den biologischen Ergänzungswert von Eiweiß (Tabelle 5.17).
2. Berechnen Sie mithilfe der Tabelle den Eiweißgehalt der Gerichte von Aufgabe 1. Vergleichen Sie die errechneten Gehalte mit dem Bedarf (Lernfeld 5).

	Besonderheiten	Beurteilung aus ernährungswissenschaftlicher Sicht
zu meidende Lebensmittel		
Zucker, Kochsalz, konservierte und konzentrierte Nahrungsmittel, Genussmittel	„Kruska“: Getreidebrei aus geschrotetem Weizen, Roggen, Gerste, Hafer (gequollen)	• geeignet als Dauerkost • ausreichende Nährstoffzufuhr
Fleisch, Milch, denaturierte Produkte, Kaffee, Tee, Alkohol	„Verdauungszyklen“ eiweiß- und kohlenhydratreiche Lebensmittel sollen getrennt verzehrt werden	• als Dauerernährung nicht empfehlenswert • verschiedene nicht wissenschaftlich bewiesene Behauptungen
bei Intensivkost: Obst- und Gemüsesäfte, Milch, verboten: tierische Nahrungsmittel, isolierte Zucker, Kaffee, Alkohol, Nikotin	Nahrung aus kontrolliert biologischen Anbau, Schnitzer empfiehlt zusätzlich zur Intensivkost Mineralstoffpräparate	• Intensivkost: nicht geeignet als Dauerernährung, besonders nicht für Personen mit besonderem Nährstoffbedarf wie Schwangere, Säuglinge usw. • Normalkost als Dauerkost bedingt geeignet
wenig „Fabrikzucker“ und „Fabriknahrungsmittel“ (Konserven) Einschränkung tierischer Lebensmittel einschließlich Milch	Unterscheidung von „Lebensmitteln“ („lebendig“ = naturbelassen, unerhitzt, nur mechanisch behandelt oder fermentiert) und „Nahrungsmitteln“ („tot“ = erhitzt, konserviert, präpariert)	• günstige Empfehlung: wenig Fleisch und Eier • verschiedene widersprüchliche und falsche Aussagen, z. B. Fett macht nicht fett

3. Diskutieren Sie in der Klasse über eine fleischfreie Ernährung. Welche Gründe sind für Sie ausschlaggebend, weniger Fleisch zu essen?
4. Warum muss für Kinder eine vegane Ernährung abgelehnt werden?
5. Informieren Sie sich über das Internet über wissenschaftlich nicht begründbare Ernährungsformen.

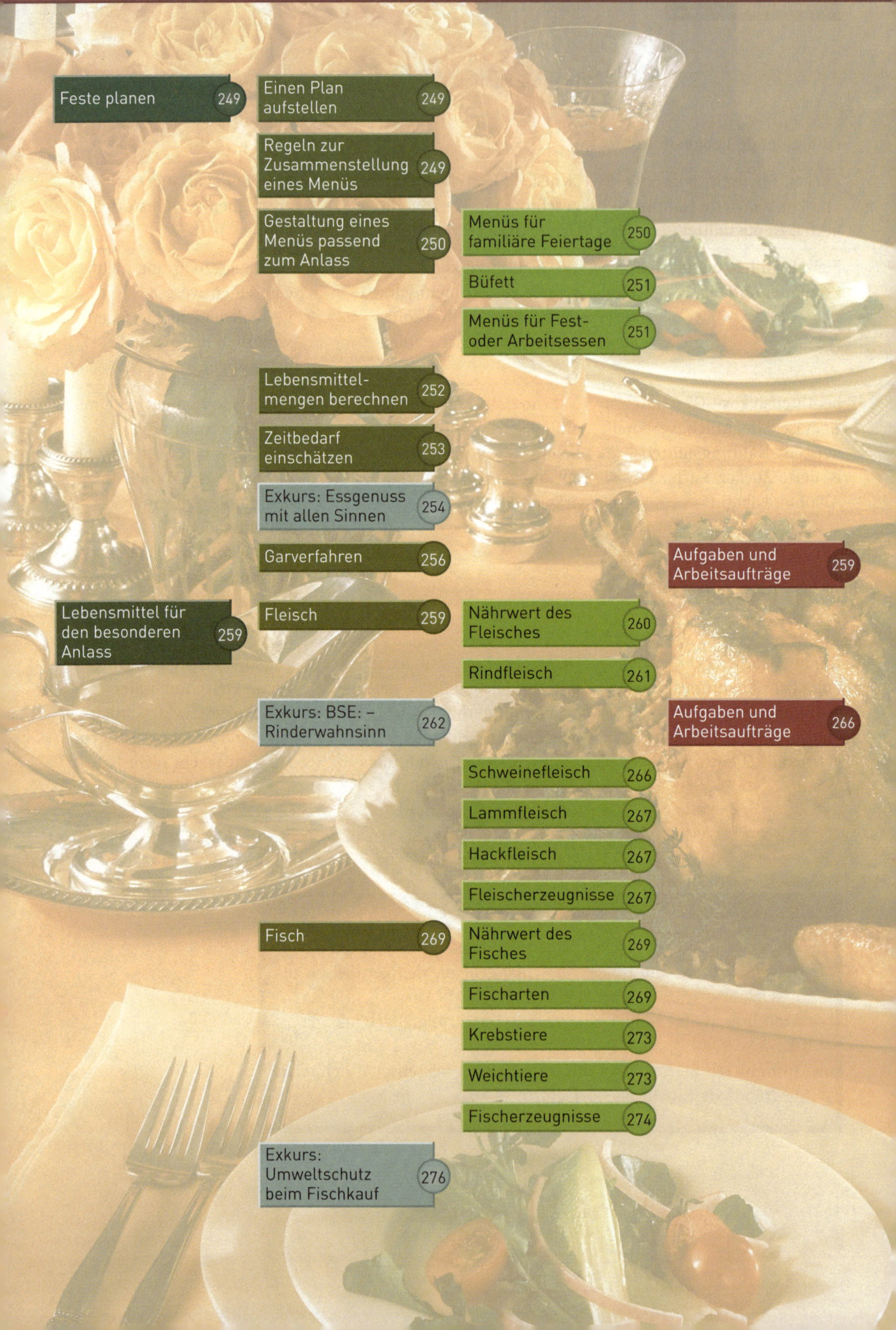

Feste ausrichten

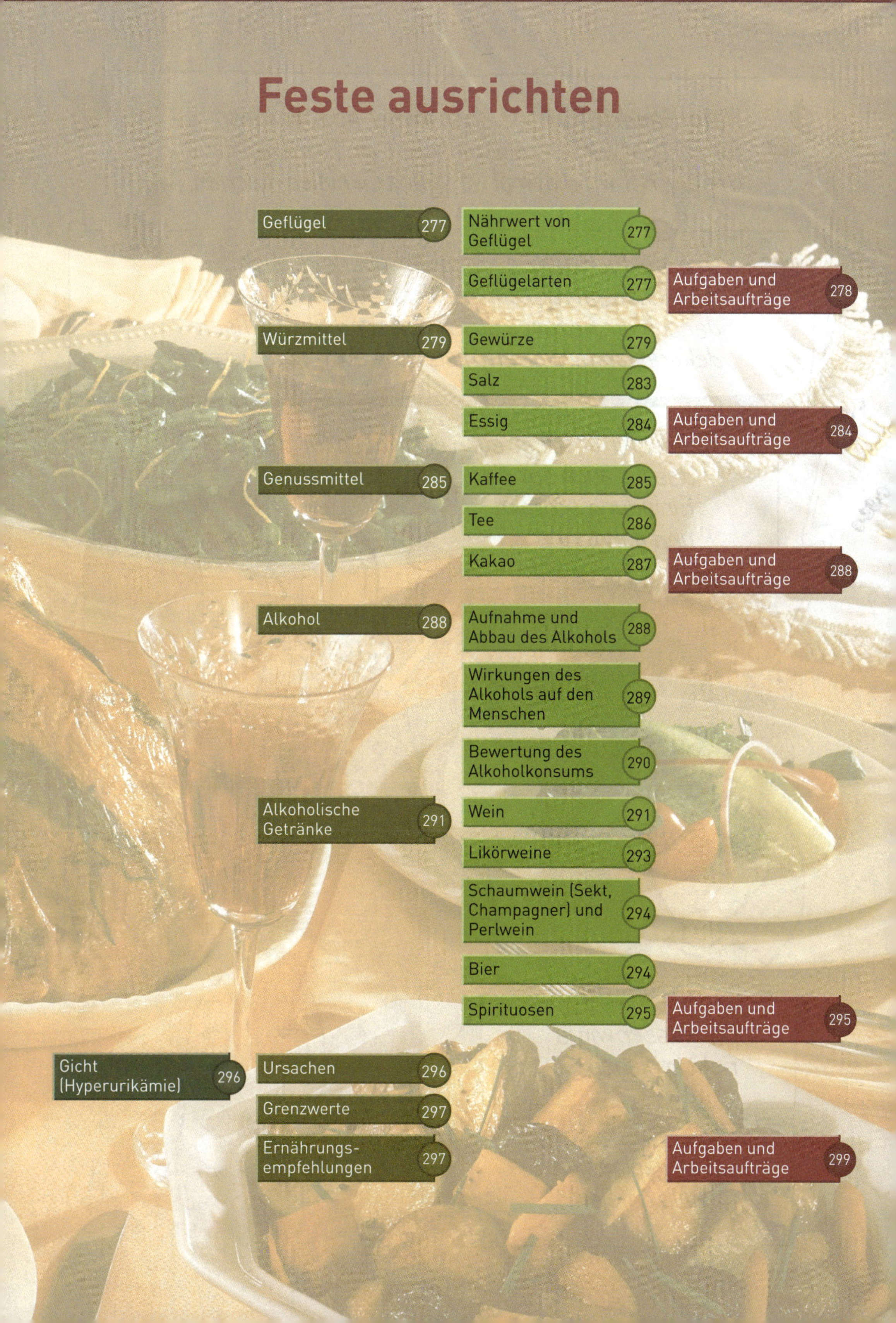

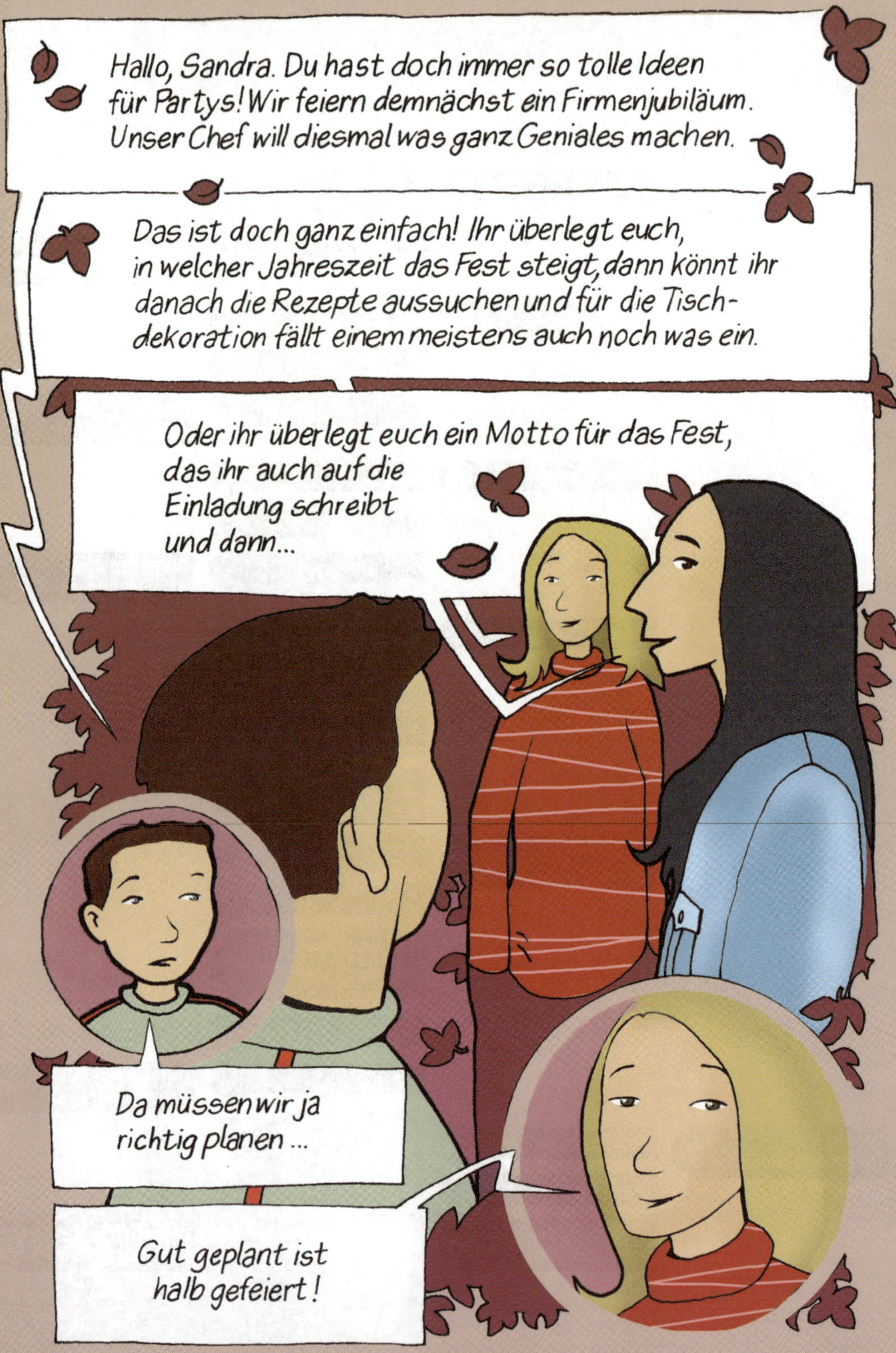
Hallo, Sandra. Du hast doch immer so tolle Ideen für Partys! Wir feiern demnächst ein Firmenjubiläum. Unser Chef will diesmal was ganz Geniales machen.
Das ist doch ganz einfach! Ihr überlegt euch, in welcher Jahreszeit das Fest steigt, dann könnt ihr danach die Rezepte aussuchen und für die Tischdekoration fällt einem meistens auch noch was ein.
Oder ihr überlegt euch ein Motto für das Fest, das ihr auch auf die Einladung schreibt und dann...
Da müssen wir ja richtig planen ...
Gut geplant ist halb gefeiert!

Feste planen

Einen Plan aufstellen

Ob ein Fest gelingt, hängt ganz wesentlich von der gewissenhaften Planung und Vorbereitung ab.
Bei Festen gibt es eine große Bandbreite der Gestaltung, von der einfachen Party bis zum offiziellen Bankett.
Zur professionellen Planung gehört eine Checkliste (Katalog der geplanten Tätigkeiten, Termine, Mengen usw).

„Feste muss man feiern, wenn sie fallen!"

Checkliste	Wer? Was? Wann? Wo?	erledigt
Festart		✔
Anzahl der Gäste		
Termin		
Platzbedarf		
Speisen- und Getränkeauswahl		
Berechnung der Lebensmittelmengen		
Bestellung / Einkauf		
Zeitplan für Speisenzubereitung		
Tischdekoration		
Personal (Küche und Service)		

Checkliste.

Zwischen den verschiedenen Planungsbereichen bestehen Wechselwirkungen, z. B. muss bei der Auswahl des Menüs beachtet werden, dass verschiedene Garmethoden eingesetzt werden, um Doppelbelegungen eines Gargerätes oder von Küchenmaschinen zu vermeiden. Je nach Anlass sind Darreichung und Art der Speisen unterschiedlich: bei einem festlichen Bankett werden die Gänge am Tisch serviert, bei einem Stehempfang können dekorierte kalte Platten angeboten werden.

Regeln zur Zusammenstellung eines Menüs

Zuerst sollte der Hauptgang festgelegt werden. Nach ihm richtet man die Auswahl der anderen Gänge.
In die Planung des Menüs fließen folgende Überlegungen ein:

- Der Energiegehalt der Speisen sollte dem Energiebedarf der zu versorgenden Menschen angepasst sein. Nach diesem Aspekt sind Lebensmittel und Zubereitungsart auszuwählen (ernährungsphysiologische Grundsätze).
- Werden mehr als drei Gänge serviert, bietet man keine gebundenen Suppen an.
- Die Güte und Besonderheit sollte sich im Laufe der Speisenfolge steigern. Nach einer einfachen Vorspeise folgt ein qualitativ höherwertiger Hauptgang.

- Ein Menü wird harmonisch und abwechslungsreich zusammengestellt.
- Während der Speisenfolge werden gleiche Eigenschaften der einzelnen Speisen nicht wiederholt.

Vermeiden Sie diese Wiederholungen:	
Farbe (dreimal gelb-orange)	Kürbissuppe, Currygulasch, Vanillepudding
Rohstoff (dreimal Geflügel)	Hühnerkraftbrühe, Geflügelsalat, Putenschnitzel
Zubereitungsart (dreimal mit Sahne)	Geflügelrahmsuppe, Champignonrahmschnitzel, Kremspeise
Garungsart (dreimal gebacken)	Gratinierte Zwiebelsuppe, Rinderfilet Wellington, Apfelkrapfen
Geschmacksrichtung (dreimal Wein)	Birne in Rotwein, Coq au vin (in Wein geschmortes Huhn), Weinschaum

Tabelle 8.1 Fehler bei der Menüplanung.

Eine Ausnahme sind Anlässe, bei denen ein Nahrungsmittel oder eine Lebensmittelgruppe besonders gewürdigt wird, wie saisonal verfügbares Gemüse (z. B. Spargel) oder regionale Grundnahrungsmittel (z. B. Fisch).

Gestaltung eines Menüs passend zum Anlass

Menü = Speisenfolge

Wenn der Anlass, Personenkreis und z. B. ein Motto vorgegeben sind, so wird die Auswahl des Menüs dadurch eingegrenzt und erleichtert:

- Menüs für familiäre Feiertage,
- Menüs für Fest- oder Arbeitsessen,
- Menüs auf der Grundlage bestimmter Rohstoffe,
- Menüs für bestimmte Personengruppen,
- Menüs unter einem bestimmten Motto.

Menüs für familiäre Feiertage

An Feiertagen erwartet der Gast Gerichte, die aus regionalen oder saisonalen Gegebenheiten entstanden und zur Tradition geworden sind.
Ostern ist das Fest der Eier, Hasen und Lämmer. Zu Pfingsten wird das erste einheimische Gemüse erwartet (Salate, Spargel, Rhabarber). An Weihnachten gibt es eher traditionelle Gerichte (Karpfen, Gans, Wild und dazu passende Wintergemüse).
Zu Silvester leistet man sich gern Delikatessen wie Schalen- und Krustentiere oder Edelfische und die besten Teile der Schlachttiere (Filet).

Büfett

Man bietet ein Büfett immer dann an, wenn viele Menschen mit verschiedenartigen Speisen verköstigt werden sollen.
Durch ein Büfett kann Personal eingespart werden.

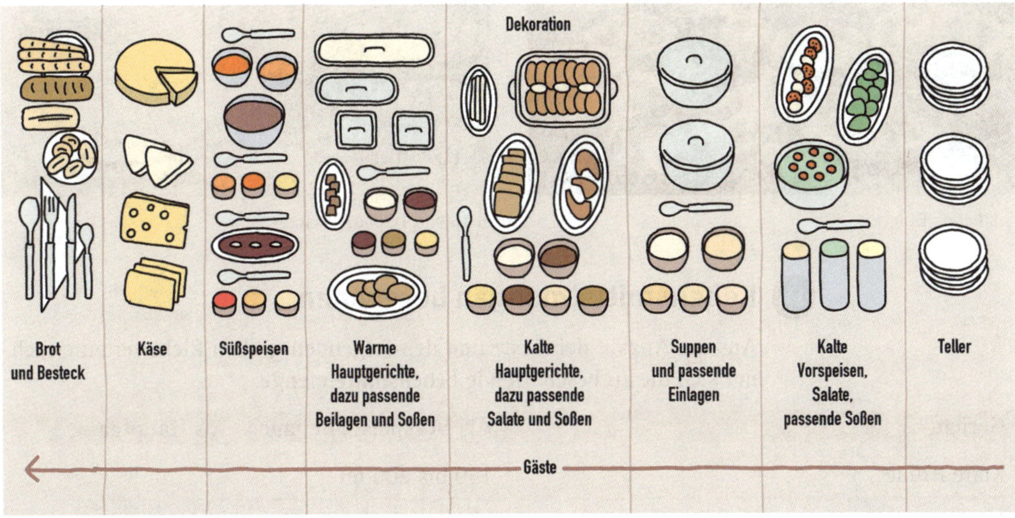

Aufbau eines Büfetts.

Menüs für Fest- oder Arbeitsessen

Bei Arbeitsessen anlässlich von Tagungen oder Festessen bei Hochzeiten oder Jubiläen sind viele Personen zu verpflegen. Hier müssen unterschiedliche Geschmäcker auf einen gemeinsamen Nenner gebracht werden. Man sollte damit rechnen, dass manche Menschen ungern fettes oder blutiges, nicht durchgebratenes Fleisch, frische Austern, Schnecken oder Innereien essen.
Außerdem sind betriebliche Gegebenheiten zu berücksichtigen. Schwierige Gerichte, die sich eher für Einzelgäste eignen, sollten vermieden werden.

Ein Menü ist eine Zusammenstellung verschiedener Speisen in einer bestimmten Reihenfolge. Jede Speise des Menüs wird Gang genannt, weil der Ober zum Servieren der Speise einen Gang zur Küche macht. Ein Menü mit 15 Gängen wird nur selten angeboten. Ein zeitgemäßes Menü könnte beispielsweise aus folgenden sieben Gängen bestehen:

- Suppe,
- Fisch,
- großer Fleischgang,
- warmes Zwischengericht,
- warme Süßspeise,
- Käse und
- Nachtisch.

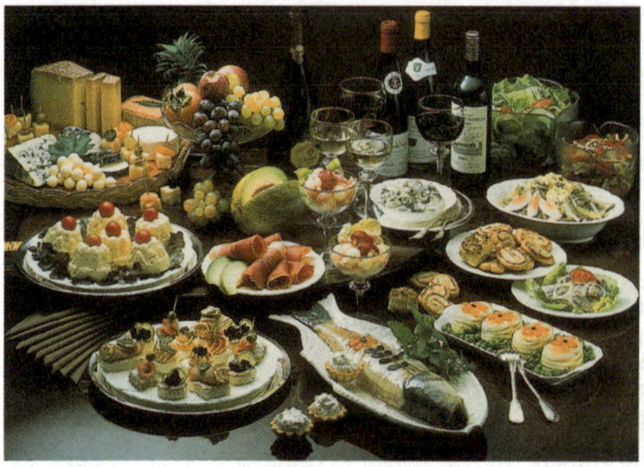

Festliches Büfett.

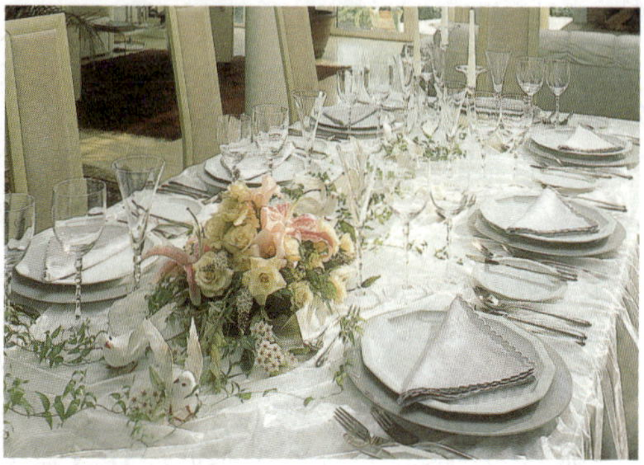

Festliche Tischdekoration.

Lebensmittelmengen berechnen

Aus der Anzahl der Gäste und den folgenden groben Richtwerten errechnet sich die zu beschaffende Lebensmittelmenge.

Gericht	Als Vorspeise/Beilage	Als Hauptgang
Klare Brühe	150 bis 200 ml	
Suppe	200 bis 250 ml	400 ml
Salat	100 g	200 g
Fisch	50 bis 100 g	150 bis 200 g
Fleisch	50 bis 80 g	150 bis 200 g
Gemüse	150 bis 200 g	300 bis 350 g
Kartoffeln	150 bis 200 g	300 g
Reis, Teigwaren, Getreide (Trockengewicht)	50 bis 70 g	80 bis 100 g
Soßen (gehaltvoll, cremig)	80 ml	
Soßen (leicht, dünnflüssig)	125 ml	
Brot und Brötchen	80 bis 100 g	
Dessert	150 bis 200 g	300 bis 350 g
Käse	50 g	80 bis 100 g
Obst	80 bis 100 g	
Gebäck 1 runde Form (Durchmesser 24 bis 26 cm) 1 Backblech	 für 12 Personen für 20 Personen	 für 3 bis 4 Personen für 5 bis 6 Personen

Tabelle 8.2 Schätzwerte für Lebensmittelmengen je Person.

Zeitbedarf einschätzen

Will man ein Fest ausrichten, muss der Zeitbedarf gut geplant sein. Die gesamte Arbeitszeit lässt sich in Arbeitsschritte unterteilen. Am Beispiel der Zubereitung eines Kürbisgratins für 20 Personen wird dies verdeutlicht.

Rezept:
5 kg Kürbis,
800 g Zwiebeln,
15 g Knoblauch,
1,2 l Gemüsebrühe,
1 l Sahne,
gemahlener Koriander und Ingwer,
Salz, Pfeffer,
500 g zerkleinertes Knäckebrot,
500 g geriebener Käse

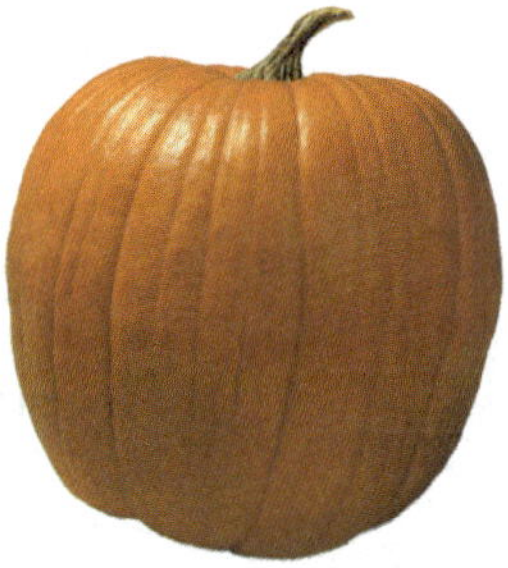

<table>
<tr><th colspan="5">Gesamtarbeitszeit</th></tr>
<tr><td rowspan="2">Rüstzeit
Vorarbeiten, z. B. Lebensmittel bereitstellen, Geschirr holen</td><td colspan="4">Ausführungszeit
Die gesamte Zeit für die Zubereitung des Kürbisgratins.</td></tr>
<tr><td colspan="2">Grundzeit</td><td>Erholungszeit</td><td>Verteilzeit</td></tr>
<tr><td colspan="2">Tätigkeitszeit</td><td>Wartezeit</td><td rowspan="2">Zeit, die man zum Ausruhen braucht. Beim Schälen von Kürbis kann eine kleine Pause nötig sein, weil diese Arbeit die Finger ermüdet.</td><td rowspan="2">Eine Unterbrechung der Arbeitszeit (z. B. durch einen Telefonanruf).</td></tr>
<tr><td>Verrichtungszeit
Kürbis schälen, waschen, raspeln, Zwiebeln und Knoblauch schälen und hacken, alles gemischt in eine Form füllen, Gemüsebrühe mit Sahne und Gewürzen verquirlen und das Gemüse damit begießen, mit zerkleinertem Knäckebrot und Käse bestreuen.</td><td>Überwachungszeit
Den Backvorgang überprüfen.</td><td>Bei 175 °C etwa 50 Minuten Backen im Konvektomat backen.</td></tr>
<tr><td colspan="5">Nacharbeiten, z. B. abspülen</td></tr>
</table>

Tabelle 8.3 Gesamtarbeitszeit.

Exkurs: Essgenuss mit allen Sinnen

Ob uns ein Gericht oder Lebensmittel schmecken, hängt wesentlich von unserer Wahrnehmung ab, an der folgende fünf Sinne beteiligt sind.

Sehen. Der Sehsinn (optischer oder visueller Sinn) gibt den optischen Eindruck einer Speise wieder, Form und Farbe werden erfasst: Der Bräunungsgrad des Kuchens oder die Frische des Salats können dadurch beurteilt werden.

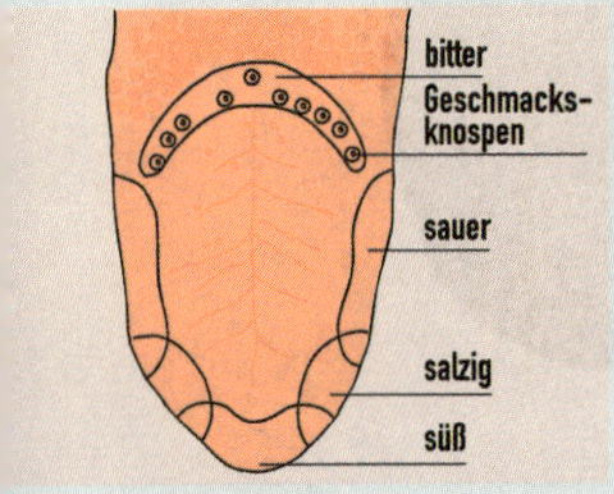

Zunge mit Geschmacksrichtungen.

Schmecken. Die Zunge und die Schleimhaut der Mundhöhle sind die Sinnesorgane für Geschmackswahrnehmungen. Auf der Zunge liegen in den Geschmacksknospen tausende von Sinneszellen, die durch feinste Geschmacksstoffe im Speichel gereizt werden. Der Reiz wird über Nerven zum Gehirn geleitet, wo er zur Geschmacksempfindung verarbeitet wird. Die vier Grundgeschmacksrichtungen süß, sauer, salzig und bitter werden jeweils in bestimmten Bereichen der Zunge, die sich teilweise überschneiden, geschmeckt.

Ein weiterer Grundgeschmack, umami, wird zurzeit untersucht. Umami bedeutet köstlich auf japanisch und steht für den Geschmack von Glutamat. Die Geschmacksrichtung umami findet man in vielen Sojaprodukten.

Die Geschmacksempfindungen sind für die Verdauung der Nahrung wichtig, da sie zur mehr oder weniger starken Speichelabsonderung beitragen. Wenn es uns schmeckt, „läuft uns das Wasser im Mund zusammen“. Die größte Speichelmenge wird durch saure Speisen hervorgerufen. Dadurch wird die Mundschleimhaut vor starken Säuren geschützt.

Da in giftigen Nahrungsmitteln oft bittere Stoffe enthalten sind, schützt sich der Körper durch geringe Speichelsekretion, sodass der Bitterstoff nicht verdünnt wird, sondern eher zum Erbrechen führt.
Der Geschmackssinn kann im Alter und durch Nikotinkonsum nachlassen, indem weniger Geschmacksknospen aktiv sind.

Riechen. Ohne den Geruchssinn würden uns alle Speisen weniger gut schmecken. Wenn Duftstoffe (chemische Verbindungen) durch die Nase und aus der Mundhöhle über den Rachen an die Riechzellen gelangen, lösen sie eine Geruchsempfindung aus. Der Mensch kann nur fünf Geschmacksrichtungen schmecken, aber bis zu 10000 Gerüche unterscheiden. Diese Geruchsempfindungen stellen meistens eine Mischung aus verschiedenen Grundgerüchen dar.

Der Geruch (das Aroma) einer Speise entscheidet, ob wir Appetit auf sie haben oder nicht. Dabei spielen auch Erfahrungswerte (das hat meine Mutter immer so gekocht) eine Rolle.
Verliert man den Geruchssinn durch Operation oder Krankheit (Schnupfen), bedeutet dies eine starke Einschränkung des Geschmackserlebnisses und damit der Lebensqualität.

Fühlen und Tasten. Die Oberflächenbeschaffenheit einer Speise wird von Tastkörperchen in der Mundschleimhaut registriert. So kann Weiches von Hartem, Flüssiges von Festem, Raues von Glattem, Krümeliges von Cremigem unterschieden werden.
Der Geschmackseindruck scharf (Chili, Pfeffer) wird über schmerzempfindliche Nervenzellen übertragen. Manche Geschmacksstoffe reizen temperaturempfindliche Nervenzellen, z.B. erweckt Menthol einen Kälteeindruck.

Hören. Über das Gehör nimmt man weitere wichtige Eindrücke auf, die zum Essgenuss beitragen. Kartoffelchips müssen krachen, den Reifegrad von Melonen erfährt man durch Anklopfen, Äpfel knirschen beim Hineinbeißen, ein Weintrinker freut sich beim Plopp des gezogenen Korkens.

Zusammenwirken der Sinne. Ob einem Menschen etwas schmeckt, hängt nicht nur von funktionstüchtigen Geschmacksorganen ab, sondern auch von seinen persönlichen Erfahrungen mit Nahrung, von sozio-kulturellen, religiösen und biologischen Einflüssen. Moslems essen z.B. aus religiösen Gründen kein Schweinefleisch.

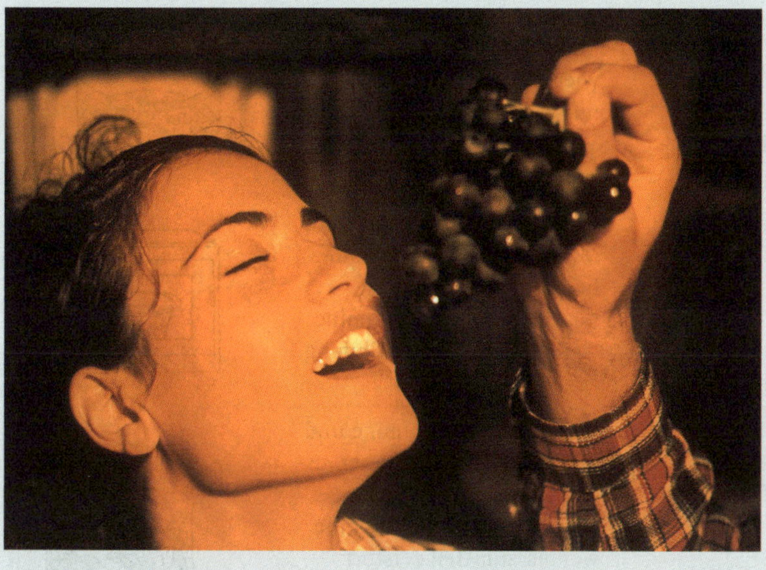

Garverfahren

Garverfahren in Großküchen S. 305

Als Gastgeber möchte man seine Gäste mit leckeren Speisen verwöhnen. Dazu ist es wichtig, die richtigen Garverfahren entsprechend der Lebensmittel zu wählen. Empfindliche Lebensmittel, wie Fisch und zarte Gemüse, werden bei niedrigeren Temperaturen schonender gegart als robuste Lebensmittel, wie Rindfleisch oder Hülsenfrüchte, mit dem Ziel, die Nährstoffe möglichst zu erhalten.
Im Folgenden werden die Garverfahren erläutert, die im Kleinhaushalt angewandt werden.

Feuchte Hitze		
Dämpfen Garen im Gemisch aus Wasserdampf und Luft bei Temperaturen um 100 °C, oft in einem Sieb über siedendem Wasser	○ wasserlösliche Vitamine und Mineralstoffe bleiben überwiegend erhalten ○ nur wenige hitzeempfindliche Vitamine werden zerstört	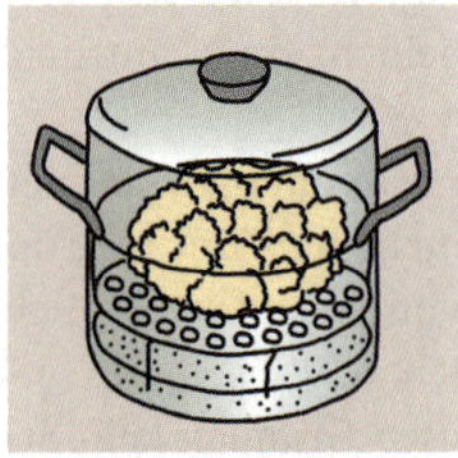
Dünsten = Garen im eigenen Saft Garen in wenig Flüssigkeit bei 100 °C meist unter Zugabe von wenig Fett	○ wasserlösliche Vitamine und Mineralstoffe bleiben überwiegend erhalten ○ nur wenige hitzeempfindliche Vitamine werden zerstört	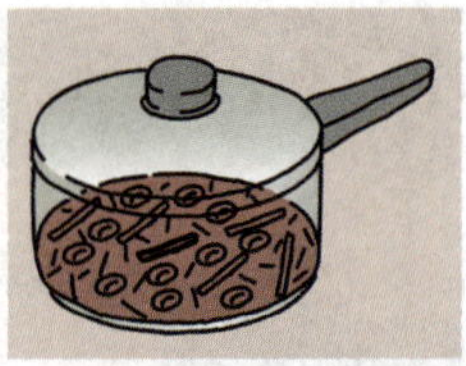
Garen im Mikrowellengerät	○ wasserlösliche Vitamine und Mineralstoffe werden kaum herausgelöst ○ hitzeempfindliche Vitamine werden in geringem Umfang zerstört	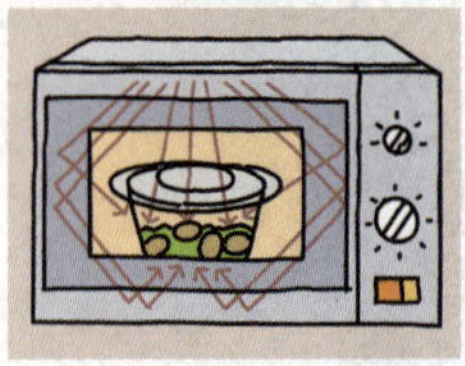
Kochen Garen in viel Flüssigkeit bei 100 °C	○ wasserlösliche Vitamine und Mineralstoffe werden herausgelöst ○ hitzeempfindliche Vitamine werden zum Teil zerstört	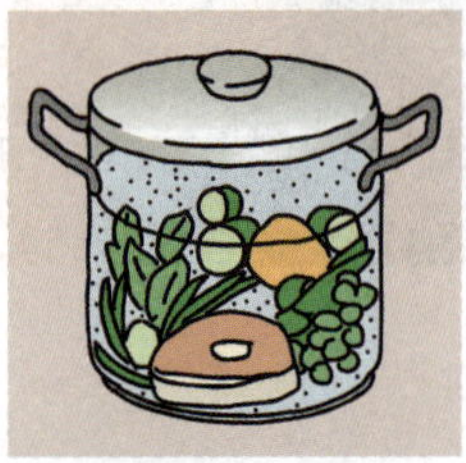
Garziehen = Pochieren Garen in viel Flüssigkeit zwischen 80 °C bis 95 °C	○ wasserlösliche Vitamine und Mineralstoffe werden herausgelöst ○ hitzeempfindliche Vitamine werden teilweise zerstört	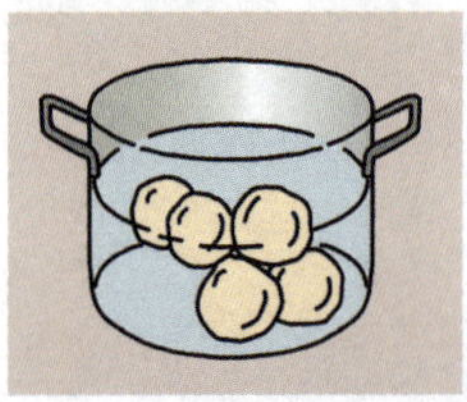

Feuchte Hitze

Dampfdruckgaren Garen in einem druckdichten Topf bei Überdruck und Temperaturen von etwa 105 °C bis 120 °C mit verkürzter Kochzeit	○ wasserlösliche Vitamine und Mineralstoffe werden herausgelöst ○ hitzeempfindliche Vitamine werden teilweise zerstört ○ zeit- und energiesparende Methode für Getreide und Hülsenfrüchte ○ hält man die Garzeiten nicht ein, verkocht das Gargut	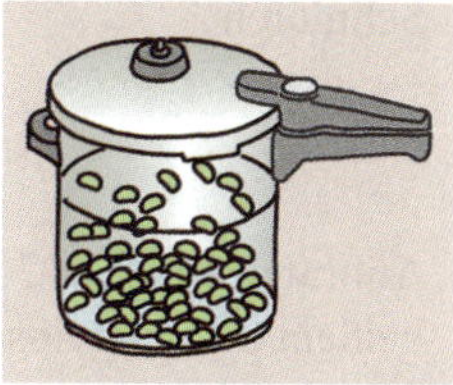

Trockene Hitze

Backen Garen in heißer Luft bei 120 °C bis 240 °C	○ keine Auslaugverluste wasserlöslicher Vitamine und Mineralstoffe ○ hitzeempfindliche Vitamine werden teilweise zerstört ○ fettarme Zubereitungsmethode	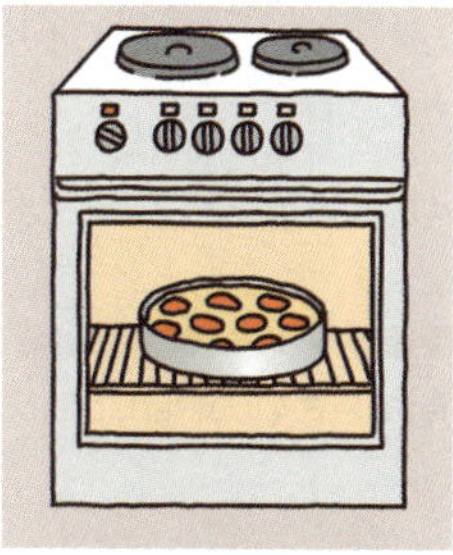
Grillen Garen durch Strahlungs- und Kontaktwärme bei 250 °C	○ wasserlösliche Vitamine und Mineralstoffe werden teilweise herausgelöst ○ hitzeempfindliche Vitamine werden zum Teil zerstört ○ fettarme Zubereitungsmethode	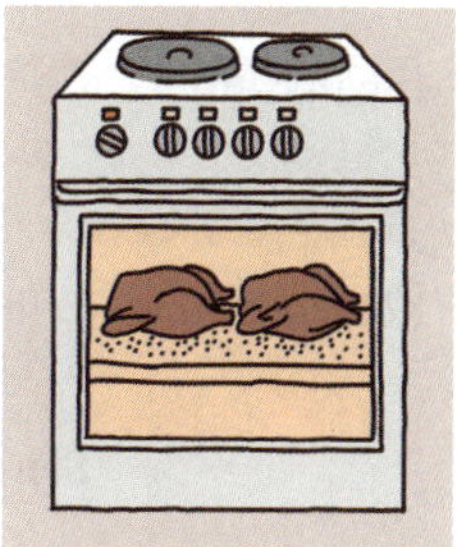
Kurzbraten Garen in der Pfanne mit oder ohne Fett bei 140 °C bis 200 °C	○ wasserlösliche Vitamine und Mineralstoffe werden zum Teil herausgelöst ○ hitzeempfindliche Vitamine werden zerstört ○ durch Zugabe von Fett erhält man eine fettreiche Speise	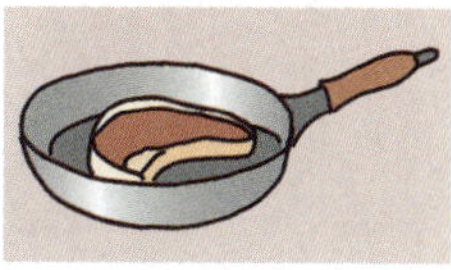
Langzeitbraten Garen im Backofen mit oder ohne Fett bei Temperaturen von 140 °C bis 200 °C	○ wasserlösliche Vitamine und Mineralstoffe werden zum Teil herausgelöst ○ hitzeempfindliche Vitamine werden zerstört ○ durch Zugabe von Fett erhält man eine fettreiche Speise	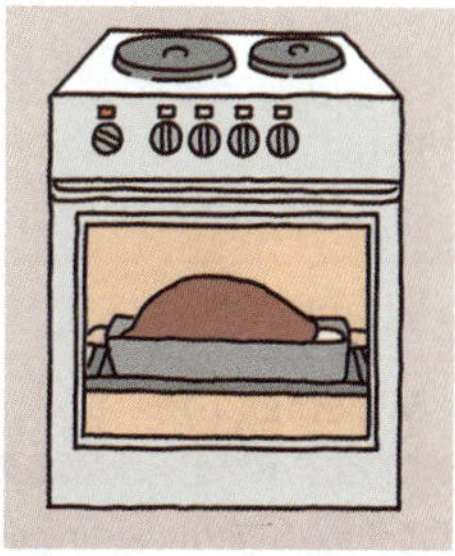

Trockene Hitze		
Schmoren Anbraten bei 160 °C bis 200 °C in heißem Fett und anschließendes Dünsten	○ wasserlösliche Vitamine und Mineralstoffe werden zum Teil herausgelöst, können aber mit dem Bratenfond mitverwendet werden ○ hitzeempfindliche Vitamine werden zerstört	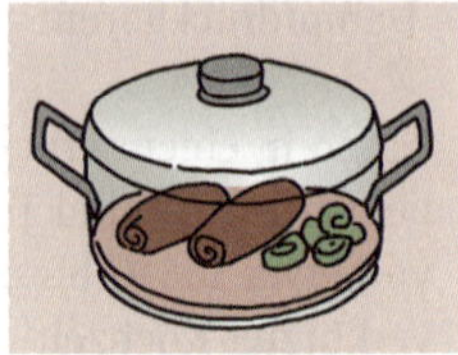
Frittieren Garen in viel heißem Fett bei 120 °C bis 240 °C	○ hitzeempfindliche Vitamine werden zum Teil zerstört ○ Lebensmittel nehmen viel Fett auf	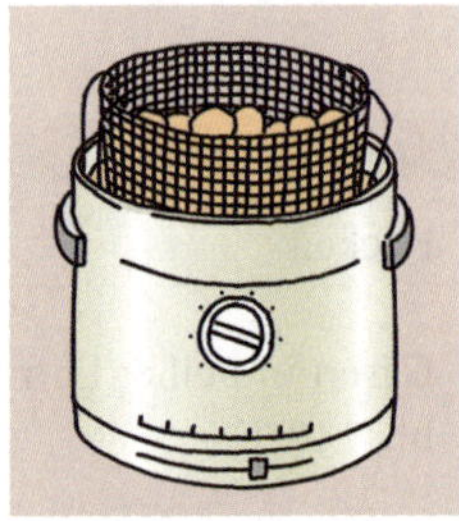

Tabelle 8.4 Garverfahren.

Durch Be- und Verarbeitung werden die ursprünglichen Eigenschaften und Inhaltsstoffe der Lebensmittel verändert.

Inhaltsstoffe		Wasserlöslichkeit (Verluste durch Herauslösen)	Hitzeeinwirkung
Kohlenhydrate	Cellulose	nein	○ leichter verdaulich durch Veränderung der Struktur
	Stärke		○ quillt (a) und verkleistert (b) ○ ab 180 °C wird Dextrin gebildet 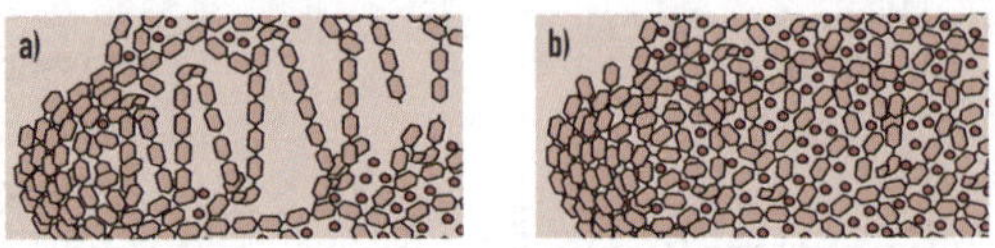
	Zucker	ja	○ bildet Röststoffe und Karamell
Eiweiß	Kollagen	nein	○ Gelatinebildung
	Albumin, Globulin	teilweise	○ ab 60 °C Denaturierung ○ ab 110 °C entstehen Röststoffe
Fett		nein	○ Schmelzen (bis ca. 100 °C) ○ Oxidation der unges. Fettsäuren (ca. 200 °C)
Vitamine		teilweise	○ teilweise Zerstörung
Mineralstoffe		ja	○ keine Auswirkung

Tabelle 8.5 Veränderung der Lebensmittelinhaltsstoffe bei der Zubereitung.

Aufgaben und Arbeitsaufträge

1. Stellen Sie ein Menü aus sieben Gängen für eine Geburtstagsfeier im Frühjahr zusammen. Nehmen Sie dazu ein Kochbuch zur Hilfe und beachten Sie die Regeln zur Zusammenstellung eines Menüs. Denken Sie auch an die Tischdekoration.
2. Stellen Sie Kriterien auf, nach denen das Mittagessen für Teilnehmer einer Tagung zusammengestellt werden sollte.
3. Planen Sie ein Frühstücksbüfett.
   Diskutieren Sie Vor- und Nachteile eines Büfetts.
   Wählen Sie Lebensmittel aus und berechnen Sie die Mengen, wenn Sie 20 Personen erwarten.
   Zerlegen Sie die Gesamtarbeitszeit für die Vor- und Zubereitung des Frühstücksbüfetts in einzelne Zeitphasen (Tabelle 8.3).
4. Alte Menschen haben häufig weniger Geschmacksempfinden. Wie können Sie den Appetit dieser oft untergewichtigen Patienten fördern?
5. Führen Sie einen Versuch durch: Probieren Sie ein Stück Apfel und ein Stück Kohlrabi mit verbundenen Augen und zugehaltener Nase. Welche Geschmacksempfindungen nehmen Sie wahr?
6. Ordnen Sie den Garverfahren typische Speisen zu.
7. Unterscheiden und begründen Sie günstige und ungünstige Garverfahren.

Lebensmittel für den besonderen Anlass

Fleisch

Fleisch sind laut Gesetz alle Teile von warmblütigen Tieren, frisch oder zubereitet, sofern sie sich zum Genuss für den Menschen eignen.

Darunter ist zu verstehen:
- Muskelfleisch, mit und ohne Knochen; Innereien, Magen, Schlund, Dünn- und Dickdarm; vom Schwein die ganze Haut (Schwarte), ferner Knochen und daran anhaftende Weichteile*,
- Fett, unverarbeitet oder zubereitet,
- Würste und ähnliche Gemenge aus zerkleinertem Fleisch.

* Ausgenommen davon ist wegen BSE seit 1. April 2001 so genanntes Risikomaterial.

▶ BSE S. 262

Nährwert des Fleisches

Mineralstoffe S. 119

Vitamine S.78

Purine S. 297

Fleisch besteht zu etwa einem Viertel aus Eiweiß, das eine hohe biologische Wertigkeit besitzt. Das im Fleisch enthaltene Eisen (Mineralstoffe) wird im menschlichen Körper besser verwertet als Eisen von pflanzlichen Lebensmitteln. Fleisch stellt auch eine wichtige Vitamin-B-Quelle dar.

Unerwünschte Begleitstoffe sind gesättigte Fettsäuren und Cholesterin sowie Purine.

Beim Braten und Grillen von Fleisch entstehen wohlschmeckende Röst- und Geschmacksstoffe.
Es ist wichtig zu wissen, dass es teure Fleischstücke gibt, die für feine Braten, zum Fondue oder Kurzbraten geeignet sind und preisgünstigeres Fleisch zum Kochen, für Eintöpfe oder für Schmorbraten.

Fleischfarbe, Struktur und Marmorierung geben Auskunft über die Qualität des Fleisches. Marmorierung bedeutet, dass das Muskelfleisch geringe Fetteinlagerungen besitzt, die das Fleisch zart und saftig machen. Fett ist außerdem der Träger von Aroma- und Geschmacksstoffen.

Für die Struktur des Fleisches, die mit der Dicke der Muskelfasern zusammenhängt, ist das Alter des Tieres und das Geschlecht von Bedeutung. Das Fleisch junger Tiere (Kalb) ist feinfaserig, Färsen- und Ochsenfleisch ist sehr fein bis mittelfein, Kuhfleisch allgemein grobfaserig strukturiert.

Tier	Fleischfarbe
Kalb	rosa bis hellrot
Jungbulle	hellrot bis mittelrot
Färse und Ochse	mittel- bis kräftig rot
Kuh	dunkelrot
Schwein	hellrot bis rot
Milchlamm	lachsfarben
Mastlamm	hellrot
Hammel (männliches kastriertes Schaf)	dunkelrot

Tabelle 8.6 Fleischfarben verschiedener Tiere.

Rindfleisch

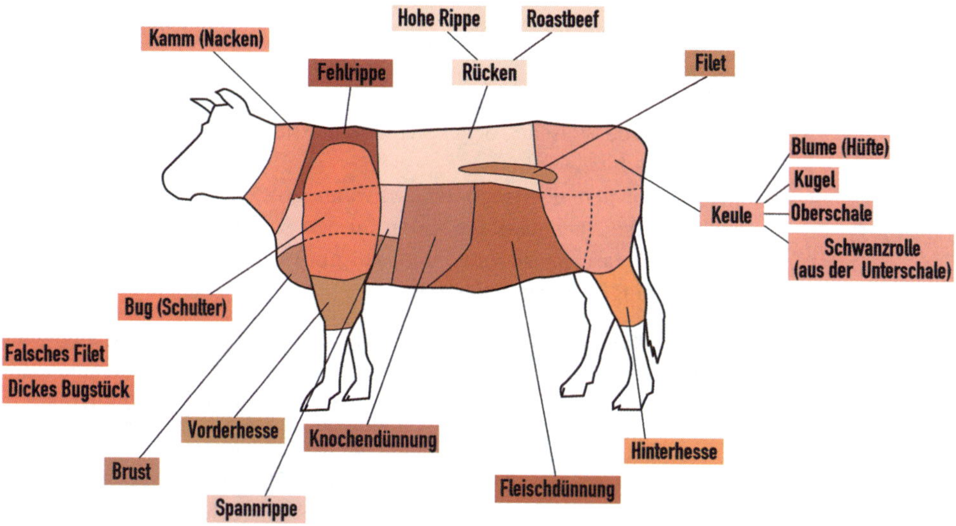

Schemazeichnung eines Rinds.

Kochen	Braten	Kurzbraten
○ Vorder- und Hinterhesse (Beinscheibe, Beinfleisch) ○ Dünnung ○ Vorderviertel, (Spannrippe, Fehlrippe, Brust)	○ Kamm ○ Keule (mit Oberschale, Unterschale/Schwanzstück/Blume/Hüfte) ○ Fehlrippe ○ Bug ○ Roastbeef ○ Filet ○ Hochrippe	○ Roastbeef ○ Filet ○ Keule (mit Oberschale, Unterschale/Schwanzstück/Blume/Hüfte/Kugel) ○ Hochrippe

Tabelle 8.7 Verwendung der Rindfleischteile.

Zum Jahreswechsel 2000/2001 sank die Nachfrage nach Rindfleisch wegen BSE rapide. Um das Vertrauen der Verbraucher zurückzugewinnen, wurde das neue Qualitäts-Prüfzeichen QS von der Wirtschaft geschaffen. Dieses Zeichen steht für Qualität und Sicherheit von Lebensmitteln. Über alle Stufen der Produktionskette wird die Ware nach festgelegten Prüfkriterien kontrolliert und dokumentiert. Das QS-Zeichen wird vorerst für Fleisch und Fleischwaren vergeben und soll auf weitere Produktbereiche bezogen werden.

QS-Zeichen.

Exkurs: BSE – Rinderwahnsinn

bovis = Rind,
spongia = Schwamm,
enzephalo = Gehirn,
pathos = Krankheit, Schmerz

BSE bedeutet bovine spongiforme Enzephalopathie und ist eine Gehirnerkrankung von Rindern, bei der das Gehirn schwammartig verändert und faserförmige Eiweiße verstärkt zu finden sind. Unter dem Mikroskop sind im Hirngewebe typische Löcher sichtbar, wo sich vorher Nervenzellen befanden.

BSE wird zu den übertragbaren schwammartigen Gehirnerkrankungen gerechnet, den transmissiblen spongiformen Enzephalopathien (TSE), die von einer Tierart, meist Nutztieren, auf andere Tierarten oder den Menschen übertragen werden können.

Krankheitsbild. Die Krankheit befällt vor allem das Gehirn und das Rückenmark, also Nervengewebe, und lymphatisches Gewebe. Symptome sind bei Rindern Gleichgewichtsstörungen, schwankender Gang (Torkeln) bis zur Gehunfähigkeit, Muskelzittern und schließlich der Tod.

Ursachen. Die Theorie, dass es sich bei den BSE-Erregern um Viren oder Bakterien handeln könnte, wurde inzwischen verworfen. Andere Forscher gehen von einer spontanen Veränderung der Erbanlagen (Gen-Mutation) aus. Wahrscheinlich ist die Verfütterung von Tiermehl an Wiederkäuer die Hauptursache von BSE.

Der amerikanische Biochemiker und Hirnforscher Stanley Prusiner entdeckte 1982 in Gehirnen von Hamstern fadenförmige Eiweißstoffe, die die Nervenzellen schädigen.

Er nannte sie Prionen als Wortschöpfung aus Protein und infektiös und vermutete, dass es sich hierbei um die Verursacher der BSE handelte.

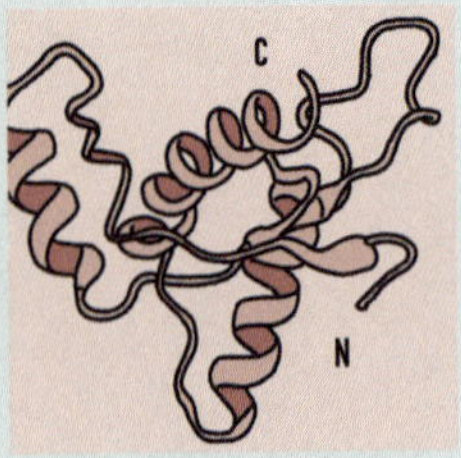

Struktur eines Prions.

Als sicher gilt, dass Prionen im Körper gebildet werden. Es gibt eine normale Form und die krankmachende Form, bei der das Eiweiß an bestimmter Stelle eine andere „falsche“ räumliche Struktur hat. Im Gegensatz zum gesunden Prion kann das krankmachende nicht mehr abgebaut werden.

Vermutete Übertragungswege von BSE:
- vom Schaf auf das Rind,
- vom Rind aufs Rind,
- vom Rind auf den Menschen.

Schafe, die an Scrapie (Traber-Krankheit) erkrankt waren, wurden in Großbritannien zu Tiermehl zur Verfütterung an Tiere verarbeitet. Dieses wurde in den Tierkörperbeseitigungsanlagen nicht ausreichend erhitzt, sodass die Erreger am Leben (aktiv) blieben.

Eine Übertragung erscheint sehr wahrscheinlich, weil BSE-Erreger z.B. sehr widerstandsfähig gegen folgende äußere Einflüsse sind:
- Hitze,
- Chemikalien (z.B. alkohol- oder formaldehydhaltige Desinfektionsmittel),
- pH-Änderungen,
- eiweißspaltende Enzyme (Proteasen),
- UV-und Röntgenstrahlung (kurzwellige ionisierende Strahlung).

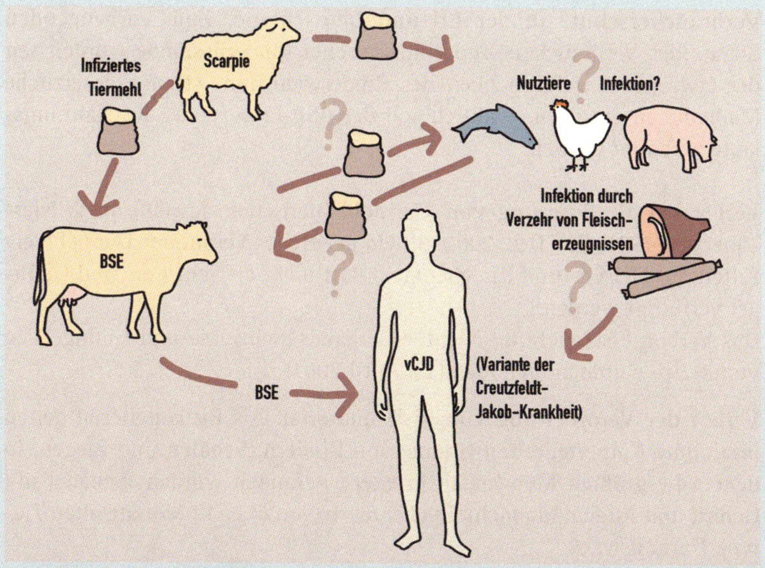

Übertragungswege.

Seit 1988 die Verfütterung von Tiermehl in Großbritannien verboten wurde, nahmen die Krankheitsfälle fünf Jahre später kontinuierlich ab. Die Inkubationszeit wird bei Rindern mit durchschnittlich fünf Jahren angegeben, es können auch bis zu 18 Jahre sein.

Über Milchaustauschfutter, dem Fett von infizierten Tieren beigemischt wurde, könnte eine Infektion der Kälber erfolgen.

Als gesicherte Erkenntnis gilt, dass der BSE-Erreger von der Mutterkuh auf das Kalb übertragen wird.

Als weiterer möglicher Infektionsweg wird diskutiert, ob durch Kot und Urin BSE-Erreger in den Boden gelangen und von dort wieder über Weidefutter zurück zum Rind gelangt.

Etwa 10 Jahre nach dem Bekanntwerden der BSE-Tierseuche wurden in Großbritannien immer häufiger Erkrankungen bei Menschen beobachtet, die den Symptomen der bovinen Enzephalopathie ähnelten. Diese Anzeichen waren schon 1920 von den Ärzten Creutzfeld und Jacob in Deutschland beschrieben worden. Man vermutet, dass es sich um eine neue Variante der Creutzfeld-Jacob-Krankheit (nvCJK) handelt, die auf den Menschen durch Verzehr BSE-infizierten Fleisches übertragen wird.
Die Inkubationszeit der neuen Variante der Creutzfeld-Jacob-Krankheit scheint kürzer zu sein als die der ursprünglichen Creutzfeld-Jacob-Krankheit, weil die erkrankten Personen immer jünger werden.
Gestützt durch Beobachtungen an Kälbern, die gesund blieben, obwohl sie von BSE-erkrankten Kühen gesäugt wurden, kann Milch als Übertragungsweg ausgeschlossen werden.

Verbraucherschutz in der EU und Deutschland. Zum vorbeugenden Schutz des Verbrauchers und einheimischer Rinderbestände wurden seit der erwiesenen Gefährlichkeit des Rinderwahnsinns strenge gesetzliche Maßnahmen ergriffen. Dadurch soll der BSE-Erreger aus der Nahrungskette verbannt werden.

Verbot der Verfütterung von Tiermehl (tierischem Eiweiß) an Wiederkäuer seit 1994. Seit Dez. 2000 gilt ein generelles Verbot der Tiermehlverfütterung. Fleisch- und Knochenmehl darf nicht an Schweine und Geflügel verfüttert werden.
Das Verbot, Fischmehl an Nichtwiederkäuer (Schweine und Geflügel) zu verfüttern, wurde aufgehoben (10. April 2001).

Verbot der Verarbeitung von Risikomaterial. Als Risikomaterial gelten bestimmte Körperteile und Organe von Rindern, Schafen und Ziegen, in denen die größten Mengen an Erregern gefunden wurden: Schädel mit Gehirn und Augen, Mandeln, Rückenmark (von über 12 Monate alten Tieren), Darm usw.
Nach der Schlachtung muss das Risikomaterial entfernt und verbrannt werden (1. Okt. 2000).
Da auch die Wirbelsäule verworfen werden muss, werden z.B. keine T-Bone-Steaks mehr zum Verkauf kommen.

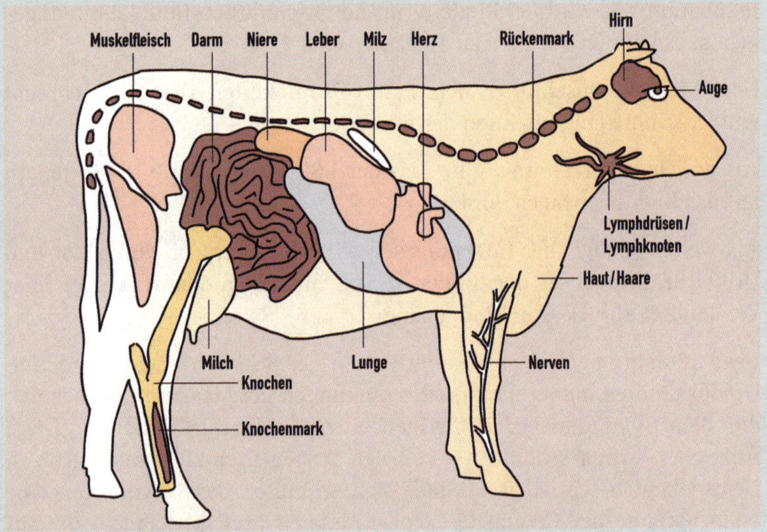

Risikomaterial.

Verbot der Verarbeitung von Separatorenfleisch des Rindes. Separatorenfleisch wird gewonnen, indem von Tierknochen maschinell Fleischreste entfernt werden, die als Wurstgrundlage dienen. Dabei kann Rückenmark aus den Knochen gelöst werden und in die Fleischmasse gelangen.

Einführung des Rinderpasses und zwei Ohrmarken sowie System der genetischen Herkunftskontrolle (geplant).
Kurze Zeit nach der Geburt erhält das Kalb an jedes Ohr eine Ohrmarke, auf der eine Kenn-Nummer und der Code des jeweiligen EU-Mitgliedstaates eingeprägt ist. Diese Daten werden im Rinderpass festgehalten und in einer zentralen Rinderdatenbank gespeichert.
Das bereits in anderen europäischen Ländern eingeführte System der genetischen Herkunftskontrolle wird in Deutschland gerade getestet. Hierbei wird während der Anbringung der Ohrmarke eine Gewebeprobe entnommen, die ebenfalls aufbewahrt wird.

Einführung der Rindfleischetikettierungspflicht ab 01.01.2002 in allen EU-Ländern.
Damit es möglich ist, die Herkunft eines Stückes Rindfleisch von der Fleischtheke bis zum Einzeltier zurückzuverfolgen, muss frisches oder gekühltes oder gefrorenes Fleisch, einschließlich Hackfleisch folgende Angaben auf der Verpackung oder einem Schild neben der Ware aufweisen:

- Identitätsnummer (bezieht sich auf Ohrmarken-Nummer),
- Name des Staats oder Drittlandes, in dem das Rind geschlachtet und zerlegt wurde,
- europäische Zulassungsnummer des Schlachthofes (ES-Nr.),
- europäische Zulassungsnummer des Zerlegebetriebes (EZ-Nr.),
- Geburtsland des Rindes,
- Mastland des Rindes.

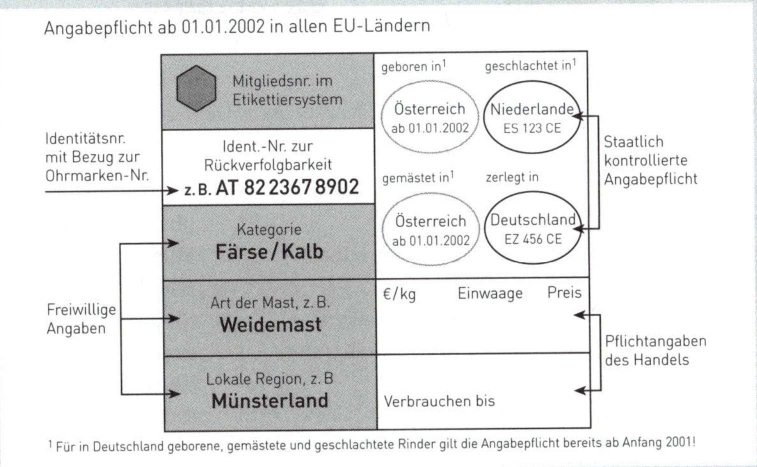

Rindfleisch-Etikett, Beispiel für verpackte Ware.

BSE-Schnelltest. Jedes geschlachtete Rind, das älter als 24 Monate ist, muss auf BSE getestet werden. Ist das Testergebnis positiv, besteht Anzeigepflicht (gültig für BRD ab 01.12.2000).

Aufgaben und Arbeitsaufträge

1. Stellen Sie ein Kurzreferat über die wichtigsten Fakten von BSE zusammen.
2. Informieren Sie sich über das Internet, z.B. http://www.dge.de oder http://www.bgvv.de über die neuesten Erkenntnisse von BSE.

Schweinefleisch

Schweine werden in der Regel im Alter von 5 bis 6 Monaten geschlachtet.

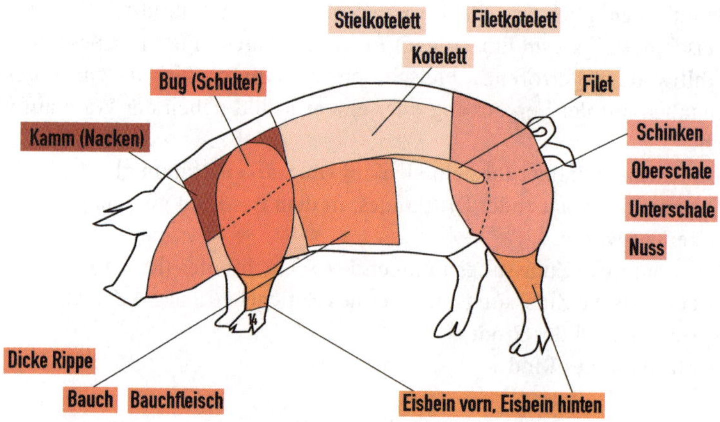

Schemazeichnung eines Schweins.

Kochen	Braten und Kurzbraten/Grillen	
○ Backe, Kopf ○ Kamm (Nacken) ○ Eisbein ○ Bauch ○ Brustspitze (Dicke Rippe)	○ Kamm (Nacken) ○ Bug (Schulter) ○ Kotelett ○ Schinkenspeck/Hüfte ○ Kernschinken (Ober- und Unterschale)	○ Eisbein ○ Nussschinken ohne Knochen ○ Filet ○ Bauch ○ Rippchen ○ Brustspitze (Dicke Rippe)

Tabelle 8.8 Verwendung von Schweinefleischteilen.

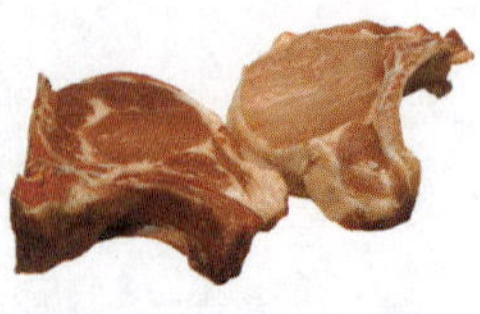

PSE-Fleisch (rechts).

Qualitätsmangel. PSE-Fleisch ist blass (pale), weich (soft) und wässrig (exudative) und entsteht durch Überzüchtung und Stress bei Transport und Schlachtung. Blasses, wässriges und weiches Schweinefleisch schrumpft beim Braten, es hat eine minderwertige Qualität.
Ein weiterer Qualitätsmangel des Schweinefleisches wird mit DFD bezeichnet, es bedeutet dunkel (dark), fest (firm) und trocken (dry). Das Fleisch schmeckt fade und verdirbt schnell.

Lammfleisch

Zum Schaffleisch wird „Lammfleisch“, das Fleisch von unter 12 Monate alten Tieren, und das eigentliche „Schaffleisch“, das ist Fleisch von über 12 Monate alten Tieren, gezählt.
„Schaffleisch“ kann von kastrierten männlichen oder von zur Zucht verwendeten weiblichen Tieren stammen.

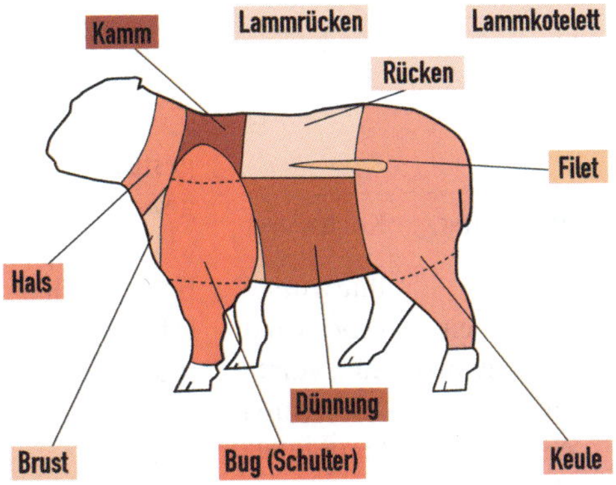

Schemazeichnung von Schaf.

Kochen	Braten	Kurzbraten
Kamm	Filet	Filet
Hals	Keule	Keule (Steaks)
Brust	Rücken (Lende)	Rücken (Kotelett)
Dünnung	Kamm	
Haxen	Hals	
	Bug (Schulter)	
	Dünnung (für Rollbraten)	

Tabelle 8.9 Schaffleisch und seine Verwendung.

Hackfleisch

Hackfleisch ist stark zerkleinertes, rohes Fleisch aus Skelettmuskelfleisch. Der Name Hackfleisch (oder „Gehacktes“, „Gewiegtes“) stammt aus der Zeit, als man das Fleisch von Hand fein hackte.
Hackfleisch bietet durch seine stark vergrößerte Oberfläche Mikroorganismen gute Vermehrungsbedingungen. Es ist daher leicht verderblich.

Fleischerzeugnisse

Zu den Fleischerzeugnissen gehören Wurstwaren, Kochpökel- und Rohpökelware (Schinken) und Fleischzubereitungen.

In Deutschland gibt es sehr viele Wurstsorten mit über 1000 verschiedenen Bezeichnungen. In den „Leitsätzen des deutschen Lebensmittelbuches" bzw. den darin enthaltenen „Leitsätzen für Fleisch und Fleischerzeugnisse" sind die einzelnen Wurstsorten genau beschrieben. Diese Leitsätze legen fest, welche Zutaten z. B. für eine „Salami Ia" oder „Salami fein" verwendet werden müssen und welche Qualität ein Verbraucher hier erwarten kann.

Fleischerzeugnisse					
„Stückware"		**„Gemenge"**			
Rohpökelware	Kochpökelware	Würste			gestückelt/gewolft
		Rohwurst	Brühwurst	Kochwurst	
Rauchfleisch geräucherter Speck Schinkenspeck Rohschinken	gekochter Vorderschinken gekochter Schinken Salami gekochtes Kassler	Cervelatwurst Landjäger Jagdwurst Katenwurst Mettwurst Teewurst	Bierschinken Fleischwurst Presssack Wiener Würstchen Weißwurst Gelbwurst	Blutwurst Leberwurst Sülzwurst Bratwurst Mettwurst Leberpastete	Hackfleisch Frikadellen frische Gulasch Geschnetzeltes

Tabelle 8.10 Übersicht über Fleischerzeugnisse.

Formschinken ist durch ein spezielles Verfahren aus kleineren Muskelfleischstücken zusammengesetzt, in Form gebracht. Er muss den zusätzlichen Hinweis „aus Fleischstücken zusammengefügt" tragen.

Rohwürste werden aus zerkleinertem rohem Fleisch und Fettgewebe unter Zugabe von Nitritpökelsalz hergestellt. Diese Wurst muss eine bestimmte Zeit reifen, damit sich das spezielle Aroma und die typische rote Farbe bilden können.

Brühwürste sind aus rohem, magerem Fleisch, Fettgewebe, Trinkwasser und Salz, in einem Kutter (Schneide- und Mixmaschine) hergestellte Würste, die nach dem Abfüllen in Wursthüllen gebrüht werden. Brühwurstpasteten können Zunge, Pilze, Gemüse und Käsewürfel enthalten. Die meisten Brühwürste werden mit Nitritpökelsalz versetzt, grauweißlich aussehende, wie z. B. Weißwurst oder Gelbwurst, nur mit Kochsalz. Einige Brühwurstsorten, z. B. Würstchen, werden auch heiß geräuchert.

Kochwürste unterscheiden sich von den vorherigen Würsten dadurch, dass sie aus vorgekochtem Fleisch, Fettgewebe und zugelassenen Innereien hergestellt werden.

Hitzekonservierte Fleischzubereitungen sind meist Halbkonserven, die im Kühlschrank aufbewahrt werden sollten. Sie sind in Gläsern oder Aludosen mit Aufreißdeckel im Handel.

Wurstimitate. In den Leitsätzen für Fleisch und Fleischerzeugnisse ist verankert, dass sich ein Erzeugnis mit einem Fleischzusatz von weniger als 50 % oder ein fleischloses Erzeugnis (Wurstimitate wie Sojawurst) von Fleischerzeugnissen („echter Wurst") in Bezeichnung und Aufmachung eindeutig unterscheiden muss.

Fisch

Nährwert des Fisches

Fisch ist eines der ursprünglichen Nahrungsmittel der Menschheit. Ernährungswissenschaftler empfehlen ein- bis zweimal in der Woche eine Fischmahlzeit, da Fisch wertvolle Nährstoffe liefert.
Fisch enthält hochwertiges Eiweiß (hohe biologische Wertigkeit). Es ist leicht verdaulich, weil der Bindegewebsanteil niedrig ist.

Fische kann man nach dem Fettgehalt einteilen:
- magere Fische: Fettgehalt bis 1 % (z. B. Kabeljau),
- mittelfette Fische: Fettgehalt zwischen 1 und 10 % (z. B. Rotbarsch, Forelle),
- fette Fische: Fettgehalt über 10 % (z. B. Aal, Hering, Makrele).

In fetten Fischen kommen reichlich Omega-3-Fettsäuren vor, die gesundheitsfördernd wirken.

Omega-3-Fettsäuren S. 195

Außerdem zeichnen sich diese Fische durch ihren hohen Gehalt an den fettlöslichen Vitaminen A und D aus.
Seefische enthalten das Spurenelement Jod in relativ großer Menge. Es wird zur Bildung des Schilddrüsenhormons benötigt. Außer in den Küstenregionen leidet ein großer Teil der Bevölkerung an Jodmangelerscheinungen.

Spurenelemente S. 124
Jodmangel S. 149

Fischarten

Fische werden nach ihrem Lebensraum in Seefische und Süßwasserfische unterschieden. Lachs und Stör leben hauptsächlich im Salzwasser und wandern zum Laichen in Flüsse.
Im Lebensmittelrecht gehören zum Fisch auch die Krebstiere und Weichtiere.

Seefische (Salzwasserfische) stammen aus dem Atlantischen und Pazifischen Ozean, der Nordsee, Ostsee und dem Mittelmeer, manchmal auch aus dem Schwarzen Meer.
Fisch kann frisch, tiefgefroren oder in Form von Fischerzeugnissen in den Handel kommen, wobei Frischfisch als ganzer Fisch, Fischfilet oder zerteilt erhältlich ist.

Fisch (und Bezeichnung des Frischfisches)	Fischerzeugnis	Aussehen
Heringsartige Fische		
Hering, frisch auch „Grüner Hering" genannt	○ Matjes, junger weiblicher Hering vor dem 1. Laichen (Salzhering) ○ Bückling ○ Brathering ○ Bismarckhering	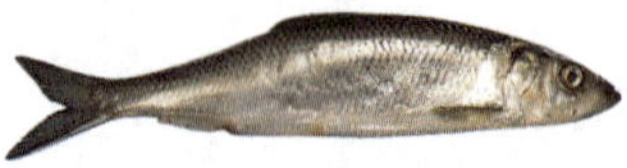
Sardine (Pilchard)	○ „Sardinen in Öl"	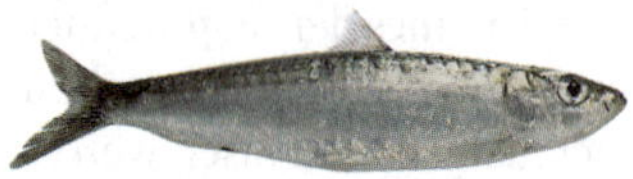
Dorschartige Fische		
„Dorsch" (= junger noch nicht fortpflanzungsfähiger Kabeljau) oder „Kabeljau"	○ tiefgefrorene Kabeljaufilets ○ „Stockfisch" (getrocknet) und „Klippfisch" (gesalzen und getrocknet)	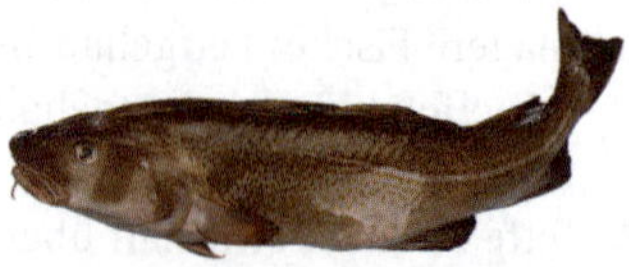
Alaska-Seelachs (= Alaska Pollock)	○ Fischstäbchen und -frikadellen ○ Surimi (Krebsfleisch-Imitat)	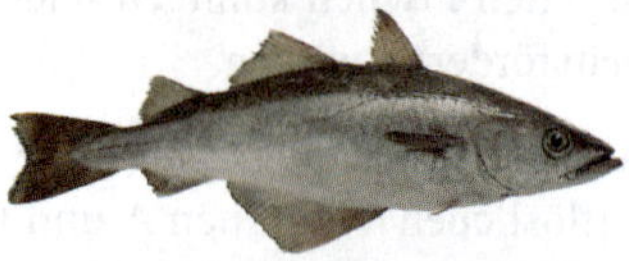
Seelachs (Köhler)	○ Lachsersatz („Seelachs in Öl")	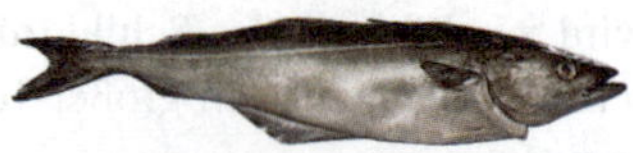
Schellfisch	○ Räucherfisch	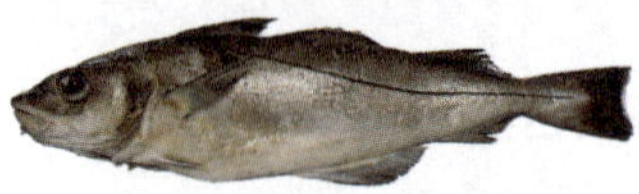
Seehecht	○ Fischstäbchen	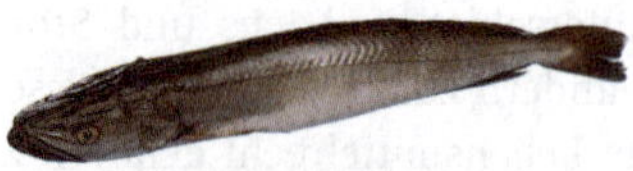
Rundfische		
Großer oder Roter Tunfisch	○ Dauerkonserven z. B. in Öl oder saurem Aufguss	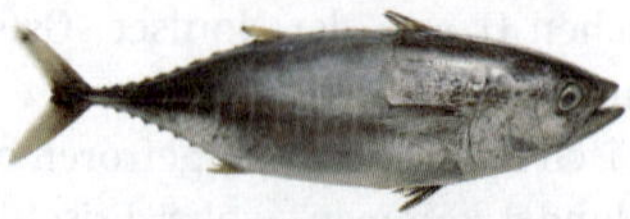
Makrele	○ Räucherfisch ○ Konserven mit verschiedenen Soßen	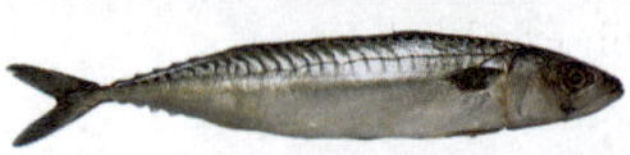

Fisch (und Bezeichnung des Frischfisches)	Fischerzeugnis	Aussehen
Rundfische		
Rotbarsch, Goldbarsch	○ Räucherfisch (seltener)	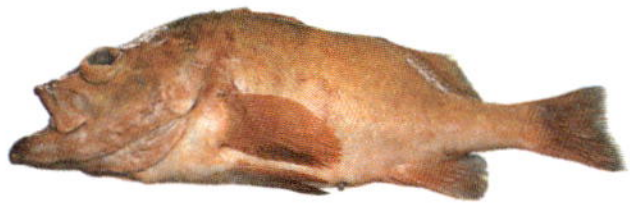
Lachs Wildlachs Zuchtlachs	○ Räucherfisch ○ gebeizter Lachs („graved Lachs“)	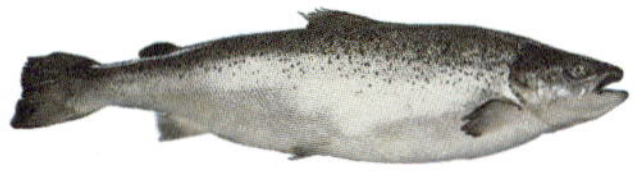
Plattfische		
Seezunge		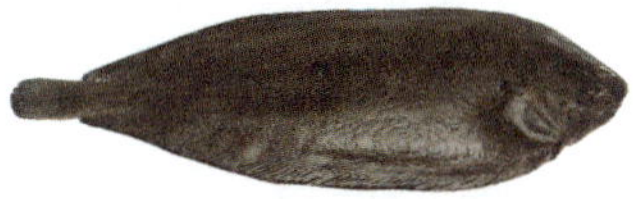
Scholle	○ Räucherwaren	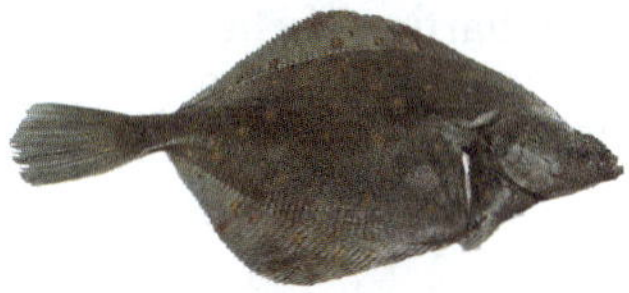
Heilbutt	○ Räucherfisch	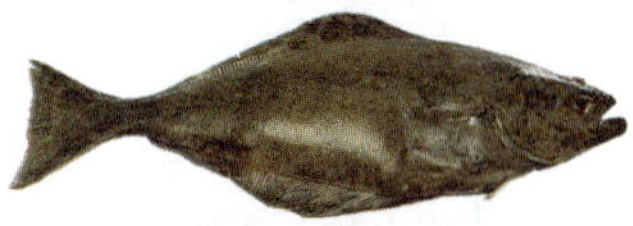
Hai-Fische		
Dornhai	○ „Schillerlocke“, die geräucherten Bauchlappen ○ „Seeaal“ sind die Rückenfilets des Dornhai	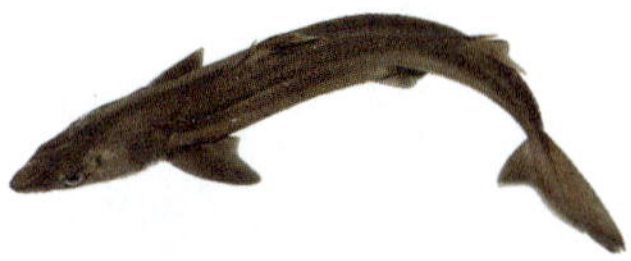
Stör	○ „Echter Kaviar“ (gesalzener Rogen = Fischeier verschiedener Störarten)	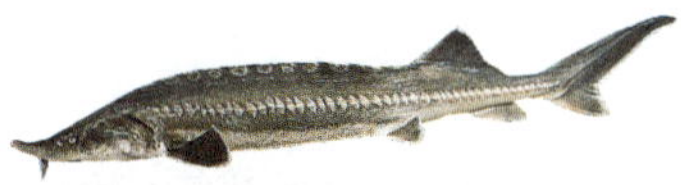

Tabelle 8.11 Seefisch und Seefischerzeugnisse.

Süßwasserfische. Im Gegensatz zu Seefischen enthalten Süßwasserfische kein Jod.

Fisch	Angebotsformen	Aussehen
Lachsartige Fische		
Regenbogenforelle	○ lebend ○ in Eis verpackt ○ tiefgefroren ○ geräuchert	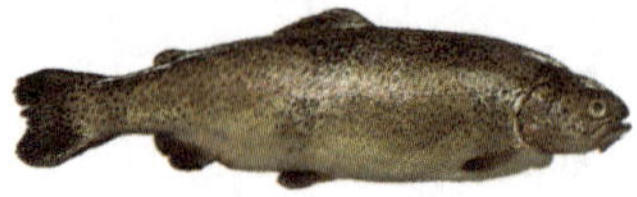
Karpfenartige Fische		
Karpfen	○ küchenfertig („ausgenommen" d. h. ohne Innereien)	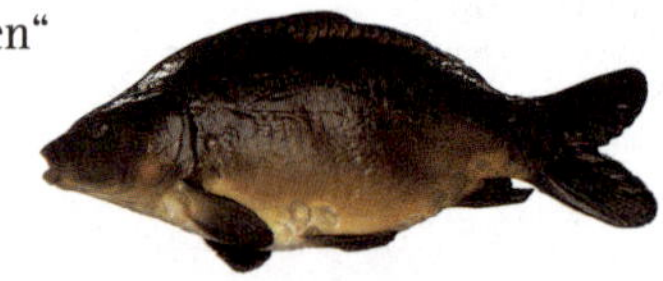
Barschartige Fische		
Barsch (Schweiz: „Egli")	○ frisch	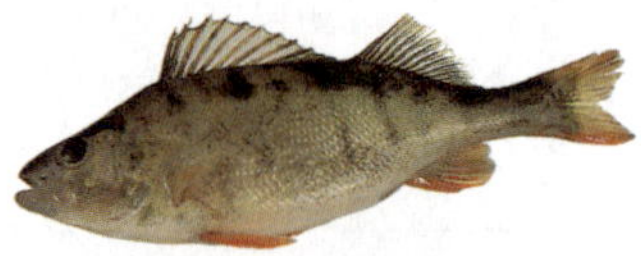
Zander	○ frisch	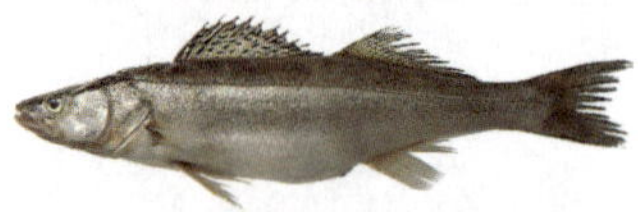
Sonstige Fische		
Aal	○ ganz mit Kopf ○ küchenfertig portioniert mit Haut ○ küchenfertig abgezogen ○ geräuchert	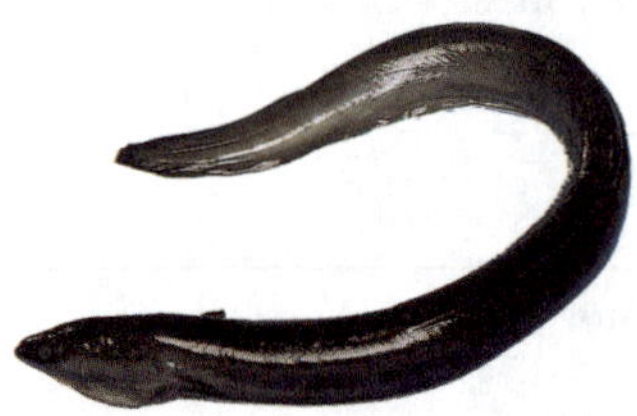

Tabelle 8.12 Süßwasserfische.

Krebstiere

Krebstiere zeichnen sich durch ein festes, mit Kalkeinlagerungen verhärtetes äußeres Skelett aus. Dieser Panzer enthält einen roten Farbstoff, der meist nach dem Garen das typische „Krebsrot“ zeigt.

Das Muskelgewebe des Lachses erhält die rötliche Färbung, weil sich der Lachs von kleinen Krebsen ernährt.

Zu den Krebstieren zählen die
- Nordseegarnele (oder „Nordseekrabbe“),
- Kaisergranat (oder „Tiefseekrebs“, Scampo [Mehrzahl „Scampi“], „Langoustine“ [frz.]) und der
- Hummer.

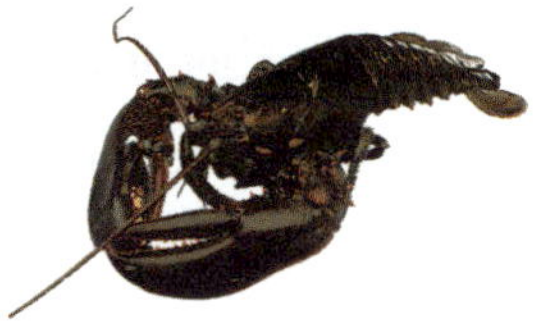
Hummer.

Weichtiere

Zu den Weichtieren zählen Muscheln, Austern, Tintenfische und Schnecken.

Muscheln. Frische Muscheln dürfen im Handel nur als lebende Muscheln angeboten werden. Die Muschel muss geschlossen sein, d.h., beide Schalenhälften müssen fest zusammenhaften. Mit dem eingeschlossenen Meerwasser kann die Muschel mehrere Tage überleben.

Die Auster wird die Königin der Muscheln genannt. Sie kann roh verzehrt werden, was aber nicht jedermanns Sache ist. Bei uns sind die Europäische oder Flache Auster und häufiger die aus Japan stammende Pazifische Auster erhältlich. Auch Austern sollen, als Zeichen von Frische, fest geschlossen sein.
Austern werden auch als Konserven, geräuchert in Öl, seltener gefroren oder in fertigen Zubereitungen angeboten.

Tintenfische heißen, wenn sie zehn Fangarme besitzen, Kalmar (Gemeiner Kalmar) und wenn sie acht Arme haben, Octopus.
Liebhaber kennen die Tintenfischringe, die paniert gebraten oder frittiert auf den Tisch kommen.

octo = acht

Schnecken werden besonders gern in der Französischen und Elsässer Küche verwendet. Die Weinbergschnecken werden tiefgefroren, z.T. auch in ihren Schneckenhäusern und in Konserven angeboten.

Fischerzeugnisse

Haltbarmachung von Lebensmitteln S. 37

Fisch, Krebs- und Weichtiere sind leicht verderbliche Lebensmittel. Durch Salzen, Trocknen, Braten, Marinieren, Räuchern und Kochen lässt sich die Haltbarkeit von Fischen verlängern. So behandelte Fische werden Fischerzeugnisse genannt.

Fischerzeugnisse	Haltbarmachung	Beispiele
Salzfischerzeugnisse	Herstellung aus gesalzenen Fischen oder Fischteilen	• Matjes und Matjesfilets • Sardellenfilets • Echter Kaviar • Deutscher Kaviar, aus gefärbtem Rogen von verschiedenen Fischen
Anchosen	mit Salz, manchmal Nitrat, Zucker und geschmacksgebenden Zutaten gereifte Heringe, Sprotten und ähnliche Fische	• „Anchovis" sind Kräutersprotten • Appetitsild • Kräuterhering
Marinaden	in Essig oder andere Genusssäuren und Salz eingelegte Fische oder Fischteile	• Bismarckhering • marinierte Heringsfilets • „Kronsild"
Räucherfische	Heißräucherung und Kalträucherung	• heißgeräucherte Erzeugnisse: Bückling (Hering), Makrele, Räucheraal, Schillerlocken • kaltgeräucherte Fische: Räucherlachs, Lachshering, Lachsmakrele
Bratfische	paniert oder unpaniert gebraten, gegrillt oder geröstet, in Essigaufguss, in Soßen oder Öl eingelegt	• Brathering
Kochfischwaren	durch Kochen oder Dämpfen gegarte Fische (oder -teile), in Gelee oder Soßen eingelegt	• Hering in Gelee • Seeaal in Gelee
pasteurisierte Fischerzeugnisse	Pasteurisierung	• Rollmops • Hering in Gelee • Seelachs in Öl
Fischdauerkonserven	Fischerzeugnisse in Öl, Soßen oder Aufgüssen, sterilisiert	• Hering in Tomatensoße • Sardinen • Tunfisch
Fischsalate	Konservierungsstoffe in der Soße	• Heringssalat • Matjessalat • Krabbensalat

Fischerzeugnisse	Haltbarmachung	Beispiele
Erzeugnisse aus Krebstieren	meist gekocht und pasteurisiert	○ Tiefseegarnelen, auch „Shrimps“ genannt ○ Steinkrabbe: king crab meat
Surimi 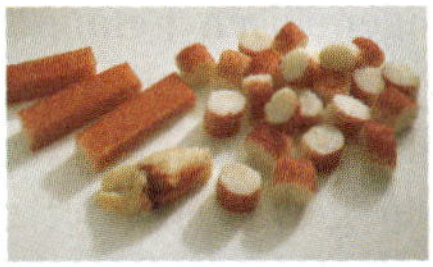	aus feinst zerkleinertem Fischmuskel, durch Zusätze von Bindemitteln, Zucker und Aromen zu Stücken geformtes Fisch- bzw. Krebsfleischimitat	○ Crabsticks ○ Hummerfleischimitate ○ Krebsfleischimitate

Tabelle 8.13 Fischerzeugnisse.

Erkennen von frischem Fisch. Frischen Fisch erkennt man an der leuchtenden, glänzenden Haut, festsitzenden Schuppen, klaren und durchsichtigen Augen mit gewölbter Linse und hellroten, festanliegenden Kiemen. Frischer Fisch riecht frisch, aber nicht intensiv fischig.

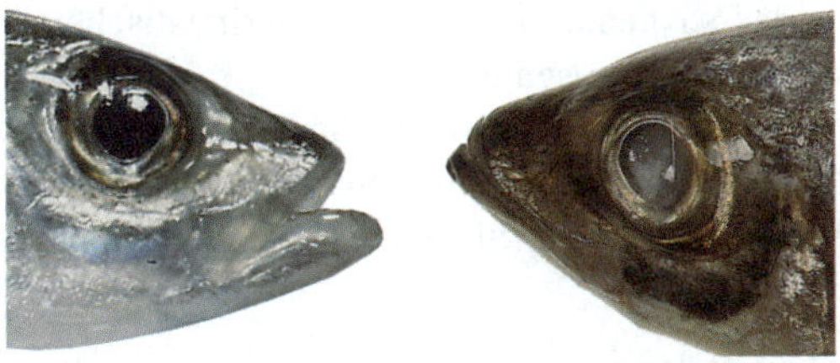

Frischer Fisch und alter Fisch.

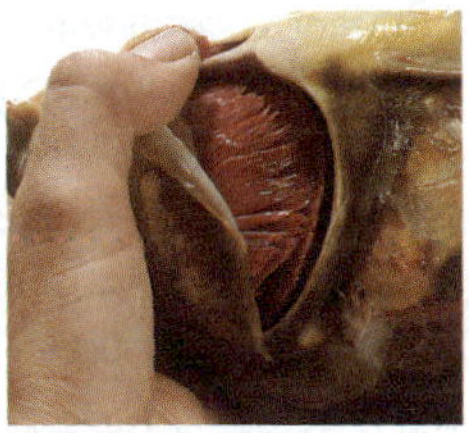

Frischemerkmale von Fisch.

Exkurs: Umweltschutz beim Fischkauf

Fisch wird heutzutage nicht, wie es uns die Werbung glauben machen möchte, vom kleinen Kutter aus mit einem Käscher gefangen, sondern mithilfe hoch technisierter Fischfangflotten.
Mit Schleppnetzen und Langleinen, an denen tausende von Haken sitzen, werden arbeitskraft- und zeitsparend riesige Mengen Fisch gefangen. Aber nicht nur die beabsichtigten Fischsorten, sondern auch zu kleine oder nicht als schmackhaft geltende Fische, der „Beifang", gehen ins Netz. Diese Fische werden entweder tot zurück ins Meer geworfen oder zu Fischmehl verarbeitet.

Über mehrere Jahrzehnte wurden die Fischbestände der Erde stark geplündert. Um Hering in der Nordsee vor der vollständigen Ausrottung zu schützen, wurde 1977 bis 1981 ein totales Fangverbot verhängt. Langsam erholt sich der Heringsbestand in der Nordsee wieder, er ist aber für eine rentable Bewirtschaftung noch zu klein.

Eine umweltfreundliche Methode wird an der Küste Mecklenburg-Vorpommerns angewandt. In der so genannten „Stillen Heringsfischerei" werden Heringe mit Stellnetzen und Reusen gefangen.
Die Industriefischerei gefährdet mit ihren Fangmethoden auch andere Fischarten in ihrem Bestand. Im „Beifang" eines Heringsschwarms befinden sich Jungfische des Kabeljaus, die nicht mehr zu marktfähigen Exemplaren heranwachsen können.

Beim Tunfischfang mit kilometerlangen Treibnetzen, den „Ringwaden", werden auch Delfine mitgefangen und ertrinken. Nachdem dies bekannt wurde, verordnete die USA ein Einfuhrverbot für Tunfisch aus dieser Fangmethode. Die Treibnetzfischerei wurde geächtet.
Nicht nur Hering und Tunfisch, auch Rotbarsch, Dornhai, Wildlachs, Makrele, Scholle, Heilbutt, Kabeljau, Alaska Pollock, Seelachs, Muscheln und Krabben sind durch den Seeräuber Mensch in ihrer Art gefährdet.

Um das Überleben der Arten zu sichern, haben der World Wide Fund for Nature (WWF) und ein großer Fischverarbeiter eine Initiative für eine verantwortungsvolle Fischerei gegründet, die MSC (Marine Stewardship Council).
Das MSC-Siegel dürfen Fischprodukte führen, die nach den Prinzipien einer umweltfreundlichen Fischerei erzeugt wurden. Die „Westaustralische Languste" und der „Themse Hering" dürfen dieses Siegel inzwischen tragen.

Aus den genannten ökologischen Gründen sollte der Pro-Kopf-Verbrauch an Fisch nicht gesteigert werden.
Der WWF hat in Zusammenarbeit mit der Verbraucherzentrale Bremen e.V. Einkaufsempfehlungen für einzelne Fischarten formuliert.
Als empfehlenswert gelten Alaska Wild-Lachs, Öko-Lachs aus Aquakultur, Island Kabeljau, Hering aus stiller Heringsfischerei, Atlantische Makrele und Pazifischer Heilbutt.

WWF = World Wide Fund for Nature

Geflügel

Nährwert von Geflügel

Fast alle Geflügelarten liefern mageres Fleisch, hochwertiges Eiweiß, B-Vitamine und Mineralstoffe (Eisen). Gans, Ente und Flugente enthalten relativ viel Fett.

Geflügelarten

Geflügel wird in Geflügelarten, die als Haustiere gehalten werden, und Federwild, also Geflügel aus freier Wildbahn getrennt.
Zum Geflügel gehören Hühner, Truthühner, Enten, Gänse und Perlhühner. Rebhühner, Fasane, Wildenten, Schwimmenten, Tauchenten, Wildtauben bezeichnet man als Federwild.
Bei Hühnern geht aus der Verkehrsbezeichnung die Tierart und das Alter der Tiere hervor (Tabelle 8.14).

Verkehrsbezeichnung	Alter	übliches Gewicht	Aussehen
Stubenküken	bis 28 Tage	650 bis 750 Gramm	
Hähnchen (männlich und weiblich)	5 bis 6 Wochen	800 bis 1200 Gramm	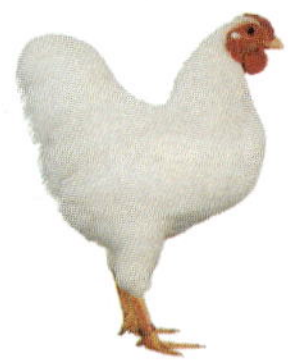
Suppenhuhn	12 bis 15 Monate	1 bis 2 kg Bild	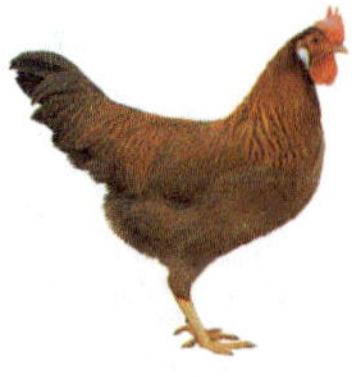

Tabelle 8.14 Haushühner, Verkehrsbezeichnungen.

Tierart	Verkehrsbezeichnung	übliches Gewicht	Aussehen
Truthühner	Truthahn	20 kg	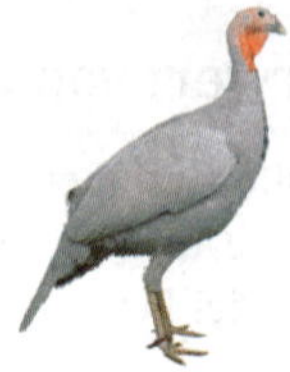
	Pute	12 kg	
Gänse	Frühmastgans / (Junge) Gans	2 bis 4 kg	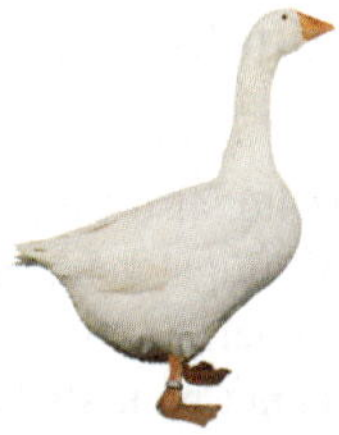
	Gans	4 bis 7 kg	
Enten	Jungente	1,5 bis 2 kg	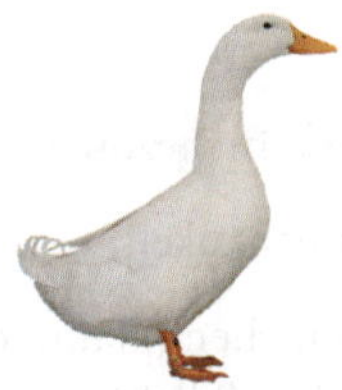
	Ente	1,8 bis 2,5 kg	

Tabelle 8.15 Geflügelarten, Verkehrsbezeichnungen.

Aufgaben und Arbeitsaufträge

1. Die Ernährungswissenschaftler empfehlen pro Woche höchstens zwei- bis dreimal Fleischmahlzeiten. Begründen Sie diese Empfehlung.
2. Erkundigen Sie sich beim Fleischer und im Supermarkt über das Fleischangebot und die Preise.
3. Warum empfehlen die Ernährungswissenschaftler, ein- bis zweimal pro Woche Fisch zu essen?
4. Informieren Sie sich in Ihrer Stadt über das Fischangebot. Wo bekommen Sie frischen Fisch? Vergleichen Sie die Preise.
5. Erstellen Sie eine Übersicht von fettarmen und fettreichen Fleischarten (Rind, Schwein, Schaf, Geflügel) und Fischarten.

Würzmittel

Gewürze

Unter Gewürzen versteht man allgemein getrocknete Pflanzenteile wie Samen, Blüten, Blätter, Rinden, Stängel oder Wurzeln.
Durch ihre breite Palette an Inhaltsstoffen wie ätherischen Ölen, Bitter- und Gerbstoffen, Harzen und organischen Säuren wirken sie vielfältig auf den menschlichen Körper. Vor allem die scharfen Gewürze regen die Speichel- und Magensaftausschüttung besonders an. Dadurch spült der Speichel Nahrungsreste besser aus dem Mund, was der Zahnkaries vorbeugt; zudem wird die Verdauungstätigkeit unterstützt.

Einige Gewürze, z.B. Chili, hemmen das Wachstum von Bakterien und Pilzen. Auch wegen dieser Wirkungen wird in heißen und tropischen Regionen mit oft schlechter Trinkwasserqualität oder Wasserknappheit zum Schutz gegen Magen- und Darminfektionen scharf gewürzt.

Name des Gewürzes	Geschmack und Duft	Verwendung/ Besonderheiten	Aussehen
Früchte			
Chili, Cayennepfeffer, Roter Pfeffer	Geschmack: brennend scharf Cayennepfeffer: getrockneter, gemahlener Chili, schärfstes Chili	- für feurig-scharfe Fleischgerichte - Eingemachtes, Pickles	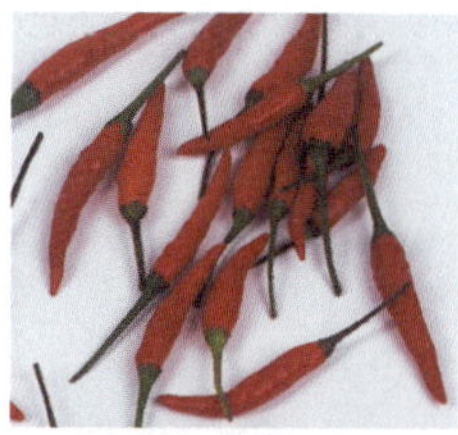
Kümmel	Geschmack: derbwürzig Duft: süßlich	- Brot und Backwaren - Fleischgerichte - Gemüse, v.a. Sauerkraut, Salate - Kartoffeln - Käsegerichte	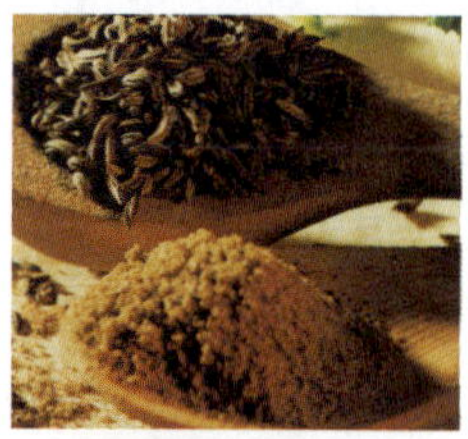
Paprika	Geschmack: scharf Delikatess-Paprika (mildeste Sorte) Edelsüß-Paprika Halbsüß-Paprika Rosen-Paprika (schärfstes Gewürz)	- Suppen, Soßen - Fleischgerichte (Gulasch) - Geflügel - Wurstgewürz - Salate - Ketchup **Achtung:** Paprika nicht in siedendes Fett geben oder braten/grillen, wird schwarz und bitter.	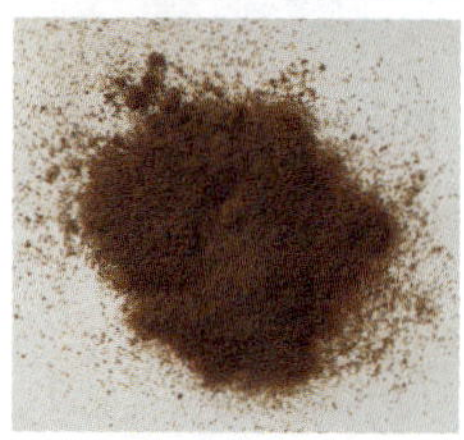

Name des Gewürzes	Geschmack und Duft	Verwendung/ Besonderheiten	Aussehen
Früchte			
Pfeffer Schwarzer Pfeffer: unreife, fermentierte und getrocknete Beeren Weißer Pfeffer: ausgereifte Beeren Grüner Pfeffer: unreife Beeren, in Essig- oder Salzlake konserviert	Geschmack: kräftig würzig, weißer Pfeffer weniger scharf als schwarzer Pfeffer	am häufigsten verwendetes Gewürz, auch als Gewürzmischung ○ Fleischgerichte, Wurstwaren ○ Fisch ○ Salate ○ Soßen, Suppen Regel: Weißer Pfeffer für helle Speisen, schwarzer Pfeffer für dunkle Speisen!	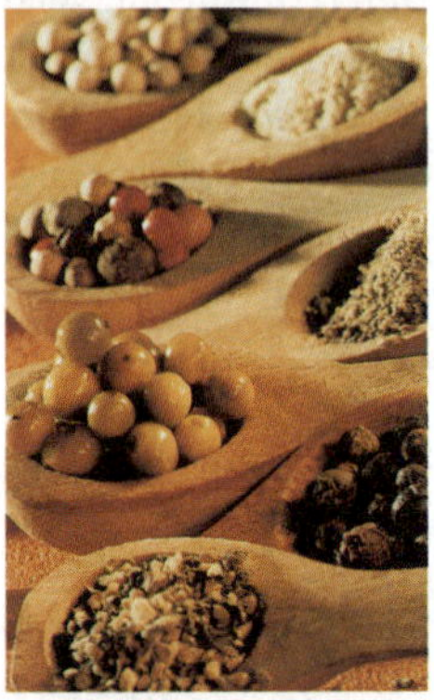
Vanille (oft fälschlicherweise als Schoten bezeichnet)	Duft: mild Geschmack: süßlich	○ Speiseeis ○ Süßspeisen ○ Getränke ○ Süße Soßen (Vanillesoße)	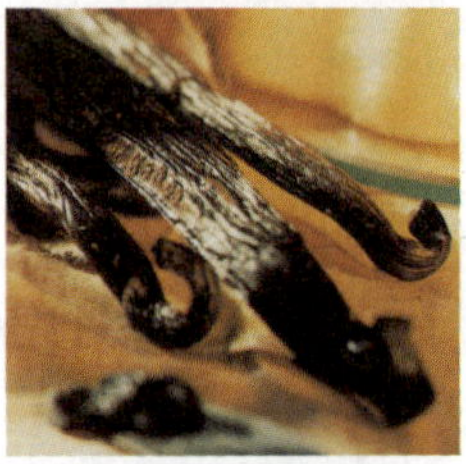
Wacholder	Duft: harzig, balsamartig Geschmack: kräftig nach Wald und Heide	○ zu deftigen Speisen ○ Wild und Wildgeflügel ○ Fischsud ○ Marinaden ○ Kohl, Sauerkraut	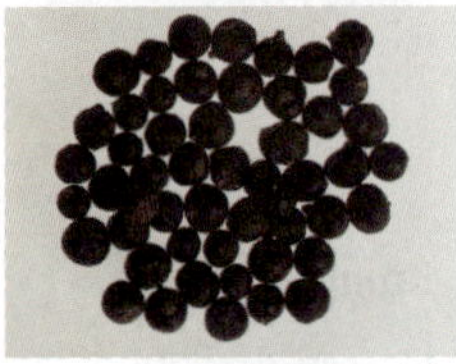
Muskatnuss	Duft: aromatisch Geschmack: scharf bis feurig-süß, leicht bitter	○ Suppen und Soßen ○ Gemüse (Blumenkohl, Spargel) ○ Fleisch ○ Gebäck ○ Getränkeherstellung	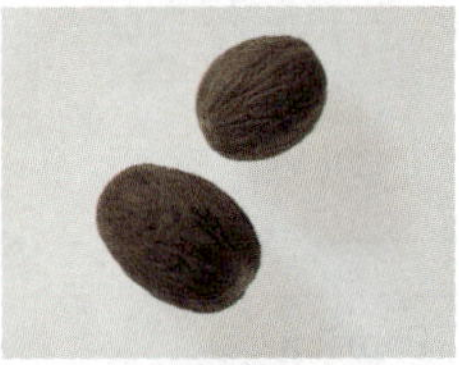
Piment („Nelkenpfeffer“)	Duft nach verschiedenen Gewürzen gleichzeitig (Nelken, Muskat, Zimt), deshalb in England „Allspice“ („Allgewürz“) genannt. Geschmack: nelkenähnlich, leicht pfeffrig	○ Fleisch- und Fischgerichte ○ Suppen, Soßen ○ Marinaden, Wurstgewürz ○ Gebäck	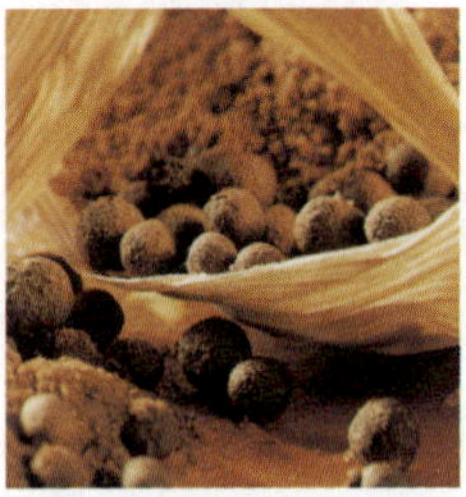

Name des Gewürzes	Geschmack und Duft	Verwendung/ Besonderheiten	Aussehen
Früchte			
Kapern (unreif geerntete, getrocknete Blütenknospen, konserviert in Essig, Öl oder Salzwasser)	Duft: beißend-aromatisch Geschmack: herb-würzig, angenehm bitter und leicht scharf	○ Königsberger Klopse ○ Soßen, Marinaden ○ Ragouts	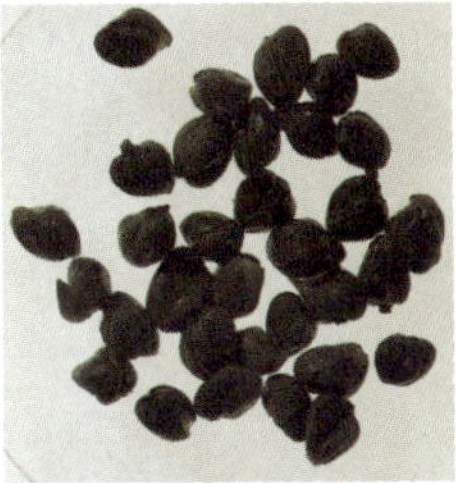
Nelken	Duft: intensiv blumig	○ Fleisch- und Fischgerichte ○ Marinaden ○ Süß- und Backwaren ○ Obstgerichte ○ Getränke	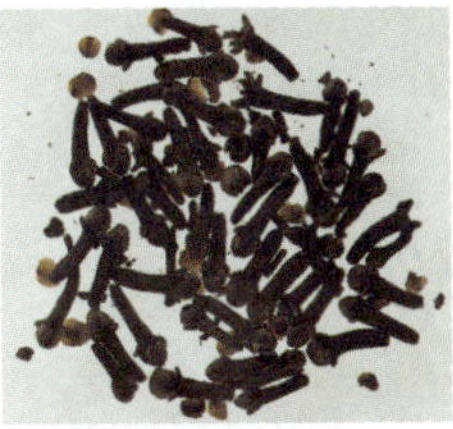
Safran (Za'fran [arabisch] = „gelb sein“) Teile der Krokusblüte: rote Narbenfäden	Geschmack: bitter-würzig und scharf Duft: kräftig und schwer	○ zum Färben von Speisen ○ „Bouillabaisse“ (Marseiller Fischsuppe), orientalischer „Pilaf“, spanische „Paella“ ○ Sandkuchen	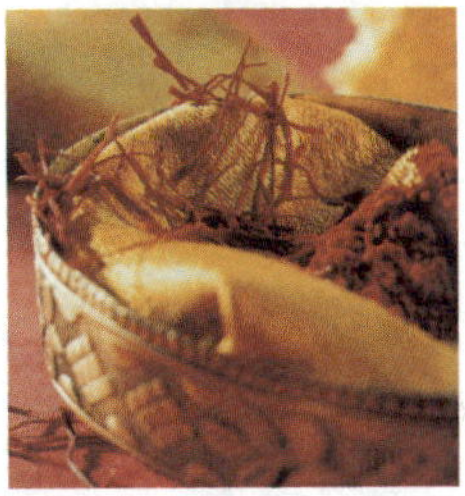
Blätter			
Lorbeer	Geschmack: bitter-würzig, sehr aromatisch	○ Fleisch-, Wild- und Fischgerichte ○ saure Speisen, Marinaden, Essigfrüchte ○ gemahlen für Wurstgewürzmischungen	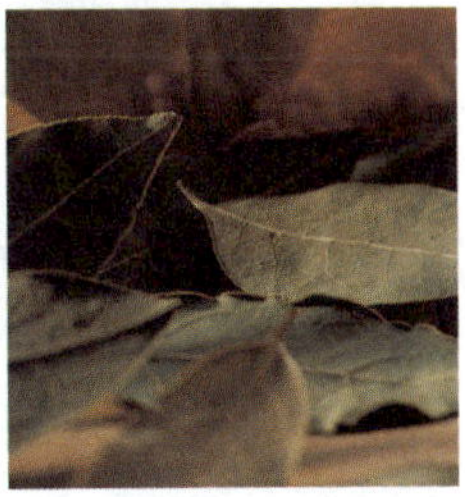

Name des Gewürzes	Geschmack und Duft	Verwendung/ Besonderheiten	Aussehen
Wurzelähnliche Sprossknollen (Rhizome)			
Ingwer	Geschmack: brennend-würzig Duft: stark aromatisch	○ asiatische Fleisch- und Fischgerichte ○ kandierter Ingwer ○ für Currymischung ○ alkoholische Getränke	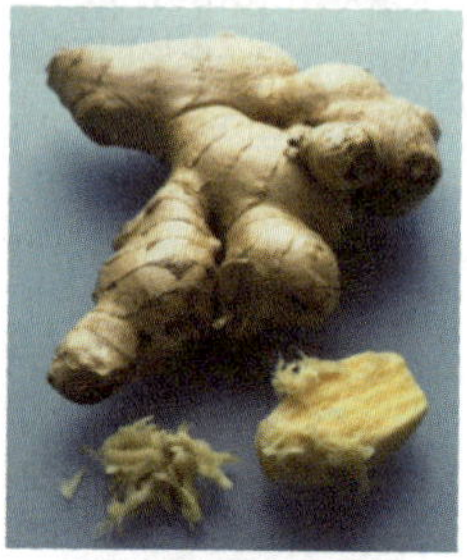
Rinde			
Zimt	Geschmack: würzig, brennend, leicht süß, China-Zimt etwas herber als Ceylon-Zimt Duft: aromatisch	○ Süßspeisen ○ Backwaren ○ Heißgetränke	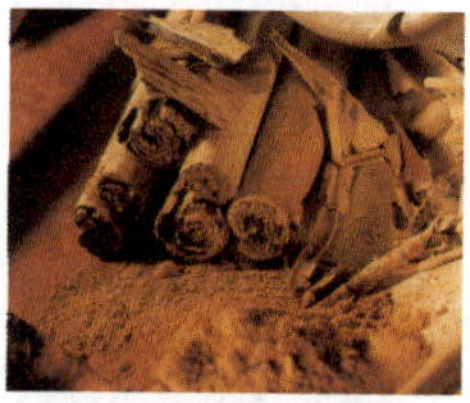

Tabelle 8.16 Gewürze und ihre Verwendung.

Im Handel gibt es viele fertige Gewürzmischungen, die das Würzen erleichtern, z.B. Curry, Brathähnchengewürz und Gyrosmischung.

Curry ist eine Gewürzmischung, die aus 12 bis 20 verschiedenen tropischen Gewürzen besteht, farbgebende Zutat ist Kurkuma (Gelbwurz). Das europäische Currygewürz setzt sich meist aus Pfeffer, Ingwer, Piment, Paprika, Nelken, Koriander, Kardamom, Bockshornkleesamen, Muskatblüte, Zimt und Cayennepfeffer zusammen.
Curry wird für exotische Reisgerichte, Fleischspeisen, Soßen, Suppen, Gemüse, Geflügel und Fisch verwendet.
Curry hat einen feurig-scharfen und leicht süßlichen Geschmack und Duft.

> Damit Gewürze ihr Aroma möglichst lange behalten, sind sie dunkel, kühl und trocken zu lagern.

Salz

Die lebenswichtige Bedeutung von Salz belegen archäologische Funde aus der Zeit um 10000 v. Chr. Viele Ortsnamen wie Salzburg oder Salzbergtal weisen auf die Salzgewinnung hin.
Speisesalz besteht chemisch gesehen aus einem Natrium- und Chlorid-Ion: Natriumchlorid NaCl.

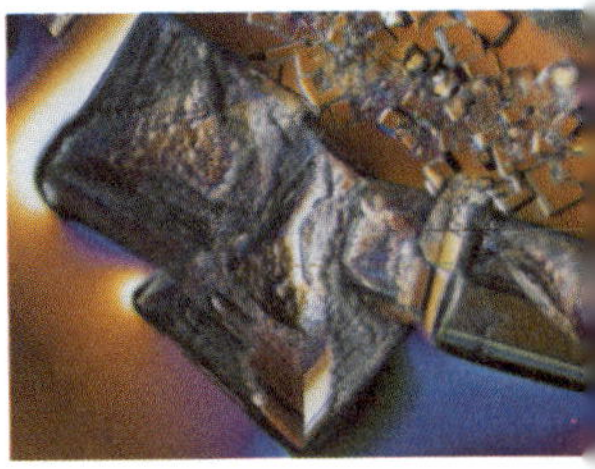
Salzkristall.

Nach der Gewinnung unterscheidet man verschiedene Salzarten:

- Steinsalz.
  Durch die Verdunstung von Meerwasser im Laufe der Erdgeschichte sind unterirdische Salzablagerungen entstanden, die bergmännisch abgebaut werden.
- Siede- oder Salinensalz.
  Ist das Salzvorkommen in Quellwasser gelöst, kann aus dieser so genannten Sole durch Verdampfen des Wassers Siede- oder Salinensalz gewonnen werden.
- Meersalz.
  Meersalz gewinnt man aus Meerwasser oder Salzseewasser durch Verdunsten des Wassers.

Kochsalz kann durch verschiedene Zusätze ergänzt werden:

- Jodsalz.
  Unter Jodsalz versteht man Speisesalz, dem Natrium- oder Kaliumjodat zugesetzt wurde (15 mg bis maximal 25 mg Jod pro kg Speisesalz).
- Fluoridiertes und jodiertes Speisesalz.
  Bei diesem Salz kann neben Jod bis zu 250 mg Fluorid zugegeben werden.
- Gewürz- und Kräutersalze.
  Im Handel gibt es Mischungen aus Salz und Gewürzen oder Kräutern.

Salz rundet den Geschmack vieler Speisen ab, sollte aber nicht als alleiniges Würzmittel verwendet werden. Brot- und Backwaren, Fleisch und Wurst sowie Käse sind aufgrund des Herstellungsverfahrens besonders salzhaltig. Über diese Lebensmittel nimmt der Verbraucher das meiste Salz auf.

Speisesalz liefert uns das für den Körper wichtige Natrium. Für Erwachsene werden 6 g Speisesalz als ausreichend angesehen, die tatsächliche Zufuhr liegt nach neueren Messmethoden bei 6 g bis 8 g.

▶ Hypertonie S. 217

Essig

Formel: CH_3COOH

Essig ist ein flüssiges Würzmittel. Er ist alt bekannt und weit verbreitet.

synthetischer Essig Essigessenz	natürlicher Essig Gärungsessig
verdünnt auf 15,5% bis 25% Säure	4% bis 12% Säure

Tabelle 8.17 Säuregehalte von Essig.

Ist Wein längere Zeit dem Luftsauerstoff ausgesetzt, wird er zu Essig. Für die industrielle Essigherstellung können alle auch zur Weinerzeugung tauglichen Rohstoffe verwendet werden. Die besten Essigsorten gewinnt man aus Wein (Weinessig) und Apfelwein (Apfelessig).

Der italienische Balsamessig (Aceto balsamico) und Essig nach der Orléansmethode sind geschmacklich herausragende Essigqualitäten. Man lässt sie nach der Gärung lange (mehrere Monate bis Jahre) reifen. Dagegen ergibt das Schnellessigverfahren (3 bis 5 Tage) einen klaren, vergleichsweise geschmacksarmen Essig.

▶ Haltbarmachung von Lebensmitteln S. 37

Man verwendet Essig als Würzmittel, in Marinaden, in Salatsoßen, Senf und zum Konservieren.

Aufgaben und Arbeitsaufträge

1. Füllen Sie kleine Schälchen mit verschiedenen Gewürzen und Gewürzmischungen und versuchen Sie alle Gewürze zu erkennen. Welche Speisen assoziieren Sie mit diesen Gewürzen? Tauschen Sie sich in der Klasse aus.
2. Welche Vorteile haben jodiertes oder fluoridiertes Speisesalz?
3. Verschaffen Sie sich einen Überblick über die Verwendung von Essig in verarbeiteten Lebensmitteln anhand der Etiketten.

Genussmittel

Kaffee

Kaffee, das beliebteste Getränk der Bundesbürger, stammt hauptsächlich aus Kolumbien und Brasilien. Dort wird er aus den Samen der Früchte des Kaffeebaumes gewonnen. Aus dem Rohkaffee wird durch Rösten der genießbare Röstkaffee.

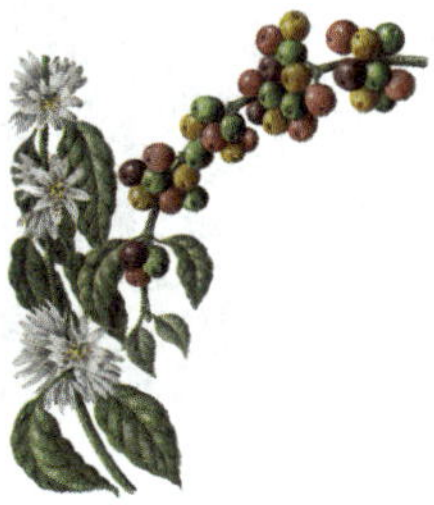

Kaffeestrauch.

Der im Kaffee enthaltene Wirkstoff Koffein regt das Herz-Kreislauf-System und die Nierenfunktion an.
Der Koffeingehalt liegt bei den üblichen Sorten bei 1,2% und bei Robustasorten bei 2,4%.
Außerdem ist er abhängig von der Zubereitungsart des Kaffees:

Kaffeegetränk	Koffeingehalt
normaler Kaffee (150 ml)	60 mg bis 80 mg (aus 6 g bis 8 g Kaffeemehl)
Mokka (125 ml)	135 mg
Espresso (40 ml)	45 mg

Tabelle 8.18 Koffeingehalt verschiedener Kaffeegetränke.

Da manche Kaffeetrinker bestimmte Inhaltsstoffe des Kaffees nicht vertragen, wurden Verfahren entwickelt, diese Stoffe aus der Bohne zu entfernen. Für magen-, galle- und leberempfindliche Personen gibt es reizstoffarme Sorten (Schonkaffee), für Personen mit zu hohem Blutdruck (Hypertoniker) entkoffeinierte Produkte im Handel.
Kaffee-Extrakte (löslicher oder Instant-Kaffee) erleichtern dem Verbraucher die Zubereitung.
Röstkaffee gibt es im Handel als ganze Bohnen zum Selbermahlen, frisch gemahlen sowie gemahlen und vakuumverpackt.
Light-Kaffee kann je zur Hälfte aus normalem Röstkaffee und entkoffeiniertem Kaffee bzw. nicht koffeinhaltigem Getreidekaffee gemischt sein.

Wer Kaffee ablehnt, kann auf Kaffee-Ersatz zurückgreifen, der kein Koffein enthält.
Kaffee-Ersatz kann aus Getreide, Getreidemalz, Zichorien, Zuckerrüben und anderen Wurzelfrüchten, aus Feigen und anderen zuckerhaltigen Früchten, Sojabohnen und sogar gerbstoffhaltigen Früchten wie Eicheln produziert werden. Zucker wird oft zugesetzt.
Auch aus Kaffee-Ersatz kann ein Extrakt hergestellt werden.

Lebensmittelproduzenten haben die Vorliebe der Verbraucher für Kaffee für die Herstellung anderer absatzstarker Produkte genutzt. Es gibt neben Energy-Drinks mittlerweile auch koffeinhaltige Tafelwasser, Mineralwasser, Pastillen, Bonbons, Riegel und Eis im Handel. Kinder sollten diese Produkte meiden.

Tee

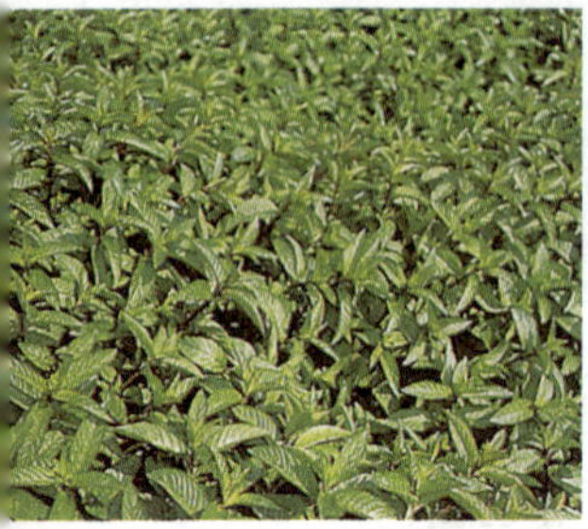

Teegarten.

Der Aufguss von Blättern des Teestrauches mit heißem Wasser wird als Tee bezeichnet.

Die anregende Wirkung des Tees ist auf das Koffein, früher als Tein bezeichnet, zurückzuführen. Auf der Verpackung findet man drei Unterscheidungskriterien für Teesorten:

- Art des Behandlungsverfahrens,
- Ursprungsland oder Anbaugebiet,
- Blattgröße, auch Siebung genannt.

Schwarzer Tee ist ein fermentierter Tee, d.h., die Teeblätter haben eine Gärung durchgemacht und wurden danach getrocknet. Grüner Tee wird nur mit Heißdampf behandelt und getrocknet. Er wird nicht fermentiert und enthält deshalb mehr sekundäre Pflanzenstoffe als schwarzer Tee. Oolong-Tee ist ein halbfermentierter Tee.

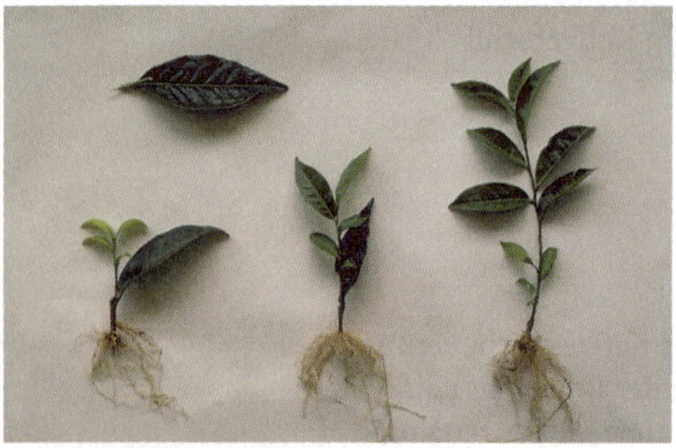

Teestrauch mit den Blattarten.

Bekannte Anbaugebiete sind Assam, eine Provinz in Nordindien und das größte Anbaugebiet der Welt, Ceylon (Sri Lanka) und Darjeeling, ein in 3000 m Höhe gelegenes Gebiet in Nordindien. China und Kenia erzeugen ebenfalls große Mengen Tee.

Bei der Blattgröße wird zwischen Blatt-Tee, Broken-Tee, Fannings und Dust unterschieden.

Blatt-Tee besteht aus ganzen Blättern.

Broken-Tee bezeichnet kleinblättrige Tees aus gebrochenen (broken) Blättern, die wiederum in Sorten unterteilt werden:

- Flowery Broken Orange Pekoe (FBOP): hoher Anteil an Knospen und jungen Blättern (beste Qualität),
- Broken Orange Pekoe (BOP): enthält wenige Knospen und die darunter liegenden zwei Blätter,
- Broken Pekoe (BP): enthält ältere Blätter.

dust (engl.): Staub

Fannings sind kleine Teilchen des Tees, die beim Sieben anfallen, sie werden ebenso wie Dust, dem Teestaub, zu Tee-Aufgussbeuteln verarbeitet. Fannings und Dust sind kein Abfall der Teeherstellung, sondern sie liefern einen kräftigen ergiebigen Tee.
Nach dem Erntezeitpunkt wird in First Flush und Second Flush (1. und 2. Pflücktermin) unterschieden. Pro Jahr wird drei- bis viermal gepflückt.

Teemischungen. Aus der Mischung verschiedener Teesorten ergeben sich beliebte Geschmackrichtungen.
Die „Englische Mischung“ ist eine Mischung aus Darjeeling, Assam- und Ceylon-Tees. Die Ostfriesische Mischung wird aus Assam-, Sumatra- und Java-Tees zusammengestellt.

Aromatisierte Tees. Aromatisierte Tees werden aus meist mittleren bis niedrigen Teequalitäten und getrockneten Blüten, Schalen- oder Fruchtstücken oder durch Besprühen mit ätherischen Pflanzenölen hergestellt. „Earl Grey" ist z.B. ein mit dem Öl der Bergamotte (Zitrusfrucht) parfümierter Tee.

Instant-Tee oder Tee-Extrakt. Wenn aus Teeblättern ein Auszug hergestellt und zu Pulver oder Granulat getrocknet wird, handelt es sich um Instant-Tee. Diese Teeprodukte können verschiedene Zusätze enthalten wie Zucker oder Säuren (Zitronen-, Ascorbinsäure) und kalt- oder heißlöslich sein.
Tee findet man als Schwarztee und gegebenenfalls mit den Hinweisen aromatisiert, entkoffeiniert, kaltwasserlöslich usw. im Handel.

Teeähnliche Erzeugnisse sind Kräutertees wie Fenchel-, Kamillen-, Pfefferminz-, Malven-, Hagebutten- und andere Tees, die kein Koffein enthalten. Dies können getrocknete Pflanzenblätter, Pflanzenblüten oder Pflanzenfrüchte sein.
Aus einer Stechpalmenart (Ilex) wird der koffeinhaltige Mate-Tee gewonnen. Es ist ein südamerikanisches traditionelles Getränk.
Rotbuschtee (Rooibos oder Massai) ist ein südafrikanisches Nationalgetränk, dem gesundheitsfördernde Wirkungen zugeschrieben werden.

Kakao

Kakao ist das Pulver, das aus den Samen des Kakaobaumes, den Kakaobohnen, durch Abpressen der Kakaobutter gewonnen wird. Kakao enthält einen dem Koffein ähnlichen Stoff, Theobromin, der aber keine anregende Wirkung besitzt.

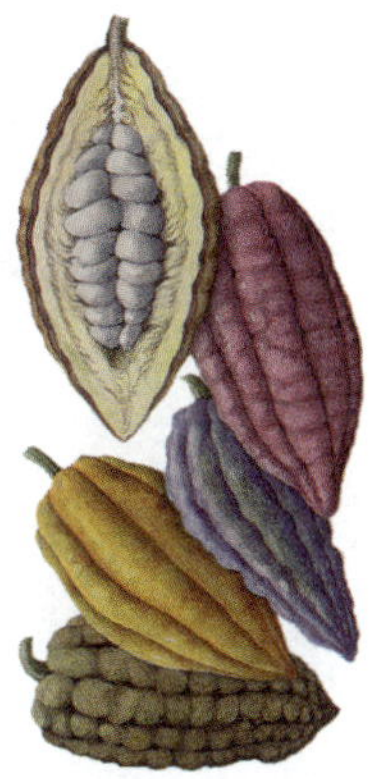
Kakaofrüchte mit Bohnen.

Kakaohaltige Instant-Getränkepulver und fertige Kakaogetränke nehmen, wahrscheinlich wegen der einfachen und bequemen Zubereitungsweise, inzwischen einen Marktanteil von 90 % ein. Die Instantpulver sind auch in kalter Milch leicht löslich und bestehen bis zu 80 % aus Zucker (Haushalts- und Traubenzucker).
„Fertiger Kakaotrunk" ist ein Milchmischgetränk, das aus Milch mit verschiedenen Fettgehalten, Kakaopulver und Zucker zusammengesetzt ist und pasteurisiert, ultrahocherhitzt oder sterilisiert angeboten wird.
Neben diesen Produkten gibt es verschiedene Kakaopulver, die sich durch ihren Fettgehalt und Zuckeranteil unterscheiden.

Kakao-Ersatz. Johannisbrot, die Früchte des Johannisbrotbaumes, kann man fein vermahlen und rösten. Das Carobpulver dient als Kakaoersatz, auch zur Herstellung eines Schokoladenersatzes. Es enthält kein Theobromin und weniger Fett als Kakao.

Aufgaben und Arbeitsaufträge

1. Kaffee, Tee und Kakao sind Genussmittel. Erstellen Sie eine Collage mit den verschiedenen Angeboten dieser Getränke.
2. Worin unterscheiden sich schwarzer und grüner Tee?

Alkohol

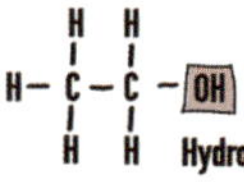

Das Wort Alkohol stammt aus dem Arabischen und bedeutet das Feinste, das Beste einer Sache.
Alkohole sind Kohlenwasserstoffverbindungen. Genießbarer Alkohol ist Ethylalkohol oder Ethanol mit der Summenformel C_2H_5OH.

Weil Alkohol dem menschlichen Körper auch Energie liefert, kann er zu den Nährstoffen gezählt werden.
1 Gramm Ethanol liefert 30 kJ. Die Dichte von Ethanol beträgt 0,79 g/ml bzw. 0,79 g/cm^3, d.h., 1 Milliliter Ethanol wiegt 0,79 g. Die Energiemenge auf 1 Milliliter bezogen beträgt 23 kJ.
Der Alkoholgehalt eines Getränks wird in Vol.% angegeben, wobei die Menge des Alkohols in ml auf 100 ml des Getränks bezogen wird.

Beispiel: 4 Vol.% entspricht 4 ml Ethanol in 100 ml des Getränks.

Ethanol entsteht durch alkoholische Gärung aus Mono-, Di- und Polysacchariden von Früchten, Getreide und Zuckerrohr.

Alkoholische Gärung:
Traubenzucker (Glucose) + Hefe + Enzyme → Alkohol + Kohlendioxid

Aufnahme und Abbau des Alkohols

Ethanol kann bereits kurz nach dem Trinken durch die Schleimhaut des Mundes und des Magens in die angrenzenden Blutgefäße aufgenommen werden, ohne besonders verändert werden zu müssen. Der größere Teil wird im oberen Dünndarm resorbiert. Ein geringer Anteil wird unverändert über Schweiß, Urin, Atemluft und Muttermilch ausgeschieden.
Über den Blutkreislauf wird der Alkohol zur Leber transportiert und dort von dem Enzym Alkoholdehydrogenase (ADH) abgebaut.
Für Alkohol gibt es kein Speicherorgan in unserem Körper, deshalb wird er vorrangig vor allen anderen Nährstoffen in Energie (95%) und Wärme umgewandelt.

Unabhängig von seiner im Blut vorhandenen Konzentration wird Ethanol nur zu einem bestimmten Anteil „unschädlich" gemacht. Etwa 8 Gramm Ethanol werden pro Stunde von einem gesunden Mann abgebaut, das entspricht etwa 150 mg Alkohol je Liter Blut. Diese Abbaugeschwindigkeit lässt sich nicht durch Kaffee oder andere Aufputschmittel steigern. Bei Frauen ist die Abbaurate um 15% niedriger.

Etwa 1 bis 2 Stunden nach dem Alkoholgenuss ist der höchste Wert der Alkoholkonzentration im Blut erreicht. Die im Blut vorliegende Alkoholmenge wird in Promille gemessen. Die Promillezahl gibt an, wie viele Teile Alkohol auf 1000 Teile Blutflüssigkeit entfallen.

Beispiel:

$$1 \text{ Promille Alkohol} = \frac{1 \text{ cm}^3 \text{ Alkohol}}{1000 \text{ cm}^3 \text{ Blut}}$$

Berechnung des Blutalkoholgehaltes in Promille:

$$\text{Promille} = \frac{\text{konsumierte Alkoholmenge (g)}}{\text{Reduktionsgewicht (kg)}}$$

$$= \frac{\text{Anzahl Vol.\%} \cdot (\text{Volumen [ml]} / 100) \cdot 0{,}8 \text{ (g/ml)}}{\text{Körpergewicht (kg)} \cdot 0{,}7}$$

Das „Reduktionsgewicht“ gleicht durch den „Reduktionsfaktor“ 0,7 die unterschiedliche Alkoholaufnahmefähigkeit der Gewebe aus. Muskulatur und Gehirn nehmen eher viel, Fettgewebe und Knochen eher wenig Alkohol auf.

Wirkungen des Alkohols auf den Menschen

Alkohol hat direkt spürbare (akute) und längerfristig bemerkbare (chronische) Wirkungen auf den menschlichen Körper.

Akute Wirkungen:

- Senkung des Blutzuckerspiegels,
- Anstieg des Blutdrucks und der Blutfette (Triglyceride),
- Verschiebung von Blut aus dem Körperinneren in die äußeren Bereiche (Haut), wodurch die Haut gerötet und erwärmt wird,
- Steigerung des Grundumsatzes,
- harntreibende Wirkung und dadurch Störung des Mineralstoffhaushalts,
- nach starkem Alkoholgenuss: Übelkeit und Schwindel durch Reizung der Magenschleimhaut und des Gleichgewichtsorgans des Innenohrs,
- Verringerung der Muskelleistung,
- Dämpfung und Erregung des Zentralnervensystems.

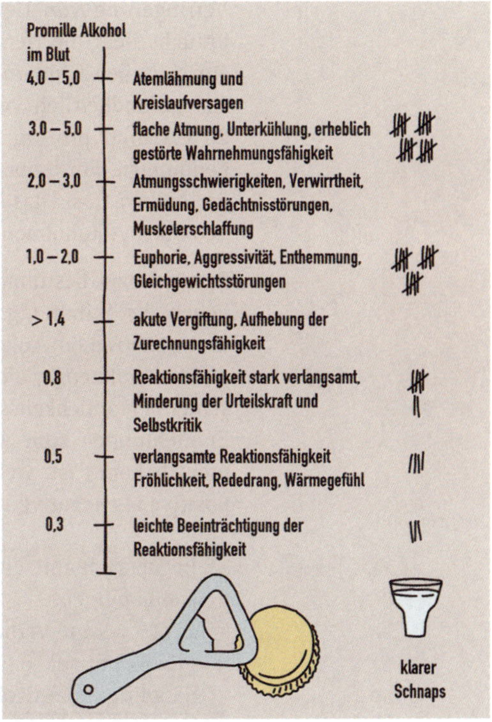

Wirkungen des Alkohols.

Chronische Wirkungen:
- Leberverfettung (Fettleber), -entzündung und Zirrhose,
- Magenschleimhaut- und Bauchspeicheldrüsenentzündung,
- durch Schädigung der Dünndarmschleimhaut Resorptionsstörungen für Glucose, Lactose, Aminosäuren, B-Vitamine (Thiamin, Folsäure, B_{12}), Wasser und Natrium,
- Schädigung des Herzmuskels, Herzrhythmusstörungen, Bluthochdruck,
- Nervenentzündungen,
- Gefahr von Missbildungen und Entwicklungsstörungen des Neugeborenen (Alkoholembryopathie); auch gegeben bei akutem Alkoholkonsum,
- Blutarmut,
- Gehirnschrumpfung.

Bewertung des Alkoholkonsums

Neben den negativen Wirkungen des Alkohols auf den Körper kennen wir schon seit Jahrtausenden angenehme Folgen des Alkoholgenusses. Alkoholika helfen „Stress" und Anspannungen abzubauen, verbessern die Stimmung.

Seit einigen Jahren wird diskutiert, ob Alkohol in mäßigen Mengen zur Verringerung von Herzerkrankungen beiträgt. Trotz hohen Alkoholverbrauchs liegt die Herzinfarktrate in Frankreich niedriger als in anderen europäischen Ländern (Französisches Paradoxon).
Als gesundheitlich verträgliche Menge wird für einen gesunden Mann 20 g Alkohol pro Tag, für eine gesunde Frau nur 10 g Alkohol pro Tag angenommen. Für Frauen gilt die Hälfte des Wertes, da bei ihnen bereits bei der halben Dosis das Risiko für Brustkrebs und Organschäden steigt. Die genannte Alkoholmenge sollte aber nicht täglich genossen werden.

Alkohol bzw. bestimmte Abbauprodukte wirken im Gehirn wie Opiate, sie heben die Stimmung. Bei ungünstigen gesellschaftlichen Bedingungen und genetischen Anlagen kann sich Alkoholsucht entwickeln. Dabei ist die Alkoholmenge, die zur Alkoholerkrankung führt, vom Einzelnen und seiner Persönlichkeitsstruktur abhängig.
Empfehlungen zum Alkoholkonsum können nicht gegeben werden, da nicht bekannt ist, welche Menge für einen bestimmten Menschen mehr positive als negative Wirkungen auf seine Gesundheit hat.

In Deutschland gibt es schätzungsweise 2,5 Mio. Alkoholkranke (-abhängige).
Der Pro-Kopf-Verbrauch von reinem Alkohol lag 1997 bei 10,9 l. In dieser Statistik ist der Gesamtbevölkerung einbezogen, also auch Säuglinge und Greise(!).

Getränk	ml Ethanol pro 100 ml Getränk (Vol.-%)	g Ethanol pro 100 ml Getränk (Vol.-% mal 0,8 gerundet)	ml Getränk enthält 10 g Ethanol
Malzbier 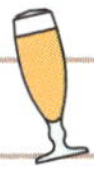	1	0,8	1250
Pils	4	3,2	312,5
Wein (Auslese) 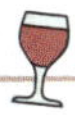	10	8	125
Sekt 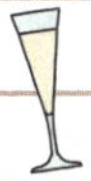	12	9,6	104,2
Wermut	18	14,4	69,4
Sherry, trocken	20	16	62,5
(Fruchtsaft-) Likör	30	24	41,6
Klarer (Schnaps) 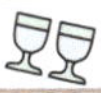	32	25,6	39,1
Weinbrand	38	30,4	32,9
Whisky	43	34,4	29,1
Rum	54	43,2	23,1

Die Getränkemengen in den Bildern liefern jeweils 10 g Alkohol.

Tabelle 8.19 Alkoholgehalte verschiedener Getränke.

Auch in Lebensmitteln kann Alkohol enthalten sein, sei es durch absichtliche Zugabe wie bei selbsthergestellten Desserts (Tiramisu, Weinschaumcreme) und Fertigprodukten oder durch die typische Herstellungsweise (Kefir). Für Kinder und ehemalige Alkoholiker können solche Lebensmittel ein Problem sein.

Kinder sollten auch nicht dazu ermutigt werden, an Papas Bier oder Wein zu nippen. Die kindliche Leber kann Alkohol schlechter abbauen als die des Erwachsenen.

Alkoholische Getränke

Wein

Der erste Wein wurde vermutlich vor 8000 Jahren in Vorderasien bereitet. Über Ägypten, Griechenland und das römische Reich gelangten die Kenntnisse über die Weinherstellung zu uns.

Wein entsteht durch die alkoholische Gärung frischer Trauben oder von Traubenmost.

Weinähnliche Getränke gewinnt man aus Obst und Früchten.

Most ist aus den Trauben abgepresster Saft.

Nach der Farbe wird Wein eingeteilt in:
- Weißwein,
- Rotwein,
- Roséwein,
- Weißherbst,
- Rotling (Schillerwein, Badisch Rotgold).

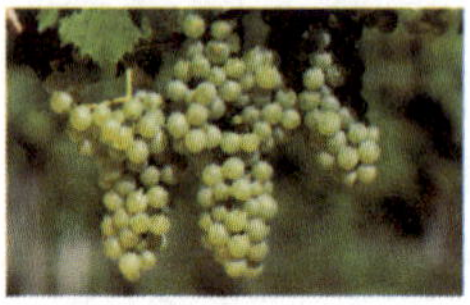
Rebsorte: Müller-Thurgau.

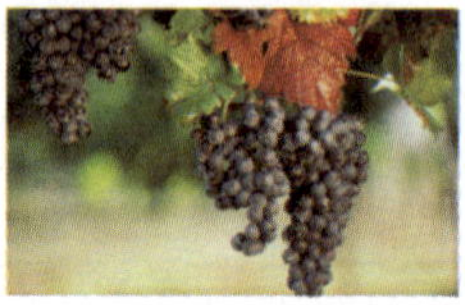
Rebsorte: Spätburgunder.

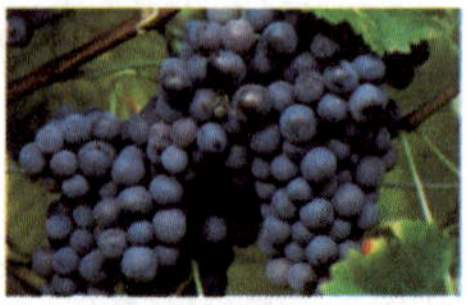
Rebsorte: Trollinger.

Weißwein wird nur aus Weißweintrauben gewonnen. Die bekanntesten Rebsorten in Deutschland sind Müller-Thurgau und Riesling.

Rotwein wird ausschließlich aus Rotweintrauben gewonnen. Das Traubeninnere und der daraus gepresste Saft sind genau so hell wie beim Weißwein. Um die rote Farbe aus den Beerenschalen zu lösen, wird die zerkleinerte Traubenmasse (Maische) gleich angegoren und der Most erst abgepresst, wenn die Farbstoffe aus den Schalen herausgelöst sind. Die wichtigsten Rebsorten in Deutschland sind Spätburgunder und Portugieser.

Roséwein ist blass- bis hellrot. Er darf nur aus roten Traubensorten hergestellt werden.

Weißherbst. Bei dem aus roten Trauben gewonnenen Weißherbst wird der Most sofort aus der Maische gepresst, sodass möglichst wenig Beerenfarbe in den Wein übergeht.

Rotling nennt man einen Wein von blass- bis hellroter Farbe, der durch Vermischen von weißen und roten Trauben oder deren Maischen gewonnen wird.

Im Gegensatz zu Vermischen bedeutet Verschneiden das Zusammenfügen verschiedener Moste und Weine.

Im Weinrecht werden deutsche Weine in zwei Güteklassen eingestuft:
- Tafelwein,
- Qualitätswein.

Tafelwein stammt aus Weinbaugebieten, d. h., er wird aus Trauben, die im Inland geerntet wurden, hergestellt. Landwein ist ein besserer Tafelwein.

Qualitätswein stammt aus einem der 13 „bestimmten Anbaugebiete“. Je nach Qualität der Ernte kann ein Wein die Qualitätsstufe „Q. b. A.“ („Qualitätswein bestimmter Anbaugebiete“), „Kabinett“, „Spätlese“, „Auslese“, „Beerenauslese“, „Trockenbeerenauslese“ oder „Eiswein“ erreichen.

Um als Qualitätswein zu gelten, muss der Wein bei einer zuständigen Prüfungsbehörde, z. B. dem Weinbauamt oder der Landwirtschaftskammer, amtlich geprüft werden. Bei Erfolg wird auf dem Etikett die „amtliche Prüfnummer" (A. P.) aufgedruckt.

Die verbindlich vorgeschriebenen Angaben auf deutschen Weinetiketten sind normal, die freiwilligen Angaben sind kursiv gedruckt.

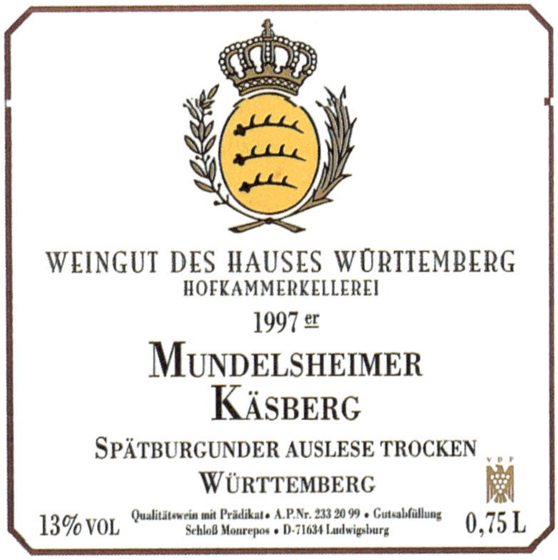

Weinetikett.

Alkoholgehalt. Für Wein ist der Alkoholgehalt des Endproduktes kein Qualitätskriterium.
Vielmehr wird der Wein nach seinem Mostgewicht (° Oechsle), d. h. seinem natürlichen Zuckergehalt und dem daraus zu erwartenden Alkoholgehalt, in die jeweilige Qualitätsstufe eingeordnet:
Tafelwein hat z. B. 44 bis 50 ° Oechsle, Kabinett 67 bis 82 ° Oechsle und eine Trockenbeerenauslese 150 bis 154 ° Oechsle.

Wer eine bestimmte Geschmacksrichtung bevorzugt, kann sich nach dem Deutschen Weinsiegel richten, das sich eventuell auf der Flasche befindet. Das gelbe Weinsiegel steht für trockenen Wein (er enthält 0,5 bis höchstens 4 g Zucker je Liter), das grüne für halbtrocken und das rote für lieblich (süß).

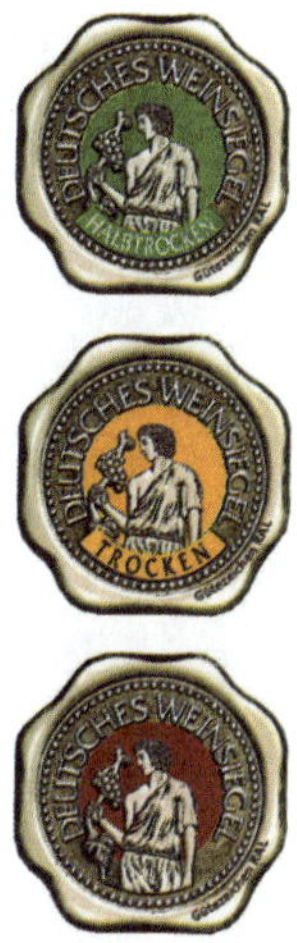

Weinsiegel.

Wein aus ökologischem Anbau. Wein kann auch aus ökologisch betriebenem Weinbau bezogen werden. Im „Bundesverband Ökologischer Weinbau" sind die aus den größeren Weinanbaugebieten gebildeten Regionalverbände vertreten. Die Regionalverbände kontrollieren die Einhaltung der ökologischen Richtlinien.
Die erzeugten Weine werden mit dem Warenzeichen „EcoVin" gekennzeichnet. Das Etikett trägt als Pflichtangabe die „Vertragsbetriebs-Nr. .... im Bundesverband Ökologischer Weinbau", wodurch EcoVin-Produkte genau identifiziert werden können.

Logo des Bundesverbandes Ökologischer Weinbau.

Likörweine

Portwein, Malaga, Tarragona, Sherry sind „Likörweine". Sie haben einen Alkoholgehalt von mindestens 15, höchstens 22 Vol.-% Alkohol.

Sherry wird in vier Grundtypen angeboten: Fino, Amontillado, Oloroso und Cream. Dabei steigt der Alkoholgehalt von Fino bis Cream allmählich an.

Schaumwein (Sekt, Champagner) und Perlwein

Kohlensäure = H_2CO_3

Schaumweine und Perlweine enthalten im Gegensatz zu Wein Kohlensäure. Das Schäumen erreicht der Abfüller, indem der Schaumwein in der Flasche unter Überdruck steht.

Name	Mindest-Alkoholgehalt (Vol.-%)	Überdruck in der Flasche
Schaumwein	9,5	mindestens 3 bar
Qualitätsschaumwein (Sekt)	10	mindestens 3,5 bar
Perlwein	7	1 bis höchstens 2,5 bar

Tabelle 8.20 Mindest-Alkoholgehalt und Flaschendruck bei Schaum- und Perlwein.

Die Bezeichnung Deutscher Sekt ist nur dann erlaubt, wenn für diesen Qualitätsschaumwein Weine von in Deutschland angebauten Reben verwendet wurden.

Bier

Nach dem deutschen Reinheitsgebot wird Bier aus Malz, Hopfen (Hopfenauszüge, Hopfenpulver), Hefe und Wasser gebraut.

Um Malz zu erhalten, lässt man Gerste keimen und darrt (trocknet) sie dann. Auch aus anderen Getreidearten wie Weizen und Roggen kann Malz gemacht werden.

Bierhefen wandeln die Kohlenhydrate des Malzes in Alkohol um. Je nach verwendeter Hefeart unterscheidet man untergäriges und obergäriges Bier.
Die untergärige Hefe setzt sich nach der alkoholischen Gärung am Boden des Gärbehälters ab, die obergärige Hefe steigt an die Oberfläche.

Bierart	Sorten
untergäriges Bier	Pils, Export, Bockbier
obergäriges Bier	Alt, Kölsch, Weizenbier

Tabelle 8.21 Bierarten und Biersorten.

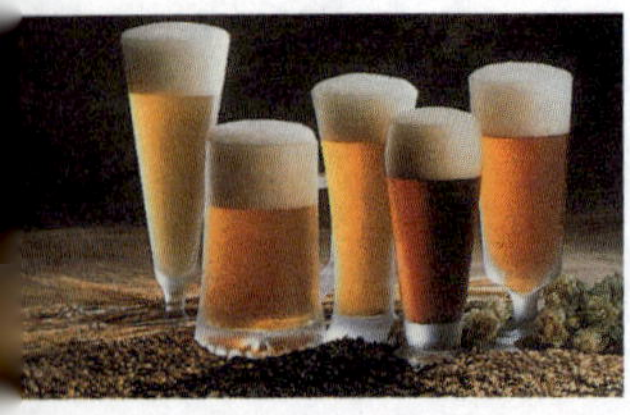

Unter- und obergäriges Bier.

Bier wird nach dem Stammwürzegehalt vor der Gärung in eine bestimmte Biergattung eingeordnet. Stammwürze sind die aus Hopfen und Malz herausgelösten Inhaltsstoffe, die später für den Alkoholgehalt und den Geschmack des Bieres ausschlaggebend sind. Der Stammwürzegehalt kann auf dem Etikett angegeben sein: Bier mit niedrigem Stammwürzegehalt oder Schankbier. Etwa ein Drittel der Stammwürze, die z.T. dem Malzzuckergehalt entspricht, wird in Alkohol umgewandelt. Ist die Biergattung nicht genannt, handelt es sich üblicherweise um ein Vollbier.

Biergattungen	Alkoholgehalt des fertigen Bieres (in Vol.-%)
Einfachbier (selten)	0,5 bis unter 3,0
Schankbier	3,0 bis unter 4,5
Vollbier	4,5 bis unter 6,0
Starkbier	6,0 und mehr

Tabelle 8.22 Biergattungen.

Bei einem alkoholfreien Bier liegt die Vermutung nahe, es würde absolut keinen Alkohol mehr enthalten. Es darf aber noch höchstens 0,5 Vol.-% haben. Alkoholarmes Bier besitzt höchstens 1,5% Alkohol und Leichtbier mindestens 40% weniger Alkohol und Energie als ein normales Schankbier, also etwa 2,8 bis 3 Vol.-%.

„Malztrunk", der Kindern oft ohne Bedenken gegeben wird, enthält im Durchschnitt 0,5 bis 1 Vol.-% Alkohol, der nicht deklariert werden muss. Ab einem Alkoholgehalt von 1,2 Vol.-% muss ganz allgemein der Alkoholgehalt auf dem Etikett eines verpackten Lebensmittels angegeben sein.

Diätbiere unterliegen der Kennzeichnungsvorschrift für Diätetische Lebensmittel. Wenn ein Bier für Diabetiker geeignet sein soll, darf es höchstens 0,75 Gramm den Diabetiker belastende Kohlenhydrate pro 100 g Bier aufweisen. Diätbiere sind teilweise entalkoholisiert.

Spirituosen

Durch alkoholische Gärung kann aus pflanzlichen Grundstoffen (Obst, Kartoffeln, Getreide) eine alkoholhaltige Flüssigkeit hergestellt werden. Verfahrensbedingt enthält das Produkt nicht mehr als 15 Vol.-% Alkohol. Aus solchen alkoholischen Flüssigkeiten kann man Spirituosen destillieren (brennen).

Aufgaben und Arbeitsaufträge

1. Berechnen Sie den Blutalkoholgehalt in Promille einer Frau mit 60 kg nach Genuss von $\frac{1}{2}$ l Bier oder einem Glas Sekt oder 2 cl Klarem.
2. Warum sollten Autofahrer überhaupt keine alkoholischen Getränke zu sich nehmen?
3. „Bier ist flüssiges Brot" – erklären Sie bitte diese Redewendung.
4. Männliche Erwachsene nehmen etwa 7% ihres Energiebedarfs in Form von Alkohol zu sich. Diskutieren Sie die gesundheitlichen Auswirkungen.
5. Wie unterscheiden sich Tafel- und Qualitätswein?

Gicht (Hyperurikämie)

Nach einem feucht-fröhlichen Grillfest wacht man schon mal mit einem Kater auf. Dass der von zu viel alkoholischen Getränken kommen kann, ist bekannt. Nicht so leicht zu verstehen ist, was ein schmerzender großer Zeh mit der Feier am Tag zuvor zu tun hat. Der Arzt wird einen akuten Gichtanfall feststellen.

Ursachen

Die Gicht wurde schon im 5. Jahrhundert v. Chr. von dem griechischen Arzt Hippokrates als Krankheit beschrieben. Sie betraf bis zum Ende des 2. Weltkriegs nur Reiche. Mit dem wirtschaftlichen Aufschwung und einer dadurch verbesserten Versorgung mit Nahrungsmitteln trat diese ernährungsabhängige Stoffwechselkrankheit zunehmend häufiger in allen Bevölkerungsschichten auf.

Medizinisch unterscheidet man die primäre von der sekundären Gicht. Die primäre Gicht ist eine erbliche Stoffwechselkrankheit. Bei einer sekundären Gicht treten die Krankheitsanzeichen einer Gicht im Gefolge einer anderen Erkrankung auf (bei bestimmten Blut- und Nierenkrankheiten).

Lebende Organismen (Menschen, Tiere, Pflanzen) benötigen zur Erhaltung ihrer Art (Fortpflanzung) und zum Eiweißaufbau die Nukleinsäuren DNS und RNS.

sprich: Des-oxy-ribo-nukle-in-säure

Die Desoxyribonukleinsäuren (DNS) kommen vor allem im Zellkern vor und tragen die Erbinformationen in sich. Die Ribonukleinsäuren (RNS) ermöglichen in den Ribosomen, einer Untereinheit der Zelle, die Aminosäuren- und damit die Eiweißsynthese.

A = acid (engl.): Säure

International gebräuchlicher ist für RNS die Abkürzung RNA und für DNS DNA.

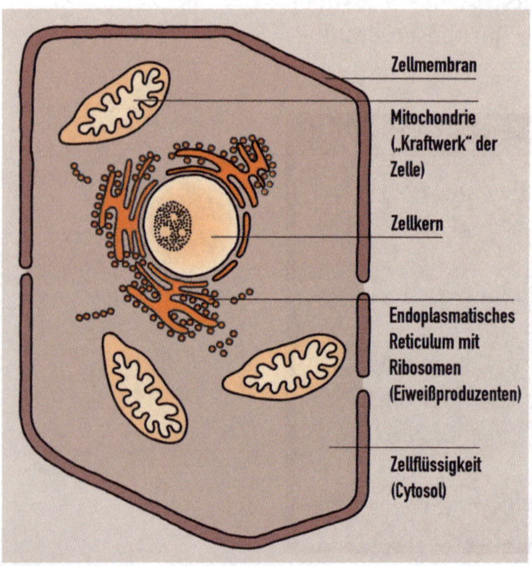

Zelle mit Zellbestandteilen.

Nukleinsäuren sind aus drei Bausteinen zusammengesetzt. Im menschlichen Stoffwechsel werden die Nukleinsäuren zerlegt und abgebaut. Dabei werden die stickstoffhaltigen Ringverbindungen zu Purinen und weiter zu Harnsäure abgebaut; diese wird im Blut zur Niere transportiert und dort ausgeschieden.

Harnsäure im menschlichen Körper entsteht aus dem Abbau körpereigener Zellen und dem Abbau der Nahrungsmittel.

Harnsäure ist eine schwer wasserlösliche Substanz, wobei die Löslichkeit auch abhängig vom pH-Wert ist. Ab einer bestimmten Konzentration der Harnsäure im Blut und bei einem ungünstigen pH-Wert ist die Löslichkeitsgrenze erreicht und Harnsäure kristallisiert aus. Dies geschieht in Gelenken, Weichteilen und in Form

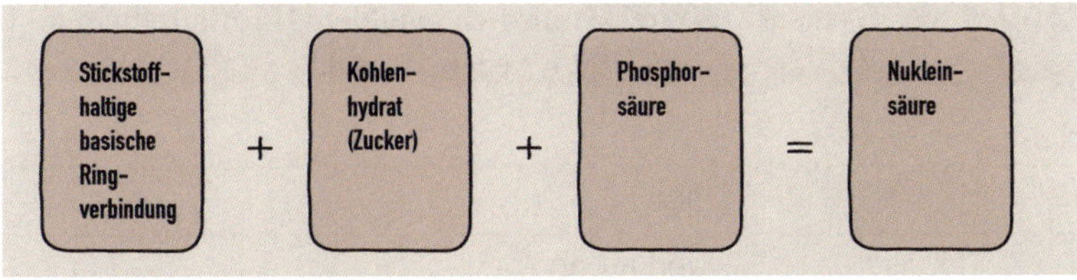

Nukleinsäure.

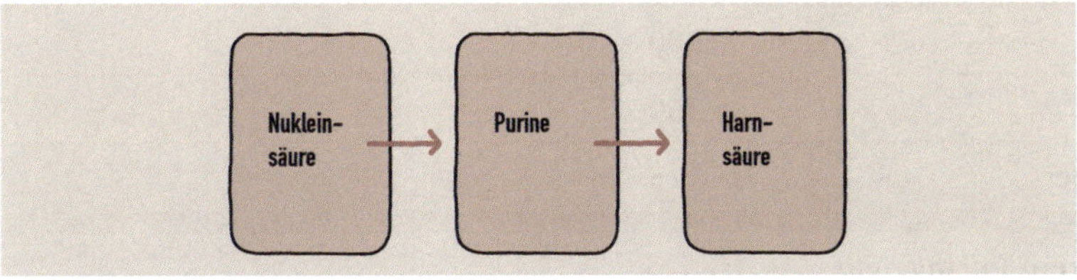

Abbau der Nukleinsäure.

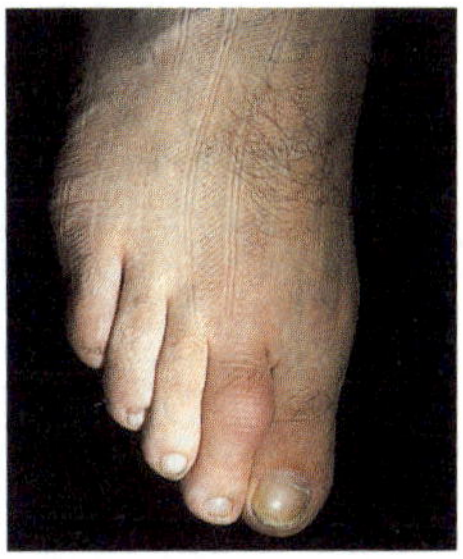

Gichtknötchen im Zehengelenk.

von Nierensteinen. In den Gelenken zerstören die Harnsäurekristalle den Knorpel, sodass jede Bewegung schmerzt.
Ein akuter Gichtanfall macht sich mit Schmerzen im Großzehengelenk (Podagra) bemerkbar.

Grenzwerte

Gesunde Personen	mg Harnsäure / 100 ml Blutserum (mg %)
Männer	3,4 bis 7,0
Frauen	2,4 bis 5,7

Tabelle 8.23 Normalwerte für Harnsäure im Blut.

Bei der primären Gicht wird mehr Harnsäure gebildet oder zu wenig Harnsäure ausgeschieden und die Harnsäurekonzentration liegt dadurch höher als normal. Im medizinischen Fachausdruck Hyperurikämie wird diese erhöhte Konzentration (Hyper-) der Harnsäure (-urik-) im Blut (-ämie) beschrieben.

Ernährungsempfehlungen

Purine kommen in pflanzlichen und tierischen Nahrungsmitteln vor. Je nach Puringehalt teilt man die Lebensmittel in Gruppen ein. Besonders Innereien, Haut (Brathähnchen), Fleisch und bestimmte Fischarten tragen zu einer hohen Purinzufuhr bei. Aber auch in manchen pflanzlichen Nahrungsmitteln wie z. B. Hülsenfrüchten kommen hohe Puringehalte vor. In Purintabellen ist die Bezugsmenge des Lebensmittels zu beachten.

Lebensmittel (in 100 g)	Durchschnittlich gebildete Harnsäuremenge (mg/100 g Lebensmittel)
purinreiche Lebensmittel	
Kalbsbries	900
Leber	200 bis 300
Fleischextrakt	3500
Sprotten	500
Ölsardinen, Anchovis	350
Schalentiere, z.B. Hummer	175
Lebensmittel mit mittlerem Puringehalt	
rohes Fleisch (Huhn, Rind, Schwein, Kalb)	140 bis 170
Schollen	130
Erbsen, grün, frisch	150
Spinat, Lauch, Brokkoli	50
Weißkohl, Spargel	20 bis 25
Brötchen	40
purinarme, sehr purinarme und purinfreie Lebensmittel	
Salatgurke	6
Kopfsalat, Karotten (Möhren), Paprika, Tomate, Rettich	10 bis 15
Obst	0 bis 10
Milch (alle Sorten)	0
Käse	0 bis 10
Kartoffeln	15
Eier	5
Fette (alle Sorten)	0
Kaffee, Tee	0

Tabelle 8.24 Puringehalt in Nahrungsmitteln (nach DGE).

Die Grundlage der Behandlung ist eine Ernährungsweise, bei der die Harnsäurezufuhr eingeschränkt wird.
Bei einem Blutharnsäuregehalt bis 8 mg % genügt die Behandlung mit Diät. Auch Medikamente senken den Blutharnsäuregehalt.

Bezeichnung der Ernährungsweise	Harnsäurezufuhr
streng purinarme Kost im akuten Stadium (Klinik)	300 mg/Tag höchstens oder 2000 mg/Woche
purinarme Kost (Dauerkost)	höchstens 500 mg/Tag oder 3000 mg/Woche

Tabelle 8.25 Kostformen bei Gicht.

Bei Übergewicht kann durch eine Normalisierung des Körpergewichts der Harnsäurespiegel gesenkt werden. Allerdings darf das Gewicht nicht durch Fasten vermindert werden. Beim Fasten erhöht sich der Harnsäurespiegel stark durch Zellabbau, was zu einem akuten Gichtanfall führen kann.

Zur Gewichtsnormalisierung trägt vor allem eine fettarme Ernährung und ausreichende Bewegung bei.

▶ Behandlung des Übergewichts S. 206

Ein Gichtkranker sollte Lebensmittel mit niedrigem Puringehalt bevorzugen. Dabei bilden Fleisch- und Wurstportionen die Beilage, purinarme Gemüse und Kartoffeln, Nudeln usw. füllen den Teller.

Wer auf eine vegetarische Ernährung umsteigt, sollte die Purin- bzw. Harnsäuregehalte von Hülsenfrüchten und anderen Gemüsen im Auge behalten.

Trinken. Die Harnsäurekonzentration im Urin kann durch häufiges Trinken herabgesetzt werden. Mindestens zwei Liter Flüssigkeit soll ein für Gicht anfälliger Mensch täglich zu sich nehmen, die Niere verkraftet bis zu 10 Litern pro Tag problemlos.

Energiearme, besser noch energiefreie Getränke wie Mineralwasser, ungesüßte Kräuter- und Früchtetees, verdünnte Obst- und Gemüsesäfte sollten bevorzugt werden.

Bei alkoholischen Getränken ist Vorsicht geboten, denn Alkohol hemmt die Harnsäureausscheidung über die Niere. Ab einer größeren Menge Alkohol muss mit einem akuten Gichtanfall gerechnet werden. Kaffee und schwarzer Tee darf in Maßen genossen werden, diese Getränke erhöhen den Harnsäurespiegel nicht.

Aufgaben und Arbeitsaufträge

1. Suchen Sie für 100 g Lebensmittel den Puringehalt aus einer entsprechenden Tabelle heraus: Huhn, gegrillt mit Haut; Schweineschulter; Rinderleber; Lachsschinken; fetter Speck; Rosenkohl, Mais, Rotkohl, Salatgurke; Schafskäse, Schmelzkäse, Naturjoghurt (3,5 %); Orangensaft, Bäckerhefe.
2. Erstellen Sie einen Tagesplan für eine purinarme Kost für einen Erwachsenen mit einem Energiebedarf von 12 000 kJ.

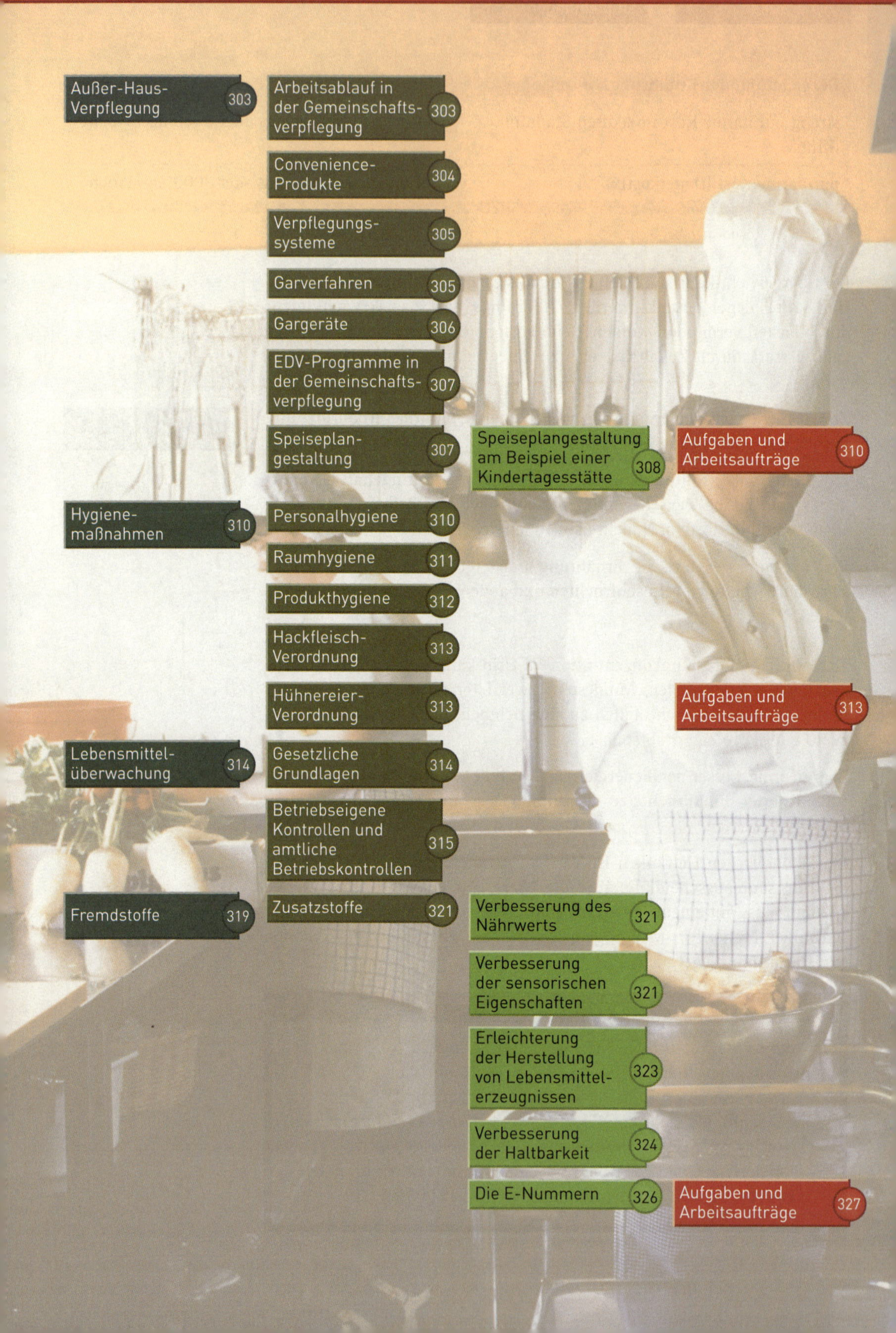

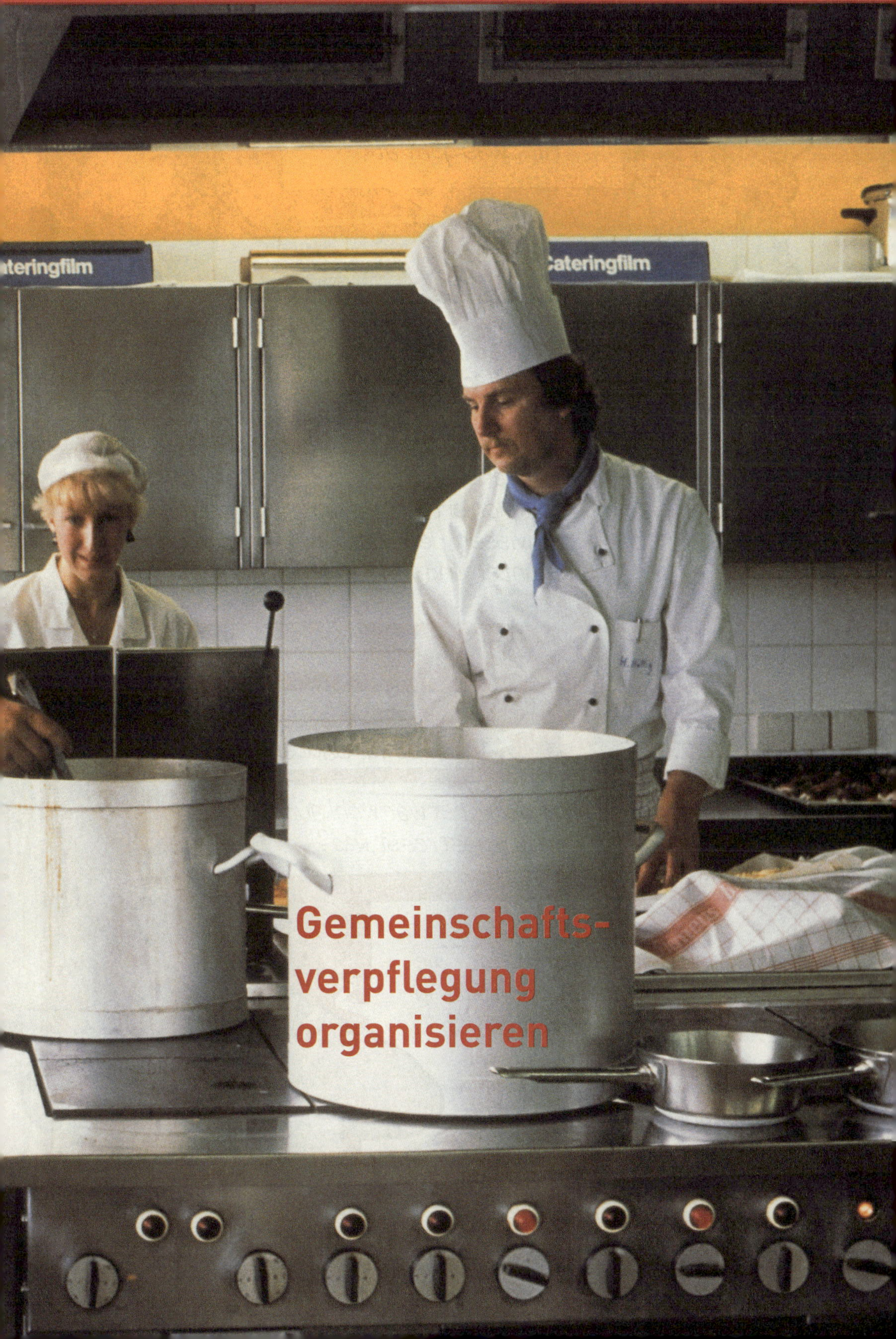

Gemeinschafts-verpflegung organisieren

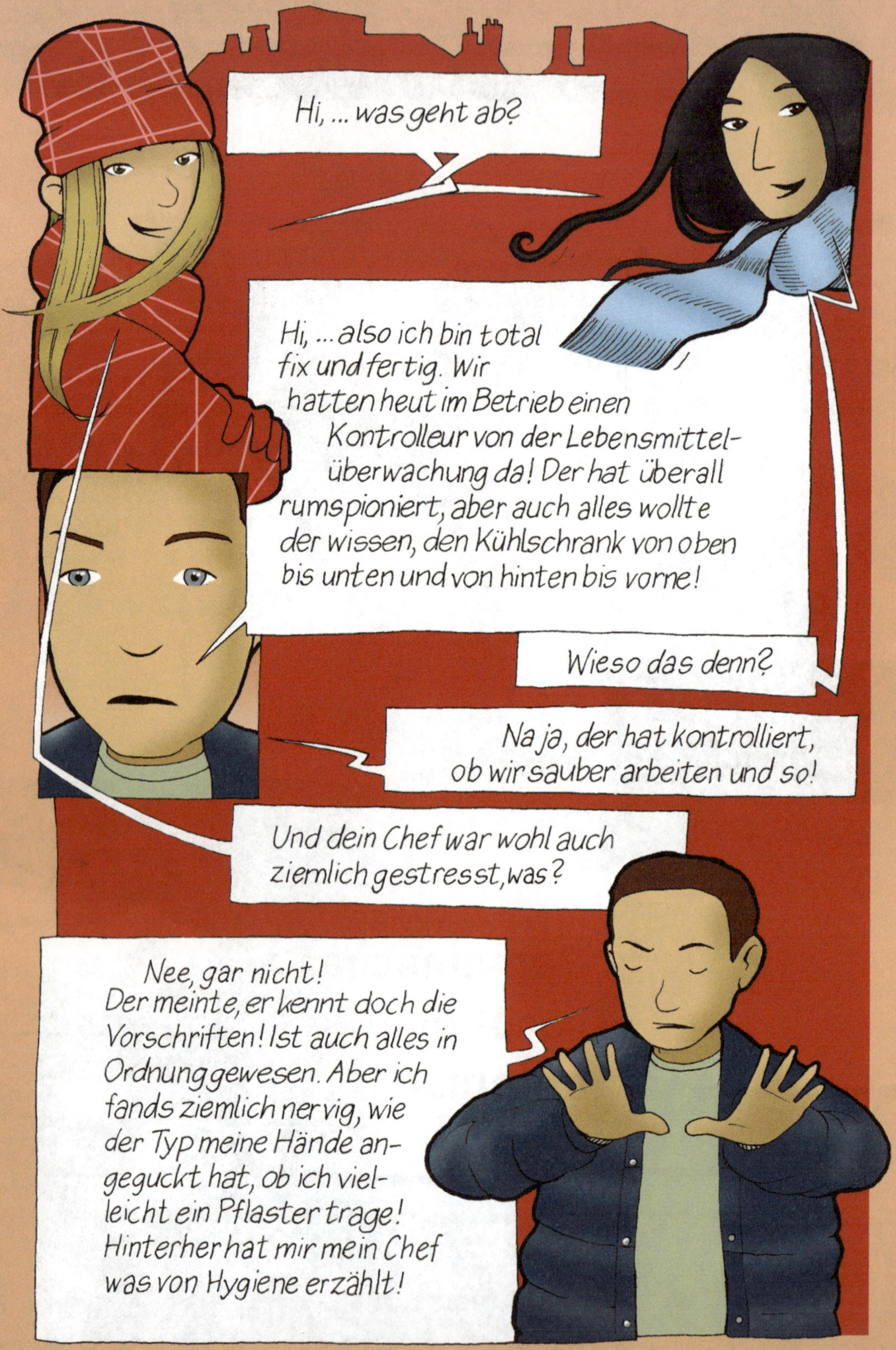
Hi, ... was geht ab?
Hi, ... also ich bin total fix und fertig. Wir hatten heut im Betrieb einen Kontrolleur von der Lebensmittelüberwachung da! Der hat überall rumspioniert, aber auch alles wollte der wissen, den Kühlschrank von oben bis unten und von hinten bis vorne!
Wieso das denn?
Na ja, der hat kontrolliert, ob wir sauber arbeiten und so!
Und dein Chef war wohl auch ziemlich gestresst, was?
Nee, gar nicht! Der meinte, er kennt doch die Vorschriften! Ist auch alles in Ordnung gewesen. Aber ich fands ziemlich nervig, wie der Typ meine Hände angeguckt hat, ob ich vielleicht ein Pflaster trage! Hinterher hat mir mein Chef was von Hygiene erzählt!

Außer-Haus-Verpflegung

Bei der Außer-Haus-Verpflegung werden Menschen außerhalb ihres privaten Haushalts mit Speisen und Getränken versorgt.

In der Gemeinschaftsverpflegung sind die Kunden unterschiedliche Gruppen mit gemeinsamen Merkmalen:
- Kinder,
- Studenten,
- Arbeitnehmer,
- Patienten oder
- Senioren.

Die Verpflegung ist häufig nicht erwerbswirtschaftlich orientiert.
In der Gastronomie werden Einzelgäste mit ihren individuellen Wünschen nach erwerbswirtschaftlichen Gesichtspunkten verpflegt.

Wirtschaftliches Arbeiten bedeutet, dass mit den begrenzten Geldmitteln planvoll umgegangen werden muss. Folgende Entscheidungen stehen z.B. an:
- Werden vorbereitete Lebensmittel verwendet?
- Wie viele Menüs stehen zur Auswahl?
- Wie oft wird vegetarisches Essen angeboten?
- Wie können erkrankte Mitarbeiter ersetzt werden?

Arbeitsablauf in der Gemeinschaftsverpflegung

In der Gemeinschaftsverpflegung läuft ein Produktionsprozess ab: Am Anfang steht die Warenannahme, am Ende das fertige Gericht. Die Lebensmittel werden in verschiedenen Bereichen bearbeitet.

Unter Wareneingang versteht man die Übernahme der Lebensmittel vom Lieferanten durch die Mitarbeiter.

Da die Lebensmittel selten direkt verarbeitet werden, müssen sie kurz- oder langfristig gelagert werden.

Die Mitarbeiter bereiten die Lebensmittel durch Auftauen, Reinigen, Zerkleinern usw. vor, um sie in der kalten Küche zu mischen oder aufzulegen und in der warmen Küche nach Rezepten zu erhitzen und zu garen.

Die Zeit zwischen der Fertigstellung und der Ausgabe heißt Vorhaltungszeit. Kalte Lebensmittel müssen kühl, warme Lebensmittel heiß aufbewahrt werden.

Bei der Speisenausgabe erhalten die zu verpflegenden Personen die fertigen Speisen.

Geschirr und Arbeitsgeräte werden gereinigt, der Abfall sortiert entsorgt.

Wareneingang
▼
Lagerung
▼
Vor- und Zubereitung (kalte und warme Küche)
▼
Vorhaltung (Warmhaltung), kurzfristig und längerfristig
▼
Speisenausgabe
▼
Spülen
Müllentsorgung

Convenience-Produkte

convenience (engl.): Annehmlichkeit, Bequemlichkeit, Zweckmäßigkeit

convenience food (engl.): Fertiggericht

Convenience-Produkte sind durch industrielle Methoden vorgefertigte Lebensmittel. Diese Produkte können teilweise oder vollständig vorbereitet sein.

Convenience-Stufe	Erklärung	Beispiele
küchenfertige Lebensmittel	Vor dem Garen ist eine Vorbereitung nötig.	Fleischteile, Knödelpulver
garfertige Lebensmittel	Vor dem Garen ist keine Vorbereitung nötig.	Teigwaren, Trockensuppen
mischfertige Lebensmittel	Vor dem Garen werden noch andere Lebensmittel hinzugefügt.	Kuchenmischung, Kartoffelpüreepulver
regenerierfertige Lebensmittel	Vorgegarte Lebensmittel werden nur noch regeneriert (aufgewärmt).	Tiefkühlpizza, gegarte Kartoffeln
verzehrfertige Produkte	Direkter Verzehr ist möglich.	Fruchtjoghurt, Brot, Süßwaren

Tabelle 9.1 Convenience-Stufen.

In der Gemeinschaftsverpflegung werden zunehmend Convenience-Produkte eingesetzt:

- Personalkosten können eingespart werden.
- Angelernte Hilfskräfte (statt teurem Fachpersonal) erledigen die einfache Handhabung.
- Die Garzeiten verkürzen sich.
- Lebensmittel stehen saisonunabhängig zur Verfügung.
- Die Lagerhaltung vereinfacht sich, Trockenprodukte brauchen wenig Platz.
- Die Qualität der Lebensmittel ist gleich bleibend.
- Der Lebensmittelabfall (Biomüll) verringert sich.
- In der Großküche müssen manche Spezialgeräte nicht angeschafft werden.

Viele Nachteile werden deshalb in Kauf genommen:

- Vorgefertigte Produkte sind teurer als frische Lebensmittel.
- Der Geschmack von Fertigprodukten lässt sich kaum mehr beeinflussen.
- Hitzeempfindliche Vitamine werden durch die Verarbeitung beeinträchtigt.
- Geschmack und Farbe verändern sich; dies wird häufig durch Geschmacksverstärker und Farbstoffe ausgeglichen.
- Die Herkunft der Rohstoffe lässt sich nicht mehr nachvollziehen.

- Die Vorbereitung benötigt einen hohen Energieaufwand (z. B. lückenlose Tiefkühlkette).
- Die Produkte werden aufwändig verpackt, dadurch entsteht zusätzlicher Müll.
- Lange Transportwege kosten Energie und zerstören die Umwelt.

Verpflegungssysteme

Verschiedene Systeme der Verpflegung werden je nach Situation der Gemeinschaftseinrichtung eingesetzt.

Relais (franz.): Raststätte, Station

Verpflegungssystem	Beschreibung	Bewertung
Frischkostsystem	Frische Lebensmittel oder Tiefkühlware werden dort verarbeitet, wo sie ausgegeben werden.	Beste Qualität, wenn die Warmhaltezeiten eingehalten werden. Geeignet für 300 bis 500 Portionen.
Relaisküchensystem	Eine Zentralküche bereitet die unempfindlichen Gerichte zu, diese werden heiß zur Ausgabestelle transportiert. Empfindliche Lebensmittel verarbeitet die Ausgabeküche selbst.	Gute Qualität, da frische Lebensmittel vor Ort verarbeitet werden. Sehr viele Essen (15 000) können ausgegeben werden.
Warmverpflegungssystem	Fernküchen bereiten alle Gerichte vor. Die Ausgabeküche verteilt das Essen.	Die Qualität der Gerichte leidet wegen der langen Transportzeiten; zudem können keine frischen Salate angeboten werden. Wird bei kleinen Betrieben verwendet.
Mischkostsystem	Frisch zubereitete Speisen werden mit vorgefertigten Gerichten (Tiefkühlkost, pasteurisierte Kühlkost) kombiniert.	Gute Qualität, da Frischkost und Tiefkühlware hochwertige Lebensmittel darstellen. Sinnvoll für weniger als 300 Portionen.

Tabelle 9.2 Verpflegungssysteme.

Garverfahren

In der Großküche werden neben den aus dem Privathaushalt bekannten Garverfahren spezielle Verfahren verwendet.

▶ Garverfahren im Privathaushalt S. 256

Niedertemperatur-Garen (NT-Garen, sanftes Garen oder „Cook & Hold"). Die Lebensmittel werden bei Temperaturen zwischen 60 °C und unter 100 °C gegart. In der Angarphase wird das Oberflächeneiweiß gebunden und in der anschließenden Reifephase gart das Lebensmittel bei einer niedrigeren Temperatur. Die Garzeit verlängert sich gegenüber herkömmlichen Temperaturen.

Cook & Hold (engl.): kochen und (warm) halten

Beim Niedertemperatur-Garen verliert Fleisch weniger an Gewicht und behält seine Farbe.

Delta (griech. Buchstabe D): Unterschied

Delta-Garen wird in Heißluftdämpfern angewendet. Die Kerntemperatur und die empfohlene Temperaturdifferenz werden eingegeben, selbstständig hält die Elektronik diese Bedingungen, sodass das Lebensmittel gleichmäßig gart, kein Gewicht verloren geht und zudem Strom und Wasser gespart werden.

Sous-vide (franz.): luftleer

Sous-vide (Vakuum)-Verfahren. Vorbereitete Lebensmittel (portioniert, evtl. angebraten) werden vakuumverpackt und schnell abgekühlt. So können sie mehrere Tage gelagert werden, bevor sie weiterverarbeitet oder in Heißluftdämpfern gegart werden.
Aussehen und Geschmack bleiben weitgehend erhalten.

to cook (engl.): kochen
to chill (engl.): frösteln

Cook-Chill-System (Kühlkost). Große Mengen der gegarten Speisen werden schnell von 70 °C auf 2 °C abgekühlt.
Dieses Verfahren wird im Mischkostsystem eingesetzt. Es entsteht eine gute Qualität, da durch die schnelle Abkühlung kaum Bakterien wachsen können.

Gargeräte

Heißumluftofen. Trockene Heißluft wird gleichmäßig im Garraum umgewälzt. Dadurch kann auf mehreren Ebenen bei kürzeren Garzeiten gleichzeitig gebacken, überbacken und gebraten werden. Dabei trocknen die Lebensmittel allerdings aus.

Heißluftdämpfer (Kombidämpfer). Der Heißluftdämpfer kann sowohl ohne Dampf (wie ein Heißluftofen) als auch mit Dampf betrieben werden. Brät man in heißer Umluft an und gart dann mit Dampf weiter, spricht man vom Kombibetrieb. Zeit, Temperatur und Feuchtigkeit werden gemessen und geregelt.
Bei der Beschwadung wirken gleichzeitig Dampf und Heißluft auf die Lebensmittel ein.
Auch Niedertemperatur-Dämpfen zwischen 40 °C und 95 °C ist im Kombidämpfer möglich.
Innerhalb von drei Minuten können Portionen auf dem Teller auf über 100 °C erwärmt (regeneriert) werden.

air (engl.): Luft
fritter (engl.): Schmalzgebackenes

Airfrit. Produkte, die früher in viel Fett frittiert wurden, können neuerdings in Heißluft ohne zusätzliches Fett gegart werden. Pommes frites sind fettärmer und bekömmlicher, Altfett muss nicht entsorgt werden.

Multi-Energie-Tunnel. Vollautomatisch laufen verschiedene Garmethoden kombiniert oder einzeln ab: Mikrowelle, Umluft, Dampf und Infrarot. Wie am Fließband werden rohe oder gefrorene Lebensmittel in großen Behältern auf das Förderband gegeben und das fertige Gericht erscheint verzehrfertig am Ende des Tunnels. 1500 oder mehr Essen können so mit wenig Energie- und Personalkosten unter besten hygienischen Bedingungen hergestellt werden, aber der Anschaffungspreis ist sehr hoch.

EDV- Programme in der Gemeinschaftsverpflegung

EDV: Elektronische Daten-Verarbeitung

Für die Gemeinschaftsverpflegung gibt es zur Erleichterung der Arbeit vielfältige EDV-Programme:

- Nährwertberechnungsprogramme,
- Programme für die Ernährungsberatung und
- Programme für die Speiseplanorganisation.

Bei der Kaufentscheidung sind immer die Benutzerfreundlichkeit, das Preis-/Leistungsverhältnis und die praktische Umsetzung im Betrieb individuell zu berücksichtigen.

Der Einsatz von EDV in der Gemeinschaftsverpflegung bringt vor allem Zeit- und somit Geldersparnis, die Mitarbeiter werden von mühseligen Routinearbeiten entlastet:

- Einmal eingegebene Daten sind immer abrufbereit.
- Die Einkaufspreise werden bereits bei der Anlieferung der Waren aktuell angepasst.
- Rezepte können in allen Mengen ausgedruckt werden, die Zutaten werden selbstständig berechnet.
- Kalkulationen lassen sich schnell mit verschiedenen Zutaten erstellen.
- Inventuren können bequem durchgeführt werden.
- Kundendateien sind jederzeit abrufbereit.

Demo- oder Light-Versionen sind bei den Herstellern auch über Internet einsehbar. Die Deutsche Gesellschaft für Ernährung bietet eine Übersicht über die aktuellen EDV-Programme an (http://www.dge.de).

Speiseplangestaltung

Bei der Gestaltung des Speiseplanes sind viele Faktoren zu berücksichtigen. Die zu verpflegende Person will zufrieden gestellt werden und deren Gesundheit soll erhalten oder verbessert werden.

Konsumabhängige Faktoren. Der Konsument soll je nach Alter, Beruf, Ansprüchen und Gewohnheiten verpflegt werden. Dabei sind der Energiegehalt, die Nährwertrelation und die Nährstoffdichte zu berücksichtigen. Regionale Besonderheiten spielen genauso eine Rolle wie eine ländliche oder städtische Umgebung. Dazu kommen jahreszeitliche Einflüsse, z.B. schmecken an heißen Sommertagen eher leichte Speisen und Salate.

Produktionsabhängige Faktoren. Die Anzahl und die Qualifikation der Mitarbeiter müssen auf die vorhandenen technischen Gegebenheiten abgestimmt sein. Die Gargeräte, Lagerräume, Transport- und Entsorgungsmöglichkeiten geben der Planung den äußeren Rahmen. Daraus ergibt sich, ob die Lebensmittel frisch oder vorgefertigt (Convenience-Produkte) verarbeitet werden. Ein wichtiger Faktor ist der finanzielle Rahmen.

Speiseplangestaltung am Beispiel einer Kindertagesstätte

optimierte Mischkost S. 141

In Kindertagesstätten wird häufig Tiefkühlmittagessen angeboten. Folgender Wochenplan für 4- bis 6-jährige Kinder zeigt, dass bei entsprechender Ergänzung durch die anderen Mahlzeiten diese Kostform den Empfehlungen des Forschungsinstitutes für Kinderernährung Dortmund (FKE) gerecht wird.

1. Frühstück	2. Frühstück	Tiefkühlmittagessen	Nachmittagsmahlzeit	Abendessen
		Montag		
Kiwibrot mit Kakao: Vollkornbrot 70 g Butter 10 g Kiwischeiben 80 g Trinkmilch 200 g Instant-Kakaopulver 10 g	Wurstbrot mit Rohkost: Vollkornbrot 40 g Leberwurst 10 g Karotte 60g Paprika 50 g Kräutertee 200 g	Frikadelle: Frikadelle 50 g Blumenkohl in Soße 100 g Kartoffeln 125 g Mineralwasser, Früchte- oder Kräutertee 200 g	Obst und Schokolade: Orange 100 g Schokolade 20 g Früchtetee 200 g	Schnittlauchbrot mit Salat: Mischbrot 70 g Margarine 10 g Schnittlauch 10 g Paprika 60 g Chinakohl 40 g Naturjoghurt 80 g Essig, Orangensaft je 5 g Mineralwasser 200 g
		Dienstag		
Cornflakesmüsli mit Apfel: Cornflakes 50 g Apfel 80 g Trinkmilch 150 g	Käsebrot mit Rohkost: Vollkornbrot 40 g Margarine 5 g Camembert 15 g Karotte 50 g Apfel 50 g Mineralwasser 200 g	Auflauf: Brokkoli-Nudel-Auflauf 250 g E.Z. Milchspeiseeis 25 g Mineralwasser, Früchte- oder Kräutertee 200 g	Rohkost und Gebäck: Gurke 50 g Karotte 50 g Doppelkekse 30 g Malzkaffee 100 g Trinkmilch 50 g	Buttertoast mit Nudelsalat: Toastbrot 70 g Butter 10 g Vollkornnudeln, gek. 100 g Paprika, Gurke je 30 g Schinken, gek. 20 g Essig, Rapsöl je 5 g Mineralwasser 100 g Apfelsaft 100 g

1. Frühstück	2. Frühstück	Tiefkühl-mittagessen	Nachmittags-mahlzeit	Abendessen
		Mittwoch		
Honigbrot mit Obst und Kakao: Vollkornbrot 70 g Butter 10 g Honig 15 g Orange 80 g Trinkmilch 200g Instant-Kakao-pulver 10 g	Wurstbrot mit Tomate: Vollkornbrot 40 g Margarine 5 g Salami 15 g Tomate 70 g Mineralwasser 200 g	Eintopf: Linseneintopf 250 g Mineralwasser, Früchte- oder Kräutertee 200 g	Bananenbrötchen: Rosinenbrötchen 40 g Butter 5 g Banane 50 g Apfelsaft 100 g Wasser 100 g	Obstmüsli: Haferflocken 50 g Kiwi 60 g Weizenkeime 10 g Naturjoghurt 200 g Kräuter-/ Früchtetee 200 g
		Donnerstag		
Obstmüsli: Haferflocken 50 g Apfel 50 g Trinkmilch 150 g Früchtetee 200 g	Kräcker mit Rohkost und Milch: Kräcker 20 g Karotte 50 g Paprika 50 g Trinkmilch 200 g	Hähnchen: Hähnchenfilet mit Gemüse in Soße 170 g Reis 100 g E.Z. Apfel 100 g Mineralwasser, Früchte- oder Kräutertee 200 g	Pudding mit Birne: Trinkmilch 200 g Puddingpulver 10 g Zucker 5 g Birne 30 g Kräuter-/ Früchtetee 200 g	Käsebrot mit Kohlrabirohkost: Vollkornbrot 70 g Margarine 10 g Schnittkäse 15 g Kohlrabi 80 g Radieschen 30 g Haselnüsse (geh.) 10 g Zitronensaft 5 g Mineralwasser 200 g
		Freitag		
Wurstbrot mit Bananenjoghurt: Vollkornbrot 70 g Margarine 10 g Brühwurst 30 g Banane 50 g Naturjoghurt 80 g Malzkaffee 100 g Trinkmilch 50 g	Obstsalat mit Flocken: Obst, gemischt 150 g Haferflocken 10 g Weizenkeime 10 g Kräutertee 200 g	Fisch: Dorschfilet, paniert 40 g Rahmkartoffeln 130 g E.Z. Kohlrabi-Rohkost 100 g Mineralwasser, Früchte- oder Kräutertee 200 g	Fruchtgummi: Fruchtgummi 30 g Saft 100 g Wasser 100 g	Gemüsebrot mit Ei und Fruchtbuttermilch: Vollkornbrot 70 g Margarine 10 g Tomate, Paprika je 80 g Ei, gekocht 55 g Buttermilch 150 g Banane 70 g Zucker 5 g

E.Z. = Eigenzubereitung

Tabelle 9.3 Wochenplan für eine Kindertagesstätte.

Aufgaben und Arbeitsaufträge

1. Nennen Sie Produkte, die direkt verzehrt werden können, aber keine Convenience-Produkte sind.
2. Erkundigen Sie sich nach aktuellen EDV-Programmen im Bereich Ernährung und Gemeinschaftsverpflegung.
3. Beschreiben Sie den Arbeitsablauf eines Menüs.
4. Erweitern Sie den Speiseplan der optimierten Mischkost für Kinder um einen weiteren Tag.

Hygienemaßnahmen

Mitarbeiter von Betrieben in der Gemeinschaftsverpflegung müssen ein sauberes Auftreten haben und alle Regeln der Hygiene kennen, um die Gäste und sich vor gesundheitlichen Beeinträchtigungen zu schützen.

Personalhygiene

Regel	Erklärung
Täglich duschen und Haare waschen.	Schmutz- und Mikroorganismen des Körpers und der Haare dürfen nicht auf Lebensmittel übertragen werden.
Täglich frische kochfeste Arbeitskleidung verwenden.	Durch schmutzige Kleidung können Keime übertragen und Ekel erregt werden
Lange Haare zusammenbinden und eine Kopfbedeckung tragen.	Kopfbedeckungen saugen Schweiß auf, Haare und Schuppen bleiben am Kopf und gelangen nicht ins Essen.
Schmuck und Uhren ablegen, Fingernägel kurz schneiden, sauber bürsten und nicht lackieren.	Mikroorganismen dürfen keinen Nährboden finden, Nagellack könnte absplittern. 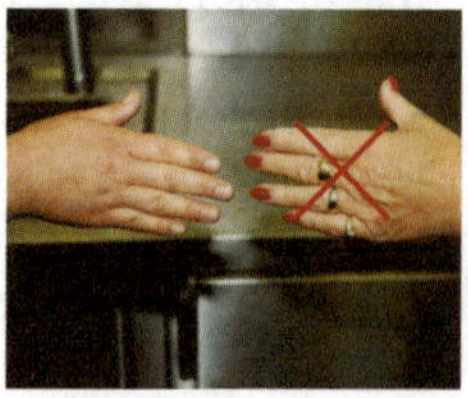
In der Küche nicht rauchen.	Asche oder Zigarettenkippen sind ekelerregend und gesundheitsschädlich; der Rauchgeschmack könnte sich auf Lebensmittel übertragen.

Regel	Erklärung
Hände waschen und mit Einweghandtüchern trocknen, desinfizieren ○ vor dem Arbeitsbeginn, ○ nach den Arbeiten mit Geflügel und rohen Eiern, ○ nach dem Toilettenbesuch.	Infizierte Hände würden Mikroorganismen auf Lebensmittel übertragen.
Erbrechen und Durchfall müssen der Küchenleitung gemeldet werden.	Mikroorganismen können über die Lebensmittel die Gäste infizieren.
Offene Wunden durch Pflaster, Verband oder Fingerlinge wasserdicht abdecken.	Keime können auf die Lebensmittel übertragen werden.
Bei Husten und Niesen von den Lebensmitteln abwenden, Papiertaschentücher verwenden.	Mikroorganismen des Nasen- und Rachenraumes führen bei Lebensmitteln zu Lebensmittelvergiftungen.

Tabelle 9.4 Personalhygiene.

Raumhygiene

Regel	Erklärung
Küche immer aufräumen. Eine aufgeräumte Küche kann leichter sauber gehalten werden.	Herumstehende Geräte, z.B. Transportbehälter, können Keime enthalten.
Alle Arbeitsräume und Arbeitsmittel sauber halten.	Auf gereinigten Geräten können keine Keime wachsen.
Nach jedem Arbeitsgang den Arbeitsplatz reinigen. Einwegtücher verwenden.	Keimherde von getrockneten Lebensmittelresten infizieren andere Lebensmittel. Verschmutzte Wischtücher verbreiten Keime in der Küche.
Chemische Mittel zur Reinigung und Desinfektion nicht in der Küche lagern.	Verwechslungen mit Lebensmitteln führen zu Vergiftungen und Verätzungen. 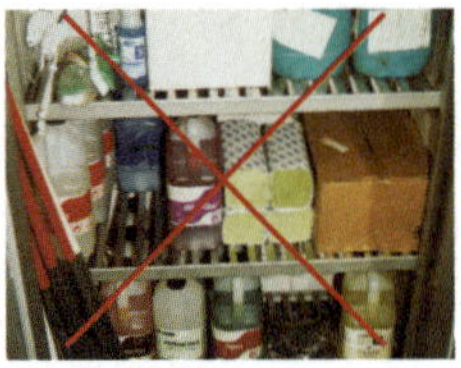
Kühlräume nicht mit zu vielen Lebensmitteln überlasten.	Zu viele Lebensmittel verringern die Kühlleistung und fördern somit das Keimwachstum.
Temperaturen und Arbeitszeit der Spülmaschinen nach Anweisung der Hersteller einstellen.	Keime werden nur bei bestimmten Mindesttemperaturen abgetötet; Speisereste am Geschirr sind ekelerregend.

Tabelle 9.5 Raumhygiene.

Produkthygiene

Regel	Erklärung
Beim Wareneingang nur einwandfreie Lebensmittel annehmen.	Werden Kühltemperaturen nicht eingehalten, können die Lebensmittel verdorben sein. Verunreinigte Lebensmittel oder beschädigte Verpackungen können Mikroorganismen oder Schädlinge enthalten.
Strikte Trennung von unreiner (linkes Bild) und reiner (rechtes Bild) Seite (saubere und ungewaschene Lebensmittel bzw. gegarte und rohe Lebensmittel).	Mikroorganismen werden übertragen. 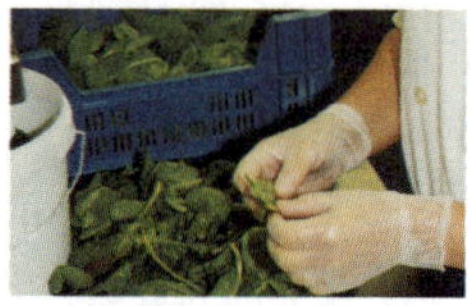 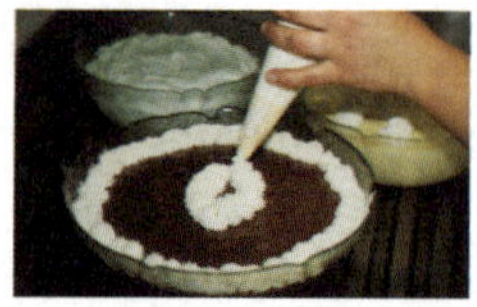
Temperaturempfindliche Lebensmittel kühl aufbewahren.	Das Wachstum der meisten Mikroorganismen wird durch niedrige Temperaturen gehemmt.
Auch gekühlte Lebensmittel sind nur begrenzt haltbar.	Die Mikroorganismen wachsen bei Kühlung zwar langsamer, sterben aber nicht ab.
Leicht verderbliche Lebensmittel (Tiramisu, Tartar) nicht zu lange in der Küche stehen lassen.	In der Wärme wachsen die Keime.
Gegarte Lebensmittel bei Wartezeiten kühl lagern.	Mikroorganismen wachsen in warmen Lebensmitteln besonders schnell.
Große Mengen zum Abkühlen in kleinere Behälter umfüllen.	Schnelleres Abkühlen verhindert starkes Keimwachstum.
Fertige Speisen mit Folien, Deckeln oder sauberen Geschirrtüchern abdecken.	Keime aus der Luft finden keinen Nährboden.
Geflügel vollständig auftauen lassen.	Die Keime werden nur bei vollständiger Erhitzung abgetötet; noch gefrorene Teile verlängern die Garzeit.
Bei Geflügel Abtauflüssigkeit auffangen und wegschütten, Ausguss desinfizieren.	Die Abtauflüssigkeit enthält Mikroorganismen.
Lebensmittel, die gegart verzehrt werden, müssen mindestens 10 Minuten lang in allen Teilen eine Temperatur von 65 °C erreichen.	Dadurch werden die Keime abgetötet.
Warme Speisen bei mindestens 65 °C nur kurze Zeit warm halten. Ausgabetemperaturen für kalte Speisen max. 7 °C, Desserts 10 °C, Salate 7 °C	Mikroorganismen vermehren sich sonst stark.
Fliegengitter an Fenstern anbringen.	Insekten und Schädlinge übertragen Keime.

Tabelle 9.6 Produkthygiene.

Hackfleisch-Verordnung

Wird Fleisch zerkleinert, entsteht eine große Oberfläche, auf der Mikroorganismen sehr günstige Wachstumsbedingungen vorfinden. Rohes Hackfleisch, geschnetzeltes Fleisch, Bratwürste usw. sind somit mit besonderer Vorsicht zu behandeln. Um Infektionen zu verhindern, ist die Hackfleisch-Verordnung erlassen worden.
Aus Geflügelfleisch oder Wildfleisch darf kein Hackfleisch hergestellt werden.
Bei der Lagerung sind Temperaturen von max. +4 °C, bei der alsbaldigen Abgabe max. +7 °C vorgeschrieben. Tiefgefrorene Erzeugnisse dürfen minus 18 °C nicht überschreiten.
Die rohen zerkleinerten Fleischprodukte dürfen nur am Tag der Herstellung in den Verkehr gebracht werden (Bratwürste und Schaschlikspieße dürfen auch noch am folgenden Tag abgegeben werden).

Hühnereier-Verordnung

Da Hühnereier mit Salmonellen belastet sein können, ist die Hühnereier-Verordnung erlassen worden.
Stellen Einrichtungen zur Gemeinschaftsverpflegung oder Gaststätten Speisen mit rohen Eiern her und werden diese nicht erhitzt, dürfen diese Speisen nur zum unmittelbaren Verzehr an Ort und Stelle angeboten werden. Warme Speisen, z.B. legierte Suppen, dürfen nur zwei Stunden nach der Herstellung abgegeben werden. Kalte Speisen, z.B. Flammeri, müssen in zwei Stunden auf +7 °C abgekühlt und innerhalb von 24 Stunden abgegeben werden.
Sind die Eierspeisen in Gemeinschaftseinrichtungen für alte und kranke Menschen oder für Kinder bestimmt, müssen roheihaltige Speisen so erhitzt werden, dass Salmonellen abgetötet werden.
Ab 30 Portionen muss bei roheihaltigen Speisen eine Rückstellprobe genommen werden.

Rückstellprobe. Unter einer Rückstellprobe versteht man eine aus der hergestellten Speise entnommene Menge von etwa 150 g, die für 96 Stunden bei max. +4 °C aufbewahrt wird. Kommt es zu einer Erkrankung der verpflegten Menschen, kann festgestellt werden, ob die Ursache im Betrieb liegt. Berufsverbände empfehlen Rückstellproben von allen empfindlichen Speisen, obwohl sie nicht vorgeschrieben sind.

Aufgaben und Arbeitsaufträge

1. Führen Sie in einem Rollenspiel eine Belehrung über die Hygienemaßnahmen durch.
2. Warum ist nach der Hühnereier-Verordnung die Abgabe von Speisen mit rohen Eiern an Kinder und alte Menschen verboten?
3. Begründen Sie, warum aus Geflügelfleisch kein Hackfleisch hergestellt werden darf.

Lebensmittelüberwachung

Zum Schutz des Verbrauchers müssen lebensmittelrechtliche Bestimmungen eingehalten werden. Die Lebensmittelüberwachung kümmert sich um den

- Schutz der Gesundheit und den
- Schutz des Verbrauchers vor Täuschung und Irreführung.

Gesetzliche Grundlagen

Gesetze. Seit 1974 gilt das Gesetz über den Verkehr mit Lebensmitteln, Tabakerzeugnissen, kosmetischen Mitteln und Bedarfsgegenständen. Der Schutz des Verbrauchers ist das Ziel dieses Gesetzes.

LMBG: Lebensmittel- und Bedarfsgegenstände-Gesetz

▶ LMBG S. 9

Das LMBG bildet das Rahmengesetz des deutschen Lebensmittelrechts; daraus sind alle weiteren Gesetze und Verordnungen abgeleitet. Parallel dazu gelten Nebengesetze, wie das Fleischhygienegesetz, das Handelsklassengesetz oder das Weingesetz.

Das Gesetz zur Verhütung und Bekämpfung von Infektionskrankheiten (Infektionsschutzgesetz, früher Bundesseuchengesetz) soll die Verbreitung von Krankheiten verhindern.
Das seit 1990 geltende Produkthaftungsgesetz legt fest, dass die Haftung unabhängig von einem eventuellen Verschulden beim Hersteller liegt. Die Beweislast hat immer der Hersteller.

Beispiel: Ein Koch hatte ohne eigene Kenntnis Hepatitis (Gelbsucht), dadurch erkrankten Gäste eines Lokals. Da der Hersteller für seine Produkte haftet, musste Schadensersatz geleistet werden (OLG Frankfurt Aktenzeichen I U 31/54).

horizontal (griech.-lat.): waagerecht

Verordnungen. Horizontale Verordnungen gelten übergreifend. Dazu gehören die

- Lebensmittelhygiene-Verordnung,
- Nährwert-Kennzeichnungs-Verordnung,
- Lebensmittelkennzeichnungs-Verordnung oder die
- Preisangaben-Verordnung.

▶ Lebensmittelkennzeichnung S. 10

vertikal (griech.-lat.): senkrecht

Vertikale Verordnungen sind auf bestimmte Produkte bezogen, wie die

- Hackfleisch-Verordnung,
- Butter-, Käse-Verordnung,
- Fleisch-, Fisch-Verordnung oder die
- Verordnung über Teigwaren.

Verordnungen der Europäischen Gemeinschaft (EG) gelten für alle Mitgliedsstaaten der EU. Beispiele sind die

- Verordnung über ökologischen Landbau oder die
- Verordnung über bestimmte Vermarktungsnormen für Eier.

Entscheidungen der EG sind geltendes Recht, z.B. die Entscheidung über die Eigenkontrolle bei Fischerei-Erzeugnissen.

Vorgaben. Dazu kommen noch gesetzähnliche Vorgaben, wie
- Gerichtsentscheidungen (Bundesgerichtshof, Verwaltungsgericht),
- Leitsätze (Deutsches Lebensmittelbuch: Gutachten von Sachverständigen über 20 Lebensmittel und Lebensmittelgruppen) und
- Richtlinien (Verkehrsanschauungen der Lebensmittel-Wirtschaft).

Zu den empfohlenen Vorgaben gehören
- DIN-Vorschriften,
- Empfehlungen der Deutschen Gesellschaft für Hygiene und Mikrobiologie oder
- Empfehlungen des Bundesinstituts für gesundheitlichen Verbraucherschutz und Veterinärmedizin.

DIN: Deutsche Industrie Norm

Organisation der Lebensmittelüberwachungsbehörde. Oberste Landesbehörden (Ministerien, Senatoren) organisieren und koordinieren die Überwachung. Regierungspräsidenten und Bezirksregierungen haben die Fachaufsicht über die einzelnen Überwachungsbehörden. Überwachungsbehörden der Kreise und kreisfreien Städte führen die Überwachung vor Ort durch.

Betriebseigene Kontrollen und amtliche Betriebskontrollen

Die Betriebe sind verpflichtet eigenverantwortlich hygienisch zu arbeiten. Zusätzlich wird jeder Betrieb von der Überwachungsbehörde kontrolliert. Die Überwachung erfolgt alle zwei Monate bis alle zwei Jahre. Werden leicht verderbliche Lebensmittel wie Fleisch oder Speiseeis verarbeitet, sind die Kontrollen häufiger. Stellen die Kontrolleure fest, dass die betriebliche Eigenkontrolle funktioniert, werden weniger Überwachungen durchgeführt. Bei Betriebskontrollen werden ohne vorherige Ankündigung Lebensmittelproben entnommen.
Die Lebensmittelüberwachungsbehörde überprüft in allen Bereichen des Betriebes selbst oder überwacht die vorgeschriebenen betriebseigenen Kontrollen und die Dokumente des Belehrungsnachweises des Arbeitgebers und der Hygieneschulung.

Hygiene der Betriebsstätte	Hygiene des Personals	Hygiene der Lebensmittel
○ baulicher Zustand der Räume ○ Sauberkeit der Arbeitstische und Maschinen ○ sanitäre Einrichtungen	○ Haarschutz ○ Kleidung ○ Bescheinigung des Gesundheitsamtes	○ Lebensmittellagerung ○ Ungezieferbefall ○ Lebensmitteltransport

Tabelle 9.7 Hygiene im Betrieb.

Lebensmittelkontrolleure entnehmen Stichproben oder bei Verdacht auf hygienische Mängel Verdachtsproben. Eine Gegenprobe (Zweitprobe) verbleibt am Ort. Eine Untersuchungsstelle stellt fest, ob Mängel nachweisbar sind. Geringe Mängel führen zu einer Belehrung des lebensmittelverarbeitenden Betriebes, erhebliche Mängel können ein Strafverfahren nach sich ziehen.

Dokumentieren = Führen von Aufzeichnungen (Nachweisen) mit Datum und Unterschrift

Die Überwachungsbehörde prüft, ob die Eigenkontrolle der Betriebe durchgeführt wird. Verschiedene Dokumente müssen im Betrieb vorliegen:

Bescheinigung des Gesundheitsamtes (nach dem Infektionsschutzgesetz). Bevor eine Person erstmalig in einem lebensmittelverarbeitenden Betrieb mit unten genannten Lebensmitteln arbeitet, muss sie bis drei Monate vor Arbeitsbeginn eine Belehrung durch das Gesundheitsamt (und eine Bescheinigung darüber) nachweisen. Sie muss über die Magen-Darm-Krankheiten und Hautinfektionen Bescheid wissen, die ein Tätigkeitsverbot nach sich ziehen; die Person muss schriftlich erklären, dass ihr keine Tatsachen für ein Tätigkeitsverbot bekannt sind.

1. Fleisch, Geflügelfleisch und Erzeugnisse daraus
2. Milch und Erzeugnisse auf Milchbasis
3. Fische, Krebse oder Weichtiere und Erzeugnisse daraus
4. Eiprodukte
5. Säuglings- und Kleinkindernahrung
6. Speiseeis und Speiseeishalberzeugnisse
7. Backwaren mit nicht durchgebackener oder durcherhitzter Füllung oder Auflage
8. Feinkost-, Rohkost- und Kartoffelsalate, Marinaden, Majonäsen, andere emulgierte Soßen, Nahrungshefen

§

Infektionsschutzgesetz § 42 (1): Personen, die
1. an Typhus abdominalis, Paratyphus, Cholera, Shigellenruhr, Salmonellose, einer anderen infektiösen Gastroenteritis oder Virushepatitis A oder E erkrankt oder dessen verdächtig sind,
2. an infizierten Wunden oder an Hautkrankheiten erkrankt sind, bei denen die Möglichkeit besteht, dass deren Krankheitserreger über Lebensmittel übertragen werden können,
3. die Krankheitserreger Shigellen, Salmonellen, enterohämorrhagische Escherichia coli oder Choleravibrionen ausscheiden,

dürfen nicht tätig sein oder beschäftigt werden.

Symptome wie Durchfall, hohes Fieber mit schweren Kopf-, Bauch- oder Gelenkschmerzen und evtl. Verstopfung, Gelbfärbung der Haut weisen auf ansteckende Krankheiten hin. Auch wenn Wunden oder offene Stellen von Hauterkrankungen gerötet, schmierig belegt, nässend oder geschwollen sind, besteht Infektionsgefahr.

Belehrung durch den Arbeitgeber (nach dem Infektionsschutzgesetz). Auch der Arbeitgeber muss bei Tätigkeitsaufnahme über die Tätigkeitsverbote belehren und dokumentieren. Diese Belehrung muss jährlich wiederholt und der Überwachungsbehörde vorgelegt werden.

Hygieneschulung (nach der Lebensmittelhygieneverordnung). Personen in lebensmittelverarbeitenden Betrieben müssen regelmäßig in Fragen der Lebensmittelhygiene geschult werden. Die Inhalte der Schulung sind in der DIN 10514 festgelegt:

- Grundkenntnisse über Mikroorganismen,
- Wachstumsvoraussetzungen für Mikroorganismen,
- Gefährdung der Produkte durch Keime,
- Gefährdungen durch Schädlingsbefall,
- weitere Gefährdungen (z.B. Reinigungsmittel),
- Raum- und Anlagenhygiene,
- Rohstoff-, Lager- und Transporthygiene,
- Verarbeitungs- und Produkthygiene,
- Personalhygiene und
- Entsorgungshygiene.

Diese Unterrichtung ist zu dokumentieren.

Eigenkontrollmaßnahmen (nach Lebensmittelhygieneverordnung und LMBG). Die Lebensmittelhygieneverordnung verpflichtet die Betriebe, Eigenkontrollmaßnahmen nach den fünf Grundsätzen der Gefährdungsanalyse kritischer Kontrollpunkte, des HACCP-Konzeptes, durchzuführen. Die Dokumentationspflicht ist nach dem LMBG zusätzlich vorgeschrieben.

H	→	Hazard	→	Gefährdung
A	→	Analysis	→	Analyse, Gefahrenuntersuchung
C	→	Critical	→	kritisch
C	→	Control	→	Kontrolle
P	→	Points	→	Punkte, Abschnitte

Das HACCP-Konzept entstand 1959 in der Raumfahrtbehörde der USA, um den Astronauten eine höchstmögliche Sicherheit ihrer Ernährung zu gewährleisten.

Das HACCP-Konzept kann Gefährdungen und Risiken erfassen, analysieren, überwachen und somit auch beherrschen. Es ist international anerkannt zum vorbeugenden Gesundheitsschutz und bedeutet Qualitätssicherung.

Dabei sind die kritischen Punkte, die ein hygienisches Problem darstellen, festzustellen und Sicherheitsmaßnahmen festzulegen. Diese Eigenkontrollmaßnahmen müssen gegenüber den Überwachungsbehörden dokumentiert werden.

Die Lebensmittelhygiene-Verordnung schreibt folgende Grundsätze vor:

- Analyse der Gefahren in den Produktions- und Arbeitsabläufen,
- Identifizierung der Gefahrpunkte,
- Festlegung der kritischen Punkte,
- Festlegung der Sicherungsmaßnahmen und deren Überwachung und
- Überprüfen der Gefahrenanalyse.

Bei der Festlegung der kritischen Punkte spielen die Temperaturen eine wichtige Rolle. Das Bundesinstitut für gesundheitlichen Verbraucherschutz und Veterinärmedizin (BgVV) hat „Temperaturanforderungen und Temperaturempfehlungen für leicht verderbliche Lebensmittel" veröffentlicht.
Zum Beispiel liegt die empfohlene „Mindesttemperatur für heißzuhaltende Lebensmittel" bei +65 °C; diese so genannte Kerntemperatur ist die Temperatur im Innern eines Lebensmittels und muss an allen Punkten eingehalten werden.

Beispiel für einen kritischen Punkt:
In der Produktgruppe Tiefkühlkost stellt das Mindesthaltbarkeitsdatum einen kritischen Punkt dar. Der kritische Grenzwert ist das abgelaufene Mindesthaltbarkeitsdatum, die Prüfmethode ist die Sichtkontrolle, die einmal wöchentlich stattfinden sollte.

Weicht das aktuelle Datum vom Mindesthaltbarkeitsdatum ab, ist als Maßnahme Vernichtung oder Nichtannahme vorgesehen. Mit Datum und Unterschrift versehen gilt der Beleg als Dokument und dient bei einer späteren Kontrolle der Überwachungsbehörde als Nachweis, dass die Sorgfaltspflicht eingehalten wurde.

Aufgaben und Arbeitsaufträge

1. Wer muss eine Bescheinigung des Gesundheitsamtes nach dem Infektionsschutzgesetz vorlegen:
   - eine Wurstverkäuferin,
   - ein Brezenverkäufer,
   - eine Bedienung im Restaurant,
   - ein Dönerverkäufer,
   - eine Küchenhilfe,
   - eine Verkäuferin im Supermarkt?
2. Identifizieren Sie Gefahrenpunkte in Ihrem Betrieb und legen Sie kritische Punkte fest.
3. Warum werden Rückstellproben für alle Speisen empfohlen?

Fremdstoffe

Neben den wertvollen Nährstoffen, die zur menschlichen Gesundheit beitragen, können sich in Lebensmitteln auch unerwünschte Stoffe befinden. Unerwünschte Stoffe oder Fremdstoffe gelangen auf natürlichem Wege oder durch bestimmte Aktivitäten des Menschen in ein Lebensmittel. Übersteigen diese Stoffe eine bestimmte Konzentration in einem Lebensmittel und wirken dann schädigend auf den Menschen, spricht man von Schadstoffen.

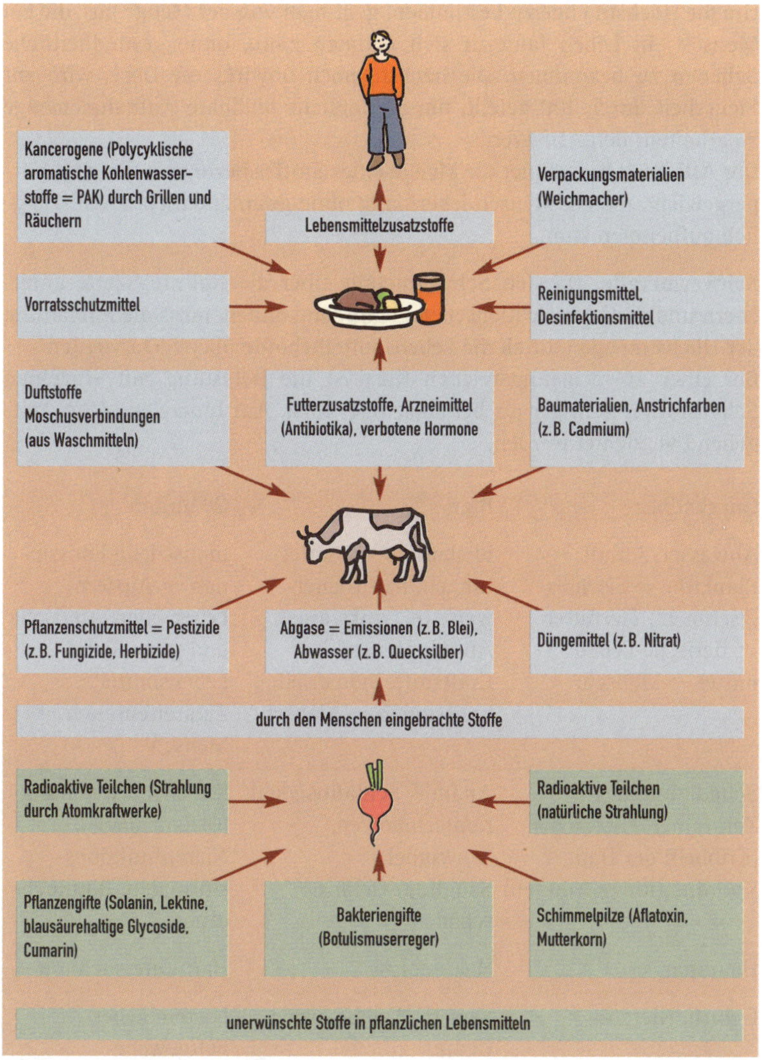

Fremdstoffe in der Nahrungskette.

Rückstände. Reste von Chemikalien, die zum Schutz pflanzlicher oder tierischer Lebensmittel vor Krankheiten oder Schädlingen eingesetzt wurden, bezeichnet man als Rückstände.

Kontaminanten (lat.): Verunreinigungen

Kontaminanten. Lebensmittel können mit Verschmutzungen wie Sand, Insektenteilen, Tierkot oder Federn behaftet sein. Neben diesen äußerlich sichtbaren Fremdstoffen können auch chemische Verbindungen aus dem Boden, dem Wasser, der Luft, aus Produktionsgeräten oder aus der Verpackung an oder in ein Lebensmittel gelangen.

Höchstmengen. In verschiedenen Verordnungen sind die Höchstmengen der unerwünschten Stoffe in der Nahrung festgelegt. Lebensmittel, in denen die Höchstmengen überschritten werden, dürfen nicht in den Verkehr gebracht werden.
Um die Höchstmenge zu bestimmen, geht man von der Menge aus, die ein Mensch ein Leben lang zu sich nehmen kann, ohne gesundheitliche Schäden zu bekommen. Die höchste noch unwirksame Dosis wird zur Sicherheit durch 100 geteilt, um die tägliche duldbare Aufnahmemenge zu erhalten: den ADI-Wert.

ADI = Acceptable Daily Intake

Der ADI-Wert bezeichnet die Menge eines Stoffes bezogen auf ein kg Körpergewicht, die ein Mensch lebenslang ohne gesundheitliches Risiko täglich aufnehmen kann.

Schwermetalle. Da sich Schwermetalle über die Nahrungskette anreichern und dadurch die Menschen gefährden können, muss die Einhaltung der Höchstmengen durch die Lebensmittelbehörde überwacht werden.
Bei einer abwechslungsreichen Kost ist die Belastung mit einzelnen Schadstoffen geringer als bei einseitiger Kost. Auf Innereien sollte weitgehend verzichtet werden.

	Quecksilber	Blei	Cadmium
Weg des Stoffes in die Nahrungskette	Abwasser, Abluft → Plankton → Fisch → Fischmehl, Tierfutter → tierische Lebensmittel → Mensch	bleihaltige Wasserleitungen, natürlicherweise in Trinkwasser, Antiklopfmittel im Kraftstoff, industrielle Emissionen → Mensch	industrielle Emissionen → Austern, Leber, Niere, tierische und pflanzliche Lebensmittel; Zigarettenrauch → Mensch
Vergiftungserscheinungen	Schädigung des Zentralnervensystems (Kribbeln der Haut, Koordinationsstörungen)	Anämie, Schlaflosigkeit, Kopfschmerzen, Schwindel Säugling: Gehirnschäden	Knochenerweichung (Osteomalazie), Nierenfunktionsstörungen, Bluthochdruck
Diagnose	Haaranalyse	Haaranalyse	Harnuntersuchung
Anreicherungsorgane	Gehirn, Nieren	Skelett, Weichgewebe, Haare	Nieren, Leber, Fettgewebe
Gegenmaßnahmen (Beispiel)	Die Fleischhygiene-Verordnung verbietet den Verkauf von Leber und Nieren von Schweinen und Nieren von Rindern, die älter als 24 Monate sind.		

Tabelle 9.8 Schwermetalle.

Zusatzstoffe

Im §2 des Lebensmittel- und Bedarfsgegenständegesetzes sind Zusatzstoffe beschrieben als „Stoffe, die dazu bestimmt sind, Lebensmitteln zur Beeinflussung ihrer Beschaffenheit oder Erzielung bestimmter Eigenschaften oder Wirkungen zugesetzt zu werden".

§

Ausgenommen sind Stoffe, die natürlicher Herkunft oder den natürlichen chemisch gleich sind und wegen ihres Nähr-, Geruchs- oder Geschmackswertes verwendet werden sowie Trink- und Tafelwasser.
Den Zusatzstoffen nach deutschem Recht gleichgestellt sind auch Zusätze, die den Nährwert eines Lebensmittels verändern, also Mineralstoffe und Spurenelemente (außer Kochsalz), Aminosäuren, die Vitamine A und D, Zuckeraustauschstoffe (außer Fructose = Fruchtzucker) und Süßstoffe.

Zusatzstoffe dürfen unbehandelten Lebensmitteln nicht zugesetzt werden. Als „unbehandelte Lebensmittel" gelten Lebensmittel, die in ihrer stofflichen Zusammensetzung dem Originallebensmittel gleichen und geteilt, ausgelöst, gemahlen, geschnitten, gesäubert, garniert, tiefgefroren, gefroren, gekühlt, geschliffen oder enthülst, verpackt oder ausgepackt worden sind.
Die „Verordnung zur Neuordnung Lebensmittelrechtlicher Vorschriften über Zusatzstoffe" (1998) vereinheitlicht verschiedene Zusatzstoffverordnungen und setzt Richtlinien der EG in deutsches Recht um.

Zusatzstoffe werden vor allem aus folgenden Gründen eingesetzt:

- um den Nährwert zu verbessern,
- um den Geruch, Geschmack, das Aussehen, die Beschaffenheit (sensorische Eigenschaften) zu verbessern,
- um die Herstellung zu erleichtern und
- um das Lebensmittel haltbar zu machen und die gewünschte Beschaffenheit dauerhaft zu sichern.

Verbesserung des Nährwertes

Während der Verarbeitung von z.B. Obst zu Obstsäften kann der Vitamingehalt der verwendeten Früchte durch Licht- und Luftzutritt und Pasteurisierung sinken. Um diese Verluste auszugleichen, kann Vitamin C zugesetzt werden. Andere Beispiele sind Vitamin A in Margarine und die Vitamine A und D in der Säuglingsnahrung.

Verbesserung der sensorischen Eigenschaften

Wer schon selbst Konfitüre aus Erdbeeren gekocht hat, weiß, dass die fertige Konfitüre längst nicht mehr die schöne rote Farbe wie vor dem Kochen hat.

Um Veränderungen auszugleichen, die durch die Verarbeitung entstehen, dürfen Farbstoffe, Aromastoffe, Geschmacksstoffe, Geschmacksverstärker und Kaumassen zugesetzt werden.

Farbstoffe. Es gibt in Deutschland zurzeit etwa 40 zugelassene Farbstoffe. Künstliche Farbstoffe und Konzentrate von Naturfarben gelten als Zusatzstoffe.

Man kann auch mit Karotten-, Holunder- oder Rote-Bete-Saft Speisen färben. Diese färbenden Pflanzen- und Fruchtauszüge gelten als „färbende Lebensmittel" und nicht als Zusatzstoffe.
Nur drei Farbstoffe sind für alle Lebensmittel erlaubt, das sind Lactoflavin (oder Vitamin B_2 oder Riboflavin), beta-Carotin (oder Provitamin A) und Zuckerkulör (karamelisierter Zucker; mit Ausnahme von Brot und Kleingebäck). Die anderen Farbstoffe sind nur bei bestimmten Lebensmitteln zugelassen.

Folgenden Lebensmitteln und Lebensmittelgruppen dürfen Farbstoffe zugesetzt werden:

- Seelachs (Lachsersatz), Fischrogenerzeugnisse, Surimi (Krebsfleischimitat),
- künstliche Heiß- und Kaltgetränke, Brausen,
- Zuckerüberzüge und Zuckerwaren; Marzipan u. Ä.; fetthaltige Füllungen von feinen Backwaren,
- Cremespeisen, Pudding, Geleespeisen, rote Grütze, süße Suppen und Soßen,
- Kunstspeiseeis, Invertzuckercreme,
- kandierte Früchte und Fruchtteile, ausgenommen Zitronat und Orangeat; kandierte Gemüse (Ingwer),
- verschiedene Spirituosen wie Liköre, Aperitifweine und Obstweine,
- Margarine, Halbfettmargarine; Butter im Winter (beta-Carotin),
- Schnittkäse, halbfester Schnittkäse und Chesterkäse; bestimmte Wurstspezialitäten,
- brennwertverminderte Konfitüren; Konfitüren und Erdbeer-, Himbeer- und Kirschkonserven,
- Kapseln auf Gelatinebasis,
- Garnelen (Krabben) in luftdicht verschlossenen Behältnissen.

Farbstoffe sind dann verboten, wenn sie den Verbraucher täuschen würden. Eihaltige Erzeugnisse, z. B. Nudeln, dürfen nicht gefärbt werden, wenn dadurch ein höherer Eigehalt vorgetäuscht werden könnte.
Farbstoffe können bei empfindlichen Personen Nesselsucht, Asthma, tränende Augen und tropfende Nase sowie Hautödeme verursachen.

Farbstabilisatoren. In der Fleischwarenherstellung werden Farbstabilisatoren, z. B. Nitrit und Nitrat, am häufigsten eingesetzt. Sie erhalten die natürliche Färbung von Lebensmitteln und verhindern unerwünschte Verfärbungen. Schwefelhaltige Substanzen (Salze der schwefligen Säure), Ascorbinsäure, Zitronen-, Milch- und Weinsäure gehören ebenfalls zu den Farbstabilisatoren.

Geschmackstoffe. Letztgenannte Säuren und Essigsäure werden auch zur Geschmacksgebung eingesetzt. Saure Getränken enthalten die Säuerungsmittel Zitronen-, Wein- und Orthophosphorsäure u. a.

Exkurs: Süßes S. 153

Süßungsmittel sind die am häufigsten eingesetzten Geschmacksstoffe. Zu den Süßungsmitteln gehören
- Zuckeraustauschstoffe und
- Süßstoffe.

In Süßwaren werden vorwiegend Zuckeraustauschstoffe, in Erfrischungsgetränken Süßstoffe eingesetzt.

Geschmacksverstärker sind chemische Stoffe, die einen vorhandenen Geschmack verstärken, jedoch selbst keinen oder nur einen sehr geringen Eigengeschmack besitzen.
Am bekanntesten sind neben Speisesalz die Glutaminsäure und deren Salze, die Glutamate. Sie werden Brühen, Suppen, Soßen, Fertiggerichten, Wurstwaren, Gemüsekonserven und Getränken zugefügt.

Kaumassen. Jedem dürfte die Verwendung von Kaumassen geläufig sein; (fast) jeder hat schon Kaugummi gekaut. Kaumassen sind z.B. Bienenwachs, Gutta, Kautschuk, Mastix und Paraffine.

Erleichterung der Herstellung von Lebensmittelerzeugnissen

Einige Stoffe werden zur Herstellung eines Lebensmittels unbedingt und schon seit langem benötigt, z.B. Enzyme für Käse, andere Stoffe sind durch die Technisierung der Lebensmittelerzeugung erst notwendig geworden. Diese Stoffe, die die Verarbeitung von Lebensmitteln ermöglichen und unterstützen, werden „Verarbeitungshilfen" genannt.

Verarbeitungshilfe	Anwendungsbeispiele
Extraktionslösemittel	Herstellung von entkoffeiniertem Kaffee oder Tee
Treibgase	Verschäumen von Sahneerzeugnissen
Klärhilfsmittel	Klärung von Bier
Trennmittel	Auslösen von Süßwaren aus den Formen
Enzyme	Käseherstellung
Mikroorganismen	Starterkulturen für Joghurt
Schmelzsalze	Schmelzkäseherstellung
Mehlbehandlungsmittel und Backmittel	Verbesserung der Backeigenschaften von Mehl
Kutterhilfsmittel	Herstellung von Brühwürsten
Backtriebmittel (Hefe, Backpulver)	Backwarenherstellung
Schaumverhüter	Konfitürenherstellung

Tabelle 9.9 Verarbeitungshilfen.

Verarbeitungshilfen sind im Endprodukt meist nicht mehr vorhanden oder haben darin keine Wirkung mehr.
Es besteht nicht für alle dieser Stoffe eine Kennzeichnungspflicht, z.B. nicht für Enzyme. Gentechnisch hergestellte Enzyme, die im Produkt keine Wirkung mehr entfalten, müssen nicht gekennzeichnet werden. Gentechnologie-Gegner und Allergiker kritisieren diese Lücke im Lebensmittelrecht.

Verbesserung der Haltbarkeit

▶ Haltbarmachung von Lebensmitteln S. 37

Im Privathaushalt sind verschiedene Verfahren zur Haltbarmachung von Lebensmitteln bekannt, z.B. Einkochen (Einwecken) von Obst und Gemüse, Konfitürekochen, Einlegen von Sauergemüse.

Auch in der Lebensmittelindustrie werden physikalische und chemische Verfahren eingesetzt:

- Antioxidationsmittel,
- Konservierungsstoffe,
- Stabilisierungsmittel.

Antioxidationsmittel schützen Lebensmittel vor dem Verderb durch Luftsauerstoff (Oxidation). Fett kann durch Oxidation ranzig werden, dabei wird das Fett zersetzt.
Natürliche Antioxidationsmittel sind z.B. die im Zitronensaft enthaltene Ascorbinsäure (Vitamin C) und die in den Samen vieler ölhaltiger Pflanzen vorkommenden Tocopherole (Vitamin E).
Synthetische Antioxidationsmittel sind z.B. die Gallate, Abkömmlinge der Gallussäure sowie Butylhydroxianisol (BHA) und Butylhydroxitoluol (BHT).

Schwefeldioxid, Sulfite und Lecithine wirken auch antioxidativ, werden aber wegen anderer Eigenschaften in Lebensmitteln eingesetzt.
Die synthetischen Antioxidantien sind nur für bestimmte Lebensmittel zugelassen, die natürlich vorkommenden Schutzstoffe (Vitamine C und E) oder deren Salze sind unbegrenzt zugelassen.
Die Zugabe der Vitamine A und C wird als etwas Besonderes herausgestellt, wird aber meistens zur Antioxidation vorgenommen.

Stabilisierungsmittel (Stabilisatoren). Stabilisierung bedeutet allgemein, dass ein Produkt über längere Zeit die Beschaffenheit behält, die es bei Verlassen des Produktionsbetriebes hatte.
Stabilisieren ist kein fest umrissener Begriff in der Lebensmitteltechnologie, darunter fallen verschiedene Stoffe wie

- Emulgatoren,
- Verdickungsmittel,
- Geliermittel,
- Phosphate,
- Schaummittel,
- Feuchthaltemittel,
- Festigungsmittel.

Emulgator S. 198

Emulgatoren sind aus Eigelb, Soja oder anderen Ölsamen gewonnene Lecithine, die zur Stabilisierung z.B. von Majonäse und Soßen verwendet werden. Sie bewirken, dass sich das Fett bzw. Öl nicht von den wässrigen Bestandteilen absetzt. Fettähnliche Stoffe (Mono- und Diglyceride) gehören ebenfalls zu den Emulgatoren.

Verdickungsmittel werden wegen ihrer Fähigkeit große Mengen Wasser zu binden als Zusatz zu verschiedenen Lebensmitteln verwendet, um ihnen eine cremige oder sämige Beschaffenheit zu geben.
Die meisten Verdickungsmittel werden aus Pflanzen und deren Früchten oder Pflanzensäften gewonnen.

Name	Herkunft	Verwendung
Alginate, Alginsäure, Agar-Agar, Carrageen	Algen	Pudding, Eiscreme, Milcherzeugnisse, Bäckerei- und Konditoreierzeugnisse
Traganth, Gummi arabicum	Harz von Sträuchern	Konditoreiprodukte
Johannisbrotkern- und Guarkernmehl	Samen dieser Hülsenfrüchte	Fertiggerichte, Sahne, Eis und Eiscremes, Brot und Backwaren
Pektine	Obst, v.a. grünes unreifes Obst, für die Lebensmittel-Industrie aus Apfel- und Orangenschalen	Konfitüre, Gelee, Milcherzeugnisse, bestimmte Konditoreiprodukte

Tabelle 9.10 Verdickungsmittel.

Geliermittel können ebenfalls Wasser binden. Sie werden in erwärmten oder heißen Lebensmitteln eingearbeitet und bilden beim Erkalten eine verfestigte, gallertige Masse.
Zu dieser Zusatzstoffklasse gehören die Gelatine und die Pektine, Carrageene und Xanthane (aus Mikroorganismen gebildete Polysaccharide).
Gelatine wird aus tierischem Bindegewebe und Knochen durch Erhitzung herausgelöst. Vor der BSE-Krise wurde sie überwiegend aus Rindermaterial hergestellt, inzwischen wird sie aus Schweineschwarten erzeugt.
Phosphate werden in sehr unterschiedlichen Lebensmittelgruppen verwendet. Auch sie können Wasser binden.

Phosphate werden zur Wurstherstellung als Kutterhilfsmittel eingesetzt, bewirken die Rieselfähigkeit von Tafelsalz, dienen in der Schmelzkäseherstellung als Schmelzsalze, sind in Backtriebmitteln zu finden, werden für gelierte Milcherzeugnisse, Puddings und Zwischengerichte verwendet usw.

In Colagetränken wird Phosphorsäure als Säuerungsmittel eingesetzt.

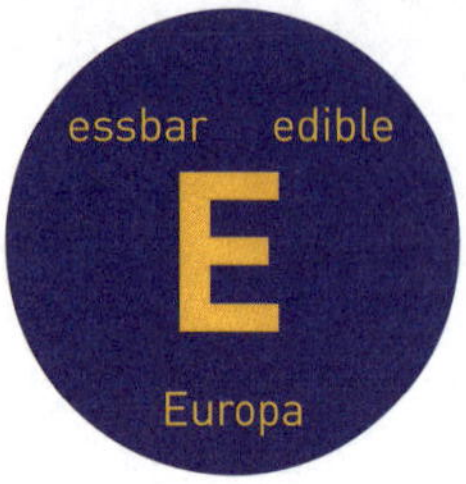

Die E-Nummern

Zusatzstoffe können auch mit einer „E-Nummer" in der Zutatenliste aufgeführt sein. Die E-Nummern wurden von der Europäischen Gemeinschaft mit dem Zweck eingeführt, über die Sprachgrenzen hinweg einen Zusatzstoff einheitlich kenntlich zu machen.

Gruppen von Zusatzstoffen mit gleicher oder ähnlicher Wirkung und dem gleichen Anwendungszweck sind in „Klassen" zusammengefasst.
Meistens stimmt die erste Ziffer der E-Nummer mit dem Klassennamen überein:

ab E-Nummer	Klassenname
100	Farbstoffe
200	Konservierungsstoffe
300	Antioxidantien
400	Verdickungsmittel, Emulgatoren
500	Säuerungsmittel, Säureregulatoren
600	Geschmacksverstärker
901	Trenn- und Überzugsmittel, Süßstoffe

Tabelle 9.11 E-Nummern.

Der Hersteller eines Lebensmittels ist verpflichtet, bei verpackten Lebensmitteln in der Zutatenliste entweder
- den Klassennamen gefolgt vom Namen oder
- den Klassennamen gefolgt von der E-Nummer

des verwendeten Zusatzstoffes anzugeben.

Bei „losen Waren" wie sie auf dem Markt üblich sind (Obst, Eier, Fleischerzeugnisse usw.), müssen die verwendeten Zusatzstoffe auf einem Schild neben den Waren, auf einem Sammelaushang, einem Computerdisplay oder in einem Heft angegeben werden: „mit Farbstoff", „mit Konservierungsstoff" usw.

Aromen zählen nicht zu den Zusatzstoffen, sie haben eine eigene Aromenverordnung. Man verwendet Aromen, um Lebensmitteln einen bestimmten Geruch oder Geschmack zu verleihen. Es gibt verschiedene Arten von Aromen:

- natürliche, naturidentische oder künstliche Aromastoffe,
- Aromaextrakte pflanzlichen oder tierischen Ursprungs,
- Reaktionsaromen, die nach Erhitzung Aroma entwickeln, und
- Raucharomen.

Aufgaben und Arbeitsaufträge

1. Wodurch kann der Verbraucher die Belastung durch Fremdstoffe verringern?
2. Welche Fremdstoffe lassen sich trotz des ökologischen Anbaus in Bio-Produkten nicht vermeiden?
3. Beschaffen Sie sich verpackte Lebensmittel, schreiben Sie sich die Zusatzstoffe der Zutatenliste heraus und ordnen Sie diese den Zusatzstoffgruppen zu. Warum wurden diese Stoffe dem Lebensmittel zugesetzt?
4. Diskutieren Sie den Vitaminzusatz bei manchen Lebensmitteln.

Nährwerttabellen

Alle Angaben pro 100 g essbarem Lebensmittel (Abfall ist abgezogen).

Lebensmittel	Energiegehalt	Kohlenhydrate		Eiweiß	Fett	Cholesterin	Mineralstoffe			
		Verwertbare	Ballaststoffe				Natrium	Kalium	Calcium	Magnesium
	kJ	g	g	g	g	mg	mg	mg	mg	mg
Getreide und Getreideprodukte										
Buchweizen	1425	71	3,7	9,1	1,7	0	2	324	21	85
Cornflakes mit Vitaminen	1500	79,7	4	7,2	0,6	0	938	120	13	14
Grünkern	1367	63,3	8,8	10,8	2,7	0	3	450	22	130
Haferflocken	1568	63,3	5,4	12,5	7,0	0	5	340	50	140
Hirse	1488	68,8	3,8	9,8	3,9	0	3	350	25	170
Maismehl	1480	71,7	5,0	8,3	2,8	0	1	120	18	50
Reis (Vollkorn)	1450	73,4	2,9	7,2	2,2	0	10	150	23	157
Reis, poliert	1455	77,7	1,4	6,8	0,6	0	6	100	6	64
Roggen, Vollkorn	1250	60,7	13,2	8,8	1,7	0	40	510	64	120
Roggenmehl, 1150	1342	67,8	8,0	8,3	1,3	0	1	300	20	70
Weizen, Vollkorn	1413	61,0	10,3	11,7	2,0	0	8	500	44	150
Weizenmehl, 405	1367	70,9	4,0	9,8	1,0	0	2	108	15	20
Weizenmehl, 1700	1283	59,7	9,8	11,2	2,1	0	2	290	41	70
Weizengrieß	1367	68,8	7,1	9,6	0,8	0	1	110	17	30
Weizenkleie	723	17,4	45,4	14,9	4,7	0	2	1400	43	590
Weizenstärke	1474	85,8	1,2	0,4	0,1	0	2	16	0	4
Brötchen	1155	55,5	3,0	8,3	1,9	0	542	130	27	30
Vollkornbrötchen	934	43,5	6,5	8,1	1,5	0	540	230	33	95
Croissant	1636	34,4	1,2	5,7	25,8	80	300	100	80	20
Knäckebrot (Roggen)	1330	65,8	14	9,4	1,4	0	460	436	55	68
Roggenmischbrot	892	43,7	6,1	6,4	1,1	0	535	185	25	45
Roggenvollkornbrot	820	38,8	9,0	6,8	1,2	0	525	290	40	64
Vollkorntoast	1008	45,0	7,1	8,2	2,8	0	750	320	55	56
Weizenbrot	1003	48,8	3,2	7,6	1,2	0	540	130	58	24
Weizenmischbrot	957	47,7	4,6	6,2	1,1	0	550	175	20	26
Eierteigwaren, roh	1501	69,9	3,4	12,3	2,8	95	17	164	27	67
Teigwaren ohne Ei, roh	1495	72	3,4	12	1,8	0	16	160	25	56
Vollkornnudeln ohne Ei	1338	61,4	9,1	12,1	2,4	0	60	350	40	130
Kartoffeln und Kartoffelerzeugnisse										
Kartoffel, jung	314	16,1	1	1,7	0,3	0	10	320	6	14
Kartoffel, alt	298	14,8	2,1	2	0,1	0	4	410	6	20
Kartoffelchips	2241	40,6	2,0	5,5	39,4	0	450	1000	52	64
Kartoffelstärke	1426	83,1	0,1	0,6	0,1	0	8	15	35	6
Pommes frites	1215	32,5	3,5	4,2	14,5	0	300	925	20	30
Gemüse und Gemüseerzeugnisse, Salate und Kräuter										
Aubergine	73	2,7	1,4	1,2	0,2	0	3130	224	13	11
Blumenkohl	95	2,6	2,9	2,5	0,3	0	27	328	20	17
Bohnen, grün	138	5,1	1,9	2,4	0,2	0	2	248	57	25
Brokkoli	111	2,5	3	3,3	0,2	0	19	373	105	24
Chicoree	70	2,3	1,3	1,3	0,2	0	4	194	26	13
Chinakohl	54	1,3	1,7	1,2	0,3	0	19	144	40	11
Eisbergsalat	55	1,9	0,6	0,7	0,3	0	2	160	19	5
Endiviensalat	43	0,3	1,5	1,8	0,2	0	53	346	54	10
Erbsen, grün	342	12,3	4,3	6,6	0,5	0	2	304	24	33
Feldsalat	57	0,7	1,5	1,8	0,4	0	4	421	35	13
Frühlingszwiebel	104	3	1,5	2	0,5	0	7	260	39	12
Grünkohl	157	3	4,2	4,3	0,9	0	42	490	210	31

			Vitamine										
Phosphor	Eisen	Jod	Retinol	ß-Carotin	D	E	B_1	B_2	Niacin	B_6	B_{12}	Folsäure	C
mg	mg	µg	µg	µg	µg	mg	mg	mg	mg	mg	µg	µg	mg
254	3,2	2,5	0	0	0	3,7	0,24	0,15	5,7	0,58	0	30	0
59	2	1	0	170	0	0,2	0,06	0,06	2,3	0,07	0	6	0
410	4,2	0,6	0	1	0	1,6	0,40	0,15	6,9	0,45	0	30	0
380	4,6	4,0	0	Sp.	0	1,5	0,59	0,15	4,2	0,17	0	11	0
310	7,0	2,5	0	0	0	0,1	0,26	0,14	4,8	0,75	0	12	0
256	2,0	2,0	0	300	0	1,3	0,44	0,13	2,0	0,06	0	10	0
325	2,6	2,2	0	0	0	0,6	0,40	0,09	6,7	0,67	0	16	0
120	0,6	2,2	0	0	0	0,1	0,06	0,03	3,1	0,15	0	18	0
340	4,6	7,2	0	12	0	2,0	0,35	0,17	3,6	0,30	0	40	0
200	2,4	2,8	0	Sp.	0	1,2	0,22	0,10	2,6	0,20	0	38	0
350	3,3	7,0	0	20	0	0	0,48	0,14	7,6	0,44	0	30	0
75	1,9	0,6	0	0	0	1,4	0,06	0,03	2,7	0,18	0	10	0
372	3,3	5,0	0	5	0	0,5	0,47	0,17	7,5	0,46	0	24	0
90	1,0	0,4	0	0	0	0,5	0,12	0,04	2,5	0,10	0	21	0
1280	3,6	2,4	0	5	0	2,7	0,65	0,51	21,8	2,50	0	164	0
20	Sp.	0	0	0	0	0	0	0	0	0	0	0	0
102	1,2	2,4	0	1	0	0,3	0,10	0,03	2,2	0,04	0	30	0
260	2,8	3,4	0	1	0	0,5	0,14	0,09	4,9	0,24	0	34	0
80	1,0	2,2	120	100	0,5	1,0	0,06	0,05	1,5	0,06	0,1	10	0
300	4,7	6,1	0	1	0	0,9	0,2	0,18	2,7	0,3	0	40	0
136	2,4	3,3	0	0	0	0,7	0,17	0,08	2,0	0,12	0	22	0
200	3,3	5,3	0	1	0	1,2	0,18	0,15	1,6	0,15	0	24	0
250	1,6	3,6	16	25	0	1,7	0,16	0,23	2,4	0,23	0	15	0
87	1,0	5,8	0	1	0	0,6	0,08	0,06	2,0	0,02	0	15	0
128	1,5	3,0	0	0	0	0,6	0,14	0,07	2,2	0,09	0	20	0
190	2,2	2,4	63	0	Sp.	0,2	0,17	0,07	4,2	0,06	0	11	0
190	2,1	1,1	0	0	0	0,2	0,18	0,05	2,9	0,1	0	20	0
350	3,4	1,9	0	20	0	0,8	0,45	0,11	7	0,42	0	25	0
34	0,4	2	0	5	0	0,1	0,12	0,04	1,5	0,3	0	20	17
50	0,4	1,5	0	6	0	0,1	0,11	0,05	1,7	0,31	0	20	10
147	2,3	10	0	60	0	6,1	0,22	0,10	6,2	0,89	0	7	8
7	1,8	N	0	0	0	0	0,01	0	N	0,01	0	0	0
105	1,7	2	0	20	0	4	0,14	0,09	2,2	0,25	0	12	23
21	0,4	0,8	0	43	0	0	0,04	0,05	0,8	0,09	0	31	5
54	0,6	0,1	0	10	0	0,1	0,11	0,1	1,1	0,2	0	125	75
38	0,8	3	0	310	0	0,7	0,08	0,12	1	0,28	0	70	20
82	1,3	15	0	846	0	0,5	0,1	0,21	1,5	0,17	0	111	115
26	0,7	1	0	3430	0	0,1	0,05	0,03	0,3	0,05	0	50	9
30	0,6	0,3	0	425	0	0,1	0,03	0,04	0,5	0,16	0	79	26
18	0,4	2,0	0	1250	0	0,6	0,11	0,01	0,4	0,03	0	53	3
54	1,4	6,4	0	1680	0	0,5	0,05	0,12	0,5	0,06	0	109	9
108	1,8	4,2	0	424	0	0,3	0,3	0,16	4	0,16	0	159	25
49	2	25	0	3900	0	0,6	0,07	0,08	0,4	0,25	0	145	35
29	1,9	2	0	6000	0	0,1	0,05	0,03	0,2	0,13	0	54	26
87	1,9	12	0	5170	0	1,7	0,1	0,25	3,1	0,25	0	187	105

Lebensmittel	Energiegehalt	Kohlenhydrate		Eiweiß	Fett	Cholesterin	Mineralstoffe			
		Verwertbare	Ballaststoffe				Natrium	Kalium	Calcium	Magnesium
	kJ	g	g	g	g	mg	mg	mg	mg	mg
Gemüse und Gemüseerzeugnisse, Salate und Kräuter										
Gurke	50	1,8	0,9	0,6	0,1	0	9	141	15	8
Knoblauch	515	24	4,1	6,1	0,1	0	49	620	38	25
Knollensellerie	77	2,3	4,2	1,6	0,3	0	77	320	68	10
Kohlrabi	102	3,7	1,4	1,9	0,1	0	32	380	68	43
Kopfsalat	48	1,1	1,5	1,3	0,2	0	8	172	20	8
Kürbis	101	4,6	0,8	1,1	0,1	0	1	383	22	8
Lauch (Porree)	103	3,2	2,3	2,2	0,3	0	5	235	87	18
Möhre, jung	108	4,8	3,6	1	0,2	0	60	290	41	18
Paprika, grün	86	2,9	3,6	1,2	0,3	0	2	177	11	12
Paprika, rot	141	6,4	3,6	1	0,4	0	4	160	8	14
Radieschen	58	2,2	1,5	1	0,1	0	17	250	35	8
Rhabarber	60	2,7	3,2	0,6	0,1	0	2	270	52	13
Rosenkohl	152	3,8	4,4	4,5	0,3	0	7	387	31	22
Rote Bete	157	8,6	2,5	1,5	0,1	0	60	336	29	25
Rotkohl	92	3,5	2,5	1,5	0,2	0	4	266	35	18
Sauerkraut	41	1,1	1,4	0,9	0,2	0	493	168	36	9
Spargel	77	2,2	1,5	1,9	0,2	0	4	203	25	18
Spinat	64	0,6	1,8	2,5	0,3	0	65	633	126	58
Tomate	73	2,6	1	1	0,2	0	3	242	8	14
Weißkohl	104	4,1	2,9	1,4	0,2	0	12	208	46	23
Zucchini	76	2	1,1	1,6	0,4	0	3	152	30	20
Zuckermais	369	15,8	3,7	3,3	1,2	0	1	290	2	27
Zwiebel	117	4,9	1,8	1,3	0,3	0	9	175	31	11
Kräuter										
Basilikum	194	7,5	3,1	2,4	0,7	0	6	60	369	74
Gartenkresse	139	2,4	3,5	4,2	0,7	0	5	550	214	40
Petersilie	214	7,4	4,3	4,4	0,4	0	33	1000	245	41
Schnittlauch	113	1,6	6,3	3,6	0,7	0	3	434	129	44
Hülsenfrüchte und Hülsenfruchterzeugnisse										
Bohnen, weiß, trocken	1102	40,1	17	21,3	1,6	0	4	1340	113	140
Erbsen, trocken	1154	41,2	16,6	22,9	1,4	0	26	941	50	118
Kichererbsen, trocken	1166	41,2	21,4	19,8	3,4	0	25	810	124	155
Kidneybohnen, Konserve	442	17,8	6,2	6,9	0,6	0	390	280	71	30
Linsen, trocken	1335	52	10,6	23,5	1,4	0	6	837	71	129
Tofu (Sojaquark)	346	1,9	0,3	8,1	4,8	0	7	121	105	100
Sojasprossen	211	4,7	2,6	4,5	1,2	0	30	218	42	15
Pilze										
Austernpilze	45	0,3	5,9	2,3	0,2	0	6	254	12	13
Champignon	67	0,6	2	2,7	0,3	0	8	420	11	13
Pfifferling, frisch	47	0,2	5,6	1,5	0,5	0	3	365	4	14
Obst und Obsterzeugnisse										
Ananas	234	12,4	1,4	0,5	0,2	0	2	173	16	17
Apfel mit Schale	228	11,4	2	0,3	0,6	0	3	144	7	6
Aprikose	183	8,5	1,5	0,9	0,1	0	2	278	16	9
Aprikose, getrocknet	1019	47,8	8,6	5	0,5	0	11	1370	82	50
Avocado	909	0,4	6,3	1,9	23,5	0	3	500	10	30
Banane	374	20	1,8	1,2	0,2	0	1	390	9	36
Birne	233	12,4	3,3	0,5	0,3	0	2	125	10	8
Brombeere	186	6,2	3,2	1,2	1	0	3	190	44	30
Erdbeere	136	5,5	2	0,8	0,4	0	3	150	26	15
Feige, getrocknet	1059	55	12,9	3,5	1,3	0	40	850	190	70

			Vitamine										
Phosphor mg	Eisen mg	Jod µg	Retinol µg	ß-Carotin µg	D µg	E mg	B_1 mg	B_2 mg	Niacin mg	B_6 mg	B_{12} µg	Folsäure µg	C mg
23	0,5	2,5	0	393	0	0,1	0,02	0,03	0,2	0,04	0	27	8
134	1,4	2,7	0	10	0	0,1	0,2	0,08	0,6	0,38	0	5	14
80	0,5	2,8	0	15	0	0,2	0,04	0,07	0,9	0,2	0	76	8
50	0,9	0,6	0	200	0	0,4	0,05	0,05	2	0,12	0	70	64
22	0,3	3,1	0	1440	0	0,4	0,06	0,08	0,4	0,06	0	75	13
44	0,8	1,4	0	582	0	1,1	0,05	0,07	0,6	0,11	0	36	12
46	1	1,3	0	1000	0	0,5	0,09	0,07	0,9	0,25	0	103	26
35	2,1	4	0	7790	0	0,5	0,07	0,05	0,3	0,27	0	55	7
29	0,8	2,3	0	535	0	0,8	0,06	0,05	1,6	0,27	0	60	138
29	0,6	2	0	2700	0	0,8	0,04	0,1	1,5	0,3	0	60	140
26	1,5	8	0	23	0	0,1	0,03	0,03	0,3	0,06	0	24	29
24	0,5	1	0	61	0	0,2	0,03	0,03	0,2	0,04	0	3	10
84	1,1	0,7	0	445	0	0,9	0,13	0,14	1,5	0,34	0	182	112
45	0,9	0,4	0	11	0	0,1	0,02	0,04	0,3	0,05	0	83	10
30	0,5	5,2	0	15	0	1,7	0,07	0,05	0,6	0,15	0	35	50
46	0,4	9,5	0	11	0	0,1	0,02	0,03	0,2	0,12	0	18	12
46	1	7	0	516	0	2	0,11	0,12	1,3	0,06	0	108	20
55	4,1	12	0	4690	0	1,4	0,11	0,23	1,3	0,22	0	145	52
18	0,5	1,7	0	506	0	0,8	0,06	0,04	0,5	0,1	0	45	20
28	0,5	5,2	0	72	0	1,7	0,05	0,04	0,3	0,11	0	31	45
23	1,5	2,3	0	180	0	0,5	0,05	0,09	0,4	0,09	0	11	17
83	0,6	3,3	0	51	0	0,1	0,15	0,12	1,9	0,22	0	43	12
42	0,5	2	0	7	0	0,1	0,03	0,03	0,3	0,13	0	7	9
86	7,3	0,9	0	3950	0	0	0,03	0,06	1,1	0	0	20	11
38	2,9	2,0	0	2190	0	0,7	0,15	0,19	1,8	0,3	0	21	59
128	5,5	N	0	5410	0	1,7	0,14	0,3	2,8	0,2	0	149	166
75	1,6	4	0	300	0	1,6	0,14	0,15	0,6	0,42	0	20	47
426	6,2	0,6	0	400	0	0,2	0,5	0,18	5,9	0,41	0	187	3
375	5	14	0	80	0	1,5	0,77	0,27	8,6	0,12	0	151	2
407	7	20	0	180	0	2,8	0,49	0,2	4,2	0,55	0	340	4
130	2	1	0	4	0	0,2	0,21	0,06	1,7	0,11	0	8	1
412	7,5	1	0	100	0	1,3	0,45	0,26	5,2	0,58	0	168	2
95	5,4	1,5	0	2	0	0,5	0,08	0,05	1,4	0,05	0	15	Sp.
58	0,9	2	0	25	0	0,1	0,19	0,15	1,8	0,18	0	160	16
67	1,2	8	0	5	0	0,1	0,19	0,29	10	0,09	0	10	1
125	1,2	18	0	10	1,9	0,1	0,1	0,44	5,7	0,07	0	25	5
55	6,5	3	0	1300	2,1	0	0,02	0,23	7,3	0,04	0	21	6
9	0,4	4,5	0	60	0	0,1	0,08	0,03	0,2	0,08	0	4	19
12	0,5	1,6	0	26	0	0,5	0,04	0,03	0,3	0,05	0	12	12
21	0,7	0,5	0	1570	0	0,5	0,04	0,05	0,8	0,07	0	4	9
114	4,4	2,7	0	3460	0	0,3	0,01	0,1	3,2	0,17	0	5	11
38	0,6	2	0	42	0	1,3	0,08	0,15	1,1	0,53	0	30	13
28	0,5	2,8	0	29	0	0,3	0,04	0,06	1	0,4	0	17	12
15	0,3	1,5	0	16	0	0,4	0,03	0,04	0,2	0,02	0	14	5
30	0,9	0,4	0	270	0	0,7	0,03	0,04	0,5	0,05	0	34	17
29	1	1	0	14	0	0,1	0,03	0,05	0,5	0,06	0	65	64
108	3,3	4,0	0	51	0	2	0,12	0,09	1,2	0,12	0	14	3

Lebensmittel	Energiegehalt	Kohlenhydrate		Eiweiß	Fett	Cholesterin	Mineralstoffe			
		Verwertbare	Ballaststoffe				Natrium	Kalium	Calcium	Magnesium
	kJ	g	g	g	g	mg	mg	mg	mg	mg
Obst und Obsterzeugnisse										
Grapefruit	161	7,4	1,6	0,6	0,1	0	2	180	18	10
Himbeere	143	4,8	4,7	1,3	0,3	0	2	170	40	30
Johannisbeere, rot	139	4,8	3,5	1,1	0,2	0	2	240	30	13
Kirsche, sauer	225	9,9	1	0,9	0,5	0	2	114	20	8
Kirsche, süß	265	13,2	1,9	0,9	0,3	0	3	230	17	11
Kiwi	215	9,2	3,9	1	0,6	0	4	300	38	24
Mandarine	195	10,1	1,7	0,7	0,3	0	1	210	33	11
Olive, grün, mariniert	569	1,8	2,4	1,4	13,9	0	2100	43	96	20
Orange	179	8,3	1,6	1	0,2	0	1	180	42	14
Pfirsich	176	8,9	1,9	0,8	0,1	0	1	205	8	9
Pflaume	205	10,2	1,6	0,6	0,2	0	2	220	14	10
Pflaume, getrocknet	942	53,2	9	2,3	0,6	0	8	825	40	30
Rosinen	1178	64	5,2	2,5	0,6	0	21	780	30	15
Wassermelone	159	8,3	0,3	0,6	0,2	0	1	158	10	3
Weintrauben, weiß	286	16,1	1,6	0,7	0,3	0	2	190	18	9
Zitrone	151	3,2	4	0,7	0,6	0	3	150	10	28
Honigmelone	230	12,4	1	0,9	0,1	0	20	330	6	10
Nüsse und Samen										
Erdnuss	2350	8,3	10,9	25,3	48	0	10	660	40	160
Erdnuss, geröstet u. gesalzen	2424	9,4	11,4	25,6	49,4	0	400	800	37	180
Haselnuss	2662	10,5	8,2	12	61,6	0	2	636	226	156
Mandeln	2383	3,7	15,2	18,7	54,1	0	15	835	250	170
Pinienkerne	2844	4	1,9	14	68,6	0	1	780	11	270
Sesamsamen	5472	1	7,9	18,2	58	0	20	570	670	370
Sonnenblumenkerne	2405	12,3	6,3	22,5	49	0	2	725	100	420
Walnuss	2738	10,6	6,1	14,4	62,5	0	2	540	87	129
Alkoholfreie Getränke										
Apfelsaft	202	11,1	0,1	0,1	0	0	2	116	7	4
Apfelsaftschorle	102	6	Sp.	0	0	0	6	60	16	8
Colagetränk	187	11	0	0	0	0	8	1	4	1
Colagetränk, energiearm	8	0,5	0	0	0	0	0,1	8	1	4
Gemüsesaft	72	3	0,5	1	0,1	0	100	240	40	15
Karottensaft	121	6	0,2	0,9	0,1	0	60	220	25	5
Multi-Vitamin-Nektar, energiereduziert	104	5,5	0,2	0,4	0,1	0	5	156	16	10
Orangensaft	188	9	0,2	0,7	0,2	0	1	170	15	12
Tomatensaft	71	3	0,6	0,8	0,1	0	5	236	15	10
Traubensaft	292	17	0,1	0,2	0	0	3	148	13	9
Zitronenlimonade	136	8	0,1	Sp.	0	0	5	10	9	3
Kaffee und Tee										
Bohnenkaffee	7	0,3	0	0,3	0	0	1	65	2	5
Tee, schwarz	2	0,1	0	0	0	0	1	20	10	5
Früchtetee	3	0,2	0	0	0	0	1	25	10	10
Konfitüren, Süßwaren und Süßungsmittel										
Eiscreme	839	24	0	3,6	10	30	60	160	130	13
Fruchteis	585	29	0	1,5	1,8	4	19	121	46	11
Honig	1283	75,1	0	0,4	0	0	7	47	5	6
Konfitüre, extra	993	58	1,6	0,4	0	0	3	119	12	9
Nuss-Nougat-Creme	2223	58,3	0,5	4,3	31,3	0	50	400	130	75
Bitterschokolade	1999	47	9,2	5,3	30	0	19	400	60	100
Fruchtgummi	1394	76	0	6	0	0	60	360	360	110

			Vitamine										
Phosphor	Eisen	Jod	Retinol	ß-Carotin	D	E	B_1	B_2	Niacin	B_6	B_{12}	Folsäure	C
mg	mg	µg	µg	µg	µg	mg	mg	mg	mg	mg	µg	µg	mg
17	0,3	1,3	0	200	0	0,3	0,05	0,02	0,2	0,03	0	11	44
44	1	0,6	0	16	0	0,5	0,02	0,05	0,5	0,08	0	30	25
27	1	1	0	25	0	0,1	0,04	0,03	0,2	0,04	0	11	36
20	0,6	0,2	0	240	0	0,1	0,05	0,06	0,4	0,05	0	75	12
20	0,4	1	0	35	0	0,1	0,04	0,04	0,3	0,04	0	52	15
31	0,8	1,6	0	43	0	0,5	0,02	0,05	0,4	0,15	0	16	71
20	0,3	0,8	0	45	0	0,3	0,06	0,03	0,2	0,02	0	7	30
17	1,8	2	0	280	0	2	0,03	0,08	0,5	0,02	0	1	0
23	0,4	2,1	0	44	0	0,2	0,08	0,04	0,3	0,05	0	42	50
23	0,5	1	0	80	0	0,6	0,03	0,05	0,9	0,03	0	5	10
18	0,4	1	0	365	0	0,8	0,07	0,04	0,4	0,05	0	2	5
70	2,3	1	0	140	0	1,5	0,15	0,12	1,7	0,15	0	4	4
110	2,2	2	0	30	0	0,6	0,12	0,06	0,5	0,11	0	4	1
11	0,4	1	0	245	0	0,1	0,04	0,05	0,1	0,07	0	5	6
20	0,5	0,7	0	33	0	0,1	0,05	0,03	0,2	0,07	0	43	4
16	0,5	0,5	0	3	0	0,2	0,05	0,02	0,2	0,06	0	6	53
20	0,2	0,7	0	4670	0	0,1	0,06	0,02	0,6	0,06	0	30	32
340	1,8	13	0	2	0	11	0,9	0,15	20,5	0,44	0	169	0
410	2	14	0	12	0	8,8	0,25	0,14	19,6	0,4	0	52	0
333	3,8	1,5	0	29	0	26	0,39	0,21	4,7	0,45	0	71	3
450	4,1	2	0	120	0	25	0,22	0,62	7	0,06	0	45	1
650	5,6	2	0	10	0	13,7	0,73	0,19	6,9	N	0	N	1
720	10,4	10	0	6	0	2,5	0,93	0,17	N	0,75	0	90	0
618	6,3	14	0	6	0	2,5	1,9	0,14	9,2	0,6	0	90	0
409	2,5	3	0	48	0	6,2	0,34	0,12	3,8	0,87	0	77	3
7	0,3	1	0	45	0	0,1	0,02	0,02	0,3	0,05	0	3	2
6	0,2	N	0	45	0	0,1	0,02	0,02	0,2	0,05	0	3	1
15	Sp.	N	0	0	0	0	0	0	0	0	0	0	0
1	17	Sp.	N	0	0	0	0	0	0	0	0	0	0
20	0,3	5	0	200	0	0,2	0,05	0,05	0,6	0,1	0	10	10
30	0,2	4	0	2620	0	0	0,01	0,01	0,2	0,01	0	2	4
8	0,3	4	0	2000	0	6	0,5	0,8	9	0,8	1,5	100	40
16	0,3	5	0	3	0	0,2	0,08	0,02	0,2	0,03	0	24	44
16	0,6	N	0	540	0	1	0,06	0,03	N	0,11	0	13	15
12	0,4	0,5	0	15	0	0	0,03	0,02	0,2	0,02	0	2	2
20	0,1	0,5	0	10	0	0,1	0,02	0,02	0	0,05	0	3	20
2	0,1	Sp.	0	0	0	0	Sp.	0,01	0,7	Sp.	0	0	0
60	0,1	Sp.	0	0	0	0	0	0,01	0	0	0	0	0
30	0,1	Sp.	0	0	0	0	0,01	0,01	0	0,01	0	1	0
110	0,1	5	100	150	0,1	0,2	0,04	0,25	1	0,07	0,4	8	1
79	0,1	5	10	109	0,05	0,2	0,02	0,06	1	0,03	0,1	4	14
18	1,3	0,5	0	0	0	0	0	0,05	0,1	0,16	0	0	2
16	0,5	0,9	0	146	0	0,2	0,01	0,01	Sp.	0,02	0	3	11
200	3	8	30	6	Sp.	8	0,12	0,2	2	0,13	0,2	16	1
285	3,2	5	0	0	0	1	0,04	0,13	1	0,05	0	10	0
4	4,2	0,2	0	0	0	0	0	0	0,2	0	0	0	0

Lebensmittel	Energie-gehalt	Kohlenhydrate		Eiweiß	Fett	Choles-terin	Mineralstoffe			
		Verwert-bare	Ballast-stoffe				Na-trium	Kalium	Cal-cium	Magnesium
	kJ	g	g	g	g	mg	mg	mg	mg	mg
Konfitüren, Süßwaren und Süßungsmittel										
Kakaogetränkpulver	1536	81	6	5	2	0	250	410	33	150
Marzipan	2033	57,4	3,2	8	24,9	0	52	210	43	120
Milchschokolade	2240	54	0	9,2	31,5	30	58	470	214	86
Müsli-Riegel	1659	48,3	5,3	7,7	19,1	0	6	453	84	90
Popcorn, kandiert	2018	73	2	2,1	20	18	56	75	6	26
Zucker, weiß	1697	99,8	0	0	0	0	0	2	1	0
Fruchtzucker	1683	99	0	0	0	0	0	2	1	0
Traubenzucker	1547	91	0	0	0	0	0	2	1	0
Zucker, braun	1639	96,4	0	0	0	0	35	240	9	15
Milch und Milcherzeugnisse										
Vollmilch	269	4,5	0	3,3	3,5	12	45	141	120	12
Fettarme Milch	197	4,6	0	3,4	1,6	5	47	155	118	12
Buttermilch	157	4	0	3,5	0,5	4	57	147	110	15
Kakaotrunk, 3,5%	327	8,1	0	3,5	3,5	12	50	160	120	12
Kondensmilch, 10%	510	4,0	0	3,1	10	39	40	130	100	12
Kondensmilch, 4%	459	10,8	0	7,5	4	16	110	330	260	26
Crème fraîche	1202	2,4	0	2,5	30	90	30	100	80	9
Fruchtjoghurt, 3,5%	426	15,5	0,5	3,9	2,6	10	42	145	125	12
Joghurt, 3,5%	299	5,4	0	3,9	3,8	12	50	160	120	12
Joghurt, 1,5%	212	5,6	0	3,6	1,5	6	45	150	115	11
Kefir, 3,5%	267	4,8	0	3,3	3,5	13	46	160	120	14
Saure Sahne, 10%	477	3,3	0	3	10	37	40	140	110	12
Sauerrahm, 20%	839	3	0	2,8	20	65	40	130	100	11
Schlagsahne, 30%	1270	3,3	0	2,4	31,7	109	34	110	80	10
Käse und Frischkäse (die Prozentangabe bedeutet Fett in der Trockenmasse)										
Doppelrahm-Frischkäse, 60%	1409	2,6	0	11,3	31,5	103	375	95	80	7
Hüttenkäse, < 10%	332	2	0	13,6	2	8	400	86	50	9
Mascarpone	1894	3,5	0	4,5	47,5	140	40	80	60	6
Quark, mager, < 10%	288	4	0	13,5	0,2	1	40	95	92	12
Quark, 20%	434	3,4	0	12,5	5,1	17	35	90	90	11
Quark, 40%	647	3,3	0	11,1	11,4	37	35	80	95	10
Allgäuer Hartkäse, 50%	1643	0	0	27	32	75	400	90	900	40
Butterkäse, 30%	1017	0	0	26,3	15,4	36	800	100	800	40
Camembert, 30%	899	0	0	23,5	13,5	38	900	120	600	19
Camembert, 70%	1704	0	0	13,2	40	112	700	100	250	13
Edamer, 45%	1469	0	0	24,8	28,3	59	650	65	680	40
Edelpilzkäse, 60%	1771	0	0	19,1	39,1	90	850	100	600	50
Emmentaler, 45%	1587	0	0	28,7	29,7	92	450	105	1020	35
Gouda, 45%	1352	0	0	24	25,5	60	870	80	820	28
Harzer Käse	536	1	0	30	0,7	3	1500	105	125	13
Mozzarella	1066	0	0	19,9	16,1	45	520	100	450	20
Münsterkäse, 50%	1329	0	0	20,9	26,3	96	900	135	230	27
Parmesan, 52%	1560	0	0	35,6	25,8	70	705	130	1290	45
Romadur, 40% F	1141	0	0	23,1	20,1	46	1000	120	400	25
Schmelzkäse, 45%	1228	0,5	0	20	24	55	1300	150	600	30
Tilsiter, 45%	1472	0	0	26,3	27,7	59	770	60	850	37
Weinkäse, 20%	819	0	0	27,5	9,5	35	1100	200	460	27
Eier										
Hühnerei, roh	646	0,7	0	12,9	11,2	396	144	147	56	12
Eigelb, roh	1459	0,3	0	16,1	31,9	1260	50	140	140	16
Eiklar, roh	206	0,7	0	11	0,2	0	170	154	11	12

			Vitamine										
Phosphor mg	Eisen mg	Jod µg	Retinol µg	ß-Carotin µg	D µg	E mg	B_1 mg	B_2 mg	Niacin mg	B_6 mg	B_{12} µg	Folsäure µg	C mg
190	2,4	2,5	0	0	0	0,3	3	4,5	1,5	5	12	400	0
220	2	0,7	Sp.	0	Sp.	6,1	0,1	0,45	1,5	0,06	0	15	2
242	2,3	5,5	50	35	0	0,7	0,11	0,37	0,5	0,11	0	10	0
205	2,7	2,9	0	110	0	7,4	0,27	0,14	2,5	0,22	0	14	3
58	0,4	3	50	100	0	3,8	0,06	0,04	0,5	0,07	0	3	0
0	0,3	Sp.	0	0	0	0	0	0	0	0	0	0	0
0	0,2	Sp.	0	0	0	0	0	0	0	0	0	0	0
0	0,2	0	0	0	0	0	0	0	0	0	0	0	0
20	6	0	0	0	0	0	0	0	0	0	0	0	0
92	0,05	3,3	28	17	0,06	0,1	0,04	0,18	0,8	0,05	0,4	7	2
91	0,05	3,3	13	8	0,03	Sp.	0,04	0,18	0,9	0,05	0,4	3	2
90	0,1	5	7	9	0,01	Sp.	0,03	0,16	0,7	0,04	0,2	5	1
110	0,3	7,5	40	20	0,08	0,1	0,04	0,17	0,6	0,05	0,4	5	1
85	0,11	2,9	65	50	0,82	0,3	0,03	0,16	0,8	0,04	0,4	2	1
220	0,11	6	40	20	0,08	0,1	0,07	0,37	1,7	0,07	0,4	7	1
60	0,11	3	330	180	0,6	0,9	0,03	0,15	0,5	0,03	0,4	10	1
95	0,06	6	25	42	0,06	0,1	0,04	0,15	0,8	0,05	0,2	8	4
90	0,05	3,5	30	18	0,06	0,1	0,04	0,18	1,6	0,05	0,5	10	1
90	0,04	3,6	13	8	0,03	Sp.	0,04	0,17	0,7	0,04	0,4	10	2
90	0,13	7	57	20	0,07	0,1	0,04	0,17	0,9	0,05	0,5	4	1
90	0,06	3	110	60	0,2	0,3	0,04	0,16	0,9	0,03	0,4	5	1
80	0,06	3	220	120	0,4	0,6	0,04	0,17	0,9	0,04	0,5	7	1
63	0,03	2,4	250	150	1,1	0,8	0,03	0,15	0,6	0,03	0,4	4	1
135	0,6	7	300	150	0,56	0,7	0,04	0,23	2,6	0,06	0,6	21	0
170	0,3	9	30	20	0,05	0,1	0,03	0,28	3	0,06	1	15	0
130	0,3	7	520	290	0,95	1,4	0,02	0,21	1	0,04	1,4	21	0
160	0,4	4	2	1	Sp.	Sp.	0,04	0,3	2,9	0,03	0,9	16	1
165	0,4	3,7	40	24	0,09	0,1	0,04	0,28	2,8	0,09	0,8	16	1
180	0,3	3,4	90	54	0,19	0,3	0,04	0,24	2,4	0,04	0,7	15	1
600	0,3	8	350	190	0,63	0,9	0,05	0,34	6,4	0,09	2	40	0
500	0,4	5,3	170	90	0,31	0,5	0,04	0,35	6,2	0,06	2	18	0
54	0,2	5	200	100	0,17	0,3	0,05	0,67	7,3	0,28	1,8	85	0
200	0,2	6	440	240	0,8	1,2	0,04	0,35	4,2	0,1	1,2	50	0
400	0,6	4	280	150	0,51	0,4	0,06	0,35	5,7	0,06	2,1	35	0
400	0,4	5	430	230	0,78	1,2	0,04	0,4	5	0,12	2	45	0
635	0,3	5	270	120	1,1	0,5	0,05	0,34	7,3	0,07	2,2	20	0
440	0,3	4	260	150	0,51	0,8	0,04	0,3	5	0,07	1,9	21	0
265	0,3	N	10	10	0,01	Sp.	0,03	0,36	7,7	0,03	2	3	0
350	0,3	N	220	120	0,4	0,6	0,03	0,27	4,6	0,1	2	10	0
170	0,4	N	340	180	0,65	0,9	0,01	0,32	4,9	0,06	1,4	12	0
840	1	N	340	100	0,7	0,6	0,02	0,62	8,3	0,1	2	20	0
325	0,3	N	220	120	0,39	0,6	0,05	0,35	5,5	0,1	2	50	0
800	0,9	N	260	140	0,48	0,7	0,03	0,38	4,7	0,07	2	18	0
520	0,4	N	280	150	0,51	0,8	0,04	0,35	5,7	0,06	2	30	0
400	0,4	N	100	60	0,19	0,3	0,05	0,6	6,7	0,2	2,4	100	0
215	2,1	9,7	270	13	290	2	0,1	0,31	3,9	0,12	1,8	67	0
590	7,2	10	880	29	5,6	5,7	0,29	0,4	4,9	0,3	2	160	0
21	0,2	6,8	0	0	0	0	0,02	0,32	3,4	0,01	0,1	16	0

Lebensmittel	Energiegehalt	Kohlenhydrate		Eiweiß	Fett	Cholesterin	Mineralstoffe			
		Verwertbare	Ballaststoffe				Natrium	Kalium	Calcium	Magnesium
	kJ	g	g	g	g	mg	mg	mg	mg	mg
Fleisch, Geflügel, Wild										
Rind, mager	454	Sp.	0	22	1,9	58	65	355	6	23
Filet	508	Sp.	0	21,2	4	70	42	338	3	22
Hackfleisch	673	Sp.	0	20	9	65	70	300	10	15
Kalb, mager	392	0	0	21,3	0,8	70	94	360	13	25
Schwein, mager	459	0	0	21,8	2,4	70	72	292	9	21
Schwein, fett	1083	0	0	17,8	21,1	80	59	157	1	19
Hackfleisch	747	0	0	20	11	65	40	390	9	21
Schnitzel, mager	448	0	0	22,2	1,9	70	58	374	5	25
Speck (Bauch)	3331	0	0	2,9	88,7	57	11	65	1	3
Lamm, Keule	972	0	0	18	18	70	78	380	10	23
Lamm, Kotelett	1437	0	0	14,9	32	72	90	345	9	20
Ente, mit Haut	994	0	0	18,1	17,2	80	38	270	14	22
Ente, Brust	509	0	0	19,5	4,8	100	110	290	12	20
Gans, mit Haut	1414	0	0	15,7	31	86	85	420	12	23
Brathähnchen	694	0	0	19,9	9,6	99	83	360	12	37
Huhn, Brust	607	0	0	22,2	6,2	66	66	264	14	27
Huhn, Schenkel	724	0	0	18,2	11,2	85	95	250	15	30
Pute, mit Haut	632	0	0	22,4	6,8	75	66	315	26	28
Reh, Keule	410	0	0	21,4	1,3	60	60	310	5	30
Fleischerzeugnisse										
Bierschinken	726	0,1	0,1	16,5	12	65	750	260	15	18
Blutwurst	1279	0,1	0,2	12,1	29	60	680	40	7	8
Bratwurst, grob	1213	0,3	0,1	17,5	24	65	525	165	15	16
Cervelatwurst	1568	0	0,1	22	31,9	80	1260	300	24	11
Corned Beef	591	0	0	21,7	6	70	830	140	30	15
Fleischwurst	1182	0,1	0,1	12,2	26	66	830	200	14	13
Frikadelle	760	5,5	0,2	17,9	9,8	64	350	275	27	18
Jagdwurst	936	0,1	0,1	15,5	18	80	820	260	14	19
Landjäger	1974	0	0	21,5	42,2	111	2060	590	25	45
Leberwurst, fein	1479	0	0,1	13	34	205	1180	230	21	21
Mettwurst	1576	0	0	15,1	34,5	91	1090	210	13	27
Rauchfleisch	989	0	0	37,5	9,5	100	2100	610	10	35
Salami	1372	0,1	0,1	20,6	27,3	120	2080	224	35	43
Schweineschinken, geräuch.	1170	0	0	34	16	110	1500	250	10	20
Schweineschinken, gekocht	528	0	0	22,5	3,7	60	966	270	15	24
Schweinespeck, geräuchert	2560	0	0	9,1	65	90	1770	225	10	15
Sülze	901	0,8	0,1	15	17,1	83	456	115	12	10
Wiener Würstchen	1220	0,2	0,1	12,5	26,4	62	941	243	15	15
Kasseler, gepökelt	633	0	0	20,9	7,5	70	960	325	6	20
Fische, Krusten- und Weichtiere										
Barsch	344	0	0	18,5	0,8	72	47	330	20	20
Forelle	431	0	0	19,5	2,7	56	63	413	12	26
Heilbutt, weiß	425	0	0	20	2,3	41	67	445	14	28
Hering	968	0	0	18,2	17,8	91	117	360	34	31
Hummer	341	0	0	15,9	1,9	135	270	220	60	24
Kabeljau	324	0	0	17,7	0,4	47	72	350	24	25
Karpfen	484	0	0	18	4,8	67	30	387	63	50
Krabbe	396	1,5	0	18,5	1,5	160	140	250	100	70
Lachs	843	0	0	20	13,6	35	50	370	13	29
Makrele	758	0	0	18,7	11,9	76	95	400	12	30
Miesmuschel	215	0	0	9,8	1,3	160	300	280	27	36

			Vitamine										
Phosphor mg	Eisen mg	Jod µg	Retinol µg	ß-Carotin µg	D µg	E mg	B_1 mg	B_2 mg	Niacin mg	B_6 mg	B_{12} µg	Folsäure µg	C mg
195	2,1	6,8	20	0	Sp.	0,5	0,23	0,26	11,3	0,19	5	3	0
164	2,3	5	20	0	Sp.	0,5	0,1	0,13	9,9	0,19	2	6	0
160	2,5	4,8	12	0	Sp.	0,6	0,16	0,16	9	0,3	1,5	5	0
200	2,1	2,8	1	0	Sp.	0,3	0,14	0,27	11,5	0,4	2	5	0
172	1,5	5	6	0	Sp.	0,4	0,8	0,19	10	0,39	2	3	0
55	0,9	2,6	4	0	Sp.	0,3	0,7	0,18	6,2	0,4	1	2	0
190	3	2,5	5	0	Sp.	0,2	0,8	0,2	8,5	0,4	2	3	0
186	1,7	4,8	6	0	Sp.	0,2	0,8	0,19	9,5	0,39	1	3	0
30	0,2	1,7	Sp.	Sp.	Sp.	0,7	0,08	0,05	1,7	0,08	0,2	2	0
210	2,5	1,8	Sp.	0	Sp.	0,4	0,16	0,22	4,5	0,29	3	3	0
138	2,2	1,8	Sp.	0	Sp.	0,2	0,14	0,19	5	0,25	3	3	0
196	2,5	1,2	50	0	Sp.	0,5	0,3	0,23	5,9	0,33	1,8	8	0
200	2,4	1	30	0	Sp.	0,1	0,35	0,45	9,5	0,34	3	25	0
180	1,9	4	65	0	Sp.	0,8	0,12	0,26	9,7	0,58	0,8	4	0
200	0,7	0,4	39	0	Sp.	0,7	0,08	0,16	9,3	0,5	0,4	12	0
210	1,1	0,4	25	0	Sp.	0,3	0,07	0,09	15	0,53	0,4	9	0
190	1,8	0,4	30	0	Sp.	0,2	0,1	0,24	9,5	0,3	0,3	28	0
238	1,5	1,5	10	0	Sp.	0,5	0,08	0,14	11	0,46	1,4	12	0
220	3	1	Sp.	0	Sp.	0,7	0,22	0,25	3,9	0,28	4,5	5	0
150	1,5	4	5	0	Sp.	0,2	0,18	0,2	7,6	0,3	2	2	20
22	6,4	3,1	6	0	0,1	0,1	0,07	0,13	4,3	0,1	0,8	2	0
145	1	3	8	0	Sp.	0,2	0,28	0,15	7	0,14	3,4	4	5
150	1,7	5,8	4	0	Sp.	0,3	0,1	0,2	7,9	0,4	1,9	4	20
130	2,5	3	10	0	Sp.	0,1	0,03	0,1	7,1	0,14	1	1	20
130	1,7	4,3	3	0	0,1	0,2	0,2	0,21	6,1	0,15	1,3	2	20
210	1,8	4	21	0	Sp.	0,5	0,32	0,2	6,5	0,16	1,2	5	0
144	2,9	5	6	0	Sp.	0,2	0,11	0,12	7,5	0,2	2,5	4	20
301	2,9	5,8	9	0	Sp.	0,2	0,2	0,15	11	0,3	1,5	5	Sp.
220	10,4	9,2	5300	1	0,4	0,3	0,3	1,02	6,7	0,45	3,9	55	21
198	1,6	5	5	0	Sp.	0,2	0,2	0,15	6,9	0,38	1,8	3	20
325	3,3	6	20	0	Sp.	0,6	0,16	0,8	9,5	0,6	3	5	0
170	2,7	7	6	0	Sp.	0,7	0,18	0,2	5,1	0,3	1,4	3	20
210	2	6	0	0	Sp.	0,1	0,55	0,21	10	0,4	0,1	1	0
136	2,3	3	27	0	Sp.	0,1	0,61	0,21	8,2	0,36	0,6	5	0
120	0,8	6	0	0	Sp.	0,3	0,43	0,14	5,4	0,35	0,7	2	0
111	2	3,8	16	0	Sp.	0,1	0,1	0,18	6,5	0,13	2	5	10
372	1,4	2,5	3	0	Sp.	0,2	0,1	0,12	8	0,24	1,2	3	20
160	2,5	5,6	5	0	Sp.	0,3	0,56	0,14	8,5	0,33	1,5	6	0
200	1	4	7	0	4	0,1	0,08	0,12	5,4	0,25	1	5	Sp.
245	0,4	4	32	0	5,3	1,7	0,08	0,08	7,4	0,2	4,5	9	Sp.
200	0,6	52	32	0	5	0,9	0,08	0,07	10	0,42	1	9	Sp.
250	1,1	39	38	0	27	1,5	0,04	0,22	7,3	0,45	8,5	5	Sp.
234	1	100	Sp.	Sp.	Sp.	1,5	0,13	0,09	3,8	1,18	0,5	17	Sp.
185	0,4	170	7	0	1,3	1	0,06	0,05	6,3	0,2	1,2	8	2
247	0,7	2	44	0	2,7	0,5	0,07	0,05	5,4	0,15	1	4	Sp.
200	1,7	130	0	0	0,5	1	0,05	0,04	5,6	0,13	0,9	6	2
265	1	34	41	5	16,3	2,2	0,17	0,17	11,8	1	2,9	3	1
245	1	49	100	2	4	1,3	0,13	0,36	12	0,63	9	2	Sp.
250	5,1	130	54	0	Sp.	0,8	0,16	0,22	3,6	0,08	8	33	3

Lebensmittel	Energiegehalt	Kohlenhydrate		Eiweiß	Fett	Cholesterin	Mineralstoffe			
		Verwertbare	Ballaststoffe				Natrium	Kalium	Calcium	Magnesium
	kJ	g	g	g	g	mg	mg	mg	mg	mg
Fische, Krusten- und Weichtiere										
Rotbarsch	443	0	0	18,2	3,6	80	80	310	22	30
Sardine	522	0	0	19,4	5,2	45	100	250	85	25
Scholle	360	0	0	17,1	0,8	63	104	310	60	22
Seelachs	314	0	0	16,7	0,8	65	80	428	8	57
Seezunge	349	0	0	17,5	1,4	50	100	310	30	50
Tintenfisch	305	0	0	16	0,9	20	390	270	27	30
Tunfisch	939	0	0	21,5	15,5	100	43	40	20	20
Zander	352	0	0	19,2	0,7	30	25	377	50	50
Fischerzeugnisse										
Aal, geräuchert	1359	0	0	17,9	28,5	160	500	240	19	18
Bückling	934	0	0	21,2	15,5	90	690	340	35	32
Fischstäbchen, fritiert	870	17,4	1	13,1	9,5	50	310	130	7	8
Hering, mariniert	872	0	0	16,5	16	85	1090	75	38	12
Lachs, geräuchert	1186	0	0	28,4	19,4	60	1880	535	20	40
Sardelle, gesalzen	372	0	0	17,5	2	11	5174	242	104	46
Schillerlocken	1245	0	0	21	24	100	780	60	20	28
Tunfisch in Öl	1178	0	0	23,8	20,9	50	290	250	7	20
Fette und Öle										
Distelöl	3700	0	0	0	100	0	0	0	0	0
Maiskeimöl	3700	0	0	0	100	1	1	1	15	0
Olivenöl	3700	0,2	0	0	100	0	1	0	0	0
Rapsöl	3700	0	0	0	100	2	1	0	0	0
Sonnenblumenöl	3700	0	0	0	100	0	0	0	0	0
Butter	3090	0,3	0	0,7	83,2	250	5	16	13	3
Kokosfett	3700	0	0	Sp.	100	1	2	2	1	0
Margarine	2970	0,4	0	0,2	80	7	100	7	10	1
Diätmargarine	2967	0,2	0	0,2	80	1	39	30	10	2
Majonäse, 80%	3078	3	0	1,5	82,5	70	480	18	18	20
Soßen und Würzmittel										
Brühe, gekörnt	826	5	0	24	9	10	25000	500	150	50
Senf	426	6	1	6	6	0	2500	200	70	80
Sojasoße	296	9	0	7,1	0,6	0	6000	360	20	43
Tomatenketchup	453	24	0,9	2	0,3	0	1200	600	25	20
Tomatenmark	202	8,5	1	2,3	0,5	0	590	1160	60	32
Gelatine	1435	0	0	84,2	0,1	0	32	22	11	11
Alkoholische Getränke			Alkohol							
Bier (Pils)	177	3,1	4	0,5	0	0	4	55	4	9
Bier (Pils), alkoholfrei	107	5,4	0,3	0,5	0	0	3	40	5	8
Weizenbier	154	2,8	3,5	0,3	0	0	4	21	3	8
Rotwein, leicht	272	0,3	7,9	0,2	0	0	3	100	7	8
Sekt, trocken	317	1,4	10	0,2	0	0	4	60	3	6
Weißwein, trocken	286	0,5	9,5	0,1	0	0	3	80	9	9
Eierlikör	1188	28,2	16	4,4	4,6	250	5	14	14	1
Kirschlikör	1105	32,6	19	0	0	0	1	2	2	1
Klarer, 32 Vol.-%	742	0	25,6	0	0	0	0	3	2	0
Weinbrand	994	0,1	33	0	0	0	1	2	2	1
Whisky	1023	0,1	35,2	0	0	0	1	3	2	1

Sp. = in Spuren, N = kein Nährstoffgehalt vorhanden

			Vitamine										
Phosphor mg	Eisen mg	Jod µg	Retinol µg	ß-Carotin µg	D µg	E mg	B_1 mg	B_2 mg	Niacin mg	B_6 mg	B_{12} µg	Folsäure µg	C mg
200	0,7	99	14	0	2,3	1,3	0,11	0,08	5,8	0,39	3,8	5	Sp.
250	2,5	32	20	0	7,5	0,5	0,02	0,25	13,3	0,96	0,1	4	Sp.
200	0,9	53	3	0	2,7	0,1	0,21	0,22	7,2	0,22	1,5	11	Sp.
375	1	200	5	0	0,3	0,1	0,17	0,17	7	0,3	1,2	3	Sp.
195	0,8	17	Sp.	0	4,5	0,1	0,06	0,1	5,1	0,2	1	5	0
140	0,8	20	3	0	2,7	2,4	0,07	0,05	5,1	0,39	2,5	2	Sp.
200	1	50	450	5	4,5	0,3	0,16	0,16	13,5	0,46	4,3	15	Sp.
190	0,7	60	2	0	1,8	0,1	0,16	0,25	2,3	0,24	1	5	Sp.
250	0,7	5	940	0	22	5,5	0,2	0,36	6,5	0,16	1	7	Sp.
250	1,1	72	28	0	30	1,6	0,04	0,25	8	0,5	9,7	2	0
85	0,4	125	8	0	0,5	0,7	0,13	0,13	4,2	0,09	1,5	6	0
150	1,5	40	36	0	13	1,8	0,05	0,21	7	0,15	8	3	Sp.
380	1,4	45	50	5	20	2,5	0,2	0,2	13,5	1	3	4	0
222	4,3	50	17	0	17,4	0,4	0,06	0,23	20	0,43	0,2	3	0
230	1,1	122	20	0	0,4	0,5	0,05	0,1	8,2	0,15	0,5	4	0
295	1,2	150	370	0	4,1	9	0,05	0,06	14,3	0,25	1,3	8	Sp.
0	Sp.	Sp.	0	10	0	44,5	0	0	0	0	0	0	0
0	1,3	Sp.	0	140	0	33,8	0	0	0	0	0	0	0
0	0,4	Sp.	0	220	0	12,1	0	0	0	0	0	0	0
0	Sp.	Sp.	0	3300	0	22,8	0	0	0	0	0	0	0
0	Sp.	Sp.	0	26	0	62,5	0	0	0	0	0	0	0
21	0,2	4	590	380	1,2	2	0,01	0,02	0,2	0,01	0	0	0
1	0	N	0	5	0	2,1	0	0	0	0	0	0	0
10	0,1	0,8	500	650	2,5	16	0	0	0	0	0,1	1	0
20	0,1	0,8	500	200	2,5	65	0	0	0	0	0	0	0
60	1	5	60	80	0,5	15	0,04	0,04	0,5	0,1	1	14	0
700	2	3	0	0	0	0,1	0,2	0,24	7	0	0	0	0
190	2	2	0	30	0	0	0	0,2	7	0,07	0	5	3
211	2,7	0,2	0	0	0	0	0,03	0,18	4,8	0,17	0	9	0
40	1,2	0,9	0	230	0	0,4	0,07	0,06	1	0,13	0	3	10
34	1	4	0	1240	0	5,4	0,1	0,06	1,8	0,18	0	35	9
0	0,1	5	0	0	0	0	0	0	1,4	0,01	0	0	0
32	Sp.	0,7	0	0	0	0	0,01	0,03	0,8	0,05	0,1	6	0
20	Sp.	0,7	0	0	0	0	0,01	0,03	0,8	0,03	0	5	0
13	0	0,7	0	0	0	0	0,01	0,03	0	0,04	0,1	4	0
10	0,9	N	0	0	0	0	Sp.	0,01	0,1	0,02	0	Sp.	2
7	0,5	N	0	0	0	0	Sp.	0,01	0,1	0,02	0	0	0
15	0,6	N	0	0	0	0	Sp.	0,01	0	0,02	0	Sp.	0
50	0,7	1	145	7	2	0,4	0,07	0,17	1,1	0,03	0,5	40	Sp.
3	Sp.	N	0	0	0	0	Sp.	Sp.	Sp.	Sp.	0	0	0
0	0	N	0	0	0	0	0	0	0	0	0	0	0
3	0	N	0	0	0	0	0	0	0	0	0	0	0
1	0	N	0	0	0	0	0	0	0	0	0	0	0

Sachwortregister

Bildquellenverzeichnis

akg-images Archiv für Kunst und Geschichte 14129 Berlin	S. 239 (oben)
aid Auswertungs- und Informationsdienst für Ernährung, Landwirtschaft und Forsten e.V. 53179 Bonn www.aid.de www.was-wir-essen.de	S. 12, S. 21, S. 22, S. 28 (unten), S. 30, S. 34, S. 35, S. 36, S. 41, S. 48 (außer 3. Bild 1. Reihe), S. 49, S. 50, S. 53, S. 54, S. 57, S. 59 (außer letztem Bild), S. 60, S. 61 (oben), S. 66 (2. Bild), S. 67 (3.–5. Bild), S. 68 (1. + 5. Bild), S. 69 (1. + 2. Bild), S. 70, S. 71 (3. Bild), S. 134, S. 150, S. 153, S. 157, S. 191 (1.–3. Bild), S. 192 (2. Bild), S. 221 (außer 2. Bild), S. 253, S. 261 (oben), S. 266, S. 267, S. 270, S. 271 (außer letztem Bild), S. 272, S. 273, S. 275, S. 277, S. 278, S. 279, S. 280, S. 281, S. 285, S. 286, S. 287, S. 292, S. 310, S. 311, S. 312
CMA Centrale Marketing-Gesellschaft der deutschen Agrarwirtschaft mbH 53177 Bonn	S. 44/45, S. 61 (untere Reihe), S. 62, S. 65, S. 66 (1., 3., 4. Bild), S. 67 (1. + 2. + 6. Bild), S. 68 (2. + 3. + 6. Bild), S. 69 (3.–5. Bild), S. 90, S. 96, S. 138/139, S. 146, S. 154, S. 158, S. 191 (4. Bild), S. 192 (1. Bild), S. 261 (unten), S. 282 (unten), 3. + 7. Umschlagbild
Deutsche Weinsiegel GmbH 60489 Frankfurt/Main	S. 293 (Randspalte)
dpa GmbH Deutsche Presse Agentur 60327 Frankfurt/Main	S. 178
Falken Verlag/Mosaik Verlag Verlagsgruppe Random House GmbH 81673 München	S. 91, S. 252
KAT Verein für kontrollierte Tierhaltungsformen e.V. 53175 Bonn	S. 151
OKAPIA Bildarchiv 60336 Frankfurt/Main	S. 28 (oben), S. 48 (3. Bild 1. Reihe), S. 55 (rechts), S. 59 (letztes Bild), S. 68 (4. Bild), S. 71 (1. + 2. Bild), S. 172, S. 221 (2. Bild), S. 224, S. 225, S. 271 (letztes Bild), S. 283, S. 297
Stock Food Bildagentur 80337 München	S. 6/7 (+ 1. Umschlagbild), S. 14/15, S. 51, S. 55 (links), S. 236/237, S. 246/247 (+ 5. Umschlagbild), S. 255, S. 282 (oben), S. 294, S. 300/301 (+ 8. Umschlagbild)
TransFair e.V. 50937 Köln	S. 97 (unten)
Weingut Herzog von Württemberg, Ludwigsburg, Schloss Monrepos	S. 293

Trotz aller Bemühungen ist es uns nicht in jedem Fall gelungen, die Inhaber von Bildrechten ausfindig zu machen. Bitte melden Sie sich ggf. beim Verlag.